2021

퍼시픽 물리치료학

의료관계법규
공중보건학

PHYSICAL THERAPY

MEDICINE LAWS / PUBLIC HEALTH

Pacific Books

— PHYSICAL THERAPY —

INTRODUCTION

신규 물리치료사들의 등용문을 책임진다는 신념으로 첫 출간을 한지 벌써 15년이 지났습니다. 그동안 수험생들의 꾸준한 성원으로 가장 많이 찾는 수험 서적이 되었지만 이에 안주하지 않고 변화하는 국가고시 경향에 맞추어 학생들이 대비할 수 있도록 꾸준히 개정 작업을 해왔습니다.

특히 2014년 42회부터는 해부생리학, 물리적인자치료, 공중보건학이 기초과목으로 편성되면서 과목 수 감소로 과락은 줄었으나 전체 과목의 이해도를 반영하는 평락이 다수 발생하였습니다. 그중에서도 작년 48회 시험은 2008년 36회 시험 이후 가장 낮은 80.2%의 합격률을 보여 1,100여명이라는 전례 없는 탈락율이 나타나 이에 대비할 수 있는 전략적 개정의 필요성이 대두되었습니다. 즉 과락발생률이 낮아짐으로써 국가고시 합격률은 상승하였으나 이에 따른 심층적인 학습의 부족으로 문제가 조금만 어려워져도 난이도가 급격히 떨어지게 된 것입니다. 따라서 본 교재는 이에 대한 대비책으로 보다 심화적인 자기주도 학습이 가능할 수 있도록 개정의 방향의 정하고 아래와 같이 구성하였습니다.

- **필수적인 내용을 정리한 핵심요약 매뉴얼** : 영역별 필수적인 내용을 놓치지 않고 학습 할 수 있도록 매뉴얼을 과목별로 정리하였으며, 핵심 부분과 기출빈도가 높은 부분은 별도로 표시하였습니다.

- **기출문제 해설 및 핵심 문제 선별** : 국가고시 기출 문제를 유형별로 철저하게 분석하여 관련된 지식을 통합적으로 기억할 수 있도록 정리하였습니다. 더불어 출제가능성이 높고 새로운 방향성을 제시하는 문제들을 검토하여 새로운 국시 유형에 대비할 수 있도록 구성하였습니다.

- **신규 기출문제 추가 및 해설** : 2020년도 국가고시 문제를 중심으로 해부생리학, 의료법규, 공중보건학, 전기광선치료학, 보조기 및 의수족학, 물리치료진단학, 물리치료중재학 등 출제빈도가 높은 영역의 문제와 해설, 요약 등을 개정하고 추가하였습니다.

- **물리치료 진단평가학 매뉴얼 재구성** : 물리치료 진단평가학을 과목별로 나누어 학생들이 효율적으로 학습할 수 있도록 재구성 하였으며, 출제경향의 변화에 따라 다양한 교재의 내용을 참고하여 새로운 내용을 추가하였습니다.

- **실전모의고사 10회** : 핵심요약 매뉴얼과 문제집을 공부한 이후에 국가고시의 철저한 실전대비를 위해 모의고사를 10회 구성하였습니다. 퍼시픽 국가고시 문제집의 안내에 따라 학습하면 기초부터 실전대비까지 완벽한 준비가 될 것입니다.

머·리·말

본 매뉴얼과 문제집은 효과적인 국가고시 대비를 위하여 다음과 같은 장점들을 가지고 있습니다.

- 중요한 내용들을 위주로 구성한 매뉴얼은 국가고시 과목의 구성과 동일하여 각 과목별로 체계적인 대비가 가능합니다. 또한 여러 학교에서 채택하였고 국가고시에 출제빈도가 높았던 교과서들을 중심으로 내용을 구성하였습니다. 따라서 단지 국가고시뿐 아니라 평상시의 학과 공부를 할 때에도 많은 도움이 되도록 하였습니다. 실제로 처음 출간된 이후 매년 많은 학생들이 본 매뉴얼로 학과의 과제물이나 시험 준비에 유용하게 사용하였습니다.
- 일반적인 교과서의 설명형 문장이나 가독성이 낮은 번역체가 아닌 간결한 요약과 표, 그림 등을 채택하여 수험생들이 체계적이고 쉽게 이해할 수 있도록 하였습니다.
- 국가고시에 출제가 예상되는 중요한 부분들은 노란 마커로 표시하여 정리하였습니다.
- 국가고시에 출제된 부분은 기출 표시를 하여 중요한 부분을 찾지 않아도 확인될 수 있도록 하였습니다.

물리치료를 전공한 전문 집필진들, 임상 현상의 지식을 모아주신 임상 물리치료사님들께 지면을 빌어 감사의 말씀을 전합니다. 물리치료사국가고시를 준비하는 많은 수험생들이 가까이 하는 책을 만든다는 책임감으로 오랜 시간 동안 지혜를 모아주시고 물리치료계의 발전에 작은 밑거름이 되길 바라는 마음으로 애써주셨습니다. 쉽지 않은 작업에 15년 동안 꾸준히 수고해주신 집필진 분들과 편집위원 분들께 다시 한 번 고개 숙여 감사드립니다. 또한 수험생들을 지도하시는 전국의 물리치료학과 교수님들께도 고마움을 표합니다.

그리고 무엇보다 이 책을 사랑해주신 많은 수험생 분들께 감사드립니다. 매해 새로운 예비 물리치료사분들에게 꿈과 희망을 안겨드릴 수 있도록 앞으로도 부지런히, 그리고 성실히 노력하겠습니다. 부디 퍼시픽과 함께 합격의 영광을 손에 쥐시길 바랍니다. 감사합니다.

퍼시픽북스 학술편찬국

물리치료사 국가시험 응시자격

1. 응시자격	다음 각 호의 자격이 있는 자가 응시할 수 있습니다. 1) 취득하고자 하는 면허에 상응하는 보건의료에 관한 학문을 전공하는 대학·산업대학 또는 전문대학을 졸업한 자. 단, 졸업예정자의 경우 이듬해 2월 이전 졸업이 확인된 자이어야 하며 만일 동 기간 내에 졸업하지 못한 경우 합격이 취소됩니다. 2) 보건복지부장관이 인정하는 외국에서 취득하고자 하는 면허에 상응하는 보건의료에 관한 학문을 전공하는 대학과 동등이상의 교육과정을 이수하고 외국의 해당 의료기사등의 면허를 받은 자 다만, '95. 10. 6 당시 보건사회부 장관이 인정하는 외국의 해당 전문대학 이상의 학교에 재학 중인 자는 그 해당학교 졸업자
2. 결격사유	다음 각 호에 해당하는 자는 응시할 수 없습니다. 1) 정신보건법 제3조제1호에 따른 정신질환자. 다만, 전문의가 의료기사등으로서 적합하다고 인정하는 사람은 그러하지 아니하다. 2) 마약·대마 또는 향정신성의약품 중독자 3) 금치산자·한정치산자 4) 의료기사 등에 관한 법률 또는 형법중 제234조·제269조·제270조제2항 내지 제4항·제317조제1항, 보건범죄단속에 관한 특별조치법, 지역보건법, 국민건강 증진법, 후천성면역결핍증 예방법, 의료법, 응급의료에 관한 법률, 시체 해부 및 보존에 관한 법률, 혈액관리법, 마약류관리에 관한 법률, 모자보건법 또는 국민건강보험법에 위반하여 금고 이상의 실형의 선고를 받고 그 집행이 종료되지 아니하거나 면제되지 아니한 자

물리치료사 국가시험 안내

1. 인터넷 원서접수	**1. 인터넷 접수 대상자** • 졸업예정자 명단에 등록 후, 응시자격이 확인된 인원은 인터넷 접수 가능 ※ 단, 졸업예정자 명단에 등록되지 않은 자는 방문 접수만 가능 • 과거 응시자격을 인정받아 시험에 응시한 경험이 있는 자 • 사전심의를 통해 응시자격을 인정받은 자(해당직종에 한함) • 외국대학 인정심사를 통해 응시자격을 인정받은 자

2. 인터넷 접수 준비사항

- 회원가입 등
  - 회원가입 : 약관 동의(이용약관, 개인정보 처리지침, 개인정보 제공 및 활용)
  - 아이디/비밀번호 : 응시원서 수정 및 응시표 출력에 사용
  - 연락처 : 연락처1(휴대전화번호), 연락처2(자택번호), 전자 우편 입력

  ※ 휴대전화번호는 비밀번호 재발급 시 인증용으로 사용됨
- 응시원서 : 국시원 홈페이지 [원서접수]－[원서접수(하위메뉴)]에서 직접 입력
  - 실명인증 : 성명과 주민등록번호를 입력하여 실명인증을 시행, 외국국적자는 외국인등록증이나 국내거소신고증 상의 등록번호 사용. 금융거래 실적이 없을 경우 실명인증이 불가능함. NICE신용평가정보(1588－2486, http://www.idcheck.co.kr)에 문의
  - 공지사항 확인

  ※ 원서 접수 내용은 접수 기간 내 홈페이지에서 수정 가능(주민등록번호, 성명 제외)
- 사진파일 : jpg 파일(컬러), 236×315픽셀 이상 크기, 해상도는 200dpi 이상

3. 응시수수료 결제

- 결제 방법 : [응시원서 작성 완료] → [결제하기] → [응시수수료 결제] → [시험선택] → [온라인계좌이체 / 가상계좌이체 / 신용카드] 중 선택
- 마감 안내 : 인터넷 응시원서 등록 후, 접수 마감일 21:00시까지 결제하지 않았을 경우 미접수로 처리

4. 접수결과 확인

- 방법 : 국시원 홈페이지 [원서접수]－[접수결과 확인] 메뉴
- 영수증 발급 : http://ecredit.uplus.co.kr [거래내역 조회]에서 열람·출력

5. 응시원서 기재사항 수정

- 방법 : 국시원 홈페이지 [마이페이지]－[응시원서 수정] 메뉴
- 기간 : 시험 시작일 하루 전까지만 가능
- 수정 가능 범위
  - 응시원서 접수기간 : 아이디, 성명, 주민등록번호를 제외한 나머지 항목
  - 마감~시행 하루 전 : 비밀번호, 주소, 전화번호, 전자 우편, 학과명 등
  - 단, 성명이나 주민등록번호는 개인정보(열람, 정정, 삭제, 처리정지) 요구서와 주민등록초본이나 기본증명서를 제출하여야만 수정이 가능

(국시원 홈페이지 [정보공개]－[서식모음]에서 「개인정보(열람, 정정, 삭제, 처리정지) 요구서」 참고)

6. 응시표 출력

- 방법 : 국시원 홈페이지 [원서접수]－[응시표 출력]
- 기간 : 시험장 공고일부터 시험 시행일 아침까지 가능
- 기타 : 흑백으로 출력하여도 관계없음

2. 방문 원서접수	**1. 방문 접수 대상자** 외국대학 졸업자 중 국가시험에 처음 응시하는 경우는 응시자격 확인을 위해 방문접수만 가능합니다. ※ 단, 기 응시경력자 및 인터넷 응시원서 접수를 위한 응시자격 사전심의를 신청하여 응시자격이 확인된 자는 인터넷 접수 가능합니다. **2. 방문 접수 시 준비 서류** • 국내대학 졸업자 제출 서류 – 응시원서 1매 – 동일 사진 2매(3×4cm 크기의 인화지로 출력한 컬러사진) – 개인정보 수집·이용·제3자 제공 동의서 1매 – 졸업예정증명서 1매(졸업예정자에 한함) – 응시수수료(현금 또는 카드결제) ※ 대리접수 시 제출서류와 함께 응시자 도장을 지참하시거나, 응시원서에 응시자 도장이 날인되어 있어야 합니다. **3. 응시수수료 결제** • 결제 방법 : 현금, 신용카드, 체크카드 가능 • 마감 안내 : 방문접수 기간 18:00까지(마지막 날도 동일) **4. 공통 유의사항** 1) 등록기준지 작성 • 내국인의 등록기준지 작성 – 확인 방법 ○ 가까운 주민자치센터에서 '기본증명서'를 발급 ○ 전자가족관계등록시스템(http://efamily.scourt.go.kr)에서 공인인증서로 본인 확인을 거쳐 '가족관계등록부'를 조회하면 등록기준지 확인 가능 – 입력 방법 : 기본증명서 상에 기재된 등록기준지를 정확하게 입력 – 작성 사유 : 보건의료관계 법령에 의거 응시자격 및 면허자격 확인을 위한 결격사유조회를 위해 활용 ※ 응시원서 작성 시 기재한 등록기준지가 기본증명서 상에 기재된 실제 등록기준지와 다를 경우, 결격사유조회가 불가능하여 응시 및 면허발급이 제한·지연될 수 있음 2) 원서 사진 등록 • 모자를 쓰지 않고, 정면을 바라보며, 상반신만을 6개월 이내에 촬영한 컬러사진 • 응시자의 식별이 불가능할 경우, 응시가 불가능할 수 있음 • 셀프 촬영, 휴대전화기로 촬영한 사진은 불인정 • 기타 : 응시원서 작성 시 제출한 사진은 면허(자격)증에도 동일하게 사용 ※ 면허 사진 변경 : 면허교부 신청 시 변경사진, 개인정보(열람, 정정, 삭제, 처리정지) 요구서, 신분증 사본을 제출하면 변경 가능

3. 시 험

1. 시험과목 및 시험방법

시험종별	시험 과목 수	문제수	배점	총점	문제 형식
필기	4	190	1점/1문제	190	객관식 5지선다형
실기	1	70	1점/1문제	70	객관식 5지선다형

2. 시험시간표

교시	과목(문항수/과락수)	세부과목	시험형식	시험시간
1교시 (105)	물리치료기초 (60/24)	해부생리학 운동학 물리적인자치료 공중보건	객관식 5지선다형	09:00～10:30 (90분) 30분 전 입장
	물리치료진단평가 (45/18)	진단평가 원리 검사와 평가 임상의사결정 물리치료 문제해결(진단평가)		
2교시 (85)	물리치료중재 (65/26)	근골격계 중재 신경계 중재 심폐혈관계 중재 피부계 중재 물리치료 문제해결(중재)		11:00～12:15 (75분) 10분 전 입장
	의료관계법규 (20/8)	의료법 의료기사 등에 관한 법률 장애인복지법 노인복지법 국민건강보험법		
3교시 (70)	실기시험 (70/42)	근골격 물리치료 신경 물리치료 심폐혈관 물리치료 피부 물리치료 지역사회 물리치료 소아청소년 물리치료 스포츠 물리치료 노인 물리치료 여성건강 물리치료	객관식 5지선다형 사례형 40%	12:45～14:10 (85분) 10분 전 입장

※ 현행 대비 총 시험시간 10분 증가(전년 대비 1교시 5분 감소, 3교시 15분 증가)

4. 합격 기준

1) 필기시험에 있어서는 매 과목 만점의 40퍼센트 이상, 전과목 총점의 60퍼센트 이상 득점한 자를 합격자로 하고, 실기 시험에 있어서는 만점의 60퍼센트 이상 득점한자를 합격자로 합니다.
2) 응시자격이 없는 것으로 확인된 경우에는 합격자 발표 이후에도 합격을 취소합니다.

	시험과목	과목별 최저합격점수	최저합격점수
1교시	물리치료기초 물리치료진단평가	24점 이상(60점 만점) 18점 이상(45점 만점)	156점 이상 (260점 만점)
2교시	물리치료중재 의료관계법규	26점 이상(65점 만점) 8점 이상(20점 만점)	
3교시	실기시험	42점 이상(70점 만점)	

5. 합격 예정자 발표

1) 합격자 명단은 다음과 같이 확인할 수 있습니다.
   - 국시원 홈페이지 [합격자조회]메뉴
   - 국시원 모바일 홈페이지
   - ARS 전화번호 : 060－700－2353
   - ARS 이용기간 : 합격자 발표일부터 7일간
   - 기타 자세한 사용방법은 ARS의 안내에 따르시기 바랍니다.
2) 휴대전화번호가 기입된 경우에 한하여 SMS로 합격여부를 알려드립니다.
   (휴대전화번호가 010으로 변경되어, 기존 01* 번호를 연결해 놓은 경우 반드시 변경된 010 번호로 입력(기재)하여야 합니다.)

CONTENTS

PHYSICAL THERAPY

의료관계법규

MEDICINE LAWS

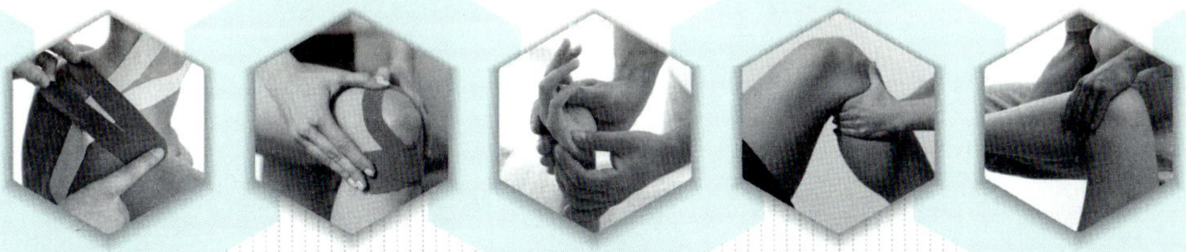

PHYSICAL THERAPY

PHYSICAL THERAPY

의료법

★★
01

「의료법」상 의료행위의 제한에 관한 설명으로 옳지 않은 것은?

1) 의료인은 무자격자에게 의료행위를 하게 하여서는 아니 된다.
2) 의료인은 국민에 대한 의료봉사활동을 위한 의료행위를 할 수 있다.
3) 의료인은 일정한 기간의 연구 또는 시범 사업을 위한 의료행위를 할 수 있다.
4) 의료기관 개설자는 의료인에게 면허 사항 외의 의료행위를 하게 하여서는 아니 된다.
5) 외국의 의과대학을 졸업한 자로서 일정 기간 국내에 체류하면서 행하는 의료행위는 가능하다.

| 해설 | **제27조(무면허 의료행위 등 금지)**

① 의료인이 아니면 누구든지 의료행위를 할 수 없으며 의료인도 면허된 것 이외의 의료행위를 할 수 없다. 다만, 다음 각 호의 어느 하나에 해당하는 자는 보건복지부령으로 정하는 범위에서 의료행위를 할 수 있다.
1. 외국의 의료인 면허를 가진 자로서 일정 기간 국내에 체류하는 자
2. 의과대학, 치과대학, 한의과대학, 의학전문대학원, 치의학전문대학원, 한의학전문대학원, 종합병원 또는 외국 의료원조기관의 의료봉사 또는 연구 및 시범사업을 위하여 의료행위를 하는 자
3. 의학·치과의학·한방의학 또는 간호학을 전공하는 학교의 학생

⑤ 누구든지 의료인이 아닌 자에게 의료행위를 하게 하거나 의료인에게 면허 사항 외의 의료행위를 하게 하여서는 아니 된다.

답 5)

★★
02

「의료법」상 의료기관 개설자는 폐업 또는 휴업 신고를 할 때 기록·보존하고 있는 진료기록부등을 누구에게 넘겨야 하는가?

1) 관할 보건소장
2) 관할 경찰서장
3) 질병관리본부장
4) 보건복지부장관
5) 관할 시장·군수·구청장

| 해설 | **제40조의2(진료기록부등의 이관)**

① 의료기관 개설자는 제40조제1항에 따라 폐업 또는 휴업 신고를 할 때 제22조나 제23조에 따라 기록·보존하고 있는 진료기록부등의 수량 및 목록을 확인하고 진료기록부등을 관할 보건소장에게 넘겨야 한다. 다만, 의료기관 개설자가 보건복지부령으로 정하는 바에 따라 진료기록부등의 보관계획서를 제출하여 관할 보건소장의 허가를 받은 경우에는 직접 보관할 수 있다.

② 제1항에 따라 관할 보건소장의 허가를 받아 진료기록부등을 직접 보관하는 의료기관 개설자는 보관계획서에 기재된 사항 중 보건복지부령으로 정하는 사항이 변경된 경우 관할 보건소장에게 이를 신고하여야 하며, 직접 보관 중 질병, 국외 이주 등 보건복지부령으로 정하는 사유로 보존 및 관리가 어려운 경우 이를 대행할 책임자를 지정하여 보관하게 하거나 진료기록부등을 관할 보건소장에게 넘겨야 한다.

답 1)

★★
03

「의료법」상 종합병원은 병상을 몇 개 이상 갖추어야 하는가?

1) 30개
2) 50개
3) 100개
4) 300개
5) 500개

| 해설 | **제3조의3(종합병원)**

① 종합병원은 다음 각 호의 요건을 갖추어야 한다.
1. 100개 이상의 병상을 갖출 것
2. 100병상 이상 300병상 이하인 경우에는 내과·외과·소아청소년과·산부인과 중 3개 진료과목, 영상의학과, 마취통증의학과와 진단검사의학과 또는 병리과를 포함한 7개 이상의 진료과목을 갖추고 각 진료과목마다 전속하는 전문의를 둘 것
3. 300병상을 초과하는 경우에는 내과, 외과, 소아청소년과, 산부인과, 영상의학과, 마취통증의학과, 진단검사의학과 또는 병리과, 정신건강의학과 및 치과를 포함한 9개 이상의 진료과목을 갖추고 각 진료과목마다 전속하는 전문의를 둘 것

답 3)

★★
04

「의료법」상 의료인이나 의료기관 개설자가 보존하여야 하는 '진료기록부 등'과 '보존 기간'이 바르게 짝지어진 것은?

1) 처방전 : 1년
2) 수술기록 : 10년
3) 진료기록부 : 5년
4) 간호기록부 : 3년
5) 환자의 명부 : 3년

| 해설 |

1) 처방전 : 2년
2) 수술기록 : 10년
3) 진료기록부 : 10년
4) 간호기록부 : 5년
5) 환자 명부 : 5년

답 2)

★★
05

「의료법」상 의료인이 업무를 하면서 알게 된 다른 사람의 정보를 누설하거나 발표한 경우에 해당하는 벌칙은?

1) 1년 이하의 징역이나 1천만원 이하의 벌금
2) 2년 이하의 징역이나 2천만원 이하의 벌금
3) 3년 이하의 징역이나 3천만원 이하의 벌금
4) 4년 이하의 징역이나 4천만원 이하의 벌금
5) 5년 이하의 징역이나 5천만원 이하의 벌금

| 해설 | **제88조(벌칙)**

• 제19조(정보 누설 금지)에 해당하는 자는 3년 이하의 징역이나 3천만원 이하의 벌금에 처한다.
  - 의료인이나 의료기관 종사자는 이 법이나 다른 법령에 특별히 규정된 경우 외에는 의료·조산 또는 간호업무나 진단서·검안서·증명서 작성·교부 업무, 처방전 작성·교부 업무, 진료기록 열람·사본 교부 업무, 진료기록부등 보존 업무 및 전자의무기록 작성·보관·관리 업무를 하면서 알게 된 다른 사람의 정보를 누설하거나 발표하지 못한다.
  - 의료기관 인증에 관한 업무에 종사하는 자 또는 종사하였던 자는 그 업무를 하면서 알게 된 정보를 다른 사람에게 누설하거나 부당한 목적으로 사용하여서는 아니 된다.

답 3)

★ 06

「의료법」상 의사·치과의사·한의사 및 조산사가 사체를 검안하여 변사한 것으로 의심되는 때에는 누구에게 신고하여야 하는가?

1) 사체의 소재지를 관할하는 경찰서장
2) 사체의 소재지를 관할하는 보건소장
3) 사체의 소재지를 관할하는 소방서장
4) 사체의 소재지를 관할하는 시·도지사
5) 사체의 소재지를 관할하는 시장·군수·구청장

| 해설 | 제26조(변사체 신고)

- 의사·치과의사·한의사 및 조산사는 사체를 검안하여 변사(變死)한 것으로 의심되는 때에는 사체의 소재지를 관할하는 경찰서장에게 신고하여야 한다.

답 1)

★ 07

「의료법」상 보건의료정책에 필요하다고 인정하는 경우 의료기관의 종류별 표준업무를 정하여 고시할 수 있는 자는?

1) 대통령
2) 국무총리
3) 시·도지사
4) 보건복지부장관
5) 행정안전부장관

| 해설 | 제3조(의료기관)

- 보건복지부장관은 보건의료정책에 필요하다고 인정하는 경우에는 제2항제1호부터 제3호까지의 규정에 따른 의료기관의 종류별 표준업무를 정하여 고시할 수 있다.

답 4)

★ 08

「의료법」상 의료행위의 제한에 관한 설명으로 옳지 않은 것은?

1) 의료인이 아니면 누구든지 의료행위를 할 수 없으며 의료인도 면허된 것 이외의 의료행위를 할 수 없다.
2) 의료인이 아니면 의사·치과의사·한의사·조산사 또는 간호사 명칭이나 이와 비슷한 명칭을 사용하지 못한다.
3) 외국인 의료인 면허를 가진 자로서 일정 기간 국내 체류하는 자는 보건복지부령으로 정하는 범위 내에서 의료행위를 할 수 있다.
4) 환자의 경제적 사정 등을 이유로 개별적으로 관할 시장·군수·구청장의 사전승인을 받았을 때는 환자를 유치하는 행위를 할 수 있다.
5) 「보험업법」에 따른 보험회사, 상호회사, 보험설계사, 보험대리점 또는 보험중개사는 외국인환자를 유치하기 위한 행위를 할 수 있다.

| 해설 | 제27조(무면허 의료행위 등 금지)

- 「보험업법」에 따른 보험회사, 상호회사, 보험설계사, 보험대리점 또는 보험중개사는 외국인환자를 유치하기 위한 행위를 하여서는 아니 된다.

답 5)

의료관계법규

★ 09

「의료법」상 의료인이 임신 32주 이전에 태아나 임부를 진찰하거나 검사하면서 알게 된 태아의 성(性)을 임부, 임부의 가족, 그 밖의 다른 사람이 알게 한 경우에 해당하는 벌칙은?

1) 1년 이하의 징역이나 1천만원 이하의 벌금
2) 2년 이하의 징역이나 2천만원 이하의 벌금
3) 3년 이하의 징역이나 3천만원 이하의 벌금
4) 4년 이하의 징역이나 4천만원 이하의 벌금
5) 5년 이하의 징역이나 5천만원 이하의 벌금

| 해설 | **벌칙**

- 태아 성 감별 행위 등 금지를 위반한 자는 2년 이하의 징역이나 2천만원 이하의 벌금에 처한다.

답 2)

★ 10

「의료법」상 의료기관 개설 특례에 해당하는 의료기관은?

1) 국가가 개설한 의료기관
2) 의료법인이 개설한 의료기관
3) 비영리기관이 개설한 의료기관
4) 지방자치단체가 개설한 의료기관
5) 소속직원, 종업원, 그 밖의 구성원이나 그 가족의 건강관리를 위하여 개설한 부속 의료기관

| 해설 | **제35조(의료기관 개설 특례)**

- 소속 직원, 종업원, 그 밖의 구성원이나 그 가족의 건강관리를 위하여 부속 의료기관을 개설하려면 그 개설 장소를 관할하는 시장·군수·구청장에게 신고하여야 한다.

답 5)

11

의료인의 종별에 따른 임무에 대한 연결이 잘못된 것은?

1) 조산사 : 해산부의 요양 상 간호 또는 진료의 보조
2) 의사 : 의료와 보건지도
3) 치과의사 : 치과 의료 및 구강 보건지도
4) 한의사 : 한방 의료와 한방 보건지도
5) 간호사 : 상병자의 요양상의 간호 또는 보건진료원으로서의 보건활동

| 해설 | **법 제2조(의료인)**

1. 의사는 의료와 보건지도를 임무로 한다.
2. 치과의사는 치과 의료와 구강 보건지도를 임무로 한다.
3. 한의사는 한방 의료와 한방 보건지도를 임무로 한다.
4. 조산사는 조산(助産)과 임산부 및 신생아에 대한 보건과 양호지도를 임무로 한다.
5. 간호사는 다음 각 목의 업무를 임무로 한다.
   가. 환자의 간호요구에 대한 관찰, 자료수집, 간호판단 및 요양을 위한 간호
   나. 의사, 치과의사, 한의사의 지도하에 시행하는 진료의 보조
   다. 간호 요구자에 대한 교육·상담 및 건강증진을 위한 활동의 기획과 수행, 그 밖의 대통령령으로 정하는 보건활동
   라. 제80조에 따른 간호조무사가 수행하는 가목부터 다목까지의 업무보조에 대한 지도

1) 해산부의 요양 상 간호 또는 진료의 보조는 간호사의 임무임
5) 보건진료원으로서의 보건활동은 대통령령으로 정하는 간호사의 보건활동 중 하나임(영 제2조(간호사의 보건활동) 참조)

답 1)

12 다음 중 의료법의 목적으로 옳은 것은?

1) 국민에게 건강에 대한 가치와 책임의식을 함양하도록 건강에 관한 바른 지식을 보급하고 스스로 건강생활을 실천할 수 있는 여건을 조성함으로써 국민의 건강을 증진함이다.
2) 국민의 질병·부상에 대한 예방·진단·재활과 출산·사망 및 건강증진에 대하여 보험급여를 실시함으로써 국민보건을 향상시키고 사회보장을 증진함이다.
3) 보건의료에 관한 국민의 권리·의무와 국가 및 지방자치단체의 책임을 정하고 보건의료의 수요 및 공급에 관한 기본적인 사항을 규정함이다.
4) 국민의료에 필요한 사항을 규정함으로써 국민의 건강을 보호하고 증진함이다.
5) 응급의료자원의 효율적인 관리를 위하여 필요한 사항을 규정함으로써 응급환자의 생명과 건강을 보호하고 국민의료의 적정을 기함이다.

| 해설 | **제1조(목적)**

- 모든 국민이 수준 높은 의료 혜택을 받을 수 있도록 국민의료에 필요한 사항을 규정함으로써 국민의 건강을 보호하고 증진하는 데에 목적이 있다.

답 4)

13 다음 중 의료기관을 개설할 수 있는 자로 옳지 않은 것은?

1) 의사 2) 치과의사 3) 약사
4) 조산사 5) 한의사

| 해설 | 3) 약사는 의료인이 아님

답 3)

14 다음 중 의료법에서 말하는 의료인이 아닌 자는?

1) 치과의사 2) 한의사 3) 조산사
4) 약사 5) 간호사

| 해설 | **의료인**

- 약사는 의료인이 아님
- 조무사는 의료인이 아님
- 의료기사는 의료인이 아님

답 4)

15 의료인의 면허권자는?

1) 국립보건원장 2) 보건복지부장관 3) 보건복지부령
4) 시·도지사 5) 시장·군수·구청장

| 해설 | **의료인**

- 보건복지부장관의 면허를 받은 의사·치과의사·한의사·조산사 및 간호사

답 2)

16 다음 중 의료인인 자는?

1) 약사 2) 물리치료사 3) 임상병리사
4) 조산사 5) 치과위생사

| 해설 | **법 제2조(의료인) 제1항**
- 약사는 「약사법」에 따르며 2), 3), 5)는 의료기사

답 4)

17 의료인 가운데 반드시 2개의 면허를 가져야 하는 사람은?

1) 의사 2) 치과의사 3) 한의사
4) 조산사 5) 간호사

| 해설 | **조산사**
- 간호사 면허를 가지고 보건복지부장관이 인정하는 의료기관에서 1년간 조산 수습과정을 마친 자

답 4)

18 의료법에서 규정하고 있는 의료인은 몇 종인가?

1) 4종 2) 5종 3) 6종
4) 7종 5) 8종

법 제2조(의료인)
① 의료인의 종류
 – 의사·치과의사·한의사·조산사 및 간호사(5종)

답 2)

19 다음 중 의료기관이라고 할 수 없는 곳은?

1) 종합병원 2) 치과의원 3) 접골원
4) 조산원 5) 한의원

| 해설 | **의료기관**
- 의원, 치과의원, 한의원, 조산원, 병원, 치과병원, 한방병원, 요양병원, 정신병원, 종합병원

답 3)

20 다음 중 의료법상 의료기관이 아닌 것은?

1) 치과병원 2) 요양병원 3) 산후조리원
4) 한의원 5) 조산원

| 해설 | **의료기관**
- 의원, 치과의원, 한의원, 조산원, 병원, 치과병원, 한방병원, 요양병원, 정신병원, 종합병원

답 3)

21

다음 중 의료법에서의 의료업의 정의로 옳은 것은?

1) 의료와 보건지도를 하는 업이다.
2) 치료와 보건지도 및 관리를 포함한 업이다.
3) 의료와 위생의 업이다.
4) 의료와 간호 및 보건의 업이다.
5) 의료와 조산의 업이다.

| 해설 | **제3조(의료기관)**

① 이 법에서 "의료기관"이란 의료인이 공중(公衆) 또는 특정 다수인을 위하여 의료·조산의 업(이하 "의료업"이라 한다)을 하는 곳을 말한다.

답 5)

22

의료법상 '의료업'의 정의에 가장 알맞은 것은?

1) 의료의 업
2) 진료의 업
3) 의료·치과의료의 업
4) 의료·치과의료·한방의료의 업
5) 의료·치과의료·한방의료·조산의 업

제3조(의료기관)

① 이 법에서 "의료기관"이란 의료인이 공중(公衆) 또는 특정 다수인을 위하여 의료·조산의 업(이하 "의료업"이라 한다)을 하는 곳을 말한다.

제2조(의료인)

① 이 법에서 "의료인"이란 보건복지부장관의 면허를 받은 의사·치과의사·한의사·조산사 및 간호사를 말한다.

답 5)

23

다음 중 의료법에서 규정한 병원 등에 해당되지 않는 의료기관은?

1) 병원
2) 치과병원
3) 한방병원
4) 요양병원
5) 종합병원

| 해설 | **제3조(의료기관) 제2항, 법 제3조의2(병원 등)**

- 병원급과 병원 등
  - 병원급 : 병원, 치과병원, 한방병원, 요양병원, 정신병원, 종합병원
  - 병원 등 : 병원, 치과병원, 한방병원, 요양병원

5) 종합병원은 병원급 의료기관으로 병원 등에는 포함되지 않음

답 5)

24

다음 중 입원시설의 제한을 받지 않는 의료기관은?

1) 종합병원
2) 병원
3) 치과병원
4) 안과전문병원
5) 한방병원

| 해설 | **법 제3조의2(병원 등), 제3조의3(종합병원) 제1항**

- 의료기관 병상수
  - 병원·한방병원 : 30개 이상의 병상
  - 요양병원 : 30개 이상의 요양병상
  - 치과병원 : 병상에 대한 규정 없음
  - 종합병원 : 100개 이상의 병상

답 3)

25 다음 중 의료법상 의원에 대한 정의로 옳은 것은?

1) 의원·치과의원·한의원을 말한다.
2) 의원·치과의원을 말한다.
3) 의사가 진료하는 곳이다.
4) 의원·치과의사 및 한의사 진료하는 곳이다.
5) 모든 의료기관을 말한다.

|해설| **의원**

• 의원급 의료기관 : 의사, 치과의사 또는 한의사가 주로 외래환자를 대상으로 각각 그 의료행위를 하는 의료기관

답 4)

26 다음 중 주로 입원환자를 대상으로 의료행위를 하는 의료기관이 아닌 곳은?

1) 치과병원
2) 한방병원
3) 종합병원
4) 정신병원
5) 조산원

|해설| **법 제3조(의료기관) 병원, 치과병원, 한방병원, 요양병원, 정신병원, 종합병원**

• 병원급 의료기관 : 의사, 치과의사 또는 한의사가 주로 입원환자를 대상으로 의료행위를 하는 의료기관

답 5)

27 다음 중 종합병원으로서 반드시 갖추어야 하는 필수진료과목으로 옳은 것은?

1) 신경외과
2) 이비인후과
3) 소아청소년과
4) 안과
5) 피부과

|해설| **제3조의3(종합병원)**

① 종합병원은 다음 각 호의 요건을 갖추어야 한다.
1. 100개 이상의 병상을 갖출 것
2. 100병상 이상 300병상 이하인 경우에는 내과·외과·소아청소년과·산부인과 중 3개 진료과목, 영상의학과, 마취통증의학과와 진단검사의학과 또는 병리과를 포함한 7개 이상의 진료과목을 갖추고 각 진료과목마다 전속하는 전문의를 둘 것
3. 300병상을 초과하는 경우에는 내과, 외과, 소아청소년과, 산부인과, 영상의학과, 마취통증의학과, 진단검사의학과 또는 병리과, 정신건강의학과 및 치과를 포함한 9개 이상의 진료과목을 갖추고 각 진료과목마다 전속하는 전문의를 둘 것

답 3)

28 300병상 이상인 종합병원이 갖추지 않아도 되는 진료과는?

1) 외과
2) 소아청소년과
3) 흉부외과
4) 정신건강의학과
5) 진단검사의학과 또는 병리과

|해설| **종합병원 필수과목**

• 100~300병상 (7병상) 내과·외과·소아청소년과·산부인과 중 3개 진료과목, 영상의학과, 마취통증의학과와 진단검사의학과 또는 병리과를 포함한 7개 이상의 진료과목
• 300병상 초과 (9병상) 내과, 외과, 소아청소년과, 산부인과, 영상의학과, 마취통증의학과, 진단검사의학과 또는 병리과, 정신건강의학과 및 치과를 포함한 9개 이상의 진료과목

답 3)

29 다음 중 의료기관이 아닌 것은?

1) 병원 2) 약국 3) 조산원
4) 한의원 5) 요양병원

| 해설 | 법 제3조(의료기관)

② 의료기관의 종류
- 의원급 의료기관(의원, 치과의원, 한의원), 조산원, 병원급 의료기관(병원, 치과병원, 한방병원, 요양병원, 정신병원, 종합병원)

2) 약국은 「의료법」에서 규정한 의료기관이 아님에 유의해야 함

답 2)

30 종합병원 진료과목 중 반드시 전문의를 두지 않아도 되는 과는?

1) 내과 2) 진단방사선과 3) 마취통증의학과
4) 신경외과 5) 소아청소년과

| 해설 | 종합병원 필수과목

- 100~300병상 (7병상) 내과·외과·소아청소년과·산부인과 중 3개 진료과목, 영상의학과, 마취통증의학과와 진단검사의학과 또는 병리과를 포함한 7개 이상의 진료과목
- 300병상 초과 (9병상) 내과, 외과, 소아청소년과, 산부인과, 영상의학과, 마취통증의학과, 진단검사의학과 또는 병리과, 정신건강의학과 및 치과를 포함한 9개 이상의 진료과목

답 4)

31 300병상 초과 종합병원에서 갖추어야 할 진료과목으로 옳지 않은 것은?

1) 내과 2) 소아청소년과 3) 진단검사의학과
4) 치과 5) 재활의학과

| 해설 | 제3조의3(종합병원)

① 종합병원은 다음 각 호의 요건을 갖추어야 한다.
1. 100개 이상의 병상을 갖출 것
2. 100병상 이상 300병상 이하인 경우에는 내과·외과·소아청소년과·산부인과 중 3개 진료과목, 영상의학과, 마취통증의학과와 진단검사의학과 또는 병리과를 포함한 7개 이상의 진료과목을 갖추고 각 진료과목마다 전속하는 전문의를 둘 것
3. 300병상을 초과하는 경우에는 내과, 외과, 소아청소년과, 산부인과, 영상의학과, 마취통증의학과, 진단검사의학과 또는 병리과, 정신건강의학과 및 치과를 포함한 9개 이상의 진료과목을 갖추고 각 진료과목마다 전속하는 전문의를 둘 것

답 5)

32 종합병원에서 연평균 1일 입원환자에 대한 간호사의 정원으로 적절한 것은?

1) 연평균 1일 입원환자를 40명으로 나눈 수
2) 연평균 1일 입원환자를 20명으로 나눈 수
3) 연평균 1일 입원환자를 6명으로 나눈 수
4) 연평균 1일 입원환자를 5명으로 나눈 수
5) 연평균 1일 입원환자를 2.5명으로 나눈 수

| 해설 | 규칙 제38조(의료인 등의 정원) 제1항, 규칙 [별표 5] (의료기관에 두는 의료인의 정원)

- 한방병원, 요양병원, 한의원을 제외한 모든 의료기관의 간호사 정원
  - 연평균 1일 입원환자를 2.5명으로 나눈 수(소수점은 올림)

답 5)

33 다음 중 의료법상 의료기관의 명칭이 아닌 것은?

1) 치과의원 2) 조산원 3) 요양병원
4) 보건의료원 5) 한방병원

| 해설 | **의료기관**

- 의원, 치과의원, 한의원, 조산원, 병원, 치과병원, 한방병원, 요양병원, 정신병원, 종합병원

답 4)

34 연평균 1일 입원환자 40명, 외래환자 300명인 종합병원에 의사의 정원으로 옳은 것은?

1) 5명 이상 2) 6명 이상 3) 7명 이상
4) 8명 이상 5) 10명 이상

| 해설 | **규칙 제38조(의료인 등의 정원) 제1항, 규칙 [별표 5] (의료기관에 두는 의료인의 정원)**

- 종합병원, 병원, 의원의 의사 정원
  - 연평균 1일 입원환자를 20명으로 나눈 수(소수점은 올림)
  - 외래환자 3명은 입원환자 1명으로 환산
- ∴ (40+(300/3))/20=(40+100)/20=140/20=7명

답 3)

35 연평균 1일 입원환자 73명, 외래환자 204명인 한방병원의 간호사 정원은 몇 명이어야 하나?

1) 18명 2) 20명 3) 23명
4) 40명 5) 45명

| 해설 | **규칙 제38조(의료인 등의 정원) 제1항, 규칙 [별표 5] (의료기관에 두는 의료인의 정원)**

- 한방병원의 간호사 정원
  - 연평균 1일 입원환자를 5명으로 나눈 수(소수점은 올림)
  - 외래환자 12명은 입원환자 1명으로 환산
- ∴ (73+(204/12))/5=(73+17)/5=90/5=18명

답 1)

36 연평균 1일 입원환자 61명, 외래환자 60명인 요양병원의 간호사 정원은 몇 명이어야 하나?

1) 11명 2) 16명 3) 18명
4) 20명 5) 22명

| 해설 | **규칙 제38조(의료인 등의 정원) 제1항, 규칙 [별표 5] (의료기관에 두는 의료인의 정원)**

- 요양병원의 간호사 정원
  - 연평균 1일 입원환자 6명마다 1명
  - 외래환자 12명은 입원환자 1명으로 환산
  - 간호조무사는 간호사 정원의 2/3 범위 내에서 둘 수 있음
- ∴ (61+(60/12))/6=(61+5)/6=66/6=11명

답 1)

37

연평균 1일 입원환자 80명, 외래환자 240명인 요양병원에 의사 또는 한의사는 몇 명 이상 두어야 하나?

1) 4명 2) 5명 3) 6명
4) 8명 5) 10명

| 해설 | **규칙 제38조(의료인 등의 정원) 제1항, 규칙 [별표 5] (의료기관에 두는 의료인의 정원)**

- 요양병원의 의사 정원
  - 연평균 1일 입원환자 40명마다 1명(한의사 포함)
  - 외래환자 3명은 입원환자 1명으로 환산
- ∴ (80+(240/3))/40=(80+80)/40=160/40=4명

답 1)

38

연평균 1일 입원환자 30명, 외래환자 120명인 병원의 간호사 정원으로 적절한 것은?

1) 16명 2) 20명 3) 22명
4) 30명 5) 32명

| 해설 | **규칙 제38조(의료인 등의 정원) 제1항, 규칙 [별표 5] (의료기관에 두는 의료인의 정원)**

- 한방병원, 요양병원, 한의원을 제외한 모든 의료기관의 간호사 정원
  - 연평균 1일 입원환자를 2.5명으로 나눈 수(소수점은 올림)
  - 외래환자 12명은 입원환자 1명으로 환산
- ∴ 30+(120/12))/2.5=(30+10)/2.5=40/2.5=16명

답 1)

39

연평균 1일 입원환자 50명, 외래환자 210명인 종합병원에 의사는 몇 명 이상 두어야 적절한가?

1) 5명 2) 6명 3) 7명
4) 8명 5) 10명

| 해설 | **규칙 제38조(의료인 등의 정원) 제1항, 규칙 [별표 5] (의료기관에 두는 의료인의 정원)**

- 종합병원, 병원, 의원의 의사 정원
  1) 연평균 1일 입원환자를 20명으로 나눈 수(소수점은 올림)
  2) 외래환자 3명은 입원환자 1명으로 환산
  ※ ∴ (50+(210/3))/20=(50+70)/20=120/20=6명

답 2)

40

의료인의 결격사유가 아닌 것은?

1) 미성년자 2) 정신질환자
3) 피한정후견인 4) 마약 및 향정신성의약품 중독자
5) 금고 이상의 형을 받고 형이 진행 중인 자

| 해설 | **결격사유**

- 정신질환자
- 마약·대마·향정신성의약품 중독자
- 피성년후견인·피한정후견인
- 의료관련법으로 금고 이상의 형의 선고를 받고 그 집행이 종료되지 아니하거나 집행을 받지 아니하기로 확정되지 아니한 자

답 1)

41

중증질환에 대하여 난이도가 높은 의료행위를 전문적으로 하는 의료기관에 대해 보건복지부장관이 지정하는 것은?

1) 전문병원　2) 종합병원　3) 상급종합병원
4) 전문종합병원　5) 전문응급의료센터

| 해설 | **법 제3조의4(상급종합병원 지정)**

- 상급종합병원 지정 대상
  - 중증질환에 대하여 난이도가 높은 의료행위를 전문적으로 하는 종합병원

답 3)

42

다음 중 의료인의 결격사유에 해당하지 않은 것은?

1) 정신질환자　2) 마약·대마·향정신성의약품 중독자
3) 피성년후견인·피한정후견인　4) 파산선고를 받고 복권되지 아니한 자
5) 의료관련법으로 금고 이상의 형의 선고를 받고 그 집행이 종료되지 아니하거나 집행을 받지 아니하기로 확정되지 아니한 자

| 해설 | **결격사유**

- 정신질환자
- 마약·대마·향정신성의약품 중독자
- 피성년후견인·피한정후견인
- 의료관련법으로 금고 이상의 형의 선고를 받고 그 집행이 종료되지 아니하거나 집행을 받지 아니하기로 확정되지 아니한 자

답 4)

43

다음 중 의료인의 결격사유가 아닌 것은?

1) 피한정후견인　2) 마약, 대마, 향정신성의약품 중독자
3) 정신질환자　4) 지체부자유자
5) 금고 이상의 형의 실형의 선고를 받은 자

| 해설 | **결격사유**

- 정신질환자
- 마약·대마·향정신성의약품 중독자
- 피성년후견인·피한정후견인
- 의료관련법으로 금고 이상의 형의 선고를 받고 그 집행이 종료되지 아니하거나 집행을 받지 아니하기로 확정되지 아니한 자

답 4)

44

다음 중 의료인 국가시험을 관리하는 자로 옳은 것은?

1) 복건복지가족부장관　2) 의료인단체의 장　3) 국립보건원장
4) 환경보건연구원장　5) 국가시험등관리기관

| 해설 | **국가시험**

- 국가시험 시행－보건복지부장관
- 국가시험 관리－한국보건의료인국가시험원(국가시험등관리기관)
- 국가시험 공고, 발표, 시험위원 위촉, 협조요청－국가시험등관리기관장
- 국가시험 관련 사항－대통령령

답 5)

45 상급종합병원으로 지정받은 의료기관에 대한 평가주기는?

1) 1년　2) 2년　3) 3년
4) 4년　5) 5년

| 해설 | **법 제3조의4(상급종합병원 지정) 제2항·제3항**

- 상급종합병원의 평가
  - 상급종합병원의 지정 시 : 상급종합병원 지정 요건 사항 및 전문성 등에 대하여 평가를 실시
  - 상급종합병원으로 지정받은 종합병원 : 3년마다 평가를 실시하여 재지정하거나 지정을 취소할 수 있음

답 3)

46 의료인의 결격사유에 관한 내용으로 옳지 않은 것은?

1) 피성년후견인, 피한정후견인　2) 소아마비환자
3) 정신질환자　4) 마약·대마·향정신성의약품 중독자
5) 지역보건법을 위반하여 금고 이상의 형을 선고받고 그 형의 집행이 종료되지 아니한 자

| 해설 | **결격사유**

- 정신질환자
- 마약·대마·향정신성의약품 중독자
- 피성년후견인·피한정후견인
- 의료관련법으로 금고 이상의 형의 선고를 받고 그 집행이 종료되지 아니하거나 집행을 받지 아니하기로 확정되지 아니한 자
- 의료관련법 : 「형법」 제233조, 제234조, 제269조, 제270조, 제317조제1항 및 제347조(허위로 진료비를 청구하여 환자나 진료비를 지급하는 기관이나 단체를 속인 경우만을 말한다), 「보건범죄단속에 관한 특별조치법」, 「지역보건법」, 「후천성면역결핍증 예방법」, 「응급의료에 관한 법률」, 「농어촌 등 보건의료를 위한 특별 조치법」, 「시체 해부 및 보존 등에 관한 법률」, 「혈액관리법」, 「마약류관리에 관한 법률」, 「약사법」, 「모자보건법」

답 2)

47 다음 중 의료인의 국가시험의 합격자 결정방법으로 옳지 않은 것은?

1) 의사, 치과의사 국가시험의 필기시험은 전과목 총점의 60% 이상, 매 과목 40% 이상을 득점한 자
2) 의사, 치과의사 국가시험의 실기시험은 총점의 60% 이상을 득점한 자
3) 한의사·조산사·간호사의 국가시험은 실기시험 없이 필기시험 점수만으로 합격자를 결정
4) 한의사·조산사·간호사의 국가시험은 전과목 총점의 60% 이상, 매 과목 40% 이상을 득점한 자
5) 의사 국사시험의 실기시험은 합격선 심의 위원회에서 결정된 합격점수 이상을 득점한 자

| 해설 | **규칙 제2조(시험과목·시험방법 등) 규칙 [별표1-3](국가시험의 시험과목, 시험방법 및 합격자 결정방법)**

- 의사, 치과의사 국가시험
  - 필기시험 : 전과목 총점의 60% 이상, 매 과목 40% 이상을 득점한 자
  - 실기시험 : 의과대학 또는 치의과대학 교수로 구성된 합격선 심의 위원회에서 결정된 합격점수 이상을 득점한 자

  ※ 실기시험의 합격 점수가 사전에 정해져 있지 않음에 주의할 것
  - 최종 합격자 : 필기시험과 실기시험에 모두 합격한 자
- 한의사·조산사·간호사 국가시험
  - 전과목 총점의 60% 이상, 매 과목 40% 이상을 득점한 자

  ※ 실기시험 없이 필기시험만 실시하는 것에 주의할 것

답 2)

48 「의료법」에서 규정한 면허증에 관련된 용어의 설명으로 잘못된 것은?

1) 면허증 발급 : 국가시험에 합격한 자가 합격자 발표 후 보건복지부장관에게 면허증발급을 신청하면 면허증 발급을 신청한 자에게 면허증을 발급한다.
2) 면허증 재발급 : 면허증을 잃어버렸을 때 신청자에게 면허증을 재발급할 수 있다.
3) 면허증 재발급 : 면허취소의 원인이 된 사유가 소멸하거나 개전의 정이 현저하다고 인정될 때 면허증 재발급할 수 있다.
4) 면허증 반환 : 의료인이 면허취소처분을 받았거나 면허증을 재발급 받은 후 분실하였던 면허증을 발견한 경우 면허증을 반환하여야 한다.
5) 면허증 갱신 : 면허증이 헐어 못쓰게 되었을 때 면허증을 갱신할 수 있다.

| 해설 | **영 제8조(면허증 발급) 제1항, 규칙 제5조(면허등록대장 등) 제2항, 규칙 제6조(면허증 재발급) 제1항, 규칙 제8조(면허증의 반환), 법 제65조(면허의 취소와 재교부) 제2항**

면허증 관련 용어

- 면허증 발급 : 국가시험에 합격한 자가 합격자 발표 후 보건복지부장관에게 면허증 발급을 신청하면 면허증 발급
- 면허증 재발급
  - 면허증을 잃어버렸거나 면허증이 헐어 못쓰게 되었을 때
  - 면허가 취소된 후 재발급 사유에 해당된 경우

  ※ 면허취소의 원인이 된 사유가 없어지거나 개전의 정이 뚜렷하다고 인정될 때
- 면허증 반환 : 의료인이 면허취소처분을 받았거나 면허증을 재발급 받은 후 분실하였던 면허증을 발견한 경우 면허증 반환
- 면허증 갱신 : 면허증의 기재 사항이 변경될 때 신청

답 5)

49 의료인 국가시험 등에 수험정지를 받은 자에 대하여 그 후 몇 회에 걸쳐 의료인국가시험 등의 응시를 제한할 수 있나?

1) 1회 2) 2회 3) 3회
4) 4회 5) 5회

| 해설 | **제10조(응시자격 제한 등)**

③ 수험이 정지되거나 합격이 무효가 된 사람에 대하여 처분의 사유와 위반 정도 등을 고려하여 대통령령으로 정하는 바에 따라 그 다음에 치러지는 이 법에 따른 국가시험 등의 응시를 3회의 범위에서 제한할 수 있다.

답 3)

50 다음 중 의료인의 국가시험을 시행하는 자로 옳은 것은?

1) 보건복지부장관 2) 질병관리본부장 3) 국가시험관리기관장
4) 국립의료원장 5) 대한의사협회장

| 해설 | **국가시험**

- 국가시험 시행 – 보건복지부장관
- 국가시험 관리 – 한국보건의료인국가시험원(국가시험등관리기관장)
- 국가시험 공고, 발표, 시험위원 위촉, 협조요청 – 국가시험관리기관장
- 국가시험 관련 사항 – 보건복지부령

답 1)

51 다음 중 의료인 국가시험의 시험방법의 설명으로 옳은 것은?

1) 의료인의 국가시험은 모두 필기시험과 실기시험으로 구분하여 실시한다.
2) 의사, 치과의사 국가시험은 필기시험과 실기시험으로 구분하여 실시하지만 한의사·조산사·간호사 국가시험은 필기시험만으로 실시한다.
3) 의료인의 국가시험은 모두 필기시험만 실시한다.
4) 의사, 치과의사 국가시험은 필기시험만으로 실시하지만 한의사·조산사·간호사 국가시험은 필기시험과 실기시험으로 구분하여 실시한다.
5) 필기시험 또는 실기시험 중 어느 한 시험에 합격한 자에 대하여는 이후 모든 시험에서 그 시험을 면제한다.

| 해설 | **규칙 제2조(시험과목·시험방법 등), 규칙 [별표1](국가시험의 시험과목, 시험방법 및 합격자 결정방법)**

- 의사, 치과의사 국가시험의 시험방법
  - 필기시험과 실기시험으로 구분하여 실시
  - 필기시험 또는 실기시험 중 어느 한 시험에 합격한 자에 대하여는 다음 회의 시험에 한하여 그 시험을 면제
- 한의사·조산사·간호사 국가시험의 시험방법 : 필기시험

답 2)

52 다음 중 의료인 예비시험에 대한 설명으로 옳지 않은 것은?

1) 외국의 의사·치과의사 또는 한의사 면허에만 해당된다.
2) 보건복지부장관이 인정하는 외국의 해당 학교를 졸업하고 외국의 의사·치과의사 또는 한의사 면허를 받은 자가 응시한다.
3) 1차 시험과 2차 시험으로 구분하여 실시한다.
4) 예비시험에 합격한 자는 다음 2회에 한하여 예비시험을 면제한다.
5) 보건복지부장관은 매년 1회 이상 예비시험을 시행하여야 한다.

| 해설 | **법 제9조(국가시험 등) 제1항, 법 제5조(의사·치과의사 및 한의사 면허) 제1항, 영 제3조(국가시험 등의 범위) 제2항**

- 의사·치과의사·한의사 예비시험
  - 국가시험에 응시하는 데에 필요한 지식과 기능에 관하여 실시하되, 1차 시험과 2차 시험으로 구분하여 실시
  - 예비시험에 합격한 자는 다음 회의 국가시험부터 그 예비시험(1차 시험과 2차 시험을 포함한다)을 면제
- 예비시험 시행 : 보건복지부장관은 매년 1회 이상 국가시험과 예비시험을 시행

답 4)

53 의료인의 국가시험은 시험기일 며칠 전에 공고하여야 하는가?

1) 15일 2) 30일 3) 50일
4) 60일 5) 90일

| 해설 | **시행령 제4조**

③ 국가시험등관리기관의 장은 국가시험 등을 실시하려면 미리 보건복지부장관의 승인을 받아 시험 일시, 시험 장소, 시험과목, 응시원서 제출기간, 그 밖에 시험의 실시에 관하여 필요한 사항을 시험 실시 90일 전까지 공고하여야 한다. 다만, 시험장소는 지역별 응시인원이 확정된 후 시험 실시 30일 전까지 공고할 수 있다.

답 5)

54 다음 중 의료인의 권리로 볼 수 없는 것은?

1) 의료행위에 대하여 법령에 따로 규정된 경우 외에는 간섭받지 않을 권리
2) 의료·조산·간호 등 의료기술을 시행할 권리
3) 의료업무에 필요한 기구·약품 등을 압류 당하지 아니할 권리
4) 의료행위에 필요한 기구·약품 등에 대하여 우선공급을 받을 권리
5) 의료기관을 점거당하여 진료를 방해받지 않을 권리

| 해설 | **제12조(의료기술 등에 대한 보호)**

① 의료인이 하는 의료·조산·간호 등 의료기술의 시행(이하 "의료행위"라 한다)에 대하여는 이 법이나 다른 법령에 따로 규정된 경우 외에는 누구든지 간섭하지 못한다.
② 누구든지 의료기관의 의료용 시설·기재·약품, 그 밖의 기물 등을 파괴·손상하거나 의료기관을 점거하여 진료를 방해하여서는 아니 되며, 이를 교사하거나 방조하여서는 아니 된다.
③ 누구든지 의료행위가 이루어지는 장소에서 의료행위를 행하는 의료인, 제80조에 따른 간호조무사 및 의료기사 또는 의료행위를 받는 사람을 폭행·협박하여서는 아니 된다.

제13조(의료기재 압류 금지)

• 의료인의 의료 업무에 필요한 기구·약품, 그 밖의 재료는 압류하지 못한다.

제14조(기구 등 우선공급)

① 의료인은 의료행위에 필요한 기구·약품, 그 밖의 시설 및 재료를 우선적으로 공급받을 권리가 있다.
② 의료인은 제1항의 권리에 부수되는 물품, 노력, 교통수단에 대하여서도 제1항과 같은 권리가 있다.

답 2)

55 다음 중 의료법상 보전기간이 2년인 것은?

1) 처방전 2) 간호기록 3) 진료기록부
4) 수술기록 5) 환자명부

| 해설 | **시행규칙 제15조(진료에 관한 기록의 보존)**

① 의료기관의 개설자 또는 관리자는 진료에 관한 기록을 다음 각 호에 정하는 기간 동안 보존하여야 한다.

1. 환자 명부 : 5년
2. 진료기록부 : 10년
3. 처방전 : 2년
4. 수술기록 : 10년
5. 검사소견기록 : 5년
6. 방사선사진 및 그 소견서 : 5년
7. 간호기록부 : 5년
8. 조산기록부 : 5년

답 1)

56 부정한 방법으로 국가시험 등에 응시한 자나 국가시험 등에 관하여 부정행위를 한 자 그 수험을 정지시키거나 합격을 무효로 한다. 그 다음에 치러지는 국가시험 등에 응시할 수 없는 기간 또는 횟수로 옳은 것은?

1) 1년 2) 4회 3) 2년
4) 3회 5) 3년

| 해설 | **제10조(응시자격 제한 등)**

① 제8조 각 호의 어느 하나에 해당하는 자는 국가시험 등에 응시할 수 없다.
② 부정한 방법으로 국가시험 등에 응시한 자나 국가시험 등에 관하여 부정행위를 한 자는 그 수험을 정지시키거나 합격을 무효로 한다.
③ 수험이 정지되거나 합격이 무효가 된 사람에 대하여 처분의 사유와 위반 정도 등을 고려하여 대통령령으로 정하는 바에 따라 그 다음에 치러지는 이 법에 따른 국가시험 등의 응시를 3회의 범위에서 제한할 수 있다.

답 4)

57 다음 중 방사선 사진 및 그 소견서의 보존기간으로 옳은 것은?

1) 1년　　2) 2년　　3) 3년
4) 5년　　5) 10년

| 해설 | **시행규칙 제15조(진료에 관한 기록의 보존)**

① 의료기관의 개설자 또는 관리자는 진료에 관한 기록을 다음 각 호에 정하는 기간 동안 보존하여야 한다.

1. 환자 명부 : 5년
2. 진료기록부 : 10년
3. 처방전 : 2년
4. 수술기록 : 10년
5. 검사소견기록 : 5년
6. 방사선사진 및 그 소견서 : 5년
7. 간호기록부 : 5년
8. 조산기록부 : 5년

답 4)

58 진료기록부 등에 관한 사항으로 틀린 것은?

1) 의료기관의 개설자는 진료기록부 등을 전자의무기록으로 보관할 수 있다.
2) 조산사는 조산기록부를 전자문서로 작성·보관할 수 있다.
3) 전자의무기록을 안전하게 관리·보존하는데 필요한 시설 및 장비를 갖추어야 한다.
4) 시체 검안서의 보존기간은 3년이다.
5) 전자문서로 된 처방전의 보존기간은 10년이다.

| 해설 | 5) 처방전 보존기간은 2년임

답 5)

59 다음 중 진료에 관한 기록의 보존기간 내용으로 옳은 것은?

1) 환자의 명부 10년　　2) 진료기록부 5년
3) 처방전 2년　　4) 수술기록 5년
5) 검사소견기록 10년

| 해설 | **시행규칙 제15조(진료에 관한 기록의 보존)**

① 의료기관의 개설자 또는 관리자는 진료에 관한 기록을 다음 각 호에 정하는 기간 동안 보존하여야 한다.

1. 환자 명부 : 5년
2. 진료기록부 : 10년
3. 처방전 : 2년
4. 수술기록 : 10년
5. 검사소견기록 : 5년
6. 방사선사진 및 그 소견서 : 5년
7. 간호기록부 : 5년
8. 조산기록부 : 5년

답 3)

60 다음 중 의료법상 출생증명서를 교부하지 못하는 자는?

1) 치과의사　　2) 산부인과 전문의　　3) 한의사
4) 조산사　　5) 의사

| 해설 | **제17조(진단서 등)**

④ 의사·한의사 또는 조산사는 자신이 조산(助産)한 것에 대한 출생·사망 또는 사산 증명서 교부를 요구받은 때에는 정당한 사유 없이 거부하지 못한다.

답 1)

61 진료에 관한 기록과 그 보존기관의 연결이 잘못된 것은?

1) 환자명부 — 5년
2) 간호기록부 — 5년
3) 진료기록부 — 5년
4) 검사소견기록 — 5년
5) 조산기록부 — 5년

| 해설 | **시행규칙 제15조(진료에 관한 기록의 보존)**

① 의료기관의 개설자 또는 관리자는 진료에 관한 기록을 다음 각 호에 정하는 기간 동안 보존하여야 한다.

1. 환자 명부 : 5년
2. 진료기록부 : 10년
3. 처방전 : 2년
4. 수술기록 : 10년
5. 검사소견기록 : 5년
6. 방사선사진 및 그 소견서 : 5년
7. 간호기록부 : 5년
8. 조산기록부 : 5년
9. 진단서 등의 부본(진단서·사망진단서 및 시체검안서 등을 따로 구분하여 보존할 것) : 3년

답 3)

62 의사의 진단서 교부의무에 관한 요건으로 타당하지 않은 것은?

1) 의료업에 종사하고 있어야 한다.
2) 직접 진찰한 의사라야 한다.
3) 진단서의 교부요구를 받을 때에는 정당한 사유 없이 거부하지 못한다.
4) 같은 의료기관에 종사하는 의사는 환자의 진료기록부 등에 의하면 언제나 진단서를 교부할 수 있다.
5) 진료 중이던 환자가 최종진료 시부터 48시간 이내에 사망한 경우에는 진단서를 교부할 수 있다.

| 해설 | **제17조(진단서)**

- 의료업에 종사하고 직접 진찰하거나 검안(檢案)한 의사
- 의사·치과의사 또는 한의사는 자신이 진찰하거나 검안한 자에 대한 진단서·검안서 또는 증명서 교부를 요구받은 때에는 정당한 사유 없이 거부하지 못한다.

4) 언제나가 아님, 환자 또는 사망자를 직접 진찰하거나 검안한 의사·치과의사 또는 한의사가 부득이한 사유로 진단서·검안서 또는 증명서를 내줄 수 없으면 같은 의료기관에 종사하는 다른 의사·치과의사 또는 한의사가 환자의 진료기록부 등에 따라 내줄 수 있다.

답 4)

63 진료 중이던 환자가 사망한 경우 최종진료 시부터 몇 시간 이내 다시 진찰하지 않고 사망진단서를 교부할 수 있는가?

1) 24시간
2) 36시간
3) 48시간
4) 72시간
5) 120시간

| 해설 | **제17조(진단서 등)**

- 진료 중이던 환자가 최종 진료 시부터 48시간 이내에 사망한 경우에는 다시 진료하지 아니하더라도 진단서나 증명서를 내줄 수 있다.

답 3)

64 다음 중 처방전의 교부에 관한 내용으로 옳지 않은 것은?

1) 의사는 자신이 직접 의약품을 조제할 수 있는 경우라도 처방전을 교부하여야 한다.
2) 처방전은 2부를 작성 교부하여야 한다.
3) 처방전의 교부에는 서명 또는 날인하여야 한다.
4) 처방전에는 처방의약품의 분량·용법·용량을 기재하여야 한다.
5) 환자의 추가요구가 있을 때에는 약국으로 컴퓨터통신을 이용하여 처방전을 송부할 수 있다.

| 해설 | **제17조(진단서)**

1) 「약사법」에 따라 자신이 직접 의약품을 조제할 수 있는 경우가 아니면 보건복지부령으로 정하는 바에 따라 처방전을 작성하여야 한다.

• 제18조 5항 의사, 치과의사 또는 한의사가 「약사법」에 따라 자신이 직접 의약품을 조제하여 환자에게 그 의약품을 내어주는 경우에는 그 약제의 용기 또는 포장에 환자의 이름, 용법 및 용량, 그 밖에 보건복지부령으로 정하는 사항을 적어야 함. 다만, 급박한 응급의료상황 등 환자의 진료 상황이나 의약품의 성질상 그 약제의 용기 또는 포장에 적는 것이 어려운 경우로서 보건복지부령으로 정하는 경우에는 그러하지 아니함

제12조(처방전의 기재 사항 등)

① 법 제18조에 따라 의사나 치과의사는 환자에게 처방전을 발급하는 경우에는 별지 제9호서식의 처방전에 다음 각 호의 사항을 적은 후 서명(「전자서명법」에 따른 공인전자서명을 포함한다)하거나 도장을 찍어야 한다. 다만, 제3호의 사항은 환자가 요구한 경우에는 적지 아니한다.
  1. 환자의 성명 및 주민등록번호
  2. 의료기관의 명칭 및 전화번호
  3. 「통계법」 제22조제1항 전단에 따른 한국표준질병·사인 분류에 따른 질병분류기호
  4. 의료인의 성명·면허종류 및 번호
  5. 처방 의약품의 명칭(일반명칭, 제품명이나 대한약전에서 정한 명칭을 말한다)·분량·용법 및 용량
  6. 처방전 발급 연월일 및 사용기간
  7. 의약품 조제시 참고 사항

② 의사나 치과의사는 환자에게 처방전 2부를 발급하여야 한다. 다만, 환자가 그 처방전을 추가로 발급하여 줄 것을 요구하는 경우에는 환자가 원하는 약국으로 팩스·컴퓨터통신 등을 이용하여 송부할 수 있다.

답 1)

65 다음 중 의료법상 보수교육 면제자로 옳지 않은 것은?

1) 대학원 재학생
2) 군 복무중인 자
3) 전공의
4) 본인의 질병 기타 사유로 인하여 보수교육을 받기가 곤란하다고 인정되는 자
5) 의과대학 부속병원에서 기초의학을 연구하고 있는 자로서 환자진료업무에 직접 종사하는 자

| 해설 | **제20조 보수교육**

⑥ 다음 각 호의 어느 하나에 해당하는 사람에 대하여는 해당 연도의 보수교육을 면제한다.
  1. 전공의
  2. 의과대학·치과대학·한의과대학·간호대학의 대학원 재학생
  3. 영 제8조에 따라 면허증을 발급받은 신규 면허취득자
  4. 보건복지부장관이 보수교육을 받을 필요가 없다고 인정하는 사람

⑦ 다음 각 호의 어느 하나에 해당하는 사람에 대하여는 해당 연도의 보수교육을 유예할 수 있다.
  1. 해당 연도에 6개월 이상 환자진료 업무에 종사하지 아니한 사람
  2. 보건복지부장관이 보수교육을 받기가 곤란하다고 인정하는 사람

답 5)

66

중앙회는 보수교육을 매년 (　　)회 이상 실시하여야 한다. 이 경우 교육시간은 연간 (　　)시간 이상으로 한다. (　　)안의 적당한 말은?

1) 1, 10　　2) 1, 8　　3) 2, 5
4) 2, 6　　5) 2, 10

| 해설 | **시행규칙 제20조(보수교육)**

① 중앙회는 법 제30조제2항에 따른 보수교육을 매년 실시하여야 한다.
② 의료인은 제1항에 따른 보수교육을 연간 8시간 이상 이수하여야 한다.

답 2)

67

의료인의 보수교육에 관한 사항 중 틀린 것은?

1) 매년 1회 이상, 연간 8시간 이상 실시한다.
2) 중앙회의 장은 수련병원에서 실시하게 할 수 있다.
3) 전공의, 대학원 재학생은 면제받을 수 있다.
4) 치과대학에서도 보수교육을 실시할 수 있다.
5) 해당 연도에 6개월 이상 환자진료 업무에 종사하지 아니한 사람은 면제한다.

| 해설 | **제20조(보수교육)**

① 중앙회는 법 제30조제2항에 따른 보수교육을 매년 실시하여야 한다.
② 의료인은 제1항에 따른 보수교육을 연간 8시간 이상 이수하여야 한다.
③ 보건복지부장관은 제1항에 따른 보수교육의 내용을 평가할 수 있다.
④ 각 중앙회장은 제1항에 따른 보수교육을 다음 각 호의 기관으로 하여금 실시하게 할 수 있다.
  1. 법 제28조제5항에 따라 설치된 지부(이하 "지부"라 한다) 또는 중앙회의 정관에 따라 설치된 의학·치의학·한의학·간호학 분야별 전문학회 및 전문단체
  2. 의과대학·치과대학·한의과대학·의학전문대학원·치의학전문대학원·한의학전문대학원·간호대학 및 그 부속병원
  3. 수련병원
  4. 「한국보건복지인력개발원법」에 따른 한국보건복지인력개발원
  5. 다른 법률에 따른 보수교육 실시기관
⑤ 각 중앙회장은 의료인이 제4항제5호의 기관에서 보수교육을 받은 경우 그 교육이수 시간의 전부 또는 일부를 보수교육 이수시간으로 인정할 수 있다.
⑥ 다음 각 호의 어느 하나에 해당하는 사람에 대하여는 해당 연도의 보수교육을 면제한다.
  1. 전공의
  2. 의과대학·치과대학·한의과대학·간호대학의 대학원 재학생
  3. 영 제8조에 따라 면허증을 발급받은 신규 면허취득자
  4. 보건복지부장관이 보수교육을 받을 필요가 없다고 인정하는 사람
⑦ 다음 각 호의 어느 하나에 해당하는 사람에 대하여는 해당 연도의 보수교육을 유예할 수 있다.
  1. 해당 연도에 6개월 이상 환자진료 업무에 종사하지 아니한 사람
  2. 보건복지부장관이 보수교육을 받기가 곤란하다고 인정하는 사람

답 5)

68

다음 중 사체를 검안하여 변사(變死) 한 것으로 의심되는 때에 소재지를 관할하는 경찰서장에게 신고할 의무가 있는 사람이 아닌 것은?

1) 의사　　2) 치과의사　　3) 간호사
4) 한의사　　5) 조산사

| 해설 | **제26조(변사체 신고)**

• 의사·치과의사·한의사 및 조산사는 사체를 검안하여 변사한 것으로 의심되는 때에는 사체의 소재지를 관할하는 경찰서장에게 신고하여야 한다.

답 3)

69 의과대학생이 지도교수나 의료인의 지시 감독하에 의료행위가 가능한 내용으로 옳지 않은 것은?

1) 일정한 기간 내의 연구 또는 시범사업을 위한 의료행위
2) 국민에 대한 의료봉사활동을 위한 의료행위
3) 전시·사변 등 국가비상사태에 있어서 국가 요청시
4) 전시·사변 등 국가비상사태에 있어서 지방자치단체의 요청시
5) 전공분야와 관련되는 실습을 위한 의료행위

| 해설 | **시행규칙 제19조(의과대학생 등의 의료행위)**

② 법 제27조 제1항 제3호에 따라 의학·치과의학·한방의학 또는 간호학을 전공하는 학교의 학생은 다음 각 호의 의료행위를 할 수 있다.
1. 전공 분야와 관련되는 실습을 하기 위하여 지도교수의 지도·감독을 받아 행하는 의료행위
2. 국민에 대한 의료봉사활동으로서 의료인의 지도·감독을 받아 행하는 의료행위
3. 전시·사변이나 그 밖에 이에 준하는 국가비상사태 시에 국가나 지방자치단체의 요청에 따라 의료인의 지도·감독을 받아 행하는 의료행위

답 1)

70 의사가 사체를 검안하였을 때 변사의 의심이 있으면 누구에게 신고하여야 하나?

1) 보건복지부장관
2) 시·도지사
3) 시장, 군수
4) 보건소장
5) 관할 경찰서장

| 해설 | **제26조(변사체 신고)**

• 의사·치과의사·한의사 및 조산사는 사체를 검안하여 변사(變死)한 것으로 의심되는 때에는 사체의 소재지를 관할하는 경찰서장에게 신고하여야 한다.

답 5)

71 다음 중 의료법에 대한 내용으로 옳지 않은 것은?

1) 누구든지 영리를 목적으로 환자를 의료인에게 소개·알선하는 행위를 할 수 없다.
2) 중앙회가 시·군·구에 그 분회를 설치하고자 할 때에는 시·도지사의 허가를 받아야 한다.
3) 중앙회는 보건복지부장관으로부터 의료 및 국민보건향상에 관한 협조요청을 받은 때에는 이에 응하여야 한다.
4) 중앙회의 장은 회원의 자질향상을 위하여 보수교육을 실시하여야 한다.
5) 중앙회는 회원의 의료분쟁으로 인한 피해의 보상 등을 위하여 공제사업을 할 수 있다.

| 해설 | **제28조(중앙회와 지부)**

① 의사·치과의사·한의사·조산사 및 간호사는 대통령령으로 정하는 바에 따라 각각 전국적 조직을 두는 의사회·치과의사회·한의사회·조산사회 및 간호사회(이하 "중앙회"라 한다)를 각각 설립하여야 한다.
② 중앙회는 법인으로 한다.
③ 제1항에 따라 중앙회가 설립된 경우에는 의료인은 당연히 해당하는 중앙회의 회원이 되며, 중앙회의 정관을 지켜야 한다.
④ 중앙회에 관하여 이 법에 규정되지 아니한 사항에 대하여는 「민법」 중 사단법인에 관한 규정을 준용한다.
⑤ 중앙회는 대통령령으로 정하는 바에 따라 특별시·광역시·도와 특별자치도(이하 "시·도"라 한다)에 지부를 설치하여야 하며, 시·군·구(자치구만을 말한다. 이하 같다)에 분회를 설치할 수 있다. 다만, 그 외의 지부나 외국에 의사회 지부를 설치하려면 보건복지부장관의 승인을 받아야 한다.
⑥ 중앙회가 지부나 분회를 설치한 때에는 그 지부나 분회의 책임자는 지체 없이 특별시장·광역시장·도지사·특별자치도지사(이하 "시·도지사"라 한다) 또는 시장·군수·구청장에게 신고하여야 한다.
⑦ 각 중앙회는 제66조의2에 따른 자격정지 처분 요구에 관한 사항 등을 심의·의결하기 위하여 윤리위원회를 둔다.
⑧ 윤리위원회의 구성, 운영 등에 관한 사항은 대통령령으로 정한다.

답 2)

72 환자가 아닌 다른 사람이 환자에 관한 기록을 열람할 수 있는 경우가 아닌 것은?

1) 환자의 배우자, 직계존손·비속, 형제자매 또는 배우자의 직계존속, 형제자매가 요청한 경우
2) 의료급여 수급권자 확인 등 의료급여 업무를 위하여 보장기관, 국민건강보험공단, 건강보험심사평가원에 제공하는 경우
3) 「민사소송법」에 따라 문서제출을 명한 경우
4) 근로복지공단이 보험급여를 받은 근로자를 진료한 산재보험 의료기관에 대하여 근로자의 진료에 관한 보고 또는 서류 등 제출을 요구한 경우
5) 의료기관으로부터 자동차보험진료수가를 청구 받은 보험회사 등이 의료기관에 대하여 관계 진료기록의 열람을 청구한 경우

| 해설 | **법 제21조(기록 열람 등) · 환자 외 환자기록의 열람 및 사본교부가 가능한 경우**

③ 제2항에도 불구하고 의료인, 의료기관의 장 및 의료기관 종사자는 다음 각 호의 어느 하나에 해당하면 그 기록을 열람하게 하거나 그 사본을 교부하는 등 그 내용을 확인할 수 있게 하여야 한다. 다만, 의사·치과의사 또는 한의사가 환자의 진료를 위하여 불가피하다고 인정한 경우에는 그러하지 아니하다.

1. 환 존속·비속, 자의 배우자, 직계형제·자매(환자의 배우자 및 직계 존속·비속, 배우자의 직계존속이 모두 없는 경우에 한정한다) 또는 배우자의 직계 존속이 환자 본인의 동의서와 친족관계임을 나타내는 증명서 등을 첨부하는 등 보건복지부령으로 정하는 요건을 갖추어 요청한 경우
2. 환자가 지정하는 대리인이 환자 본인의 동의서와 대리권이 있음을 증명하는 서류를 첨부하는 등 보건복지부령으로 정하는 요건을 갖추어 요청한 경우
3. 환자가 사망하거나 의식이 없는 등 환자의 동의를 받을 수 없어 환자의 배우자, 직계 존속·비속, 형제·자매(환자의 배우자 및 직계 존속·비속, 배우자의 직계존속이 모두 없는 경우에 한정한다) 또는 배우자의 직계 존속이 친족관계임을 나타내는 증명서 등을 첨부하는 등 보건복지부령으로 정하는 요건을 갖추어 요청한 경우
4. 「국민건강보험법」 제14조, 제47조, 제48조 및 제63조에 따라 급여비용 심사·지급·대상여부 확인·사후관리 및 요양급여의 적정성 평가·가감지급 등을 위하여 국민건강보험공단 또는 건강보험심사평가원에 제공하는 경우
5. 「의료급여법」 제5조, 제11조, 제11조의3 및 제33조에 따라 의료급여 수급권자 확인, 급여비용의 심사·지급, 사후관리 등 의료급여 업무를 위하여 보장기관(시·군·구), 국민건강보험공단, 건강보험심사평가원에 제공하는 경우
6. 「형사소송법」 제106조, 제215조 또는 제218조에 따른 경우

6의2. 「군사법원법」 제146조, 제254조 또는 제257조에 따른 경우

7. 「민사소송법」 제347조에 따라 문서제출을 명한 경우
8. 「산업재해보상보험법」 제118조에 따라 근로복지공단이 보험급여를 받는 근로자를 진료한 산재보험 의료기관(의사를 포함한다)에 대하여 그 근로자의 진료에 관한 보고 또는 서류 등 제출을 요구하거나 조사하는 경우
9. 「자동차손해배상 보장법」 제12조제2항 및 제14조에 따라 의료기관으로부터 자동차보험진료수가를 청구받은 보험회사등이 그 의료기관에 대하여 관계 진료기록의 열람을 청구한 경우
10. 「병역법」 제11조의2에 따라 지방병무청장이 병역판정검사와 관련하여 질병 또는 심신장애의 확인을 위하여 필요하다고 인정하여 의료기관의 장에게 병역판정검사대상자의 진료기록·치료 관련 기록의 제출을 요구한 경우
11. 「학교안전사고 예방 및 보상에 관한 법률」 제42조에 따라 공제회가 공제급여의 지급 여부를 결정하기 위하여 필요하다고 인정하여 「국민건강보험법」 제42조에 따른 요양기관에 대하여 관계 진료기록의 열람 또는 필요한 자료의 제출을 요청하는 경우
12. 「고엽제후유의증 등 환자지원 및 단체설립에 관한 법률」 제7조제3항에 따라 의료기관의 장이 진료기록 및 임상소견서를 보훈병원장에게 보내는 경우
13. 「의료사고 피해구제 및 의료분쟁 조정 등에 관한 법률」 제28조제1항 또는 제3항에 따른 경우
14. 「국민연금법」 제123조에 따라 국민연금공단이 부양가족연금, 장애연금 및 유족연금 급여의 지급심사와 관련하여 가입자 또는 가입자였던 사람을 진료한 의료기관에 해당 진료에 관한 사항의 열람 또는 사본 교부를 요청하는 경우

14의2. 다음 각 목의 어느 하나에 따라 공무원 또는 공무원이었던 사람을 진료한 의료기관에 해당 진료에 관한 사항의 열람 또는 사본 교부를 요청하는 경우
- 가. 「공무원연금법」 제92조에 따라 인사혁신처장이 퇴직유족급여 및 비공무상장해급여와 관련하여 요청하는 경우
- 나. 「공무원연금법」 제93조에 따라 공무원연금공단이 퇴직유족급여 및 비공무상장해급여와 관련하여 요청하는 경우
- 다. 「공무원 재해보상법」 제57조 및 제58조에 따라 인사혁신처장(같은 법 제61조에 따라 업무를 위탁받은 자를 포함한다)이 요양급여, 재활급여, 장해급여, 간병급여 및 재해유족급여와 관련하여 요청하는 경우

14의3. 「사립학교교직원 연금법」 제19조제4항제4호의2에 따라 사립학교교직원연금공단이 요양급여, 장해급여 및 재해유족급여의 지급심사와 관련하여 교직원 또는 교직원이었던 자를 진료한 의료기관에 해당 진료에 관한 사항의 열람 또는 사본 교부를 요청하는 경우

15. 「장애인복지법」 제32조제7항에 따라 대통령령으로 정하는 공공기관의 장이 장애 정도에 관한 심사와 관련하여 장애인 등록을 신청한 사람 및 장애인으로 등록한 사람을 진료한 의료기관에 해당 진료에 관한 사항의 열람 또는 사본 교부를 요청하는 경우
16. 「감염병의 예방 및 관리에 관한 법률」 제18조의4 및 제29조에 따라 질병관리청장, 시·도지사 또는 시장·군수·구청장이 감염병의 역학조사 및 예방접종에 관한 역학조사를 위하여 필요하다고 인정하여 의료기관의 장에게 감염병환자등의 진료기록 및 예방접종을 받은 사람의 예방접종 후 이상반응에 관한 진료기록의 제출을 요청하는 경우
17. 「국가유공자 등 예우 및 지원에 관한 법률」 제74조의8제1항제7호에 따라 보훈심사위원회가 보훈심사와 관련하여 보훈심사대상자를 진료한 의료기관에 해당 진료에 관한 사항의 열람 또는 사본 교부를 요청하는 경우
18. 「한국보훈복지의료공단법」 제24조의2에 따라 한국보훈복지의료공단이 같은 법 제6조제1호에 따른 국가유공자등에 대한 진료기록등의 제공을 요청하는 경우

답 1)

73 의료인이 아니면서 보건복지부령이 정하는 범위 안에서 의료행위를 할 수 있는 사람은?

1) 누구나 할 수 있다.
2) 외국에서 의학을 전공한 자
3) 일정한 훈련을 받은 자
4) 절대로 안 된다.
5) 의학, 치과의학, 한방의학 또는 간호학을 전공하는 학생은 전공분야와 관련되는 실습을 하기 위하여 지도교수의 지도·감독을 받아 할 수 있다.

| 해설 | 제27조(무면허 의료행위 등 금지)

① 의료인이 아니면 누구든지 의료행위를 할 수 없으며 의료인도 면허된 것 이외의 의료행위를 할 수 없다. 다만, 다음 각 호의 어느 하나에 해당하는 자는 보건복지부령으로 정하는 범위에서 의료행위를 할 수 있다.
1. 외국의 의료인 면허를 가진 자로서 일정 기간 국내에 체류하는 자
2. 의과대학, 치과대학, 한의과대학, 의학전문대학원, 치의학전문대학원, 한의학전문대학원, 종합병원 또는 외국 의료원조기관의 의료봉사 또는 연구 및 시범사업을 위하여 의료행위를 하는 자
3. 의학·치과의학·한방의학 또는 간호학을 전공하는 학교의 학생

답 5)

74 의료법상 보수교육 관계서류 보존기간은 얼마인가?

1) 2년
2) 3년
3) 4년
4) 5년
5) 6년

| 해설 | 시행규칙 제23조(보수교육 관계 서류의 보존)

• 제20조에 따라 보수교육을 실시하는 중앙회 등은 다음 각 호의 서류를 3년간 보존하여야 한다.

답 2)

75 의료인단체에 관한 사항 중 옳지 않은 것은?

1) 중앙회는 민법 중 사단법인에 관한 규정을 준용한다.
2) 중앙회는 시·도에 그 지부를 설치하여야 한다.
3) 중앙회는 보건복지부장관의 설립허가를 받아야 한다.
4) 중앙회는 법인으로 한다.
5) 시·군·구에 분회를 설치하여야 한다.

| 해설 | 제28조(중앙회와 지부)

⑤ 중앙회는 대통령령으로 정하는 바에 따라 특별시·광역시·도와 특별자치도(이하 "시·도"라 한다)에 지부를 설치하여야 하며, 시·군·구(자치구만을 말한다. 이하 같다)에 분회를 설치할 수 있다. 다만, 그 외의 지부나 외국에 의사회 지부를 설치하려면 보건복지부장관의 승인을 받아야 한다.

5) 시·군·구에 분회를 설치할 수 있다.

답 5)

76 조산원을 개설할 경우 반드시 정하여야 하는 것은?

1) 관리의사
2) 지도의사
3) 촉탁의사
4) 담당의사
5) 산부인과의사

| 해설 | 제33조(개설 등)

⑥ 조산원을 개설하는 자는 반드시 지도의사를 정하여야 한다.

답 2)

77 의료기관 개설권자가 의료기관을 폐업, 1개월 이상 휴업하고자 할 때에는 누구에게 신고해야 하나?

1) 보건복지부장관　2) 시장·군수·구청장　3) 보건소장
4) 대한의사협회장　5) 경찰서장

| 해설 | **시행규칙 제30조(폐업·휴업의 신고)**

① 법 제40조에 따라 의료기관의 개설자가 의료업을 폐업하거나 휴업하려면 별지 제18호서식의 신고서를 관할 시장·군수·구청장에게 제출하여야 한다.

답 2)

78 다음 중 의료인 단체에 관한 설명으로 옳지 않은 것은?

1) 중앙회는 법인으로 한다.
2) 중앙회는 민법 중 재단법인에 관한 규정을 준용한다.
3) 중앙회는 보건복지부장관의 허가를 받아야 한다.
4) 중앙회는 시·도에 그 지부를 설치하여야 한다.
5) 시·군·구에 분회를 설치할 수 있다.

| 해설 | **제28조(중앙회와 지부)**

④ 중앙회에 관하여 이 법에 규정되지 아니한 사항에 대하여는 「민법」 중 사단법인에 관한 규정을 준용한다.

답 2)

79 다음 중 의료인의 품위손상행위에 해당하지 않는 것은?

1) 불필요한 검사·투약·수술 등 지나친 진료행위
2) 거짓 또는 과대의 광고행위
3) 면허증 대여
4) 영리를 목적으로 다른 의료기관을 이용하려는 환자를 유인하는 행위
5) 영리를 목적으로 약국에 종사하는 자와 담합하는 행위

| 해설 | **시행령 제32조(의료인의 품위 손상 행위의 범위)**

① 법 제66조제2항에 따른 의료인의 품위 손상 행위의 범위는 다음 각 호와 같다.
1. 학문적으로 인정되지 아니하는 진료행위(조산 업무와 간호 업무를 포함한다. 이하 같다)
2. 비도덕적 진료행위
3. 거짓 또는 과대 광고행위
3의2. 「방송법」 제2조제1호에 따른 방송, 「신문 등의 진흥에 관한 법률」 제2조제1호·제2호에 따른 신문·인터넷신문, 「잡지 등 정기간행물의 진흥에 관한 법률」 제2조제1호에 따른 정기간행물 또는 제24조제1항 각 호의 인터넷 매체[이동통신단말장치에서 사용되는 애플리케이션(Application)을 포함한다]에서 다음 각 목의 건강·의학정보(의학, 치의학, 한의학, 조산학 및 간호학의 정보를 말한다. 이하 같다)에 대하여 거짓 또는 과장하여 제공하는 행위
　가. 「식품위생법」 제2조제1호에 따른 식품에 대한 건강·의학정보
　나. 「건강기능식품에 관한 법률」 제3조제1호에 따른 건강기능식품에 대한 건강·의학정보
　다. 「약사법」 제2조제4호부터 제7호까지의 규정에 따른 의약품, 한약, 한약제제 또는 의약외품에 대한 건강·의학정보
　라. 「의료기기법」 제2조제1항에 따른 의료기기에 대한 건강·의학정보
　마. 「화장품법」 제2조제1호부터 제3호까지의 규정에 따른 화장품, 기능성화장품 또는 유기농화장품에 대한 건강·의학정보
4. 불필요한 검사·투약(投藥)·수술 등 지나친 진료행위를 하거나 부당하게 많은 진료비를 요구하는 행위
5. 전공의(專攻醫)의 선발 등 직무와 관련하여 부당하게 금품을 수수하는 행위
6. 다른 의료기관을 이용하려는 환자를 영리를 목적으로 자신이 종사하거나 개설한 의료기관으로 유인하거나 유인하게 하는 행위
7. 자신이 처방전을 발급하여 준 환자를 영리를 목적으로 특정 약국에 유치하기 위하여 약국개설자나 약국에 종사하는 자와 담합하는 행위

답 3)

80

조산에 관한 수습의료기관으로 산부인과와 소아청소년과 수련병원이 월평균 분만건수가 몇 건 이상이어야 하는가?

1) 30 2) 50 3) 80
4) 100 5) 150

|해설| 시행규칙 제3조(조산 수습의료기관 및 수습생 정원)

① 법 제6조제1호에 따른 조산(助産) 수습의료기관으로 보건복지부장관의 인정을 받을 수 있는 의료기관은 「전문의의 수련 및 자격인정 등에 관한 규정」에 따른 산부인과 수련병원 및 소아청소년과 수련병원으로서 월평균 분만 건수가 100건 이상 되는 의료기관이어야 한다.

답 4)

81

신청일 전달까지 1년 동안 월평균 분만 건수가 535건인 의료기관이 조산 수습의료기관으로 신청할 경우 최대 수습생의 정원은?

1) 15명 2) 32명 3) 53명
4) 80명 5) 110명

|해설| 규칙 제3조(조산 수습의료기관 및 수습생 정원)

③ 조산 수습의료기관의 수습생 정원
– 월평균 분만건수의 10분의 1 이내

답 3)

82

의료인의 품위 손상 행위의 범위에 해당하지 않는 경우는?

1) 학문적으로 인정되지 아니하는 진료행위
2) 비도덕적 진료행위
3) 거짓 또는 과대의 광고행위
4) 의료인끼리 진료비 담합하는 경우
5) 전공의의 선발 등 직무와 관련하여 부당하게 금품을 수수하는 행위

|해설| 제32조(의료인의 품위 손상 행위의 범위)

① 법 제66조제2항에 따른 의료인의 품위 손상 행위의 범위는 다음 각 호와 같다.
1. 학문적으로 인정되지 아니하는 진료행위(조산 업무와 간호 업무를 포함한다. 이하 같다)
2. 비도덕적 진료행위
3. 거짓 또는 과대 광고행위
3의2. 「방송법」 제2조제1호에 따른 방송, 「신문 등의 진흥에 관한 법률」 제2조제1호·제2호에 따른 신문·인터넷신문, 「잡지 등 정기간행물의 진흥에 관한 법률」 제2조제1호에 따른 정기간행물 또는 제24조제1항 각 호의 인터넷 매체[이동통신단말장치에서 사용되는 애플리케이션(Application)을 포함한다]에서 다음 각 목의 건강·의학정보(의학, 치의학, 한의학, 조산학 및 간호학의 정보를 말한다. 이하 같다)에 대하여 거짓 또는 과장하여 제공하는 행위
　가. 「식품위생법」 제2조제1호에 따른 식품에 대한 건강·의학정보
　나. 「건강기능식품에 관한 법률」 제3조제1호에 따른 건강기능식품에 대한 건강·의학정보
　다. 「약사법」 제2조제4호부터 제7호까지의 규정에 따른 의약품, 한약, 한약제제 또는 의약외품에 대한 건강·의학정보
　라. 「의료기기법」 제2조제1항에 따른 의료기기에 대한 건강·의학정보
　마. 「화장품법」 제2조제1호부터 제3호까지의 규정에 따른 화장품, 기능성화장품 또는 유기농화장품에 대한 건강·의학정보
4. 불필요한 검사·투약(投藥)·수술 등 지나친 진료행위를 하거나 부당하게 많은 진료비를 요구하는 행위
5. 전공의(專攻醫)의 선발 등 직무와 관련하여 부당하게 금품을 수수하는 행위
6. 다른 의료기관을 이용하려는 환자를 영리를 목적으로 자신이 종사하거나 개설한 의료기관으로 유인하거나 유인하게 하는 행위
7. 자신이 처방전을 발급하여 준 환자를 영리를 목적으로 특정 약국에 유치하기 위하여 약국개설자나 약국에 종사하는 자와 담합하는 행위

답 4)

83 다음 중 종합병원에 두지 않아도 되는 것은?

1) 의무기록사　2) 영양사　3) 의료기사
4) 간호조무사　5) 사회복지사

| 해설 | **시행규칙 제38조(의료인 등의 정원)**

② 의료기관은 제1항의 의료인 외에 다음의 기준에 따라 필요한 인원을 두어야 한다. <개정 2008.9.5, 2010.1.29, 2010.3.19>
1. 병원급 의료기관에는 별표 5의2에 따른 약사 또는 한약사(법률 제8365호 약사법 전부개정법률 부칙 제9조에 따라 한약을 조제할 수 있는 약사를 포함한다. 이하 같다)를 두어야 한다.
2. 입원시설을 갖춘 종합병원·병원·치과병원·한방병원 또는 요양병원에는 1명 이상의 영양사를 둔다.
3. 의료기관에는 보건복지부장관이 정하는 바에 따라 각 진료과목별로 필요한 수의 의료기사를 둔다.
4. 종합병원에는 보건복지부장관이 정하는 바에 따라 필요한 수의 의무기록사(醫務記錄士)를 둔다.
5. 의료기관에는 보건복지부장관이 정하는 바에 따라 필요한 수의 간호조무사를 둔다.
6. 종합병원에는 「사회복지사업법」에 따른 사회복지사 자격을 가진 자 중에서 환자의 갱생·재활과 사회복귀를 위한 상담 및 지도 업무를 담당하는 요원을 1명 이상 둔다.

③ 보건복지부장관은 간호사나 치과위생사의 인력 수급상 필요하다고 인정할 때에는 제1항에 따른 간호사 또는 치과위생사 정원의 일부를 간호조무사로 충당하게 할 수 있다.

답 4)

84 의료법상 의료기관을 개설할 수 있는 자가 아닌 것은?

1) 의료법인　2) 민법 또는 특별법에 의하여 설립된 영리법인
3) 정부투자기관　4) 국가 또는 지방자치단체
5) 간호사를 제외한 의료인

| 해설 | **제33조(개설 등)**

② 다음 각 호의 어느 하나에 해당하는 자가 아니면 의료기관을 개설할 수 없다. 이 경우 의사는 종합병원·병원·요양병원 또는 의원을, 치과의사는 치과병원 또는 치과의원을, 한의사는 한방병원·요양병원 또는 한의원을, 조산사는 조산원만을 개설할 수 있다. <개정 2009.1.30>
1. 의사, 치과의사, 한의사 또는 조산사
2. 국가나 지방자치단체
3. 의료업을 목적으로 설립된 법인(이하 "의료법인"이라 한다)
4. 「민법」이나 특별법에 따라 설립된 비영리법인
5. 「공공기관의 운영에 관한 법률」에 따른 준정부기관, 「지방의료원의 설립 및 운영에 관한 법률」에 따른 지방의료원, 「한국보훈복지의료공단법」에 따른 한국보훈복지의료공단

답 2)

85 다음 중 의료기관을 개설할 수 있는 단체로 옳지 않은 것은?

1) 국가나 지방자치단체　2) 의료업을 목적으로 설립된 법인
3) 민법이나 특별법에 따라 설립된 영리법인　4) 정부투자기관
5) 지방의료원 또는 한국보훈복지의료공단

| 해설 | **제33조(개설 등)**

② 다음 각 호의 어느 하나에 해당하는 자가 아니면 의료기관을 개설할 수 없다. 이 경우 의사는 종합병원·병원·요양병원 또는 의원을, 치과의사는 치과병원 또는 치과의원을, 한의사는 한방병원·요양병원 또는 한의원을, 조산사는 조산원만을 개설할 수 있다. <개정 2009.1.30>
1. 의사, 치과의사, 한의사 또는 조산사
2. 국가나 지방자치단체
3. 의료업을 목적으로 설립된 법인(이하 "의료법인"이라 한다)
4. 「민법」이나 특별법에 따라 설립된 비영리법인
5. 「공공기관의 운영에 관한 법률」에 따른 준정부기관, 「지방의료원의 설립 및 운영에 관한 법률」에 따른 지방의료원, 「한국보훈복지의료공단법」에 따른 한국보훈복지의료공단

답 3)

86

조산 수습의료기관으로 인정받은 의료기관이 연간 분만 실적이 월평균 분만 건수 100건 이상에 미치지 못하는 경우 보건복지부장관이 취할 수 있는 조치는?

1) 1년 간 경과조치를 줄 수 있다.
2) 수습생의 정원을 조정하여야 한다.
3) 수습생의 정원을 조정할 수 있다.
4) 조산 수습의료기관의 인정을 철회하여야 한다.
5) 조산 수습의료기관의 인정을 철회할 수 있다.

| 해설 | **규칙 제3조(조산 수습의료기관 및 수습생 정원) 제3항**

- 수습의료기관 인정 철회 및 수습생 정원 조정
  - 수습의료기관의 연간 분만 실적이 월평균 분만 건수 100건 이상에 미치지 못하는 경우 : 수습의료기관의 인정을 철회할 수 있음
  - 수습생의 정원이 월평균 분만건수의 10분의 1 이내 기준에 미치지 못하는 경우 : 수습생의 정원을 조정할 수 있음

답 5)

87

종합병원, 병원, 치과병원, 한방병원 또는 요양병원을 개설하고자 할 때는 어떻게 하나?

1) 시·도지사에게 신고
2) 보건복지부장관에게 신고
3) 보건복지부장관의 허가
4) 시·도지사의 허가
5) 중앙회장의 허가

| 해설 | **제33조(개설 등)**

- 의원·치과의원·한의원 또는 조산원을 개설하려는 자는 시장·군수·구청장에게 신고하여야 한다.
- 종합병원·병원·치과병원·한방병원 요양병원 또는 정신병원 을 개설하려면 시·도지사의 허가를 받아야 한다.
- 의료법인을 설립하려는 자는 대통령령으로 정하는 바에 따라 정관과 그 밖의 서류를 갖추어 그 법인의 주된 사무소의 소재지를 관할하는 시·도지사의 허가를 받아야 한다.

답 4)

88

의료기관을 개설하고자 할 때 시장·군수·구청장에게 신고를 하여야 하는 것은?

1) 병원, 종합병원
2) 한방병원, 한의원
3) 치과병원, 한방병원
4) 한의원, 조산원
5) 치과병원, 치과의원

| 해설 | **제33조(개설 등)**

- 의원·치과의원·한의원 또는 조산원을 개설하려는 자는 시장·군수·구청장에게 신고하여야 한다.
- 종합병원·병원·치과병원·한방병원 요양병원 또는 정신병원을 개설하려면 시·도지사의 허가를 받아야 한다.
- 의료법인을 설립하려는 자는 대통령령으로 정하는 바에 따라 정관과 그 밖의 서류를 갖추어 그 법인의 주된 사무소의 소재지를 관할하는 시·도지사의 허가를 받아야 한다.

답 4)

89

다음 중 사회복지사를 두어야 하는 의료기관은?

1) 종합병원
2) 한방병원
3) 요양병원
4) 병원
5) 의원

| 해설 | **시행규칙 제38조(의료인 등의 정원)**

② 의료기관은 제1항의 의료인 외에 다음의 기준에 따라 필요한 인원을 두어야 한다.

6. 종합병원에는 「사회복지사업법」에 따른 사회복지사 자격을 가진 자 중에서 환자의 갱생·재활과 사회복귀를 위한 상담 및 지도 업무를 담당하는 요원을 1명 이상 둔다.

답 1)

90 의료기관 개설자가 의료업을 폐업하거나 1개월 이상 휴업하는 때에는 누구에게 신고를 하는가?

1) 시·도지사
2) 보건소장
3) 보건복지부 장관
4) 시장·군수·구청장
5) 의사협회장

| 해설 | **제40조(폐업·휴업 신고와 진료기록부등의 이관)**

① 의료기관 개설자는 의료업을 폐업하거나 1개월 이상 휴업하려면 보건복지부령으로 정하는 바에 따라 관할 시장·군수·구청장에게 신고하여야 한다.

답 4)

91 의료기관의 폐업·휴업신고를 하는 때 의료기관개설자가 진료기록부 등을 직접 보관할 수 있는 경우는?

1) 시장·군수·구청장에게 신고한 경우
2) 관할보건소장에게 신고한 경우
3) 보관계획서를 제출하고 시·도지사의 허가를 받은 경우
4) 보건복지부장관의 허가를 받은 경우
5) 보관계획서를 제출하고 관할 보건소장의 허가를 받은 경우

| 해설 | **제40조의2(진료기록부등의 이관)**

- 의료기관 개설자가 보건복지부령으로 정하는 바에 따라 진료기록부등의 보관계획서를 제출하여 관할 보건소장의 허가를 받은 경우에는 직접 보관할 수 있다.

답 5)

92 다음 중 당직의료인을 두어야 하는 의료기관으로 옳은 것은?

1) 병원·치과병원·한방병원
2) 의원·치과병원·병원
3) 의원·정신병원·종합병원
4) 의원·병원
5) 각종 의료기관

| 해설 | **제41조(당직의료인)**

- 각종 병원에는 응급환자와 입원환자의 진료 등에 필요한 당직의료인을 두어야 한다.

답 1)

93 의료법인 설립 후 몇 년 이내에 의료기관을 개설하지 않으면 설립허가가 취소되는가?

1) 1년
2) 2년
3) 3년
4) 4년
5) 5년

| 해설 | **제51조(설립 허가 취소)**

- 보건복지부장관 또는 시·도지사는 의료법인이 다음 각 호의 어느 하나에 해당하면 그 설립 허가를 취소할 수 있다.

1. 정관으로 정하지 아니한 사업을 한 때
2. 설립된 날부터 2년 안에 의료기관을 개설하지 아니한 때
3. 의료법인이 개설한 의료기관이 제64조에 따라 개설허가를 취소당한 때
4. 보건복지부장관 또는 시·도지사가 감독을 위하여 내린 명령을 위반한 때
5. 제49조제1항에 따른 부대사업 외의 사업을 한 때

답 2)

94 다음 중 신의료기술평가에 관한 설명으로 옳지 않은 것은?

1) 보건복지부장관이 평가권자이다.
2) 신의료기술평가위원회의 심의를 거쳐야 한다.
3) 신의료기술이라 함은 새로이 개발된 의료기술로서 신의료기술평가위원회의 장이 안전성, 유연성을 평가할 필요성이 있다고 인정하는 것을 말한다.
4) 신의료기술평가의 결과를 건강보험심사평가원의 장에게 통보하여야 한다.
5) 신의료기술평가의 결과는 공표할 수 있다.

| 해설 | **제53조(신의료기술의 평가)**

3) 제1항에 따른 신의료기술은 새로 개발된 의료기술로서 보건복지부장관이 안전성·유효성을 평가할 필요성이 있다고 인정하는 것을 말한다.

답 3)

95 다음 의료광고 중 금지행위가 아닌 것은?

1) 조산방법에 관한 유인물 배포
2) 약효 등에 관한 대중광고
3) 의료인의 해당분야에서의 1년 이상 임상경력
4) 특정의료인의 기능방송
5) 진료방법의 사진, 도안 등에 의한 광고

| 해설 | **제56조(의료광고의 금지 등)**

② 의료법인·의료기관 또는 의료인은 다음 각 호의 어느 하나에 해당하는 의료광고를 하지 못한다.
1. 제53조에 따른 평가를 받지 아니한 신의료기술에 관한 광고
2. 환자에 관한 치료경험담 등 소비자로 하여금 치료 효과를 오인하게 할 우려가 있는 내용의 광고
3. 거짓된 내용을 표시하는 광고
4. 다른 의료인등의 기능 또는 진료 방법과 비교하는 내용의 광고
5. 다른 의료인등을 비방하는 내용의 광고
6. 수술 장면 등 직접적인 시술행위를 노출하는 내용의 광고
7. 의료인등의 기능, 진료 방법과 관련하여 심각한 부작용 등 중요한 정보를 누락하는 광고
8. 객관적인 사실을 과장하는 내용의 광고
9. 법적 근거가 없는 자격이나 명칭을 표방하는 내용의 광고
10. 신문, 방송, 잡지 등을 이용하여 기사(記事) 또는 전문가의 의견 형태로 표현되는 광고
11. 제57조에 따른 심의를 받지 아니하거나 심의받은 내용과 다른 내용의 광고
12. 제27조제3항에 따라 외국인환자를 유치하기 위한 국내광고
13. 소비자를 속이거나 소비자로 하여금 잘못 알게 할 우려가 있는 방법으로 제45조에 따른 비급여 진료비용을 할인하거나 면제하는 내용의 광고
14. 각종 상장·감사장 등을 이용하는 광고 또는 인증·보증·추천을 받았다는 내용을 사용하거나 이와 유사한 내용을 표현하는 광고. 다만, 다음 각 목의 어느 하나에 해당하는 경우는 제외한다.
    가. 제58조에 따른 의료기관 인증을 표시한 광고
    나. 「정부조직법」 제2조부터 제4조까지의 규정에 따른 중앙행정기관·특별지방행정기관 및 그 부속기관, 「지방자치법」 제2조에 따른 지방자치단체 또는 「공공기관의 운영에 관한 법률」 제4조에 따른 공공기관으로부터 받은 인증·보증을 표시한 광고
    다. 다른 법령에 따라 받은 인증·보증을 표시한 광고
    라. 세계보건기구와 협력을 맺은 국제평가기구로부터 받은 인증을 표시한 광고 등 대통령령으로 정하는 광고
15. 그 밖에 의료광고의 방법 또는 내용이 국민의 보건과 건전한 의료경쟁의 질서를 해치거나 소비자에게 피해를 줄 우려가 있는 것으로서 대통령령으로 정하는 내용의 광고

③ 의료법인·의료기관 또는 의료인은 거짓이나 과장된 내용의 의료광고를 하지 못한다.

답 3)

96 다음 중 요양병원에 대한 병상의 요건으로 옳은 것은?

1) 30개 이상의 병상
2) 30개 이상의 요양병상
3) 100개 이상의 병상
4) 100개 이상의 요양병상
5) 규정사항 없음

| 해설 | **법 제3조의2(병원 등)**

• 요양병원은 30개 이상의 요양병상을 갖추어야 함

답 2)

97 다음 중 신의료기술평가위원회에 대한 설명으로 옳지 않은 것은?

1) 보건복지부에 둔다.
2) 위원장 1인을 포함하여 15인 이내의 위원으로 구성한다.
3) 위원은 보건복지부장관이 위촉, 임명한다.
4) 임기는 3년이며 연임할 수 있다.
5) 위원회의 심의사항을 전문적으로 검토하기 위하여 분야별 전문평가위원회를 둔다.

| 해설 | **제54조(신의료기술평가위원회의 설치 등)**

① 보건복지부장관은 신의료기술평가에 관한 사항을 심의하기 위하여 보건복지부에 신의료기술평가위원회(이하 "위원회"라 한다)를 둔다.
② 위원회는 위원장 1명을 포함하여 20명 이내의 위원으로 구성한다.

답 2)

98 광고심의 업무를 의사회에 위탁하는 경우 심의를 할 수 없는 것은?

1) 의원
2) 치과의원
3) 조산원
4) 병원
5) 요양병원

| 해설 | **제57조(의료광고의 심의)**

② 다음 각 호의 기관 또는 단체는 대통령령으로 정하는 바에 따라 자율심의를 위한 조직 등을 갖추어 보건복지부장관에게 신고한 후 의료광고 심의 업무를 수행할 수 있다. <개정 2018. 3. 27.>
  1. 제28조제1항에 따른 의사회·치과의사회·한의사회
  2. 「소비자기본법」 제29조에 따라 등록한 소비자단체로서 대통령령으로 정하는 기준을 충족하는 단체

제57조의2(의료광고에 관한 심의위원회)

① 자율심의기구는 의료광고를 심의하기 위하여 제2항 각 호의 구분에 따른 심의위원회(이하 이 조에서 "심의위원회"라 한다)를 설치·운영하여야 한다.
② 심의위원회의 종류와 심의 대상은 다음 각 호와 같다. <개정 2020. 3. 4.>
  1. 의료광고심의위원회 : 의사, 의원, 의원의 개설자, 병원, 병원의 개설자, 요양병원(한의사가 개설한 경우는 제외한다), 요양병원의 개설자, 정신병원, 정신병원의 개설자, 종합병원(치과는 제외한다. 이하 이 호에서 같다), 종합병원의 개설자, 조산사, 조산원, 조산원의 개설자가 하는 의료광고의 심의
  2. 치과의료광고심의위원회 : 치과의사, 치과의원, 치과의원의 개설자, 치과병원, 치과병원의 개설자, 종합병원(치과만 해당한다. 이하 이 호에서 같다), 종합병원의 개설자가 하는 의료광고의 심의
  3. 한방의료광고심의위원회 : 한의사, 한의원, 한의원의 개설자, 한방병원, 한방병원의 개설자, 요양병원(한의사가 개설한 경우만 해당한다. 이하 이 호에서 같다), 요양병원의 개설자가 하는 의료광고의 심의

답 2)

99 다음 중 의료광고에 대한 설명으로 옳지 않은 것은?

1) 의료법인, 의료기관 또는 의료인만이 의료광고를 할 수 있다.
2) 거짓이나 과장된 내용의 의료광고를 하지 못한다.
3) 심의를 받으려는 자는 수수료를 내야 한다.
4) 의료광고를 하려면 미리 광고의 내용과 방법 등에 관하여 보건복지부장관의 심의를 받아야 한다.
5) 금지되는 의료광고의 구체적인 기준 등 의료광고에 관하여 필요한 사항은 보건복지부령으로 정한다.

| 해설 | 제56조(의료광고의 금지 등)

• 금지되는 의료광고의 구체적인 기준 등 의료광고에 관하여 필요한 사항은 대통령령으로 정한다.

답 5)

100 시·도지사 또는 시장·군수·구청장이 의료기관에 대하여 그 의료업을 정지시키거나 개설허가를 취소할 수 있는 사유로서 옳지 않은 것은?

1) 개설허가를 한 날로부터 3개월 이내에 정당한 사유 없이 업무를 시작하지 아니한 때
2) 무자격자에게 의료행위를 하게 한 때
3) 의료인에게 면허사항외의 의료행위를 하게 한 때
4) 진료의 요구를 받고 정당한 이유 없이 이를 거부한 때
5) 의료지도원의 직무수행을 기피 또는 방해한 때

| 해설 | 제64조(개설 허가 취소 등)

① 보건복지부장관 또는 시장·군수·구청장은 의료기관이 다음 각 호의 어느 하나에 해당하면 그 의료업을 1년의 범위에서 정지시키거나 개설 허가의 취소 또는 의료기관 폐쇄를 명할 수 있다. 다만, 제8호에 해당하는 경우에는 의료기관 개설 허가의 취소 또는 의료기관 폐쇄를 명하여야 하며, 의료기관 폐쇄는 제33조제3항과 제35조제1항 본문에 따라 신고한 의료기관에만 명할 수 있다.

1. 개설 신고나 개설 허가를 한 날부터 3개월 이내에 정당한 사유 없이 업무를 시작하지 아니한 때

1의2. 제4조제2항을 위반하여 의료인이 다른 의료인 또는 의료법인 등의 명의로 의료기관을 개설하거나 운영한 때

2. 제27조제5항을 위반하여 무자격자에게 의료행위를 하게 하거나 의료인에게 면허 사항 외의 의료행위를 하게 한 때
3. 제61조에 따른 관계 공무원의 직무 수행을 기피 또는 방해하거나 제59조 또는 제63조에 따른 명령을 위반한 때
4. 제33조제2항제3호부터 제5호까지의 규정에 따른 의료법인·비영리법인, 준정부기관·지방의료원 또는 한국보훈복지의료공단의 설립허가가 취소되거나 해산된 때

4의2. 제33조제2항을 위반하여 의료기관을 개설한 때

4의3. 제33조제8항을 위반하여 둘 이상의 의료기관을 개설·운영한 때

5. 제33조제5항·제7항·제9항·제10항, 제40조, 제40조의2 또는 제56조를 위반한 때. 다만, 의료기관 개설자 본인에게 책임이 없는 사유로 제33조제7항제4호를 위반한 때에는 그러하지 아니하다.

5의2. 정당한 사유 없이 제40조제1항에 따른 폐업·휴업 신고를 하지 아니하고 6개월 이상 의료업을 하지 아니한 때

6. 제63조에 따른 시정명령(제4조제5항 위반에 따른 시정명령을 제외한다)을 이행하지 아니한 때
7. 「약사법」 제24조제2항을 위반하여 담합행위를 한 때
8. 의료기관 개설자가 거짓으로 진료비를 청구하여 금고 이상의 형을 선고받고 그 형이 확정된 때
9. 제36조에 따른 준수사항을 위반하여 사람의 생명 또는 신체에 중대한 위해를 발생하게 한 때

답 4)

101 다음 중 면허를 취소시킬 수 있는 것이 아닌 것은?

1) 당직의료인의 규정에 위반했을 때
2) 자격정지 기간에 의료행위를 하거나 3회 이상 자격정지 처분을 받은 때
3) 면허의 조건 불이행시
4) 면허증을 대여한 때
5) 의료인 결격사유 해당시

| 해설 | **제65조(면허 취소와 재교부)**

① 보건복지부장관은 의료인이 다음 각 호의 어느 하나에 해당할 경우에는 그 면허를 취소할 수 있다. 다만, 제1호의 경우에는 면허를 취소하여야 한다.
1. 제8조(결격사유 등) 각 호의 어느 하나에 해당하게 된 경우
2. 제66조에 따른 자격 정지 처분 기간 중에 의료행위를 하거나 3회 이상 자격 정지 처분을 받은 경우
3. 제11조제1항에 따른 면허 조건을 이행하지 아니한 경우
4. 제4조의3제1항을 위반하여 면허를 대여한 경우
6. 제4조제6항을 위반하여 사람의 생명 또는 신체에 중대한 위해를 발생하게 한 경우
7. 제27조제5항을 위반하여 사람의 생명 또는 신체에 중대한 위해를 발생하게 할 우려가 있는 수술, 수혈, 전신마취를 의료인 아닌 자에게 하게 하거나 의료인에게 면허 사항 외로 하게 한 경우

제8조(결격사유 등)

• 다음 각 호의 어느 하나에 해당하는 자는 의료인이 될 수 없다.
1. 「정신건강증진 및 정신질환자 복지서비스 지원에 관한 법률」 제3조제1호에 따른 정신질환자. 다만, 전문의가 의료인으로서 적합하다고 인정하는 사람은 그러하지 아니하다.
2. 마약·대마·향정신성의약품 중독자
3. 피성년후견인·피한정후견인
4. 이 법 또는 「형법」 제233조, 제234조, 제269조, 제270조, 제317조제1항 및 제347조(허위로 진료비를 청구하여 환자나 진료비를 지급하는 기관이나 단체를 속인 경우만을 말한다), 「보건범죄단속에 관한 특별조치법」, 「지역보건법」, 「후천성면역결핍증 예방법」, 「응급의료에 관한 법률」, 「농어촌 등 보건의료를 위한 특별 조치법」, 「시체 해부 및 보존 등에 관한 법률」, 「혈액관리법」, 「마약류관리에 관한 법률」, 「약사법」, 「모자보건법」, 그 밖에 대통령령으로 정하는 의료 관련 법령을 위반하여 금고 이상의 형을 선고받고 그 형의 집행이 종료되지 아니하였거나 집행을 받지 아니하기로 확정되지 아니한 자

답 1)

102 다음 중 심의 없이 의료광고를 할 수 있는 경우로 옳은 것은?

1) 텔레비전 2) 라디오 3) 데이터 방송
4) 이동멀티미디어 방송 5) 전화 상담

| 해설 | **제57조(광고의 심의)**

① 의료인등이 다음 각 호의 어느 하나에 해당하는 매체를 이용하여 의료광고를 하려는 경우 미리 의료광고가 제56조제1항부터 제3항까지의 규정에 위반되는지 여부에 관하여 제2항에 따른 기관 또는 단체의 심의를 받아야 한다.
1. 「신문 등의 진흥에 관한 법률」 제2조에 따른 신문·인터넷신문 또는 「잡지 등 정기간행물의 진흥에 관한 법률」 제2조에 따른 정기간행물
2. 「옥외광고물 등의 관리와 옥외광고산업 진흥에 관한 법률」 제2조제1호에 따른 옥외광고물 중 현수막(懸垂幕), 벽보, 전단(傳單) 및 교통시설·교통수단에 표시(교통수단 내부에 표시되거나 영상·음성·음향 및 이들의 조합으로 이루어지는 광고를 포함한다)되는 것
3. 전광판
4. 대통령령으로 정하는 인터넷 매체[이동통신단말장치에서 사용되는 애플리케이션(Application)을 포함한다]
5. 그 밖에 매체의 성질, 영향력 등을 고려하여 대통령령으로 정하는 광고매체

답 5)

103 보건복지부장관은 의료의 질 향상을 위하여 의료기관 인증을 실시할 수 있는데 이에 해당하지 않은 것은?

1) 의료기관 인증에 관한 업무를 의료기관평가인증원에 위탁가능하다.
2) 의료기관 인증의 결과를 공표해서는 안된다.
3) 평가 결과와 인증등급을 활용하여 의료기관에 대하여 다음 각 호에 해당하는 행정적·재정적 지원 등 필요한 조치를 할 수 있다.
4) 의료기관 인증을 받고자 하는 의료기관의 장은 보건복지부령으로 정하는 바에 따라 보건복지부장관에게 신청할 수 있다.
5) 의료기관 인증기준의 세부 내용은 보건복지부장관이 정한다.

| 해설 | **제58조의4(의료기관 인증의 신청 및 평가)**

⑤ 보건복지부장관은 제4항에 따른 평가 결과와 인증등급을 지체 없이 해당 의료기관의 장에게 통보하여야 한다. <신설 2020. 3. 4.>

답 2)

104 다음 중 의료인의 면허취소 요건이 아닌 것은?

1) 3회 이상 자격정지 처분을 받았을 때
2) 면허증을 대여한 때
3) 의사가 한방의료 행위를 하였을 때
4) 태아 또는 임부에 대한 진찰이나 검사를 통해 알게 된 태아의 성별을 임부본인 또는 가족에게 알렸을 때
5) 마약중독자

| 해설 | **제65조(면허 취소와 재교부)**

① 보건복지부장관은 의료인이 다음 각 호의 어느 하나에 해당할 경우에는 그 면허를 취소할 수 있다. 다만, 제1호의 경우에는 면허를 취소하여야 한다.

1. 제8조(결격사유 등) 각 호의 어느 하나에 해당하게 된 경우
2. 제66조에 따른 자격 정지 처분 기간 중에 의료행위를 하거나 3회 이상 자격 정지 처분을 받은 경우
3. 제11조제1항에 따른 면허 조건을 이행하지 아니한 경우
4. 제4조의3제1항을 위반하여 면허를 대여한 경우
6. 제4조제6항을 위반하여 사람의 생명 또는 신체에 중대한 위해를 발생하게 한 경우
7. 제27조제5항을 위반하여 사람의 생명 또는 신체에 중대한 위해를 발생하게 할 우려가 있는 수술, 수혈, 전신마취를 의료인 아닌 자에게 하게 하거나 의료인에게 면허 사항 외로 하게 한 경우

제8조(결격사유 등)

• 다음 각 호의 어느 하나에 해당하는 자는 의료인이 될 수 없다.

1. 「정신건강증진 및 정신질환자 복지서비스 지원에 관한 법률」 제3조제1호에 따른 정신질환자. 다만, 전문의가 의료인으로서 적합하다고 인정하는 사람은 그러하지 아니하다.
2. 마약·대마·향정신성의약품 중독자
3. 피성년후견인·피한정후견인
4. 이 법 또는 「형법」 제233조, 제234조, 제269조, 제270조, 제317조제1항 및 제347조(허위로 진료비를 청구하여 환자나 진료비를 지급하는 기관이나 단체를 속인 경우만을 말한다), 「보건범죄단속에 관한 특별조치법」, 「지역보건법」, 「후천성면역결핍증 예방법」, 「응급의료에 관한 법률」, 「농어촌 등 보건의료를 위한 특별 조치법」, 「시체 해부 및 보존 등에 관한 법률」, 「혈액관리법」, 「마약류관리에 관한 법률」, 「약사법」, 「모자보건법」, 그 밖에 대통령령으로 정하는 의료 관련 법령을 위반하여 금고 이상의 형을 선고받고 그 형의 집행이 종료되지 아니하였거나 집행을 받지 아니하기로 확정되지 아니한 자

답 3)

105 다음 중 의료인의 면허취소 사유에 해당하지 않는 것은?

1) 정신질환자
2) 마약중독자
3) 피성년후견인
4) 2회 이상 자격정지 처분을 받은 경우
5) 면허증을 대여한 자

| 해설 | **제65조(면허 취소와 재교부)**

① 보건복지부장관은 의료인이 다음 각 호의 어느 하나에 해당할 경우에는 그 면허를 취소할 수 있다. 다만, 제1호의 경우에는 면허를 취소하여야 한다.

1. 제8조(결격사유 등) 각 호의 어느 하나에 해당하게 된 경우
2. 제66조에 따른 자격 정지 처분 기간 중에 의료행위를 하거나 3회 이상 자격 정지 처분을 받은 경우
3. 제11조제1항에 따른 면허 조건을 이행하지 아니한 경우
4. 제4조의3제1항을 위반하여 면허를 대여한 경우
6. 제4조제6항을 위반하여 사람의 생명 또는 신체에 중대한 위해를 발생하게 한 경우
7. 제27조제5항을 위반하여 사람의 생명 또는 신체에 중대한 위해를 발생하게 할 우려가 있는 수술, 수혈, 전신마취를 의료인 아닌 자에게 하게 하거나 의료인에게 면허 사항 외로 하게 한 경우

제8조(결격사유 등)

• 다음 각 호의 어느 하나에 해당하는 자는 의료인이 될 수 없다.

1. 「정신건강증진 및 정신질환자 복지서비스 지원에 관한 법률」 제3조제1호에 따른 정신질환자. 다만, 전문의가 의료인으로서 적합하다고 인정하는 사람은 그러하지 아니하다.
2. 마약·대마·향정신성의약품 중독자
3. 피성년후견인·피한정후견인
4. 이 법 또는 「형법」 제233조, 제234조, 제269조, 제270조, 제317조제1항 및 제347조(허위로 진료비를 청구하여 환자나 진료비를 지급하는 기관이나 단체를 속인 경우만을 말한다), 「보건범죄단속에 관한 특별조치법」, 「지역보건법」, 「후천성면역결핍증 예방법」, 「응급의료에 관한 법률」, 「농어촌 등 보건의료를 위한 특별 조치법」, 「시체 해부 및 보존 등에 관한 법률」, 「혈액관리법」, 「마약류관리에 관한 법률」, 「약사법」, 「모자보건법」, 그 밖에 대통령령으로 정하는 의료 관련 법령을 위반하여 금고 이상의 형을 선고받고 그 형의 집행이 종료되지 아니하였거나 집행을 받지 아니하기로 확정되지 아니한 자

답 4)

106 다음 중 의료인의 면허자격정지사유로 옳은 것은?

1) 집단휴업에 단순참여 하였을 때
2) 의료인에게 면허된 이외의 의료행위를 하게 한 때
3) 취업실태 등의 신고를 하지 않았을 때
4) 향정신성 의약품에 중독되었을 때
5) 의료에 있어서 지득한 타인의 비밀을 누설했을 때

| 해설 | **법 제66조(자격정지 등)**

① 의료인 자격정지 사유

1) 의료인의 품위를 심하게 손상시키는 행위를 한 때
2) 의료기관 개설자가 될 수 없는 자에게 고용되어 의료행위를 한 때
3) 진단서·검안서 또는 증명서를 거짓으로 작성하여 내주거나 진료기록부 등을 거짓으로 작성하거나 고의로 사실과 다르게 추가기재·수정한 때
4) 태아 성 감별 행위 금지 등을 위반한 경우
5) 의료기사가 아닌 자에게 의료기사의 업무를 하게 하거나 의료기사에게 그 업무범위를 벗어나게 한 때
6) 관련 서류를 위조·변조하거나 속임수 등 부정한 방법으로 진료비를 거짓 청구한 때
7) 제23조의5(부당한 경제적 이익등의 취득 금지) 법에 따른 명령을 위반한 때
8) 그 밖에 이 법 또는 이 법에 따른 명령을 위반한 때

답 2)

107 다음 중 의료지도원이 될 수 없는 자로 옳은 것은?

1) 의사
2) 의료기사
3) 간호사
4) 조산사
5) 의료관계 업무에 관한 지식과 경험이 풍부한 자

| 해설 | **시행규칙 제65조(의료지도원의 자격)**

• 법 제69조제2항에 따라 보건복지부장관, 시·도지사 또는 시장·군수·구청장이 의료지도원을 임명하려는 경우에는 다음 각 호의 어느 하나에 해당하는 자 중에서 하여야 한다. <개정 2010.3.19>
  1. 의료인 면허를 가진 자
  2. 의료 관계 업무에 관한 지식과 경험이 풍부한 자

답 2)

108 다음 중 면허를 취소시킬 수 있는 것이 아닌 것은?

1) 당직의료인의 규정에 위반했을 때
2) 면허의 조건 불이행시
3) 면허증을 대여한 때
4) 의료인 결격사유 해당시
5) 자격정지 기간에 의료행위를 하거나 3회 이상 자격정지 처분을 받은 때

| 해설 |

답 1)

109 다음 중 의료인의 면허를 취소해야 하는 경우로 옳은 것은?

1) 3회 이상 자격정지 처분을 받은 경우
2) 자격정지처분 기간 중에 의료행위를 한 경우
3) 의료인이 마약·대마 향정신성의약품 중독자
4) 면허증을 대여한 때
5) 태아의 성감별을 목적으로 임부를 진찰 또는 검사한 경우

| 해설 | **제65조(면허 취소와 재교부)**

① 보건복지부장관은 의료인이 다음 각 호의 어느 하나에 해당할 경우에는 그 면허를 취소할 수 있다. 다만, 제1호의 경우에는 면허를 취소하여야 한다.
  1. 제8조(결격사유 등) 각 호의 어느 하나에 해당하게 된 경우
  2. 제66조에 따른 자격 정지 처분 기간 중에 의료행위를 하거나 3회 이상 자격 정지 처분을 받은 경우
  3. 제11조제1항에 따른 면허 조건을 이행하지 아니한 경우
  4. 제4조의3제1항을 위반하여 면허를 대여한 경우
  6. 제4조제6항을 위반하여 사람의 생명 또는 신체에 중대한 위해를 발생하게 한 경우
  7. 제27조제5항을 위반하여 사람의 생명 또는 신체에 중대한 위해를 발생하게 할 우려가 있는 수술, 수혈, 전신마취를 의료인 아닌 자에게 하게 하거나 의료인에게 면허 사항 외로 하게 한 경우

제20조(태아 성 감별 행위 등 금지)

① 의료인은 태아 성 감별을 목적으로 임부를 진찰하거나 검사하여서는 아니 되며, 같은 목적을 위한 다른 사람의 행위를 도와서도 아니 된다.

답 3)

110 의료인의 자격정지 사유에 해당되지 않는 것은?

1) 의료기관의 개설자가 될 수 없는 자에게 고용되어 의료행위를 한 때
2) 진단서 등을 거짓으로 작성하여 교부할 때
3) 의료기사가 아닌 자에게 의료기사의 업무를 하게 하거나 의료기사에게 그 업무 범위를 벗어나게 한 때
4) 의료인이 아닌 자에게 의료행위를 시켰을 때
5) 면허 또는 업무에 관하여 광고 행위를 한 때

| 해설 | **법 제66조(자격정지 등)**

① 의료인 자격정지 사유
1) 의료인의 품위를 심하게 손상시키는 행위를 한 때
2) 의료기관 개설자가 될 수 없는 자에게 고용되어 의료행위를 한 때
3) 진단서·검안서 또는 증명서를 거짓으로 작성하여 내주거나 진료기록부 등을 거짓으로 작성하거나 고의로 사실과 다르게 추가기재·수정한 때
4) 태아 성 감별 행위 금지 등을 위반한 경우
5) 의료기사가 아닌 자에게 의료기사의 업무를 하게 하거나 의료기사에게 그 업무범위를 벗어나게 한 때
6) 관련 서류를 위조·변조하거나 속임수 등 부정한 방법으로 진료비를 거짓 청구한 때
7) 제23조의5(부당한 경제적 이익등의 취득 금지) 법에 따른 명령을 위반한 때
8) 그 밖에 이 법 또는 이 법에 따른 명령을 위반한 때

※ 의료인은 의료광고를 할 수 있음

답 5)

111 다음 중 의사의 면허가 취소되는 자격 정지의 횟수로 옳은 것은?

1) 1회 이상
2) 2회 이상
3) 3회 이상
4) 4회 이상
5) 5회 이상

| 해설 | **제65조(면허 취소와 재교부)**

2. 제66조에 따른 자격 정지 처분 기간 중에 의료행위를 하거나 3회 이상 자격 정지 처분을 받은 경우

답 3)

112 다음 중 세탁물처리자의 감염예방교육을 실시하지 않았을 경우의 처벌로 옳은 것은?

1) 2년 이하의 징역 또는 2,000만 원 이하의 벌금
2) 1년 이하의 징역 또는 1,000만 원 이하의 벌금
3) 500만원 이하의 벌금
4) 300만원 이하의 과태료
5) 100만원 이하의 과태료

| 해설 | **제92조(과태료)**

① 다음 각 호의 어느 하나에 해당하는 자는 300만원 이하의 과태료에 처한다.
1. 제16조제3항에 따른 교육을 실시하지 아니한 자

제16조(세탁물 처리)

③ 세탁물의 처리업무에 종사하는 사람에게 보건복지부령으로 정하는 바에 따라 감염 예방에 관한 교육을 실시하고 그 결과를 기록하고 유지하여야 한다.

답 4)

113 다음 의료인에 대한 벌칙 중 5년 이하의 징역 또는 5,000만원 이하 벌금에 해당하는 사항은?

1) 면허증을 빌려준 자
2) 자신이 진찰하지 않고 진단서를 교부했을 때
3) 환자의 비밀을 누설했을 때
4) 정당한 이유 없이 진료를 거부했을 때
5) 휴폐업 신고를 하지 않았을 때

| 해설 | **제87조의2(벌칙)**

② 다음 각 호의 어느 하나에 해당하는 자는 5년 이하의 징역이나 5천만원 이하의 벌금에 처한다.

1. 제4조의3제1항을 위반하여 면허를 대여한 사람

1의2. 제4조의3제2항을 위반하여 면허를 대여받거나 면허 대여를 알선한 사람

2. 제12조제2항 및 제3항, 제18조제3항, 제21조의2제5항·제8항, 제23조제3항, 제27조제1항, 제33조제2항(제82조제3항에서 준용하는 경우만을 말한다)·제8항(제82조제3항에서 준용하는 경우를 포함한다)·제10항을 위반한 자. 다만, 제12조제3항의 죄는 피해자의 명시한 의사에 반하여 공소를 제기할 수 없다.
3. 제27조제5항을 위반하여 의료인이 아닌 자에게 의료행위를 하게 하거나 의료인에게 면허 사항 외의 의료행위를 하게 한 자
4. 제40조의3제3항을 위반하여 직접 보관한 진료기록부등 외 진료기록보관시스템에 보관된 정보를 열람하는 등 그 내용을 확인한 사람
5. 제40조의3제7항을 위반하여 정당한 접근 권한 없이 또는 허용된 접근 권한을 넘어 진료기록보관시스템에 보관된 정보를 훼손·멸실·변경·위조·유출하거나 검색·복제한 사람

답 1)

114 다음 중 5년 이하의 징역 또는 5,000만 원 이하의 벌금에 해당하지 않은 것은?

1) 의료기관의 의료용 시설, 기재, 약품 등을 파괴하거나 손상한 자
2) 임신 20주의 임부를 태아의 성 감별을 목적으로 진찰한 자
3) 의료기관을 개설할 수 없는 자로서 의료기관을 개설한 자
4) 의료기관을 점거하여 진료를 방해한 자
5) 면허증을 대여한 의료인

| 해설 | **제87조의2(벌칙)**

② 다음 각 호의 어느 하나에 해당하는 자는 5년 이하의 징역이나 5천만원 이하의 벌금에 처한다.

1. 제4조의3제1항을 위반하여 면허를 대여한 사람

1의2. 제4조의3제2항을 위반하여 면허를 대여받거나 면허 대여를 알선한 사람

2. 제12조제2항 및 제3항, 제18조제3항, 제21조의2제5항·제8항, 제23조제3항, 제27조제1항, 제33조제2항(제82조제3항에서 준용하는 경우만을 말한다)·제8항(제82조제3항에서 준용하는 경우를 포함한다)·제10항을 위반한 자. 다만, 제12조제3항의 죄는 피해자의 명시한 의사에 반하여 공소를 제기할 수 없다.
3. 제27조제5항을 위반하여 의료인이 아닌 자에게 의료행위를 하게 하거나 의료인에게 면허 사항 외의 의료행위를 하게 한 자
4. 제40조의3제3항을 위반하여 직접 보관한 진료기록부등 외 진료기록보관시스템에 보관된 정보를 열람하는 등 그 내용을 확인한 사람
5. 제40조의3제7항을 위반하여 정당한 접근 권한 없이 또는 허용된 접근 권한을 넘어 진료기록보관시스템에 보관된 정보를 훼손·멸실·변경·위조·유출하거나 검색·복제한 사람

답 2)

EXPLANATION

의료법

1. 총칙

제1조(목적) 모든 국민이 수준 높은 의료 혜택을 받을 수 있도록 국민의료에 필요한 사항을 규정함으로써 국민의 건강을 보호하고 증진

제2조(의료인) ① 의료인 : 보건복지부장관의 면허를 받은 의사·치과의사·한의사·조산사·간호사
② 의료인은 종별에 따라 다음 각 호의 임무를 수행

1. 의사 : 의료와 보건지도
2. 치과의사 : 치과 의료와 구강 보건지도
3. 한의사 : 한방 의료와 한방 보건지도
4. 조산사 : 조산(助産)과 임산부 및 신생아에 대한 보건과 양호지도
5. 간호사
   가. 환자의 간호요구에 대한 관찰, 자료수집, 간호판단 및 요양을 위한 간호
   나. 의사, 치과의사, 한의사의 지도하에 시행하는 진료의 보조
   다. 간호 요구자에 대한 교육상담 및 건강증진을 위한 활동의 기획과 수행, 그 밖의 대통령령으로 정하는 보건활동
   라. 제80조에 따른 간호조무사가 수행하는 가목부터 다목까지의 업무보조에 대한 지도

>>> 영 **제2조** 간호사는 다음 각 호의 보건활동을 수행

1. 보건진료 전담공무원으로서 하는 보건활동
2. 모자보건전문가가 행하는 모자보건 활동
3. 결핵관리요원으로서 하는 보건활동
4. 그 밖의 법령에 따라 간호사의 보건활동으로 정한 업무

>>> 영 **제2조의2(명찰의 표시 내용 등)** ① 의료행위를 하는 사람의 신분을 알 수 있도록 명찰을 달도록 하는 경우에는 다음 각 호의 구분에 따름

1. 명찰의 표시 내용 : 다음 각 목의 구분에 따른 사항을 포함할 것
   가. 의료인 : 의료인의 종류별 명칭 및 성명. 다만, 전문의의 경우에는 전문과목별 명칭 및 성명을 표시할 수 있다.
   나. 학생 : 학생의 전공분야 명칭 및 성명
   다. 간호조무사 : 간호조무사의 명칭 및 성명
   라. 의료기사 : 의료기사의 종류별 명칭 및 성명
2. 명찰의 표시 방법 : 의복에 표시 또는 부착하거나 목에 거는 방식 그 밖에 이에 준하는 방식으로 표시할 것

3. 명찰의 제작 방법 : 인쇄, 각인(刻印), 부착, 자수(刺繡) 또는 이에 준하는 방법으로 만들 것
4. 명찰의 규격 및 색상 : 명찰의 표시 내용을 분명하게 알 수 있도록 할 것

② 명찰의 표시 내용, 표시 방법, 제작 방법 및 명찰의 규격·색상 등에 필요한 세부 사항은 보건복지부장관이 정하여 고시한다.

③ "대통령령으로 정하는 경우"란 다음 각 호의 어느 하나에 해당하는 시설 내에 있는 경우를 말한다.

1. 격리병실
2. 무균치료실
3. 제1호 또는 제2호와 유사한 시설로서 보건복지부장관이 병원감염 예방에 필요하다고 인정하여 고시하는 시설

2. 의료기관

제3조 의료기관

의원급 의료기관	의사, 치과의사 또는 한의사가 주로 외래환자를 대상으로 각각 그 의료행위를 하는 의료기관 의원, 치과의원, 한의원
조산원	조산사가 조산과 임산부 및 신생아를 대상으로 보건활동과 교육·상담을 하는 의료기관
병원급 의료기관	의사, 치과의사 또는 한의사가 주로 입원환자를 대상으로 의료행위를 하는 의료기관 병원, 치과병원, 한방병원, 요양병원, 정신병원, 종합병원

제3조의2(병원) 병원·치과병원·한방병원 및 요양병원은 30개 이상의 병상 또는 요양병상(요양병원의 경우)을 갖추어야 함

제3조의3(종합병원) 종합병원은 다음 각 호의 요건을 갖추어야 함

1. 100개 이상의 병상
2. 100병상 이상 300병상 이하인 경우에는 내과·외과·소아청소년과·산부인과 중 3개 진료과목, 영상의학과, 마취통증의학과와 진단검사의학과 또는 병리과를 포함한 7개 이상의 진료과목을 갖추고 각 진료과목마다 전속하는 전문의를 둘 것
3. 300병상을 초과하는 경우에는 내과, 외과, 소아청소년과, 산부인과, 영상의학과, 마취통증의학과, 진단검사의학과 또는 병리과, 정신건강의학과 및 치과를 포함한 9개 이상의 진료과목을 갖추고 각 진료과목마다 전속하는 전문의를 둘 것

제3조의4(상급종합병원) ① 보건복지부장관은 다음 각 호의 요건을 갖춘 종합병원 중에서 중증질환에 대하여 난이도가 높은 의료행위를 전문적으로 하는 종합병원을 상급종합병원으로 지정

1. 보건복지부령으로 정하는 20개 이상의 진료과목을 갖추고 각 진료과목마다 전속하는 전문의를 둘 것
2. 전문의가 되려는 자를 수련시키는 기관일 것
3. 보건복지부령으로 정하는 인력·시설·장비 등을 갖출 것
4. 질병군별 환자구성 비율이 보건복지부령으로 정하는 기준에 해당할 것

② 보건복지부장관은 전문성 등에 대하여 평가를 실시

③ 보건복지부장관은 상급종합병원으로 지정받은 종합병원에 대하여 3년마다 평가를 실시하여 재지정하거나 지정 취소 가능

④ 보건복지부장관은 평가업무를 관계 전문기관 또는 단체에 위탁할 수 있음

⑤ 상급종합병원 지정·재지정의 기준·절차 및 평가업무의 위탁 절차 등에 관하여 필요한 사항은 보건복지부령으로 정함

제3조의5(전문병원) ① 보건복지부장관은 병원급 의료기관 중에서 특정 진료과목이나 특정 질환 등에 대하여 난이도가 높은 의료행위를 하는 병원을 전문병원으로 지정

② 전문병원은 다음 각 호의 요건을 갖추어야 함

1. 특정 질환별·진료과목별 환자의 구성비율 등이 보건복지부령으로 정하는 기준에 해당할 것
2. 보건복지부령으로 정하는 수 이상의 진료과목을 갖추고 각 진료과목마다 전속하는 전문의를 둘 것

③ 보건복지부장관은 진료의 난이도 등에 대하여 평가를 실시

④ 보건복지부장관은 전문병원으로 지정받은 의료기관에 대하여 3년마다 평가를 실시하여 재지정하거나 지정 취소 가능

⑤ 보건복지부장관은 제1항 또는 제4항에 따라 지정받거나 재지정받은 전문병원이 다음 각 호의 어느 하나에 해당하는 경우에는 그 지정 또는 재지정을 취소할 수 있다. 다만, 제1호에 해당하는 경우에는 그 지정 또는 재지정을 취소하여야 함

1. 거짓이나 그 밖의 부정한 방법으로 지정 또는 재지정을 받은 경우
2. 지정 또는 재지정의 취소를 원하는 경우
3. 제4항에 따른 평가 결과 제2항 각 호의 요건을 갖추지 못한 것으로 확인된 경우

⑥ 전문병원 지정·재지정의 기준·절차 및 평가업무의 위탁 절차 등에 관하여 필요한 사항은 보건복지부령으로 정함

⑦ 전문병원 지정·재지정의 기준·절차 및 평가업무의 위탁 절차 등에 관하여 필요한 사항은 보건복지부령으로 정함

3. 면허

제5조(의사면허) ① 의사·치과의사 또는 한의사가 되려는 자는 다음 각 호의 어느 하나에 해당하는 자격을 가진 자로서 의사·치과의사 또는 한의사 국가시험에 합격한 후 보건복지부장관의 면허를 받음

1. 의학·치의학 또는 한의학을 전공하는 대학을 졸업하고 의학사·치의학사 또는 한의학사 학위를 받은 자

2. 의학·치의학 또는 한의학을 전공하는 전문대학원을 졸업하고 석사학위 또는 박사학위를 받은 자
3. 보건복지부장관이 인정하는 외국의 학교를 졸업하고 외국의 의사·치과의사 또는 한의사 면허를 받은 자로서 예비시험에 합격한 자

② 의학·치의학 또는 한의학을 전공하는 대학 또는 전문대학원을 6개월 이내에 졸업하고 해당 학위를 받을 것으로 예정된 자는 제1항제1호 및 제2호의 자격을 가진 자로 봄

③ 졸업예정시기에 졸업하고 해당 학위를 받아야 면허를 받을 수 있음

제7조(간호사면허) 간호사가 되려는 자는 다음 각 호의 어느 하나에 해당하는 자로서 간호사 국가시험에 합격한 후 보건복지부장관의 면허를 받음

1. 평가인증기구의 인증을 받은 간호학을 전공하는 대학이나 전문대학을 졸업한 자
2. 보건복지부장관이 인정하는 외국의 학교를 졸업하고 외국의 간호사 면허를 받은 자

제8조(결격사유) 다음 각 호의 어느 하나에 해당하는 자는 의료인이 될 수 없음

1. 정신질환자 : 정신병, 인격장애, 알코올 및 약물중독 기타 비정신병적정신장애를 가진 자(다만, 전문의가 의료인으로서 적합하다고 인정하는 사람은 그러하지 아니함)
2. 마약·대마·향정신성의약품 중독자
3. 피성년후견인·피한정후견인
4. 그 밖에 대통령령으로 정하는 의료 관련 법령을 위반하여 금고 이상의 형을 선고받고 그 형의 집행이 종료되지 아니하였거나 집행을 받지 아니하기로 확정되지 아니한 자

4. 국가의료시험의 시행

제9조(국가시험 등) ① 의사·치과의사·한의사·조산사 또는 간호사 국가시험과 의사·치과의사·한의사 예비시험(이하 "국가시험 등"이라 한다)은 매년 보건복지부장관이 시행

② 보건복지부장관은 국가시험 등의 관리를 대통령령으로 정하는 바에 따라 「한국보건의료인국가시험원법」에 따른 한국보건의료인국가시험원에 맡길 수 있음

③ 보건복지부장관은 국가시험 등의 관리를 맡긴 때에는 그 관리에 필요한 예산을 보조할 수 있음

④ 국가시험 등에 필요한 사항은 대통령령으로 정한다.

>>> 영 **제4조(국가시험 시행·공고)** ① 보건복지부장관은 매년 1회 이상 국가시험과 예비시험을 시행

② 보건복지부장관은 국가시험등의 관리에 관한 업무를 「한국보건의료인국가시험원법」에 따른 한국보건의료인국가시험원(이하 "국가시험등관리기관"이라 한다)이 시행하도록 함

③ 국가시험관리기관의 장은 국가시험을 실시하려면 미리 보건복지부장관의 승인을 받아 시험 일시, 시험 장소, 시험과목, 응시원서 제출기간, 그 밖에 시험의 실시에 관하여 필요한 사항을 시험 실시 90일 전까지 공고하여야 함
다만, 시험장소는 지역별 응시인원이 확정된 후 시험 실시 30일 전까지 공고할 수 있다.

④ 제3항에도 불구하고 국가시험등관리기관의 장은 국민의 건강 보호를 위하여 긴급하게 의료인력을 충원할 필요가 있다고 보건복지부장관이 인정하는 경우에는 제3항에 따른 공고기간을 단축할 수 있다.

제10조(응시자격 제한) ① 제8조(결격사유) 각 호의 어느 하나에 해당하는 자는 국가시험에 응시 불가
② 부정한 방법으로 국가시험에 응시한 자나 부정행위를 한 자는 그 수험을 정지시키거나 합격을 무효로 함
③ 수험이 정지되거나 합격이 무효가 된 사람에 대하여 처분의 사유와 위반 정도 등을 고려하여 대통령령으로 정하는 바에 따라 그 다음에 치러지는 이 법에 따른 국가시험 등의 응시를 3회의 범위에서 제한할 수 있다.

5. 의료인의 권리와 의무

제12조(의료기술 보호) ① 의료인이 하는 의료·조산·간호 등 **의료행위**에 대하여는 이 법이나 다른 법령에 따로 규정된 경우 외에는 누구든지 간섭하지 못함
② 의료기관의 의료용 시설·기재·약품, 그 밖의 기물 등을 파괴·손상하거나 의료기관을 점거하여 진료를 방해하여서는 아니 되며, 이를 교사·방조하여서는 아니 됨
③ 누구든지 의료행위가 이루어지는 장소에서 의료행위를 행하는 의료인, 제80조에 따른 간호조무사 및 「의료기사 등에 관한 법률」 제2조에 따른 의료기사 또는 의료행위를 받는 사람을 폭행·협박하여서는 아니 됨

제13조(의료기재 압류금지) 의료인의 의료 업무에 필요한 기구·약품, 그 밖의 재료는 압류 불가

제15조(진료거부 금지) ① 의료인 또는 의료기관 개설자는 진료나 조산 요청을 받으면 정당한 사유 없이 거부 불가
② 의료인은 응급환자에게 「응급의료에 관한 법률」에서 정하는 바에 따라 최선의 처치를 하여야 함

제16조(세탁물 처리) ① 의료기관에서 나오는 세탁물은 의료인·의료기관 또는 특별자치시장·특별자치도지사·시장·군수·구청장에게 신고한 자가 아니면 처리 불가
② 세탁물을 처리하는 자는 보건복지부령으로 정하는 바에 따라 위생적으로 보관·운반·처리하여야 함
③ 의료기관의 개설자와 의료기관세탁물처리업 신고를 한 자(이하 이 조에서 "세탁물처리업자"라 한다)는 세탁물의 처리업무에 종사하는 사람에게 보건복지부령으로 정하는 바에 따라 감염 예방에 관한 교육을 실시하고 그 결과를 기록하고 유지하여야 함
④ 세탁물처리업자가 보건복지부령으로 정하는 신고사항을 변경하거나 그 영업의 휴업(1개월 이상의 휴업을 말한다)·폐업 또는 재개업을 하려는 경우에는 보건복지부령으로 정하는 바에 따라 특별자치시장·특별자치도지사·시장·군수·구청장에게 신고하여야 함
⑤ 세탁물을 처리하는 자의 시설·장비 기준, 신고 절차 및 지도·감독, 그 밖에 관리에 필요한 사항은 보건복지부령으로 정함

6. 진단서 및 처방전의 기재

제17조(진단서) ① 의료업에 종사하고 직접 진찰하거나 검안한 의사, 치과의사, 한의사가 아니면 진단서·검안서·증명서 또는 처방전을 작성하여 환자 또는 검시를 하는 지방검찰청검사에게 교부하거나 발송하지 못함 환자가 사망하거나 의식이 없는 경우에는 직계존속·비속, 배우자 또는 배우자의 직계존속을 말하며, 환자가 사망하거나 의식이 없는 경우로서 환자의 직계존속·비속, 배우자 및 배우자의 직계존속이 모두 없는 경우에는 형제자매를 말함

② 진료 중이던 환자가 최종 진료 시부터 48시간 이내에 사망한 경우에는 다시 진료하지 아니하더라도 진단서나 증명서를 내줄 수 있음

③ 환자 또는 사망자를 직접 진찰하거나 검안한 의사·치과의사 또는 한의사가 부득이한 사유로 진단서·검안서 또는 증명서를 내줄 수 없으면 같은 의료기관에 종사하는 다른 의사·치과의사 또는 한의사가 환자의 진료기록부 등에 따라 내줄 수 있음

④ 의사·치과의사 또는 한의사는 자신이 진찰하거나 검안한 자에 대한 진단서·검안서 또는 증명서 교부를 요구받은 때에는 정당한 사유 없이 거부 불가

⑤ 의료업에 종사하고 직접 조산한 의사·한의사 또는 조산사가 아니면 출생·사망 또는 사산 증명서를 내주지 못함

⑥ 직접 조산한 의사·한의사 또는 조산사가 부득이한 사유로 증명서를 내줄 수 없으면 같은 의료기관에 종사하는 다른 의사·한의사 또는 조산사가 진료기록부 등에 따라 증명서를 내줄 수 있음

⑦ 의사·한의사 또는 조산사는 자신이 조산한 것에 대한 출생·사망 또는 사산 증명서 교부를 요구받은 때에는 정당한 사유 없이 거부 불가

⑧ 진단서, 증명서의 서식·기재사항, 그 밖에 필요한 사항은 보건복지부령으로 정함

제18조(처방전 작성·교부) ① 의사나 치과의사는 환자에게 의약품을 투여할 필요가 있는 경우 직접 의약품을 조제할 수 있는 경우가 아니면 처방전을 작성하여 환자에게 내주거나 발송하여야 함

② 처방전의 서식, 기재사항, 보존, 그 밖에 필요한 사항은 보건복지부령으로 정함

③ 누구든지 정당한 사유 없이 전자처방전에 저장된 개인정보를 탐지하거나 누출·변조 또는 훼손하여서는 아니 됨

④ 처방전을 발행한 의사 또는 치과의사는 처방전에 따라 의약품을 조제하는 약사가 문의한 때 즉시 이에 응해야 하며 다음 각 호의 어느 하나에 해당하는 경우 사유가 종료된 때 즉시 이에 응하여야 함

1. 응급환자를 진료 중인 경우
2. 환자를 수술 또는 처치 중인 경우
3. 그 밖에 약사의 문의에 응할 수 없는 정당한 사유가 있는 경우

⑤ 의사, 치과의사 또는 한의사가 「약사법」에 따라 자신이 직접 의약품을 조제하여 환자에게 그 의약품을 내어주는 경우에는 그 약제의 용기 또는 포장에 환자의 이름, 용법 및 용량, 그 밖에 보건복지부령으로 정하는 사항을 적어야 함. 다만, 급박한 응급의료상황 등 환자의 진료 상황이나 의약품의 성질상 그 약제의 용기 또는 포장에 적는 것이 어려운 경우로서 보건복지부령으로 정하는 경우에는 그러하지 아니함

>>> 규칙 **제12조(처방전 기재사항)** ① 처방전을 발급하는 경우에는 처방전에 다음 각 호의 사항을 적은 후 서명하거나 도장을 찍어야 함

1. 환자의 성명 및 주민등록번호
2. 의료기관의 명칭, 전화번호 및 팩스번호
3. 질병분류기호
4. 의료인의 성명·면허종류 및 번호
5. 처방 의약품의 명칭(일반명칭, 제품명이나 「약사법」 제51조에 따른 대한민국약전에서 정한 명칭을 말한다)·분량·용법 및 용량
6. 처방전 발급 연월일 및 사용기간
7. 의약품 조제시 참고 사항
8. 건강보험 가입자 또는 피부양자가 요양급여 비용의 일부를 부담하는 행위·약제 및 치료재료에 대하여 보건복지부장관이 정하여 고시하는 본인부담 구분기호
9. 수급자가 의료급여 비용의 전부 또는 일부를 부담하는 행위·약제 및 치료재료에 대하여 보건복지부장관이 정하여 고시하는 본인부담 구분기호

② 의사나 치과의사는 환자에게 처방전 2부를 발급하며 환자가 추가로 발급하여 줄 것을 요구하는 경우에는 환자가 원하는 약국으로 팩스·컴퓨터통신 등을 이용하여 송부할 수 있음

③ 의사나 치과의사는 환자를 치료하기 위하여 필요하다고 인정되면 다음 내원일에 사용할 의약품에 대하여 미리 처방전을 발급할 수 있음

④ 의사나 치과의사 자신이 직접 조제할 수 있음에도 불구하고 처방전을 발행하여 환자에게 발급하려는 경우에 준용한다.

7. 의료인의 의무

제19조(비밀누설 금지) ① 의료인이나 의료기관 종사자는 이 법이나 다른 법령에 특별히 규정된 경우 외에는 의료·조산 또는 간호업무나 제17조에 따른 진단서·검안서·증명서 작성·교부 업무, 제18조에 따른 처방전 작성·교부 업무, 제21조에 따른 진료기록 열람·사본 교부 업무, 제22조제2항에 따른 진료기록부등 보존 업무 및 제23조에 따른 전자의무기록 작성·보관·관리 업무를 하면서 알게 된 다른 사람의 정보를 누설하거나 발표하지 못함

② 제58조제2항에 따라 의료기관 인증에 관한 업무에 종사하는 자 또는 종사하였던 자는 그 업무를 하면서 알게 된 정보를 다른 사람에게 누설하거나 부당한 목적으로 사용하여서는 아니 됨

제20조(태아 성 감별 금지) ① 의료인은 태아 성감별을 목적으로 임부를 진찰하거나 검사하여서는 아니 되며, 같은 목적을 위한 다른 사람의 행위를 도울 수 없음

② 의료인은 임신 32주 이전에 태아나 임부를 진찰하거나 검사하면서 알게 된 태아의 성을 임부, 임부의 가족, 그 밖의 다른 사람이 알게 하여서는 아니 됨

8. 진료 기록 및 열람

제21조(기록 열람) ① 환자는 의료인, 의료기관의 장 및 의료기관 종사자에게 본인에 관한 기록의 열람 또는 그 사본의 발급 등 내용의 확인을 요청할 수 있다. 이 경우 의료인, 의료기관의 장 및 의료기관 종사자는 정당한 사유가 없으면 이를 거부하여서는 안됨

② 의료인, 의료기관의 장 및 의료기관 종사자는 환자가 아닌 다른 사람에게 환자에 관한 기록을 열람하게 하거나 그 사본을 내주는 등 내용을 확인할 수 있게 하여서는 안됨

③ 다음 각 호의 어느 하나에 해당하면 그 기록을 열람하게 하거나 그 사본을 교부할 수 있음

1. 환자의 배우자, 직계 존속·비속, 형제·자매(환자의 배우자 및 직계 존속·비속, 배우자의 직계존속이 모두 없는 경우에 한정한다) 또는 배우자의 직계 존속이 환자 본인의 동의서와 친족관계임을 나타내는 증명서 등을 첨부하는 등 보건복지부령으로 정하는 요건을 갖추어 요청한 경우
2. 환자가 지정하는 대리인이 환자 본인의 동의서와 대리권이 있음을 증명하는 서류를 첨부하는 등 보건복지부령으로 정하는 요건을 갖추어 요청한 경우
3. 환자가 사망하거나 의식이 없는 등 환자의 동의를 받을 수 없어 환자의 배우자, 직계 존속·비속, 형제·자매(환자의 배우자 및 직계 존속·비속, 배우자의 직계존속이 모두 없는 경우에 한정한다) 또는 배우자의 직계 존속이 친족관계임을 나타내는 증명서 등을 첨부하는 등 보건복지부령으로 정하는 요건을 갖추어 요청한 경우
4. 「국민건강보험법」 제14조, 제47조, 제48조 및 제63조에 따라 급여비용 심사·지급·대상여부 확인·사후관리 및 요양급여의 적정성 평가·가감지급 등을 위하여 국민건강보험공단 또는 건강보험심사평가원에 제공하는 경우
5. 「의료급여법」 제5조, 제11조, 제11조의3 및 제33조에 따라 의료급여 수급권자 확인, 급여비용의 심사·지급, 사후관리 등 의료급여 업무를 위하여 보장기관(시·군·구), 국민건강보험공단, 건강보험심사평가원에 제공하는 경우
6. 「형사소송법」 제106조, 제215조 또는 제218조에 따른 경우

6의2. 「군사법원법」 제146조, 제254조 또는 제257조에 따른 경우

7. 「민사소송법」 제347조에 따라 문서제출을 명한 경우
8. 「산업재해보상보험법」 제118조에 따라 근로복지공단이 보험급여를 받는 근로자를 진료한 산재보험 의료기관(의사를 포함한다)에 대하여 그 근로자의 진료에 관한 보고 또는 서류 등 제출을 요구하거나 조사하는 경우
9. 「자동차손해배상 보장법」 제12조제2항 및 제14조에 따라 의료기관으로부터 자동차보험진료수가를 청구받은 보험회사등이 그 의료기관에 대하여 관계 진료기록의 열람을 청구한 경우
10. 「병역법」 제11조의2에 따라 지방병무청장이 병역판정검사와 관련하여 질병 또는 심신장애의 확인을 위하여 필요하다고 인정하여 의료기관의 장에게 병역판정검사대상자의 진료기록·치료 관련 기록의 제출을 요구한 경우
11. 「학교안전사고 예방 및 보상에 관한 법률」 제42조에 따라 공제회가 공제급여의 지급 여부를 결정하기 위하여 필요하다고 인정하여 「국민건강보험법」 제42조에 따른 요양기관에 대하여 관계 진료기록의 열람 또는 필요한 자료의 제출을 요청하는 경우

12. 「고엽제후유의증 등 환자지원 및 단체설립에 관한 법률」 제7조제3항에 따라 의료기관의 장이 진료기록 및 임상소견서를 보훈병원장에게 보내는 경우
13. 「의료사고 피해구제 및 의료분쟁 조정 등에 관한 법률」 제28조제1항 또는 제3항에 따른 경우
14. 「국민연금법」 제123조에 따라 국민연금공단이 부양가족연금, 장애연금 및 유족연금 급여의 지급심사와 관련하여 가입자 또는 가입자였던 사람을 진료한 의료기관에 해당 진료에 관한 사항의 열람 또는 사본 교부를 요청하는 경우

14의2. 다음 각 목의 어느 하나에 따라 공무원 또는 공무원이었던 사람을 진료한 의료기관에 해당 진료에 관한 사항의 열람 또는 사본 교부를 요청하는 경우
   가. 「공무원연금법」 제92조에 따라 인사혁신처장이 퇴직유족급여 및 비공무상장해급여와 관련하여 요청하는 경우
   나. 「공무원연금법」 제93조에 따라 공무원연금공단이 퇴직유족급여 및 비공무상장해급여와 관련하여 요청하는 경우
   다. 「공무원 재해보상법」 제57조 및 제58조에 따라 인사혁신처장(같은 법 제61조에 따라 업무를 위탁받은 자를 포함한다)이 요양급여, 재활급여, 장해급여, 간병급여 및 재해유족급여와 관련하여 요청하는 경우

14의3. 「사립학교교직원 연금법」 제19조제4항제4호의2에 따라 사립학교교직원연금공단이 요양급여, 장해급여 및 재해유족급여의 지급심사와 관련하여 교직원 또는 교직원이었던 자를 진료한 의료기관에 해당 진료에 관한 사항의 열람 또는 사본 교부를 요청하는 경우

15. 「장애인복지법」 제32조제7항에 따라 대통령령으로 정하는 공공기관의 장이 장애 정도에 관한 심사와 관련하여 장애인 등록을 신청한 사람 및 장애인으로 등록한 사람을 진료한 의료기관에 해당 진료에 관한 사항의 열람 또는 사본 교부를 요청하는 경우
16. 「감염병의 예방 및 관리에 관한 법률」 제18조의4 및 제29조에 따라 질병관리청장, 시·도지사 또는 시장·군수·구청장이 감염병의 역학조사 및 예방접종에 관한 역학조사를 위하여 필요하다고 인정하여 의료기관의 장에게 감염병환자등의 진료기록 및 예방접종을 받은 사람의 예방접종 후 이상반응에 관한 진료기록의 제출을 요청하는 경우
17. 「국가유공자 등 예우 및 지원에 관한 법률」 제74조의8제1항제7호에 따라 보훈심사위원회가 보훈심사와 관련하여 보훈심사대상자를 진료한 의료기관에 해당 진료에 관한 사항의 열람 또는 사본 교부를 요청하는 경우
18. 「한국보훈복지의료공단법」 제24조의2에 따라 한국보훈복지의료공단이 같은 법 제6조제1호에 따른 국가유공자등에 대한 진료기록등의 제공을 요청하는 경우

④ 진료기록을 보관하고 있는 의료기관이나 진료기록이 이관된 보건소에 근무하는 의사·치과의사 또는 한의사는 자신이 직접 진료하지 아니한 환자의 과거 진료 내용의 확인 요청을 받은 경우 사실을 확인하여 줄 수 있음

⑤ 제1항, 제3항 또는 제4항의 경우 의료인, 의료기관의 장 및 의료기관 종사자는 「전자서명법」에 따른 전자서명이 기재된 전자문서를 제공하는 방법으로 환자 또는 환자가 아닌 다른 사람에게 기록의 내용을 확인하게 할 수 있다. <신설 2020. 3. 4.>

>>> 규칙 제14조(진료기록부 기재 사항) 진료기록부·조산기록부와 간호기록부에는 다음 각 호의 구분에 따라 해당 사항을 한글과 한자로 적어야 함. 다만, 질환명, 검사명, 약제명 등 의학용어는 외국어로 적을 수 있음

1. 진료기록부
   가. 진료를 받은 자의 주소·성명·연락처·주민등록번호등 인적사항
   나. 주된 증상(필요시 병력, 가족력 추가기록)
   다. 치료 내용(주사·투약·처치 등)
   라. 진료 일시
2. 조산기록부
   가. 조산을 받은 자의 주소·성명·연락처·주민등록번호등 인적사항
   나. 생·사산별 분만 횟수
   다. 임신 후의 경과와 그에 대한 소견
   라. 임신 중 의사에 의한 건강진단의 유무(결핵·성병에 관한 검사를 포함한다)
   마. 분만 장소 및 분만 연월일시분
   바. 분만의 경과 및 그 처치
   사. 산아 수와 그 성별 및 생·사의 구별
   아. 산아와 태아부속물에 대한 소견
   자. 삭제
   차. 산후의 의사의 건강진단의 유무
3. 간호기록부
   가. 간호를 받는 사람의 성명
   나. 체온·맥박·호흡·혈압에 관한 사항
   다. 투약에 관한 사항
   라. 섭취 및 배설물에 관한 사항
   마. 처치와 간호에 관한 사항
   바. 간호 일시(日時)

>>> 규칙 제15조(진료에 관한 기록 보존) 의료기관의 개설자 또는 관리자는 진료에 관한 기록을 다음 각 호에 정하는 기간 동안 보존

1. 환자 명부 : 5년
2. 진료기록부 : 10년
3. 처방전 : 2년
4. 수술기록 : 10년
5. 검사소견기록 : 5년
6. 방사선 사진(영상물을 포함한다) 및 그 소견서 : 5년
7. 간호기록부 : 5년
8. 조산기록부 : 5년
9. 진단서 등의 부본 : 3년

9. 신고

제25조(신고) 의료인은 대통령령으로 정하는 바에 따라 최초로 면허를 받은 후부터 3년마다 그 실태와 취업상황 등을 보건복지부장관에게 신고

>>> 규칙 **제17조** ① 의료인의 실태와 취업상황 등을 신고하려는 사람은 신고서를 작성하여 중앙회의 장에게 제출

② 신고를 받은 각 중앙회장은 신고인이 보수교육을 이수하였는지 여부를 확인

③ 각 중앙회장은 신고 내용과 결과를 반기(6개월)별로 보건복지부장관에게 보고
다만, 면허의 효력이 정지된 의료인이 신고를 한 경우에는 그 내용과 결과를 지체없이 보건복지부장관에게 보고

제26조(변사체신고) 의사·치과의사·한의사 및 조산사는 사체를 검안하여 변사한 것으로 의심되는 때에는 사체의 소재지를 관할하는 경찰서장에게 신고

10. 의료행위의 제한

제27조(무면허 의료행위 금지) ① 의료인이 아니면 의료행위를 할 수 없으며 의료인도 면허 없이 의료행위를 할 수 없음. 다만, 다음 각 호의 어느 하나에 해당하는 자는 보건복지부령으로 정하는 범위에서 의료행위를 할 수 있음

1. 외국의 의료인 면허를 가진 자로서 일정 기간 국내에 체류하는 자
2. 의과대학, 치과대학, 한의과대학, 의학전문대학원, 치의학전문대학원, 한의학전문대학원, 종합병원 또는 외국 의료원조기관의 의료봉사 또는 연구 및 시범사업을 위하여 의료행위를 하는 자

> • **제1항제2호에서 규정하는 의료행위의 범위**
> 1. 국민에 대한 의료봉사활동을 위한 의료행위
> 2. 전시·사변이나 그 밖에 이에 준하는 국가비상사태 시에 국가나 지방자치단체의 요청에 따라 행하는 의료행위
> 3. 일정한 기간의 연구 또는 시범 사업을 위한 의료행위

3. 의학·치과의학·한방의학 또는 간호학을 전공하는 학생

> • **제1항제3호에서 규정하는 학생이 할 수 있는 의료행위**
> 1. 전공 분야와 관련되는 실습을 하기 위하여 지도교수의 지도·감독을 받아 행하는 의료행위
> 2. 국민에 대한 의료봉사활동으로서 의료인의 지도·감독을 받아 행하는 의료행위
> 3. 전시·사변이나 그 밖에 이에 준하는 국가비상사태 시에 국가나 지방자치단체의 요청에 따라 의료인의 지도·감독을 받아 행하는 의료행위

② 의료인이 아니면 의사·치과의사·한의사·조산사 또는 간호사 명칭이나 이와 비슷한 명칭 사용 불가

③ 영리를 목적으로 환자를 의료기관이나 의료인에게 소개·알선·유인하는 행위 및 이를 사주하는 행위를 할 수 없음. 다만, 다음 각 호의 행위는 할 수 있음

1. 환자의 경제적 사정 등을 이유로 개별적으로 관할 시장·군수·구청장의 사전승인을 받아 환자를 유치하는 행위
2. 국민건강보험 가입자나 피부양자가 아닌 외국인환자를 유치하기 위한 행위

④ 보험회사, 상호회사, 보험설계사, 보험대리점 또는 보험중개사는 외국인환자를 유치하기 위한 행위를 할 수 없음

⑤ 누구든지 의료인이 아닌 자에게 의료행위를 하게 하거나 의료인에게 면허 사항 외의 의료행위를 하게 하여서는 아니 된다.

>>> 규칙 **제18조(외국면허 소지자의 의료행위)** 외국의 의료인 면허를 가진 자로서 다음 각 호의 어느 하나에 해당하는 업무를 수행하기 위하여 국내에 체류하는 자는 보건복지부장관의 승인을 받아 의료행위를 할 수 있음

1. 외국과의 교육 또는 기술협력에 따른 교환교수의 업무
2. 교육연구사업을 위한 업무
3. 국제의료봉사단의 의료봉사 업무

11. 중앙회 설립

제28조(중앙회와 지부) ① 의사·치과의사·한의사·조산사 및 간호사는 대통령령으로 정하는 바에 따라 각각 전국적 조직을 두는 의사회·치과의사회·한의사회·조산사회 및 간호사회를 각각 설립

② 중앙회는 법인으로 함

③ 의료인은 해당하는 중앙회의 회원이 되며, 중앙회의 정관을 지켜야 함

④ 중앙회에 관하여 이 법에 규정되지 아니한 사항에 대하여는 「민법」 중 사단법인에 관한 규정을 준용

⑤ 중앙회는 대통령령으로 정하는 바에 따라 특별시·광역시·도와 특별자치도에 지부를 설치하여야 하며, 시·군·구에 분회를 설치. 그 외의 지부나 외국에 의사회 지부를 설치하려면 보건복지부장관의 승인 필요

⑥ 중앙회가 지부나 분회를 설치한 때에는 그 지부나 분회의 책임자는 지체없이 특별시장·광역시장·도지사·특별자치도지사 또는 시장·군수·구청장에게 신고

⑦ 각 중앙회는 제66조의2에 따른 자격정지 처분 요구에 관한 사항 등을 심의·의결하기 위하여 윤리위원회를 둠

⑧ 윤리위원회의 구성, 운영 등에 관한 사항은 대통령령으로 정함

제29조(설립허가) ① 중앙회를 설립하려면 대표자는 대통령령으로 정하는 바에 따라 정관과 그 밖에 필요한 서류를 보건복지부장관에게 제출하여 설립 허가를 받아야 함

② 중앙회의 정관에 적을 사항은 대통령령으로 정함

③ 중앙회가 정관을 변경하려면 보건복지부장관의 허가를 받아야 함

제30조(협조의무) ① 중앙회는 보건복지부장관으로부터 의료와 국민보건 향상에 관한 협조 요청을 받으면 협조하여야 함

② 중앙회는 보건복지부령으로 정하는 바에 따라 회원의 자질 향상을 위하여 필요한 보수교육을 실시
③ 의료인은 보수교육을 받아야 함

>>> 규칙 **제20조(보수교육)** ① 중앙회는 보수교육을 매년 실시
② 의료인은 보수교육을 연간 8시간 이상 이수하여야 함
③ 보건복지부장관은 보수교육의 내용을 평가
④ 각 중앙회장은 보수교육을 다음 각 호의 기관으로 하여금 실시하게 할 수 있음
1. 중앙회 지부 또는 중앙회의 정관에 따라 설치된 의학·치의학·한의학·간호학 분야별 전문학회 및 전문단체
2. 의과대학·치과대학·한의과대학·의학전문대학원·치의학전문대학원·한의학전문대학원·간호대학 및 그 부속병원
3. 수련병원
4. 한국보건복지인력개발원
5. 다른 법률에 따른 보수교육 실시기관
⑤ 각 중앙회장은 의료인이 다른 법률에 따른 보수교육 실시기관에서 보수교육을 받은 경우 그 교육이수 시간의 전부 또는 일부를 보수교육 이수시간으로 인정
⑥ 다음 각 호의 어느 하나에 해당하는 사람에 대하여는 해당 연도의 보수교육을 면제
1. 전공의
2. 의과대학·치과대학·한의과대학·간호대학의 대학원 재학생
3. 신규 면허취득자
4. 보건복지부장관이 보수교육을 받을 필요가 없다고 인정하는 사람
⑦ 다음 각 호의 어느 하나에 해당하는 사람은 해당 연도의 보수교육 유예 가능
1. 해당 연도에 6개월 이상 환자진료 업무에 종사하지 아니한 사람
2. 보건복지부장관이 보수교육을 받기가 곤란하다고 인정하는 사람
⑧ 보수교육이 면제 또는 유예되는 사람은 해당 연도의 보수교육 실시 전에 보수교육 면제·유예 신청서에 보수교육 면제 또는 유예 대상자임을 증명할 수 있는 서류를 첨부하여 각 중앙회장에게 제출
⑨ 보수교육 면제·유예 신청서를 제출 받은 각 중앙회장은 보수교육 면제 또는 유예 대상자 여부를 확인하고, 보수교육 면제 또는 유예 대상자에게 보수교육 면제·유예 확인서를 교부

12. 의료기관

제33조(의료기관 개설) ① 의료인은 다음 각 호의 어느 하나에 해당하는 경우 외에는 그 의료기관 내에서 의료업을 하여야 함
1. 응급환자를 진료하는 경우
2. 환자나 환자 보호자의 요청에 따라 진료하는 경우
3. 국가나 지방자치단체의 장이 공익상 필요하다고 인정하여 요청하는 경우

4. 보건복지부령으로 정하는 바에 따라 가정간호를 하는 경우
5. 그 밖에 이 법 또는 다른 법령으로 특별히 정한 경우나 환자가 있는 현장에서 진료를 하여야 하는 부득이한 사유가 있는 경우

② 다음 각 호의 어느 하나에 해당하는 자가 아니면 의료기관 개설 불가

의사 : 종합병원·병원·요양병원 ·정신병원 또는 의원 개설 가능 치과의사 : 치과병원 또는 치과의원 개설 가능 한의사 : 한방병원·요양병원 또는 한의원 개설 가능 조산사 : 조산원만 개설 가능

1. 의사, 치과의사, 한의사 또는 조산사
2. 국가나 지방자치단체
3. 의료업을 목적으로 설립된 법인
4. 비영리법인
5. 준정부기관, 지방의료원, 한국보훈복지의료공단

③ 의원·치과의원·한의원 또는 조산원 개설 : 시장·군수·구청장에게 신고

④ 종합병원·병원·치과병원·한방병원 ·요양병원 또는 정신병원 개설 : 시·도지사의 허가 필요

⑤ 개설된 의료기관이 개설 장소를 이전하거나 개설에 관한 신고 또는 허가사항 중 보건복지부령으로 정하는 중요사항을 변경하려면 의원·치과의원·한의원 또는 조산원의 경우에는 시장·군수·구청장에게 신고하여야 하고 종합병원·병원·치과병원·한방병원 ·요양병원 또는 정신병원의 경우에는 시·도지사의 허가가 필요

⑥ 조산원을 개설하는 자는 반드시 지도의사를 정하여야 함

⑦ 다음 각 호의 어느 하나에 해당하는 경우에는 의료기관 개설 불가

1. 약국 시설 안이나 구내인 경우
2. 약국의 시설이나 부지 일부를 분할·변경 또는 개수하여 의료기관을 개설하는 경우
3. 약국과 전용 복도·계단·승강기 또는 구름다리 등의 통로가 설치되어 있거나 이런 것들을 설치하여 의료기관을 개설하는 경우
4. 「건축법」 등 관계 법령에 따라 허가를 받지 아니하거나 신고를 하지 아니하고 건축 또는 증축·개축한 건축물에 의료기관을 개설하는 경우

⑧ 의료인은 하나의 의료기관만 개설 가능

⑨ 2 이상의 의료인 면허를 소지한 자가 의원급 의료기관을 개설하려는 경우에는 하나의 장소에 한하여 면허 종별에 따른 의료기관을 함께 개설할 수 있음

⑩ 의료기관을 개설·운영하는 의료법인등은 다른 자에게 그 법인의 명의를 빌려주어서는 아니 된다.

제33조의2(의료기관개설위원회 설치 등) ① 제33조제4항에 따른 의료기관 개설 허가에 관한 사항을 심의하기 위하여 시·도지사 소속으로 의료기관개설위원회를 둔다.

② 제1항의 의료기관개설위원회의 위원은 제28조에 따른 의사회·치과의사회·한의사회·조산사회 및

간호사회의 의료인으로서 경험이 풍부한 사람과 제52조에 따른 의료기관단체의 회원으로서 해당 지역 내 의료기관의 개설·운영 등에 관한 경험이 풍부한 사람으로 한다.

③ 의료기관개설위원회의 구성과 운영에 필요한 사항과 그 밖에 필요한 사항은 보건복지부령으로 정한다.

제33조의3(실태조사) ① 보건복지부장관은 제33조제2항을 위반하여 의료기관을 개설할 수 없는 자가 개설·운영하는 의료기관의 실태를 파악하기 위하여 보건복지부령으로 정하는 바에 따라 조사(이하 이 조에서 "실태조사"라 한다)를 실시하고, 위법이 확정된 경우 그 결과를 공표하여야 한다. 이 경우 수사기관의 수사로 제33조제2항을 위반한 의료기관의 위법이 확정된 경우도 공표 대상에 포함한다.

② 보건복지부장관은 실태조사를 위하여 관계 중앙행정기관의 장, 지방자치단체의 장, 관련 기관·법인 또는 단체 등에 협조를 요청할 수 있다. 이 경우 요청을 받은 자는 특별한 사정이 없으면 이에 협조하여야 한다.

③ 실태조사의 시기·방법 및 결과 공표의 방법 등에 관하여 필요한 사항은 보건복지부령으로 정한다.

13. 원격의료

제34조(원격의료) ① 의료인(의료업에 종사하는 의사·치과의사·한의사)은 정보통신기술을 활용하여 먼 곳에 있는 의료인에게 의료지식이나 기술을 지원하는 원격의료를 할 수 있음

② 원격의료를 행하거나 받으려는 자는 보건복지부령으로 정하는 시설과 장비를 갖추어야 함

③ 원격의료를 하는 자는 환자를 직접 대면하여 진료하는 경우와 같은 책임을 짐

④ 원격지의사의 원격의료에 따라 의료행위를 한 의료인이 의사·치과의사 또는 한의사인 경우에는 그 의료행위에 대하여 원격지의사의 과실을 인정할 만한 명백한 근거가 없으면 환자에 대한 책임은 현지의사에게 있는 것으로 봄

14. 개설자의 준수사항

>>> 규칙 **제35조(의료기관의 안전관리 시설)** 의료기관은 환자, 의료관계인, 그 밖의 의료기관 종사자의 안전을 위하여 다음 각 호의 시설을 갖추어야 함

1. 화재나 그 밖의 긴급한 상황에 대처하기 위하여 필요한 시설
2. 방충, 방서, 세균오염 방지에 관한 시설
3. 채광·환기에 관한 시설
4. 전기·가스 등의 위해 방지에 관한 시설
5. 방사선 위해 방지에 관한 시설
6. 그 밖에 진료과목별로 안전관리를 위하여 필수적으로 갖추어야 할 시설

15. 요양병원의 운영

>>> 규칙 **제36조(요양병원의 운영)** ① 요양병원의 입원 대상은 다음 각 호에 해당하는 사람 중 요양이 필요한 자로 함

1. 노인성 질환자
2. 만성질환자
3. 외과적 수술 후 또는 상해 후 회복기간에 있는 자

② 전염성 질환자는 요양병원의 입원 대상으로 하지 아니하며, 정신질환자는 정신병원 외의 요양병원의 입원 대상으로 하지 아니함

③ 의료기관이 환자를 요양병원으로 옮긴 경우에는 환자 이송과 동시에 진료기록 사본 등을 그 요양병원에 송부하여야 함

④ 요양병원 개설자는 요양환자의 상태가 악화되는 경우에 적절한 조치를 할 수 있도록 환자 후송 등에 관하여 다른 의료기관과 협약을 맺거나 자체 시설 및 인력 등을 확보하여야 함

제35조의2(의료기관의 운영 기준) 의료기관을 개설하는 자는 법 제36조제3호에 따라 다음 각 호의 운영 기준을 지켜야 한다.

1. 입원실의 정원을 초과하여 환자를 입원시키지 말 것
2. 입원실은 남·여별로 구별하여 운영할 것
3. 입원실이 아닌 장소에 환자를 입원시키지 말 것
4. 외래진료실에는 진료 중인 환자 외에 다른 환자를 대기시키지 말 것

16. 의료인의 정원

>>> 규칙 **제38조(의료인의 정원)** ① 의료기관은 별표 5의 의료인 외에 다음의 기준에 따라 필요한 인원을 둠

② 의료기관은 제1항의 의료인 외에 다음의 기준에 따라 필요한 인원을 두어야 한다.

1. 병원급 의료기관에는 약사 또는 한약사를 두어야 한다.
2. 입원시설을 갖춘 종합병원·병원·치과병원·한방병원 또는 요양병원에는 1명 이상의 영양사를 둔다.
3. 의료기관에는 보건복지부장관이 정하는 바에 따라 각 진료과목별로 필요한 수의 의료기사를 둔다.
4. 종합병원에는 보건복지부장관이 정하는 바에 따라 필요한 수의 보건의료정보관리사를 둔다.
5. 의료기관에는 보건복지부장관이 정하는 바에 따라 필요한 수의 간호조무사를 둔다.
6. 종합병원에는 「사회복지사업법」에 따른 사회복지사 자격을 가진 자 중에서 환자의 갱생·재활과 사회복귀를 위한 상담 및 지도 업무를 담당하는 요원을 1명 이상 둔다.
7. 요양병원에는 시설 안전관리를 담당하는 당직근무자를 1명 이상 둔다.

③ 보건복지부장관은 간호사나 치과위생사의 인력 수급상 필요하다고 인정할 때에는 간호사 또는 치과위생사 정원의 일부를 간호조무사로 충당하게 할 수 있음

별표 5(의료인의 정원 기준)

의 사	
종합병원·병·의원	$\frac{\text{연평균 1일 입원환자}}{\text{20명}}$, 단 외래환자 3명은 입원환자 1명으로 환산
요양병원	연평균 1일 입원환자 80명까지는 2명으로 하되, 80명을 초과하는 입원환자는 매 40명마다 1명, 외래환자 3명은 입원환자 1명으로 환산

조산사	
종합병원	산부인과에 배정된 간호사 정원의 3분의 1 이상
병 원	종합병원과 같음(산부인과가 있는 경우에만 둠)

간호사	
종합병원·병·의원	$\frac{\text{연평균 1일 입원환자}}{\text{2.5명}}$, 단 외래환자 12명은 입원환자 1명으로 환산
한방병원	$\frac{\text{연평균 1일 입원환자}}{\text{5명}}$, 단 외래환자 12명은 입원환자 1명으로 환산
요양병원	연평균 1일 입원환자 6명마다 1명, 외래환자 12명은 입원환자 1명으로 환산, 간호조무사는 간호사 정원의 2/3 범위 내에서 둘 수 있음

>>> 규칙 **제39조의9(당직의료인)** ① 각종 병원에 두어야 하는 당직의료인의 수는 입원환자 200명까지는 의사·치과의사 또는 한의사의 경우에는 1명, 간호사의 경우에는 2명을 두되, 입원환자 200명을 초과하는 200명마다 의사·치과의사 또는 한의사의 경우에는 1명, 간호사의 경우에는 2명을 추가한 인원 수로 한다.

② 요양병원에 두어야 하는 당직의료인의 수는 다음 각 호의 기준에 따른다.

1. 의사·치과의사 또는 한의사의 경우에는 입원환자 300명까지는 1명, 입원환자 300명을 초과하는 300명마다 1명을 추가한 인원 수
2. 간호사의 경우에는 입원환자 80명까지는 1명, 입원환자 80명을 초과하는 80명마다 1명을 추가한 인원 수

③ 다음 각 호의 어느 하나에 해당하는 의료기관은 입원환자를 진료하는 데에 지장이 없도록 해당 병원의 자체 기준에 따라 당직의료인을 배치할 수 있다.

1. 「정신건강증진 및 정신질환자 복지서비스 지원에 관한 법률」 제3조제5호가목에 따른 정신병원
2. 「장애인복지법」 제58조제1항제4호에 따른 의료재활시설로서 법 제3조의2에 따른 요건을 갖춘 의료기관
3. 국립정신건강센터, 국립정신병원, 국립소록도병원, 국립결핵병원 및 국립재활원
4. 그 밖에 제1호부터 제3호까지에 준하는 의료기관으로서 보건복지부장관이 당직의료인의 배치 기준을 자체적으로 정할 필요가 있다고 인정하여 고시하는 의료기관

17. 선택진료

제39조(시설등의 공동이용) ① 의료인은 다른 의료기관 장의 동의를 받아 그 의료기관의 시설·장비 및 인력 등을 이용하여 진료할 수 있음

② 의료기관의 장은 그 의료기관의 환자를 진료하는 데에 필요하면 해당 의료기관에 소속되지 아니한 의료인에게 진료하도록 할 수 있음

③ 의료인이 다른 의료기관의 시설·장비 및 인력 등을 이용하여 진료하는 과정에서 발생한 의료사고에 대하여는 진료를 한 의료인의 과실 때문이면 그 의료인에게, 의료기관의 시설·장비 및 인력 등의 결함 때문이면 그것을 제공한 개설자에게 각각 책임

제46조(환자의 진료의사 선택 등) ① 환자나 환자의 보호자는 종합병원·병원·치과병원·한방병원·요양병원 또는 정신병원의 특정한 의사·치과의사 또는 한의사를 선택하여 진료를 요청할 수 있다. 이 경우 의료기관의 장은 특별한 사유가 없으면 환자나 환자의 보호자가 요청한 의사·치과의사 또는 한의사가 진료하도록 하여야 한다. <개정 2008. 2. 29., 2010. 1. 18., 2018. 3. 27., 2020. 3. 4.>

② 제1항에 따라 진료의사를 선택하여 진료를 받는 환자나 환자의 보호자는 진료의사의 변경을 요청할 수 있다. 이 경우 의료기관의 장은 정당한 사유가 없으면 이에 응하여야 한다. <개정 2018. 3. 27.>

③ 의료기관의 장은 환자 또는 환자의 보호자에게 진료의사 선택을 위한 정보를 제공하여야 한다.

④ 의료기관의 장은 제1항에 따라 진료하게 한 경우에도 환자나 환자의 보호자로부터 추가비용을 받을 수 없다.

18. 감염관리위원회

>>> 규칙 **제43조(감염관리 위원회 및 감염관리실의 설치)** ① 법 제47조제1항에서 "보건복지부령으로 정하는 일정 규모 이상의 병원급 의료기관"이란 100개 이상의 병상을 갖춘 병원급 의료기관을 말한다. <개정 2021. 6. 30.>

② 위원회는 다음 각 호의 업무를 심의

1. 병원감염에 대한 대책, 연간 감염예방계획의 수립 및 시행에 관한 사항
2. 감염관리요원의 선정 및 배치에 관한 사항
3. 감염병환자, 감염병의사환자 또는 병원체보유자의 처리에 관한 사항
4. 병원의 전반적인 위생관리에 관한 사항
5. 병원감염관리에 관한 자체 규정의 제정 및 개정에 관한 사항

6. 7. 8. 삭제

9. 그 밖에 병원감염관리에 관한 중요한 사항

③ 감염관리실은 다음 각 호의 업무를 수행

1. 병원감염의 발생 감시
2. 병원감염관리 실적의 분석 및 평가
3. 직원의 감염관리교육 및 감염과 관련된 직원의 건강관리에 관한 사항
4. 그 밖에 감염 관리에 필요한 사항

>>> 규칙 **제44조(위원회의 구성)** ① 위원회는 위원장 1명을 포함한 7명 이상 15명 이하의 위원으로 구성

② 위원장은 해당 의료기관의 장으로 하고, 부위원장은 위원 중에서 위원장이 지명

③ 위원은 다음 각 호의 어느 하나에 해당하는 사람과 해당 의료기관의 장이 위촉하는 외부 전문가로 함

1. 감염관리실장
2. 진료부서의 장
3. 간호부서의 장
4. 진단검사부서의 장
5. 감염 관련 의사 및 해당 의료기관의 장이 필요하다고 인정하는 사람

④ 제3항에 해당하는 위원은 당연직 위원으로 하되 그 임기는 해당 부서의 재직기간으로 하고, 위촉하는 위원의 임기는 2년으로 함

19. 의료광고

제56조(의료광고의 금지) ① 의료법인·의료기관 또는 의료인이 아닌 자는 의료에 관한 광고 금지

② 다음 각 호의 어느 하나에 해당하는 내용의 의료광고 금지

1. 제53조에 따른 평가를 받지 아니한 신의료기술에 관한 광고
2. 환자에 관한 치료경험담 등 소비자로 하여금 치료 효과를 오인하게 할 우려가 있는 내용의 광고
3. 거짓된 내용을 표시하는 광고
4. 다른 의료인등의 기능 또는 진료 방법과 비교하는 내용의 광고
5. 다른 의료인등을 비방하는 내용의 광고
6. 수술 장면 등 직접적인 시술행위를 노출하는 내용의 광고
7. 의료인등의 기능, 진료 방법과 관련하여 심각한 부작용 등 중요한 정보를 누락하는 광고
8. 객관적인 사실을 과장하는 내용의 광고
9. 법적 근거가 없는 자격이나 명칭을 표방하는 내용의 광고
10. 신문, 방송, 잡지 등을 이용하여 기사(記事) 또는 전문가의 의견 형태로 표현되는 광고
11. 제57조에 따른 심의를 받지 아니하거나 심의받은 내용과 다른 내용의 광고
12. 제27조제3항에 따라 외국인환자를 유치하기 위한 국내광고
13. 소비자를 속이거나 소비자로 하여금 잘못 알게 할 우려가 있는 방법으로 제45조에 따른 비급여 진료비용을 할인하거나 면제하는 내용의 광고
14. 각종 상장·감사장 등을 이용하는 광고 또는 인증·보증·추천을 받았다는 내용을 사용하거나 이와 유사한 내용을 표현하는 광고. 다만, 다음 각 목의 어느 하나에 해당하는 경우는 제외한다.
    가. 제58조에 따른 의료기관 인증을 표시한 광고
    나. 「정부조직법」 제2조부터 제4조까지의 규정에 따른 중앙행정기관·특별지방행정기관 및 그 부속기관, 「지방자치법」 제2조에 따른 지방자치단체 또는 「공공기관의 운영에 관한 법률」 제4조에 따른 공공기관으로부터 받은 인증·보증을 표시한 광고
    다. 다른 법령에 따라 받은 인증·보증을 표시한 광고

라. 세계보건기구와 협력을 맺은 국제평가기구로부터 받은 인증을 표시한 광고 등 대통령령으로 정하는 광고

15. 그 밖에 의료광고의 방법 또는 내용이 국민의 보건과 건전한 의료경쟁의 질서를 해치거나 소비자에게 피해를 줄 우려가 있는 것으로서 대통령령으로 정하는 내용의 광고

③ 의료광고는 다음 각 호의 방법으로는 하지 못함

1. 텔레비전방송, 라디오방송, 데이터방송, 이동멀티미디어방송
2. 그 밖에 국민의 보건과 건전한 의료경쟁의 질서를 유지하기 위하여 제한할 필요가 있는 경우로서 대통령령으로 정하는 방법

④ 금지되는 의료광고의 구체적인 기준 등 의료광고에 관하여 필요한 사항은 대통령령으로 정함

⑤ 보건복지부장관, 시장·군수·구청장은 제2항제2호부터 제5호까지 및 제7호부터 제9호까지를 위반한 의료인등에 대하여 제63조, 제64조 및 제67조에 따른 처분을 하려는 경우에는 지체 없이 그 내용을 공정거래위원회에 통보하여야 함

제57조(광고의 심의) ① 의료법인·의료기관·의료인이 다음 각 호의 어느 하나에 해당하는 매체를 이용하여 의료광고를 하려는 경우 미리 보건복지부장관의 심의를 받아야 함

1. 신문·인터넷신문 또는 정기간행물
2. 옥외광고물 중 현수막, 벽보, 전단 및 교통시설·교통수단에 표시되는 것
3. 전광판
4. 대통령령으로 정하는 인터넷 매체[이동통신단말장치에서 사용되는 애플리케이션(Application)을 포함한다.
5. 그 밖에 매체의 성질, 영향력 등을 고려하여 대통령령으로 정하는 광고매체

② 다음 각 호의 기관 또는 단체는 대통령령으로 정하는 바에 따라 자율심의를 위한 조직 등을 갖추어 보건복지부장관에게 신고한 후 의료광고 심의 업무를 수행할 수 있다.

1. 제28조제1항에 따른 의사회·치과의사회·한의사회
2. 「소비자기본법」 제29조에 따라 등록한 소비자단체로서 대통령령으로 정하는 기준을 충족하는 단체

③ 의료인등은 제1항에도 불구하고 다음 각 호의 사항으로만 구성된 의료광고에 대해서는 제2항에 따라 보건복지부장관에게 신고한 기관 또는 단체(이하 "자율심의기구"라 한다)의 심의를 받지 아니할 수 있다.

1. 의료기관의 명칭·소재지·전화번호
2. 의료기관이 설치·운영하는 진료과목(제43조제5항에 따른 진료과목을 말한다)
3. 의료기관에 소속된 의료인의 성명·성별 및 면허의 종류
4. 그 밖에 대통령령으로 정하는 사항

④ 자율심의기구는 제1항에 따른 심의를 할 때 적용하는 심의 기준을 상호 협의하여 마련하여야 한다.

⑤ 의료광고 심의를 받으려는 자는 자율심의기구가 정하는 수수료를 내야 한다.

⑥ 제2항제1호에 따른 자율심의기구가 수행하는 의료광고 심의 업무 및 이와 관련된 업무의 수행에 관하여는 제29조제3항, 제30조제1항, 제32조, 제83조제1항 및 「민법」 제37조를 적용하지 아니하며,

제2항제2호에 따른 자율심의기구가 수행하는 의료광고 심의 업무 및 이와 관련된 업무의 수행에 관하여는 「민법」 제37조를 적용하지 아니한다. <신설 2018. 3. 27.>

⑦ 자율심의기구는 의료광고 제도 및 법령의 개선에 관하여 보건복지부장관에게 의견을 제시할 수 있다.

⑧ 제1항에 따른 심의의 유효기간은 심의를 신청하여 승인을 받은 날부터 3년으로 한다.

⑨ 의료인등이 제8항에 따른 유효기간의 만료 후 계속하여 의료광고를 하려는 경우에는 유효기간 만료 6개월 전에 자율심의기구에 의료광고 심의를 신청하여야 한다.

⑩ 제1항부터 제9항까지의 규정에서 정한 것 외에 자율심의기구의 구성·운영 및 심의에 필요한 사항은 자율심의기구가 정한다.

⑪ 자율심의기구는 제1항 및 제4항에 따른 심의 관련 업무를 수행할 때에는 제56조제1항부터 제3항까지의 규정에 따라 공정하고 투명하게 하여야 한다.

제57조의2(의료광고에 관한 심의위원회) ① 자율심의기구는 의료광고를 심의하기 위하여 제2항 각 호의 구분에 따른 심의위원회(이하 이 조에서 "심의위원회"라 한다)를 설치·운영하여야 한다.

② 심의위원회의 종류와 심의 대상은 다음 각 호와 같다.

1. 의료광고심의위원회 : 의사, 의원, 의원의 개설자, 병원, 병원의 개설자, 요양병원(한의사가 개설한 경우는 제외한다), 요양병원의 개설자, 정신병원, 정신병원의 개설자, 종합병원(치과는 제외한다. 이하 이 호에서 같다), 종합병원의 개설자, 조산사, 조산원, 조산원의 개설자가 하는 의료광고의 심의
2. 치과의료광고심의위원회 : 치과의사, 치과의원, 치과의원의 개설자, 치과병원, 치과병원의 개설자, 종합병원(치과만 해당한다. 이하 이 호에서 같다), 종합병원의 개설자가 하는 의료광고의 심의
3. 한방의료광고심의위원회 : 한의사, 한의원, 한의원의 개설자, 한방병원, 한방병원의 개설자, 요양병원(한의사가 개설한 경우만 해당한다. 이하 이 호에서 같다), 요양병원의 개설자가 하는 의료광고의 심의

③ 제57조제2항제1호에 따른 자율심의기구 중 의사회는 제2항제1호에 따른 심의위원회만, 치과의사회는 같은 항 제2호에 따른 심의위원회만, 한의사회는 같은 항 제3호에 따른 심의위원회만 설치·운영하고, 제57조제2항제2호에 따른 자율심의기구는 제2항 각 호의 어느 하나에 해당하는 심의위원회만 설치·운영할 수 있다.

④ 심의위원회는 위원장 1명과 부위원장 1명을 포함하여 15명 이상 25명 이하의 위원으로 구성한다. 이 경우 제2항 각 호의 심의위원회 종류별로 다음 각 호의 구분에 따라 구성하여야 한다.

1. 의료광고심의위원회 : 제5항제2호부터 제9호까지의 사람을 각각 1명 이상 포함하되, 같은 항 제4호부터 제9호까지의 사람이 전체 위원의 3분의 1 이상이 되도록 구성하여야 한다.
2. 치과의료광고심의위원회 : 제5항제1호 및 제3호부터 제9호까지의 사람을 각각 1명 이상 포함하되, 같은 항 제4호부터 제9호까지의 사람이 전체 위원의 3분의 1 이상이 되도록 구성하여야 한다.
3. 한방의료광고심의위원회 : 제5항제1호·제2호 및 제4호부터 제9호까지의 사람을 각각 1명 이상 포함하되, 같은 항 제4호부터 제9호까지의 사람이 전체 위원의 3분의 1 이상이 되도록 구성하여야 한다.

⑤ 심의위원회 위원은 다음 각 호의 어느 하나에 해당하는 사람 중에서 자율심의기구의 장이 위촉한다.
1. 의사
2. 치과의사
3. 한의사
4. 「약사법」 제2조제2호에 따른 약사
5. 「소비자기본법」 제2조제3호에 따른 소비자단체의 장이 추천하는 사람
6. 「변호사법」 제7조제1항에 따라 같은 법 제78조에 따른 대한변호사협회에 등록한 변호사로서 대한변호사협회의 장이 추천하는 사람
7. 「민법」 제32조에 따라 설립된 법인 중 여성의 사회참여 확대 및 복지 증진을 주된 목적으로 설립된 법인의 장이 추천하는 사람
8. 「비영리민간단체 지원법」 제4조에 따라 등록된 단체로서 환자의 권익 보호를 주된 목적으로 하는 단체의 장이 추천하는 사람
9. 그 밖에 보건의료 또는 의료광고에 관한 학식과 경험이 풍부한 사람

⑥ 제1항부터 제5항까지의 규정에서 정한 것 외에 심의위원회의 구성 및 운영에 필요한 사항은 자율심의기구가 정한다.

20. 의료기관 인증

제58조(의료기관 인증) ① 보건복지부장관은 의료의 질과 환자 안전의 수준을 높이기 위하여 병원급 의료기관 및 대통령령으로 정하는 의료기관에 대한 인증(이하 "의료기관 인증"이라 한다)을 할 수 있다.
② 보건복지부장관은 대통령령으로 정하는 바에 따라 의료기관 인증에 관한 업무를 제58조의11에 따른 의료기관평가인증원에 위탁할 수 있다.
③ 보건복지부장관은 다른 법률에 따라 의료기관을 대상으로 실시하는 평가를 통합하여 제58조의11에 따른 의료기관평가인증원으로 하여금 시행하도록 할 수 있다.

제58조의2(의료기관 인증위원회) ① 보건복지부장관은 의료기관 인증에 관한 주요 정책을 심의하기 위하여 보건복지부장관 소속으로 의료기관인증위원회를 둠
② 위원회는 위원장 1명을 포함한 15인 이내의 위원으로 구성
③ 위원회의 위원장은 보건복지부차관으로 하고, 위원회의 위원은 다음 각 호의 사람 중에서 보건복지부장관이 임명 또는 위촉
1. 의료인 단체 및 의료기관단체에서 추천하는 자
2. 노동계, 시민단체, 소비자단체에서 추천하는 자
3. 보건의료에 관한 학식과 경험이 풍부한 자
4. 시설물 안전진단에 관한 학식과 경험이 풍부한 자
5. 보건복지부 소속 3급 이상 공무원 또는 고위공무원단에 속하는 공무원

④ 위원회는 다음 각 호의 사항을 심의
1. 인증기준 및 인증의 공표를 포함한 의료기관 인증과 관련된 주요 정책에 관한 사항
2. 의료기관 대상 평가제도 통합에 관한 사항

3. 의료기관 인증 활용에 관한 사항
4. 그 밖에 위원장이 심의에 부치는 사항

⑤ 위원회의 구성 및 운영, 그 밖에 필요한 사항은 대통령령으로 정함

제58조의3(의료기관 인증기준 및 방법 등) ① 의료기관 인증기준은 다음 각 호의 사항을 포함

1. 환자의 권리와 안전
2. 의료기관의 의료서비스 질 향상 활동
3. 의료서비스의 제공과정 및 성과
4. 의료기관의 조직·인력관리 및 운영
5. 환자 만족도

② 인증등급은 인증, 조건부인증 및 불인증으로 구분한다.

③ 인증의 유효기간은 4년으로 한다. 다만, 조건부인증의 경우에는 유효기간을 1년으로 한다.

④ 조건부인증을 받은 의료기관의 장은 유효기간 내에 보건복지부령으로 정하는 바에 따라 재인증을 받아야 한다.

⑤ 제1항에 따른 인증기준의 세부 내용은 보건복지부장관이 정한다.

제58조의4(의료기관 인증의 신청 및 평가) ① 의료기관 인증을 받고자 하는 의료기관의 장은 보건복지부령으로 정하는 바에 따라 보건복지부장관에게 신청할 수 있다.

② 제1항에도 불구하고 제3조제2항제3호에 따른 요양병원(「장애인복지법」 제58조제1항제4호에 따른 의료재활시설로서 제3조의2에 따른 요건을 갖춘 의료기관은 제외한다)의 장은 보건복지부령으로 정하는 바에 따라 보건복지부장관에게 인증을 신청하여야 한다.

③ 제2항에 따라 인증을 신청하여야 하는 요양병원이 조건부인증 또는 불인증을 받거나 제58조의10제1항제4호 및 제5호에 따라 인증 또는 조건부인증이 취소된 경우 해당 요양병원의 장은 보건복지부령으로 정하는 기간 내에 다시 인증을 신청하여야 한다.

④ 보건복지부장관은 인증을 신청한 의료기관에 대하여 제58조의3제1항에 따른 인증기준 적합 여부를 평가하여야 한다. 이 경우 보건복지부장관은 보건복지부령으로 정하는 바에 따라 필요한 조사를 할 수 있고, 인증을 신청한 의료기관은 정당한 사유가 없으면 조사에 협조하여야 한다. <신설 2020. 3. 4.>

⑤ 보건복지부장관은 제4항에 따른 평가 결과와 인증등급을 지체 없이 해당 의료기관의 장에게 통보하여야 한다. <신설 2020. 3. 4.>

제58조의7(인증의 공표 및 활용) ① 보건복지부장관은 인증을 받은 의료기관에 관하여 인증기준, 인증 유효기간 및 제58조의4제4항에 따라 평가한 결과 등 보건복지부령으로 정하는 사항을 인터넷 홈페이지 등에 공표하여야 한다.

② 보건복지부장관은 제58조의4제4항에 따른 평가 결과와 인증등급을 활용하여 의료기관에 대하여 다음 각 호에 해당하는 행정적·재정적 지원 등 필요한 조치를 할 수 있다.

1. 제3조의4에 따른 상급종합병원 지정
2. 제3조의5에 따른 전문병원 지정

3. 의료의 질 및 환자 안전 수준 향상을 위한 교육, 컨설팅 지원
4. 그 밖에 다른 법률에서 정하거나 보건복지부장관이 필요하다고 인정한 사항

③ 제1항에 따른 공표 등에 필요한 사항은 보건복지부령으로 정한다.

21. 지도와 명령

제59조(지도와 명령) ① 보건복지부장관 또는 시·도지사는 보건의료정책을 위하여 필요하거나 국민보건에 중대한 위해가 발생하거나 발생할 우려가 있으면 의료기관이나 의료인에게 필요한 지도와 명령을 할 수 있음

② 보건복지부장관, 시·도지사 또는 시장·군수·구청장은 의료인이 정당한 사유 없이 진료를 중단하거나 의료기관 개설자가 집단으로 휴업하거나 폐업하여 환자 진료에 막대한 지장을 초래하거나 초래할 우려가 있다고 인정할 만한 상당한 이유가 있으면 그 의료인이나 의료기관 개설자에게 업무개시 명령을 할 수 있음

③ 의료인과 의료기관 개설자는 정당한 사유 없이 명령을 거부할 수 없음

제64조(개설 허가 취소 등) ① 보건복지부장관 또는 시장·군수·구청장은 의료기관이 다음 각 호의 어느 하나에 해당하면 그 의료업을 1년의 범위에서 정지시키거나 개설 허가의 취소 또는 의료기관 폐쇄를 명할 수 있다. 다만, 제8호에 해당하는 경우에는 의료기관 개설 허가의 취소 또는 의료기관 폐쇄를 명하여야 하며, 의료기관 폐쇄는 제33조제3항과 제35조제1항 본문에 따라 신고한 의료기관에만 명할 수 있다.

1. 개설 신고나 개설 허가를 한 날부터 3개월 이내에 정당한 사유 없이 업무를 시작하지 아니한 때

1의2. 의료인이 다른 의료인 또는 의료법인 등의 명의로 의료기관을 개설하거나 운영한 때

2 무자격자에게 의료행위를 하게 하거나 의료인에게 면허 사항 외의 의료행위를 하게 한 때

3. 제61조에 따른 관계 공무원의 직무 수행을 기피 또는 방해하거나 제59조 또는 제63조에 따른 명령을 위반한 때

4 의료법인·비영리법인, 준정부기관·지방의료원 또는 한국보훈복지의료공단의 설립허가가 취소되거나 해산된 때

4의2. 제33조제2항을 위반하여 의료기관을 개설한 때

4의3. 둘 이상의 의료기관을 개설·운영한 때

5. 제33조제5항·제7항·제9항·제10항, 제40조 또는 제56조를 위반한 때. 다만, 의료기관 개설자 본인에게 책임이 없는 사유로 제33조제7항제4호를 위반한 때에는 그러하지 아니하다.

5의2. 정당한 사유 없이 폐업·휴업 신고를 하지 아니하고 6개월 이상 의료업을 하지 아니한 때

6. 제63조에 따른 시정명령(제4조제5항 위반에 따른 시정명령을 제외한다)을 이행하지 아니한 때
7. 「약사법」 위반하여 담합행위를 한 때
8. 의료기관 개설자가 거짓으로 진료비를 청구하여 금고 이상의 형을 선고받고 그 형이 확정된 때
9. 제36조에 따른 준수사항을 위반하여 사람의 생명 또는 신체에 중대한 위해를 발생하게 한 때

② 제1항에 따라 개설 허가를 취소당하거나 폐쇄 명령을 받은 자는 그 취소된 날이나 폐쇄 명령을 받은 날부터 6개월 이내에, 의료업 정지처분을 받은 자는 그 업무 정지기간 중에 각각 의료기관을 개설·운영하지 못한다. 다만, 제1항제8호에 따라 의료기관 개설 허가를 취소당하거나 폐쇄 명령을 받은

자는 취소당한 날이나 폐쇄 명령을 받은 날부터 3년 안에는 의료기관을 개설·운영하지 못한다.

③ 보건복지부장관 또는 시장·군수·구청장은 의료기관이 제1항에 따라 그 의료업이 정지되거나 개설 허가의 취소 또는 폐쇄 명령을 받은 경우 해당 의료기관에 입원 중인 환자를 다른 의료기관으로 옮기도록 하는 등 환자의 권익을 보호하기 위하여 필요한 조치를 하여야 한다.

22. 면허취소 및 자격정지

제65조(면허취소와 재교부) ① 보건복지부장관은 의료인이 다음 각 호의 어느 하나에 해당할 경우 면허 취소 가능

1. 의료인의 결격사유(제8조 각 호의 어느 하나에 해당하게 된 경우)
2. 자격 정지 처분 기간 중에 의료행위를 하거나 3회 이상 자격 정지 처분을 받은 경우
3. 제11조제1항에 따른 면허 조건을 이행하지 아니한 경우
4. 제4조제4항을 위반하여 면허증을 대여한 경우
5. 삭제
6. 제4조제6항을 위반하여 사람의 생명 또는 신체에 중대한 위해를 발생하게 한 경우
7. 제27조제5항을 위반하여 사람의 생명 또는 신체에 중대한 위해를 발생하게 할 우려가 있는 수술, 수혈, 전신마취를 의료인 아닌 자에게 하게 하거나 의료인에게 면허 사항 외로 하게 한 경우

② 보건복지부장관은 제1항에 따라 면허가 취소된 자라도 취소의 원인이 된 사유가 없어지거나 개전(改悛)의 정이 뚜렷하다고 인정되면 면허를 재교부할 수 있다. 다만, 제1항제3호에 따라 면허가 취소된 경우에는 취소된 날부터 1년 이내, 제1항제2호에 따라 면허가 취소된 경우에는 취소된 날부터 2년 이내, 제1항제4호·제6호·제7호 또는 제8조제4호에 따른 사유로 면허가 취소된 경우에는 취소된 날부터 3년 이내에는 재교부하지 못한다.

제66조(자격정지) ① 보건복지부장관은 의료인이 다음 각 호의 어느 하나에 해당할 경우 1년의 범위에서 면허자격 정지 가능

1. 의료인의 품위를 심하게 손상시키는 행위를 한 때
2. 의료기관 개설자가 될 수 없는 자에게 고용되어 의료행위를 한 때

2의2. 제4조제6항을 위반한 때

3. 제17조제1항 및 제2항에 따른 진단서·검안서 또는 증명서를 거짓으로 작성하여 내주거나 제22조제1항에 따른 진료기록부등을 거짓으로 작성하거나 고의로 사실과 다르게 추가기재·수정한 때
4. 제20조를 위반한 경우
5. 삭제 <2020. 12. 29.>
6. 의료기사가 아닌 자에게 의료기사의 업무를 하게 하거나 의료기사에게 그 업무 범위를 벗어나게 한 때
7. 관련 서류를 위조·변조하거나 속임수 등 부정한 방법으로 진료비를 거짓 청구한 때
8. 삭제 <2011. 8. 4.>
9. 제23조의5를 위반하여 경제적 이익등을 제공받은 때
10. 그 밖에 이 법 또는 이 법에 따른 명령을 위반한 때

② 의료인의 품위손상 행위의 범위는 대통령령으로 정함
③ 의료기관 개설자가 관련 서류를 위조·변조하거나 속임수 등 부정한 방법으로 진료비를 거짓 청구하여 자격정지 처분을 받은 의료기관은 자격정지 기간 중 의료업을 할 수 없음
④ 보건복지부장관은 의료인이 제25조에 따른 신고를 하지 아니한 때에는 신고할 때까지 면허의 효력을 정지할 수 있음
⑤ 의료기관 개설자가 될 수 없는 자에게 고용되어 의료행위를 한 의료인이 자진하여 그 사실을 신고한 경우에는 그 처분을 감경하거나 면제할 수 있음
⑥ 제1항에 따른 자격정지처분은 그 사유가 발생한 날부터 5년(제1항제5호·제7호에 따른 자격정지처분의 경우에는 7년으로 한다)이 지나면 하지 못한다. 다만, 그 사유에 대하여 「형사소송법」 제246조에 따른 공소가 제기된 경우에는 공소가 제기된 날부터 해당 사건의 재판이 확정된 날까지의 기간은 시효 기간에 산입하지 아니 한다.

>>> 영 제32조(의료인의 품위 손상 행위의 범위)

1. 학문적으로 인정되지 아니하는 진료행위(조산 업무와 간호 업무를 포함한다. 이하 같다)
2. 비도덕적 진료행위
3. 거짓 또는 과대 광고행위

3의2. 「방송법」 제2조제1호에 따른 방송, 「신문 등의 진흥에 관한 법률」 제2조제1호·제2호에 따른 신문·인터넷신문, 「잡지 등 정기간행물의 진흥에 관한 법률」 제2조제1호에 따른 정기간행물 또는 제24조제1항 각 호의 인터넷 매체[이동통신단말장치에서 사용되는 애플리케이션(Application)을 포함한다]에서 다음 각 목의 건강·의학정보(의학, 치의학, 한의학, 조산학 및 간호학의 정보를 말한다. 이하 같다)에 대하여 거짓 또는 과장하여 제공하는 행위

가. 「식품위생법」 제2조제1호에 따른 식품에 대한 건강·의학정보
나. 「건강기능식품에 관한 법률」 제3조제1호에 따른 건강기능식품에 대한 건강·의학정보
다. 「약사법」 제2조제4호부터 제7호까지의 규정에 따른 의약품, 한약, 한약제제 또는 의약외품에 대한 건강·의학정보
라. 「의료기기법」 제2조제1항에 따른 의료기기에 대한 건강·의학정보
마. 「화장품법」 제2조제1호부터 제3호까지의 규정에 따른 화장품, 기능성화장품 또는 유기농화장품에 대한 건강·의학정보

4. 불필요한 검사·투약(投藥)·수술 등 지나친 진료행위를 하거나 부당하게 많은 진료비를 요구하는 행위
5. 전공의(專攻醫)의 선발 등 직무와 관련하여 부당하게 금품을 수수하는 행위
6. 다른 의료기관을 이용하려는 환자를 영리를 목적으로 자신이 종사하거나 개설한 의료기관으로 유인하거나 유인하게 하는 행위
7. 자신이 처방전을 발급하여 준 환자를 영리를 목적으로 특정 약국에 유치하기 위하여 약국개설자나 약국에 종사하는 자와 담합하는 행위

제67조(과징금 처분) ① 보건복지부장관이나 시장·군수·구청장은 의료기관이 제64조제1항 각 호의 어느 하나에 해당할 때에는 대통령령으로 정하는 바에 따라 의료업 정지 처분을 갈음하여 5천만원 이하의 과징금을 부과할 수 있으며, 이 경우 과징금은 3회까지만 부과할 수 있다. 다만, 동일한 위반행위에 대하여 「표시·광고의 공정화에 관한 법률」 제9조에 따른 과징금 부과처분이 이루어진 경우에는 과징금(의료업 정지 처분을 포함한다)을 감경하여 부과하거나 부과하지 아니할 수 있다.

② 과징금을 부과하는 위반 행위의 종류와 정도 등에 따른 과징금의 액수와 그 밖에 필요한 사항은 대통령령으로 정함

③ 보건복지부장관이나 시장·군수·구청장은 과징금을 기한 안에 내지 아니한 때에는 지방세 체납처분의 예에 따라 징수

23. 간호사 외 타 의료인

제77조(전문의) ① 의사·치과의사 또는 한의사로서 전문의가 되려는 자는 대통령령으로 정하는 수련을 거쳐 보건복지부장관에게 자격 인정을 받아야 함

② 전문의 자격을 인정받은 자가 아니면 전문과목을 표시하지 못함. 다만, 보건복지부장관은 의료체계를 효율적으로 운영하기 위하여 전문의 자격을 인정받은 치과의사와 한의사에 대하여 종합병원·치과병원·한방병원 중 보건복지부령으로 정하는 의료기관에 한하여 전문과목을 표시하도록 할 수 있음

③ 삭제

④ 전문의 자격 인정과 전문과목에 관한 사항은 대통령령으로 정한다.

제78조(전문간호사) ① 보건복지부장관은 간호사에게 간호사 면허 외에 전문간호사 자격을 인정할 수 있다.

② 전문간호사가 되려는 사람은 다음 각 호의 어느 하나에 해당하는 사람으로서 보건복지부장관이 실시하는 전문간호사 자격시험에 합격한 후 보건복지부장관의 자격인정을 받아야 한다.

1. 보건복지부령으로 정하는 전문간호사 교육과정을 이수한 자
2. 보건복지부장관이 인정하는 외국의 해당 분야 전문간호사 자격이 있는 자

③ 전문간호사는 제2항에 따라 자격을 인정받은 해당 분야에서 간호 업무를 수행하여야 한다.

④ 전문간호사의 자격 구분, 자격 기준, 자격 시험, 자격증, 업무 범위, 그 밖에 필요한 사항은 보건복지부령으로 정한다.

제80조(간호조무사) ① 간호조무사가 되려는 사람은 다음 각 호의 어느 하나에 해당하는 사람으로서 보건복지부령으로 정하는 교육과정을 이수하고 간호조무사 국가시험에 합격한 후 보건복지부장관의 자격인정을 받아야 함

② 간호조무사 교육훈련기관은 보건복지부장관의 지정·평가를 받아야 함. 이 경우 보건복지부장관은 간호조무사 교육훈련기관의 지정을 위한 평가업무를 대통령령으로 정하는 절차·방식에 따라 관계 전문기관에 위탁 가능

③ 보건복지부장관은 간호조무사 교육훈련기관이 거짓이나 그 밖의 부정한 방법으로 지정받는 등 대통령령으로 정하는 사유에 해당하는 경우에는 그 지정을 취소 가능

④ 간호조무사는 최초로 자격을 받은 후부터 3년마다 그 실태와 취업상황 등을 보건복지부장관에게 신고하여야 함

⑤ 간호조무사의 국가시험·자격인정, 간호조무사 교육훈련기관의 지정·평가, 자격신고 및 간호조무사의 보수교육 등에 관하여 필요한 사항은 보건복지부령으로 정한다.

제80조의2(간호조무사 업무) ① 간호조무사는 간호사를 보조하여 업무를 수행할 수 있음

② 간호조무사는 의원급 의료기관에 한하여 의사, 치과의사, 한의사의 지도하에 환자의 요양을 위한 간호 및 진료의 보조를 수행할 수 있음

③ 구체적인 업무의 범위와 한계에 대하여 필요한 사항은 보건복지부령으로 정함

제80조의3 ① 간호조무사 "면허"는 "자격"으로, "면허증"은 "자격증"으로 본다.

제81조(의료유사업자) ① 이 법이 시행되기 전의 규정에 따라 자격을 받은 접골사, 침사, 구사는 각 해당 시술소에서 시술을 업으로 할 수 있음

② 의료유사업자에 대하여는 이 법 중 의료인과 의료기관에 관한 규정을 준용하며 이 경우 "의료인"은 "의료유사업자"로, "면허"는 "자격"으로, "면허증"은 "자격증"으로, "의료기관"은 "시술소"로 함

③ 의료유사업자의 시술행위, 시술업무의 한계 및 시술소의 기준 등에 관한 사항은 보건복지부령으로 정함

24. 벌칙

제84조(청문) 보건복지부장관, 시·도지사 또는 시장·군수·구청장은 다음 각 호의 어느 하나에 해당하는 처분을 하려면 청문을 실시하여야 함

1. 인증의 취소
2. 설립 허가의 취소
3. 의료기관 인증 또는 조건부인증의 취소
4. 시설·장비 등의 사용금지 명령
5. 개설허가 취소나 의료기관 폐쇄 명령
6. 면허의 취소

제87조의2(벌칙 : 5년 이하의 징역 또는 5천만원 이하의 벌금)

① 면허를 대여한 사람

1의2. 면허를 대여받거나 면허 대여를 알선한 사람

② 의료기관의 의료용 시설·기재·약품 그 밖의 기물 등을 파괴·손상하거나 의료기관을 점거하여 진료를 방해한 자

③ 의료행위가 이루어지는 장소에서 의료행위를 하는 의료인, 간호조무사, 의료기사 또는 의료행위를 받는 사람을 폭행 협박한 자(피해자의 명시한 의사에 반하여 공소를 제기할 수 없음)

④ 전자처방전에 저장된 개인정보의 탐지·누출·변조·훼손을 한 자

⑤ 진료기록전송지원시스템이 저장된 정보를 누출·변조·훼손을 한 자
⑥ 진료기록전송지원시스템에 대한 사항을 준수하지 않은 자 – 업무 위탁 전문기관은 정보의 안정성확보에 필요한 기술적·관리적 조치, 재위탁하지 않을 것. 진료기록전송지원시스템이 유출하지 아니할 것. 정당한 사유없이 진료기록전송지원시스템에 저장된 정보를 누출·변조·훼손을 하여서는 안됨 무면허 의료행위, 의료인의 면허된 것 외의 의료행위를 한 자
⑦ 전자의무기록에 저장된 개인정보를 탐지하거나 누출·변조·훼손을 한 자
⑧ 의료인이 아닌 자가 의료행위를 한 경우. 의료인이 면허된 것 이외의 의료행위를 한 자
⑨ 의료기관 개설권자가 아닌 자가 의료기관을 개설한 경우
⑩ 의료인이 둘 이상의 의료기관을 개설한 경우
⑪ 의료법인의 명의를 빌려준 경우
⑫ 진료기록보관시스템에 보관된 정보를 열람하는 등 그 내용을 확인한 자
⑬ 접근 권한 없이 또는 허용된 권한을 넘어 진료기록보관시스템에 보관된 정보를 훼손·멸실·변경·위조·유출하거나 검색·복제한 자

제88조(3년 이하의 징역 또는 3천만원 이하의 벌금)

① 의료·조산·간호를 하면서 알게 된 다른 사람의 비밀을 누설하거나 발표한 의료인(친고죄)
② 정당한 이유 없이 환자가 아닌 다른 사람에게 환자에 관한 기록을 열람하게 하거나 그 사본을 내주는 등 내용을 확인할 수 있게 한 의료인이나 의료기관 종사자(친고죄)
③ 진료기록부등을 거짓으로 작성하거나 고의로 사실과 다르게 추가기재·수정한 자
④ 영리 목적으로 환자를 의료기관이나 의료인에게 소개·알선·유인하는 행위 및 이를 사주한 자
⑤ 외국인환자 유치행위를 한 보험회사, 상호회사, 보험설계사, 보험대리점 또는 보험중개사
⑥ 보건복지부장관에게 등록하지 아니한 외국인환자 유치 의료기관·유치업자
⑦ 시·도지사의 허가를 받지 아니하고 병원급 의료기관을 개설한 자
⑧ 시·도지사의 허가를 받지 아니하고 부속 의료기관으로 병원급 의료기관을 개설한 자
⑨ 정당한 사유 없이 업무개시 명령을 거부한 의료인 또는 의료기관 개설자
⑩ 업무 정지기간 중에 의료기관(안마시술소 포함)을 개설·운영한 경우
⑪ 직무를 통하여 알게 된 의료기관, 의료인, 환자의 비밀을 누설한 의료지도원 및 그 밖의 공무원(친고죄)
⑫ 안마사의 자격인정을 받지 아니하고 영리를 목적으로 안마를 한 자

제88조의 2(2년 이하의 징역 또는 2천만원 이하의 벌금)

① 태아 성 감별을 목적으로 임부를 진찰 또는 검사하거나, 같은 목적을 위한 다른 사람의 행위를 도와준 의료인
② 임신 32주 이전에 태아나 임부를 진찰하거나 검사하면서 알게 된 태아의 성을 임부, 임부의 가족, 그 밖의 다른 사람이 알게 한 의료인
③ 의료기관의 장은 해당 의료기관에 속한 자율보고를 한 보고자에게 그 보고를 이유로 해고 또는 전보나 그 밖에 신분 또는 처우와 관련하여 불리한 조치를 할 수 없음에도 불구하고 이를 위반하여

자율보고를 한 사람에게 불리한 조치를 한 자

제89조(1년 이하의 징역 또는 1천만원 이하의 벌금)

① 진료나 조산 요청을 받고 정당한 사유 없이 이를 거부한 의료인
② 의료업에 종사하고 직접 진찰하거나 검안한 의사, 치과의사, 한의사가 아니면서 진단서·검안서·증명서·처방전을 작성하여 교부하거나 발송한 자
③ 의료업에 종사하고 직접 조산한 의사, 한의사, 조산사가 아니면서 출생·사망·사산증명서를 교부한 자
④ 의료법인·의료기관·의료인이 아니면서 의료에 관한 광고를 한 자
⑤ 광고할 수 없는 내용의 의료광고를 한 의료법인, 의료기관, 의료인
⑥ 거짓이나 과장된 내용의 의료광고를 한 의료법인, 의료기관, 의료인
⑦ 광고할 수 없는 방법으로 의료광고를 한 의료법인, 의료기관, 의료인
⑧ 미리 광고의 내용과 방법 등에 관하여 보건복지부장관의 심의를 받지 않고 의료광고를 한 의료법인·의료기관·의료인
⑨ 인증을 받지 아니하고 인증서나 인증마크를 제작·사용하거나 인증을 사칭하는 자

제90조(500만원 이하의 벌금)

① 의료기관에서 나오는 세탁물을 의료인·의료기관 또는 시장·군수·구청장에게 신고하지 아니한 자가 처리한 경우
② 세탁물을 처리하는 자가 보건복지부령으로 정하는 바에 따라 위생적으로 보관·운반·처리하지 않은 경우
③ 자신이 진찰하거나 검안한 자에 대한 진단서·검안서·증명서 교부를 요구받고 정당한 사유 없이 이를 거부한 의사·치과의사·한의사
④ 자신이 조산한 것에 대한 출생·사망·사산 증명서 교부를 요구받고 정당한 사유 없이 이를 거부한 의사·한의사·조산사
⑤ 처방전을 발행한 의사 또는 치과의사(처방전 발행 한의사 포함)가 처방전에 따라 의약품을 조제하는 약사 또는 한약사의 문의가 있을 때 즉시 이에 응하지 않은 경우
⑥ 다른 의료인으로부터 진료기록의 내용 확인이나 환자의 진료경과에 대한 소견 등을 송부할 것을 요청받고 이를 송부하지 않은 의료인
⑦ 응급환자를 다른 의료기관에 이송할 때 지체없이 내원 당시 작성된 진료기록의 사본 등을 이송하지 않은 의료인
⑧ 진료기록부, 조산기록부, 간호기록부, 그 밖의 진료에 관한 기록(이하 "진료기록부등")비치, 기록, 서명, 보존하지 않거나 거짓으로 작성·고의로 사실과 다르게 추가기재·수정한 의료인
⑨ 변사체로 의심되는 사체를 소재지를 관할하는 경찰서장에게 신고하지 않은 의사·치과의사·한의사·조산사
⑩ 의료인이 아니면서 의료인 명칭이나 이와 비슷한 명칭을 사용한 자
⑪ 의료기관을 개설하지 아니하고 의료업을 한 의료인
⑫ 시장·군수·구청장에게 신고하지 않고 의원·치과의원·한의원·조산원을 개설한 자

⑬ 허가를 받아 의료기관을 개설한 자가 허가 없이 개설 장소를 이전하거나 허가사항 중 중요사항을 변경한 경우
⑭ 시장·군수·구청장에게 신고하지 않고 부속 의료기관을 개설한 경우
⑮ 병원에 응급환자와 입원환자의 진료 등에 필요한 당직의료인을 두지 않은 경우
⑯ 의료기관의 종류에 따르는 명칭 외의 명칭을 사용한 의료기관
⑰ 시·도지사의 허가를 받지 않고 재산을 처분하거나 정관을 변경한 의료법인
⑱ 의료법인이 아니면서 의료법인이나 이와 비슷한 명칭을 사용한 경우
⑲ 전문의가 아니면서 전문과목을 표시한 경우
⑳ 보건복지부장관·시장·군수·구청장의 시정명령을 위반한 자
㉑ 의료기관 개설자가 될 수 없는 자에게 고용되어 의료행위를 한 자

제91조(양벌규정) 법인의 대표자나 법인 또는 대리인, 사용인, 그 밖의 종업원이 그 법인 또는 개인의 업무에 관하여 벌칙 위반행위를 하면 그 행위자를 벌하는 외에 그 법인 또는 개인에게도 해당 조문의 벌금형을 과함. 다만, 법인 또는 개인이 그 위반행위를 방지하기 위하여 해당 업무에 관하여 상당한 주의와 감독을 게을리하지 아니한 경우에는 그러하지 아니함

제92조(과태료) ① 300만원 이하의 과태료

1. 감염 예방에 관한 교육을 실시하지 아니한 자
2. 의사, 치과의사, 한의사가 수술, 수혈, 전신마취를 할 경우 환자에게 설명을 아니하거나 서면으로 그 동의를 받지 아니한 자
3. 동의를 받은 사항 중 수술등의 방법 및 내용, 수술 등에 참여한 주된 의사, 치과의사, 또는 한의사가 변경된 경우에 변경사유와 내용을 회자에게 서면으로 알리지 아니한 자
4. 신고를 하지 아니하고 진단용 방사선 발생장치를 설치·운영한 자
5. 안전관리책임자를 선임하지 아니하거나 정기검사와 측정 또는 방사선 관계 종사자에 대한 피폭관리를 실시하지 아니한 자
6. 선택진료에 관한 정보를 제공하지 아니한 자
7. 부대사업에 관한 신고를 하지 아니한 자

② 200만원 이하의 과태료

1. 진료기록의 송부 등에 관한 사항(제21조의2제6항)을 위반하여 자료를 제출하지 아니하거나 거짓 자료를 제출한 자
2. 보건복지부장관이 비급여진료비용등의 현황에 대한 조사 분석을 위하여 의료기관의 장에게 관련자료의 제출을 명한 것을 위반하여 자료를 제출하지 아니하거나 거짓 자료를 제출한 자
3. 보고명령에 대하여 보고를 하지 아니하거나 검사를 거부·방해 또는 기피한 자

③ 100만원 이하의 과태료

1. 세탁물 처리 업무에 종사하는 사람에게 감염 예방에 관한 교육을 실시하고 그 결과를 기록하고 유지하지 아니한 자
2. 휴업 또는 폐업 신고를 하지 아니하거나 진료기록부 등을 이관하지 아니한 자(안마사 준용)
3. 의료기관 개설 장소를 이전이나 중요사항을 변경 시 변경신고를 하지 않거나 거짓으로 변경신고 한 자
4. 진단용 방사선 발생장치 안전관리책임 교육을 받지 않은 자
5. 진료기록부등을 관할 보건소장에게 넘기지 않거나 수량 및 목록 등을 거짓으로 보고한 자
6. 진료기록부등의 보관 기간, 방법을 준수하지 않은 자
7. 의료기관의 명칭 또는 이와 비슷한 명칭을 사용한 자
8. 진료과목 표시를 위반한 자
9. 환자의 권리 등을 게시하지 아니한 자
10. 대한민국의학한림원 또는 이와 유사한 명칭을 사용한 자

의료기사 등에 관한 법률

★★
01

「의료기사 등에 관한 법률」상 의료기사에 대한 용어의 정의로 옳은 것은?

1) 보건과 양호지도에 종사하는 사람
2) 진료나 보건지도에 종사하는 사람
3) 치료와 보건지도에 종사하는 사람
4) 진료나 진료의 보조에 종사하는 사람
5) 진료나 의화학적 검사에 종사하는 사람

| 해설 | **제1조의2(정의)**

• "의료기사"란 의사 또는 치과의사의 지도 아래 진료나 의화학적(醫化學的) 검사에 종사하는 사람을 말한다.

답 5)

★★
02

「의료기사 등에 관한 법률」상 '의료기사의 종류'와 그 '업무'가 옳게 짝지어지지 않은 것은?

1) 임상병리사 : 각종 화학적 또는 생리학적 검사
2) 치과기공사 : 치아 및 구강질환의 예방과 위생 관리
3) 물리치료사 : 신체의 교정 및 재활을 위한 물리요법적 치료
4) 작업치료사 : 신체적·정신적 기능장애를 회복시키기 위한작업요법적 치료
5) 방사선사 : 방사선 등의 취급 또는 검사 및 방사선 등 관련 기기의 취급 또는 관리

| 해설 | **제2조(의료기사의 종류 및 업무)**

2) 치과기공사 : 보철물의 제작, 수리 또는 가공

답 2)

★★
03

「의료기사 등에 관한 법률」상 물리치료사의 국가시험을 실시하려는 경우에 시험일시·시험장소·시험과목, 응시원서 제출기간, 그 밖에 시험 실시에 필요한 사항을 공고하여야 하는 자는?

1) 보건소장
2) 시·도지사
3) 질병관리본부장
4) 의료기사협회의 장
5) 국가시험관리기관의 장

| 해설 | **제4조(국가시험의 시행과 공고)**

• 국가시험관리기관의 장은 국가시험을 실시하려는 경우에는 미리 보건복지부장관의 승인을 받아 시험일시·시험장소·시험과목, 응시원서 제출기간, 그 밖에 시험 실시에 필요한 사항을 시험일 90일 전까지 공고하여야 한다. 다만, 시험장소는 지역별 응시인원이 확정된 후 시험일 30일 전까지 공고할 수 있다.

답 5)

★★
04

「의료기사 등에 관한 법률」상 보건복지부장관은 물리치료사가 품위손상행위를 한 경우 얼마 이내의 기간을 정하여 그 면허자격을 정지시킬 수 있는가?

1) 1개월
2) 3개월
3) 6개월
4) 1년
5) 2년

| 해설 | **제22조(자격의 정지)**

- 보건복지부장관은 의료기사등이 다음 각 호의 어느 하나에 해당하는 경우에는 6개월 이내의 기간을 정하여 그 면허자격을 정지시킬 수 있다.
  - 품위를 현저히 손상시키는 행위를 한 경우

답 3)

★★
05

「의료기사 등에 관한 법률」상 물리치료사의 면허 없이 물리치료사의 업무를 한 사람에 관한 벌칙은?

1) 500만원 이하의 벌금
2) 1년 이하의 징역 또는 1천만원 이하의 벌금
3) 2년 이하의 징역 또는 2천만원 이하의 벌금
4) 3년 이하의 징역 또는 3천만원 이하의 벌금
5) 5년 이하의 징역 또는 5천만원 이하의 벌금

| 해설 | **제30조(벌칙) 3년 이하의 징역 또는 3천만원 이하의 벌금**

- 의료기사등의 면허 없이 의료기사등의 업무를 한 사람

답 4)

★
06

「의료기사 등에 관한 법률」상 500만원 이하의 벌금에 해당 되는 자는?

1) 업무상 알게 된 비밀을 누설 한 사람
2) 안경사의 면허 없이 안경업소를 개설한 사람
3) 타인에게 의료기사 등의 면허증을 빌려 준 사람
4) 안경 및 콘택트렌즈를 안경업소 외의 장소에서 판매한 안경사
5) 치과의사가 발행한 치과기공물제작의뢰서에 따르지 아니하고 치과기공물제작등 업무를 행한 자

| 해설 |
1) 3년 이하의 징역 또는 3천만원 이하의 벌금
2) 3년 이하의 징역 또는 3천만원 이하의 벌금
3) 3년 이하의 징역 또는 3천만원 이하의 벌금
5) 3년 이하의 징역 또는 3천만원 이하의 벌금

답 4)

★
07

「의료 기사 등에 관한 법률」상 의사 또는 치과 의사의 지도를 받지 않고 업무를 할 수 있는 자는?

1) 안경사
2) 방사선사
3) 물리치료사
4) 작업치료사
5) 치과위생사

| 해설 | **의료기사**

- 의사 또는 치과의사의 지도 아래 진료나 의화학적(醫化學的) 검사에 종사하는 사람
- 의료기사의 종류 : 임상병리사, 방사선사, 물리치료사, 작업치료사, 치과기공사 및 치과위생사

답 1)

★ 08

「의료 기사 등에 관한 법률」상 의료기사 등의 국가시험에 대리 시험을 치르거나 치르게 하는 행위로 인해 합격이 무효가 된 사람에 대하여 그 다음에 치러지는 국가시험 응시를 몇 회 제한할 수 있는가?

1) 1회　2) 2회　3) 3회
4) 4회　5) 5회

| 해설 | **시행규칙 제10조(부정행위자의 국가시험 응시제한)**

• 응시제한 횟수 3회
 – 대리시험을 치르거나 치르게 하는 행위
 – 사전에 시험문제 또는 답안을 타인에게 알려주거나 알고 시험을 치른 행위

답 3)

★ 09

「의료기사 등에 관한 법률」상 규정된 「의료 기사 등에 관한 법률」의 목적은?

1) 국민 삶의 질 향상　2) 국민의 보건 및 의료 향상
3) 국민 건강 진단의 전면 시행　4) 국민의 건강 개선 및 의료 기술 향상
5) 의료 기사의 근무 환경 개선 및 생활 안정

| 해설 | **제1조(목적)**

• 이 법은 의료기사, 보건의료정보관리사 및 안경사의 자격·면허 등에 관하여 필요한 사항을 정함으로써 국민의 보건 및 의료 향상에 이바지함을 목적으로 한다.

답 2)

★ 10

「의료 기사 등에 관한 법률」상 면허의 취소 사유에 해당되는 것은?

1) 품위를 현저히 손상시키는 행위를 한 경우
2) 치과기공물제작의뢰서를 보존하지 아니한 때
3) 면허효력정지 기간에 의료기사 등의 업무를 한 경우
4) 안경업소의 개설자가 될 수 없는 사람에게 고용되어 안경사의 업무를 한 때
5) 치과기공소의 개설등록을 하지 아니하고 치과기공소를 개설·운영 한 때

| 해설 | **제21조(면허의 취소 등)**

• 면허자격정지 또는 면허효력정지 기간에 의료기사등의 업무를 하거나 3회 이상 면허자격정지 또는 면허효력정지 처분을 받은 경우

답 3)

11

다음 중 의료기사 등에 관한 법률의 목적에 해당되는 것은?

1) 의료의 적정 및 국민건강의 보호증진　2) 보건시책의 효율적 추진
3) 국민의 보건 및 의료향상에 이바지　4) 감염병의 발생과 유행을 방지
5) 국민의 건강한 생활확보

| 해설 | **제1조(목적)**

• 이 법은 의료기사, 보건의료정보관리사 및 안경사의 자격·면허 등에 관하여 필요한 사항을 정함으로써 국민의 보건 및 의료 향상에 이바지함을 목적으로 한다.

답 3)

12 의료기사 등에 관한 법률의 목적으로 옳은 것은?

1) 의료기사 등이 의료업을 함으로써 국민의 건강을 보호증진 함에 있다.
2) 의료기사 등이 의료업을 행할 때 의료의 적정을 기하기 위함이다.
3) 의료기사 등의 자격, 면허 등에 관하여 필요한 사항을 정함으로써 국민의 보건 및 의료향상에 이바지함에 있다.
4) 의료기사 등의 권리와 의무를 명시하여 이들의 권익을 보호하고자 한다.
5) 의료기사 등의 의료 행위 범위를 규정함으로써 국민의 건강향상에 이바지함에 있다.

| 해설 | **제1조(목적)**

- 이 법은 의료기사, 보건의료정보관리사 및 안경사의 자격·면허 등에 관하여 필요한 사항을 정함으로써 국민의 보건 및 의료 향상에 이바지함을 목적으로 한다.

답 3)

13 다음은 의료기사에 대한 설명이다. 다음 (   )안에 알맞은 것은?

의사 또는 치과의사의 지도 아래 (   )에 종사하는 사람

1) 의학적 검사
2) 진료나 의화학적 검사
3) 진료의 보조 및 의화학적 검사
4) 진료 또는 의무기록
5) 의무기록 또는 진료의 보조

| 해설 | **제1조의2(정의)**

1. "의료기사"란 의사 또는 치과의사의 지도 아래 진료나 의화학적 검사에 종사하는 사람을 말한다.
2. "보건의료정보관리사"란 의료 및 보건지도 등에 관한 기록 및 정보의 분류·확인·유지·관리를 주된 업무로 하는 사람을 말한다.
3. "안경사"란 안경(시력보정용에 한정한다. 이하 같다)의 조제 및 판매와 콘택트렌즈(시력보정용이 아닌 경우를 포함한다. 이하 같다)의 판매를 주된 업무로 하는 사람을 말한다.

답 2)

14 의사 또는 치과의사의 지도하에 진료 또는 의화학적 검사에 종사하는 자로 옳지 못한 것은?

1) 방사선사
2) 물리치료사
3) 작업치료사
4) 임상병리사
5) 보건의료정보관리사

| 해설 | **제1조의2(정의)**

5) 보건의료정보관리사는 의료기사가 아님

답 5)

15 다음 중 의료기사 등에 관한 법률에서 정한 의료기사 등의 종류는?

1) 5종
2) 6종
3) 8종
4) 10종
5) 12종

| 해설 | **법 제1조의2(정의), 법 제2조(의료기사의 종류)**

- 의료기사 등의 종류(8종) : 의료기사(6종), 보건의료정보관리사, 안경사

답 3)

16

「의료기사 등에 관한 법률」의 목적에 대한 설명으로 다음 (   )안에 알맞은 것은?

의료기사 등의 (ⓐ) 등에 관하여 필요한 사항을 정함으로써 (ⓑ) 및 의료향상에 이바지함을 목적으로 한다.

1) ⓐ : 자격·면허, ⓑ : 국민의 보건
2) ⓐ : 자격·면허, ⓑ : 국민의 건강보호
3) ⓐ : 의무·권리, ⓑ : 국민의 건강증진
4) ⓐ : 의무·권리, ⓑ : 국민의 보건
5) ⓐ : 국민의료, ⓑ : 국민의 보건

| 해설 | 제1조(목적)

• 이 법은 의료기사, 보건의료정보관리사 및 안경사의 자격·면허 등에 관하여 필요한 사항을 정함으로써 국민의 보건 및 의료 향상에 이바지함을 목적으로 한다.

답 1)

17

다음 설명 의료기사 등에 관한 법률에 대한 설명 중 옳은 것은?

1) 의료기사라 함은 의사 또는 치과의사의 지도하에 진료 또는 의화학적 검사에 종사하는 자를 말한다.
2) 피성년후견인, 피한정후견인은 의료기사의 결격사유에 속하지 않는다.
3) 의료기사는 국가시험에 합격한 후 질병관리본부장의 면허를 받는다.
4) 외국에서 받은 의료기사 면허증은 국내에서 사용이 가능하다.
5) 작업치료사는 의료기사가 아니다.

| 해설 |

2) 피성년후견인, 피한정후견인은 의료기사의 결격사유에 속함
3) 의료기사는 국가시험에 합격한 후 보건복지부장관의 면허를 받음
4) 외국에서 받은 의료기사 면허증을 소지한 사람은 국가 시험에 합격하여 보건족지부장관의 면허를 받아야함
5) 작업치료사는 의료기사임

답 1)

18

다음 중 의료기사가 지도를 받지 않는 자는?

1) 한의사
2) 내과의사
3) 치과의사
4) 의사
5) 치과전문의

| 해설 | 제1조의2(정의)

1. "의료기사"란 의사 또는 치과의사의 지도 아래 진료나 의화학적(醫化學的) 검사에 종사하는 사람을 말한다.

답 1)

19

다음 (   )에 알맞은 것으로 구성된 것은?

"의료기사의 종별은 임상병리사, 방사선사, (   ), 작업치료사, (   ) 및 치과위생사로 한다."

1) 조산사, 물리치료사
2) 접공사, 간호보조사
3) 물리치료사, 안마사
4) 물리치료사, 치과기공사
5) 치과기공사, 접골사

| 해설 | 제2조(의료기사의 종류)

• 의료기사의 종류는 임상병리사, 방사선사, 물리치료사, 작업치료사, 치과기공사 및 치과위생사로 한다.

답 4)

20 다음 중 의료기사 등에 대한 설명으로 옳은 것은?

1) 의료기사는 의사, 치과의사, 한의사의 지도를 받아야 한다.
2) 보건의료정보관리사는 의료 및 보건지도 등에 관한 기록 및 정보의 분류·확인·유지·관리를 주된 업무로 하는 사람이다.
3) 안경사는 시력보정용이 아닌 안경을 조제 및 판매할 수 있다.
4) 안경사는 시력보정용에 한정하여 콘택트렌즈를 판매할 수 있다.
5) 치과기공사와 치과위생사는 치과의사의 지도에만 따라야 한다.

| 해설 | **제1조의2(정의)**

1. "의료기사"란 의사 또는 치과의사의 지도 아래 진료나 의화학적 검사에 종사하는 사람을 말한다.
2. "보건의료정보관리사"란 의료 및 보건지도 등에 관한 기록 및 정보의 분류·확인·유지·관리를 주된 업무로 하는 사람을 말한다.
3. "안경사"란 안경(시력보정용에 한정한다. 이하 같다)의 조제 및 판매와 콘택트렌즈(시력보정용이 아닌 경우를 포함한다. 이하 같다)의 판매를 주된 업무로 하는 사람을 말한다.

답 2)

21 다음 중 의료기사 등에 해당되지 않는 자는?

1) 의사의 지도하에 진료 또는 의화학적 검사에 종사하는 자
2) 시력보정용 안경의 조체 및 판매를 주된 업무로 하는 자
3) 의료 및 보건지도 등에 관한 기록 및 정보의 분류·확인·유지·관리를 주된 업무로 하는 자
4) 치과의사의 지도하에 진료 또는 의화학적 검사에 종사하는 자
5) 한의사의 지도하에 진료 또는 의화학적 검사에 종사하는 자

| 해설 | **제1조의2(정의)**

1. "의료기사"란 의사 또는 치과의사의 지도 아래 진료나 의화학적 검사에 종사하는 사람을 말한다.
2. "보건의료정보관리사"란 의료 및 보건지도 등에 관한 기록 및 정보의 분류·확인·유지·관리를 주된 업무로 하는 사람을 말한다.
3. "안경사"란 안경(시력보정용에 한정한다. 이하 같다)의 조제 및 판매와 콘택트렌즈(시력보정용이 아닌 경우를 포함한다. 이하 같다)의 판매를 주된 업무로 하는 사람을 말한다.

답 5)

22 임상병리사의 업무범위라고 볼 수 없는 것은?

1) 혈액의 제조 보존
2) 가검물의 검사 및 생리학적 검사
3) 시약 등의 보관관리
4) 방사성 동위원소를 이용한 핵의학적 검사
5) 검사시약의 조제

| 해설 | **시행령 제2조(의료기사, 보건의료정보관리사 및 안경사의 업무 범위 등)**

1. 임상병리사
   가. 기생충학·미생물학·법의학·병리학·생화학·세포병리학·수혈의학·요화학(尿化學)·혈액학·혈청학 분야, 방사성동위원소를 사용한 검사물 분야 및 기초대사·뇌파·심전도·심폐기능 등 생리기능 분야의 화학적·생리학적 검사에 관한 다음의 구분에 따른 업무
      1) 검사물 등의 채취·검사
      2) 검사용 시약의 조제
      3) 기계·기구·시약 등의 보관·관리·사용
      4) 혈액의 채혈·제제·제조·조작·보존·공급
   나. 그 밖의 화학적·생리학적 검사

답 4)

23 다음 중 의료기간 종별과 그 업무 일부의 연결이 틀린 것은?

1) 방사선사 : 전리 및 비전리 방사선 취급
2) 작업치료사 : 신체의 기능장애를 회복시키기 위한 업무
3) 치과기공사 : 치아 및 구강질환의 예방과 위생
4) 임상병리사 : 임상병리 검사와 필요한 기자재 기구 보관
5) 물리치료사 : 신체의 교정 및 재활을 위한 물리요법적 치료

| 해설 | **시행령 제2조(의료기사, 보건의료정보관리사 및 안경사의 업무 범위 등)**

5. 치과기공사
   가. 치과의사의 진료에 필요한 다음의 구분에 따른 치과기공물을 전산설계(CAD/CAM), 삼차원(3D)프린터 또는 주조기 등을 이용해 디자인, 제작, 수리 또는 가공하는 업무
      1) 교정장치·충전물(充塡物)·작업 모형
      2) 보철물
      3) 임플란트 맞춤 지대주(支臺柱, 인공치관과 인공치근을 연결하는 구조물)· 상부구조
   나. 그 밖에 치과의사의 진료에 필요한 치과기공물의 디자인, 제작, 수리 또는 가공에 관한 업무

• 치아 및 구강질환의 예방과 위생 관리 등에 관한 업무는 치과위생사의 업무에 속한다(시행령 제2조 제1항 제6호).

답 3)

24 다음 중 치과기공사의 업무범위에 해당하지 않는 것은?

1) 치과충전물 수리
2) 치과기공물 장착에 대한 환자교육
3) 교정장치의 제작
4) 교정장치의 가공
5) 치과의사의 진료에 필요한 치과기공물 제작

| 해설 | **시행령 제2조(의료기사, 보건의료정보관리사 및 안경사의 업무 범위 등)**

5. 치과기공사
   가. 치과의사의 진료에 필요한 다음의 구분에 따른 치과기공물을 전산설계(CAD/CAM), 삼차원(3D)프린터 또는 주조기 등을 이용해 디자인, 제작, 수리 또는 가공하는 업무
      1) 교정장치·충전물(充塡物)·작업 보형
      2) 보철물
      3) 임플란트 맞춤 지대주(支臺柱, 인공치관과 인공치근을 연결하는 구조물)· 상부구조
   나. 그 밖에 치과의사의 진료에 필요한 치과기공물의 디자인, 제작, 수리 또는 가공에 관한 업무

답 2)

25 다음 중 방사선사의 업무범위가 아닌 것은?

1) 전리 및 비전리 방사선의 취급
2) 의료 영상 진단기·초음파 진단기의 취급
3) 검사용 시약의 조제
4) 방사선기기 및 부속기자재의 선택 및 관리업무
5) 방사선 동위원소를 이용한 핵의학적 검사

| 해설 | **시행령 제2조(의료기사, 보건의료정보관리사 및 안경사의 업무 범위 등)**

2. 방사선사
   가. 방사선 등의 취급·검사 및 방사선 등 관련 기기의 취급·관리에 관한 다음의 구분에 따른 업무
      1) 방사선기기와 부속 기자재의 선택·관리
      2) 방사성동위원소를 이용한 핵의학적 검사
      3) 의료영상진단기와 초음파진단기의 취급
      4) 전리방사선(電離放射線, 물질을 통과할 때에 이온화를 일으키는 방사선)·비전리방사선의 취급
   나. 그 밖에 방사선 등의 취급·검사 및 방사선 등 관련 기기의 취급·관리에 관한 업무

답 3)

26 다음 중 안경사의 업무범위가 아닌 것은?

1) 콘택트렌즈의 조제 및 판매
2) 시력보정용안경의 판매
3) 시력보정용안경의 조제
4) 의사처방에 따른 시력보정용안경의 조제
5) 안경도수조정을 위한 시력검사

| 해설 | **시행령 제2조(의료기사, 보건의료정보관리사 및 안경사의 업무 범위 등)**

8. 안경사
   가. 안경(시력보정용으로 한정한다. 이하 같다)의 조제(調製) 및 판매와 콘택트렌즈(시력보정용이 아닌 것을 포함한다. 이하 같다)의 판매에 관한 다음의 구분에 따른 업무
      1) 안경의 조제 및 판매. 다만, 6세 이하의 아동을 위한 안경은 의사의 처방에 따라 조제·판매해야 한다.
      2) 콘택트렌즈의 판매. 다만, 6세 이하의 아동을 위한 안경은 의사의 처방에 따라 조제·판매해야 한다.
      3) 안경·콘택트랜즈의 도수를 조정하기 위한 목적으로 수행하는 타각적(주관적) 굴절검사로서 약제를 사용하지 않는 검사
      4) 안경·콘택트랜즈의 도수를 조정하기 위한 목적으로 수행한는 타각적(객관적) 굴절검사로서 약제를 사용하지 않는 검사 중 자동굴절검사기기를 이용한 검사
   나. 그 밖에 안경의 조제 및 판매와 콘택트랜즈의 판매에 관한 업무

1) 콘택트렌즈의 조제는 아님

답 1)

27 다음 중 의료기사의 종별에 속하지 않는 자는?

1) 임상병리사
2) 치과기공사
3) 치과위생사
4) 보건의료정보관리사
5) 물리치료사

| 해설 | **제1조의2(정의)**

4) 보건의료정보관리사는 의료기사가 아님

답 4)

28 다음 중 물리치료사의 업무범위에 해당되지 않는 것은?

1) 온열치료, 전기치료
2) 광선치료, 수치료
3) 기능훈련, 신체교정운동
4) 재활훈련과 이에 필요한 기기, 약품의 사용, 관리
5) 장애가 있는 신체 부분에 대한 치료

| 해설 | **시행령 제2조(의료기사, 보건의료정보관리사 및 안경사의 업무 범위 등)**

3. 물리치료사
   가. 신체의 교정 및 재활을 위한 물리요법적 치료에 관한 다음의 구분에 따른 업무
      1) 물리요법적 기능훈련·재활훈련
      2) 기계·기구를 이용한 물리요법적 치료
      3) 도수치료 : 기구나 약물을 사용하지 않고 손으로 하는 치료
      4) 도수근력(손근력)·관절가동범위 검사
      5) 마사지
      6) 물리요법적 치료에 필요한 기기·약품의 사용·관리
      7) 신체 교정운동
      8) 온열·전기·광선·수(水)치료
      9) 물리요법적 교육
   나. 그 밖에 신체의 교정 및 재활을 위한 물리요법적 치료에 관한 업무

답 5)

29 다음 중 작업치료사의 업무범위에 해당하지 않는 것은?

1) 작업적 일상생활훈련
2) 인지재활치료
3) 삼킴장애지활치료
4) 상지보조기 제작 및 훈련
5) 신체교정운동

| 해설 | **시행령 제2조(의료기사, 보건의료정보관리사 및 안경사의 업무 범위 등)**

4. 작업치료사
   가. 신체적·정신적 기능장애를 회복시키기 위한 작업요법적 치료에 관한 다음의 구분에 따른 업무
      1) 감각·지각·활동 훈련
      2) 삼킴장애 재활치료
      3) 인지 재활치료
      4) 일상생활 훈련 : 일상생활레서 사용하는 물체나 기구를 활용한 훈련
      5) 운전 재활훈련
      6) 직업 재활훈련
      7) 작업수행능력 분석·평가
      8) 작업요법적 치료에 필요한 기기의 사용·관리
      9) 팔보조기 제작 및 팔보조기를 사용한 훈련
      10) 작업요법적 교육
   나. 그 밖에 신체적·정신적 기능장애를 회복시키기 위한 작업요법적 훈련·치료에 관한 업무

답 5)

30 다음 설명 중 옳지 않은 것은?

1) 보건의료정보관리사 및 안경사는 의료기사의 업무의 범위와 한계는 보건복지부령으로 정한다.
2) 면허증의 재교부 수수료는 수입인지로 납부한다.
3) 면허증의 재교부를 받은 후 분실된 면허증을 발견한 때에는 지체 없이 그 면허증을 보건복지부장관에게 반환하여야 한다.
4) 보건복지부장관은 면허증 취소 또는 면허자격정지처분시 시·도지사에게 통보해야 한다.
5) 안경업소를 개설하고자 하는 자는 시장·군수·구청장에게 서류를 제출하여야 한다.

| 해설 | **제3조(업무 범위와 한계)**

- 의료기사, 보건의료정보관리사 및 안경사(이하 "의료기사등"이라 한다)의 업무의 범위와 한계는 대통령령으로 정한다.

답 1)

31 「의료기사 등에 관한 법률」에서 규정한 법에 의하여 실형선고를 받고 그 집행이 종료되지 아니하거나 면제되지 아니한 자는 의료기사등의 면허를 하지 아니한다. 다음 중 여기에 해당하지 않는 법은?

1) 형법
2) 보건범죄단속에 관한 특별조치법
3) 검역법
4) 시체해부 및 보존에 관한 법률
5) 혈액관리법

| 해설 | **제5조(결격사유)**

- 다음 법을 위반하여 금고 이상의 실형을 선고받고 그 집행이 끝나지 아니하거나 면제되지 아니한 경우 의료기사등의 면허를 하지 아니한다.
- 국민건강증진법, 국민건강보험법, 마약류관리에 관한 법률, 모자보건법, 보건범죄단속에 관한 특별조치법, 시체해부 및 보존에 관한법률, 의료기사등에 관한 법률, 응급의료에 관한 법률, 지역보건법, 혈액관리법, 후천성면역결핍증예방법
- 형법중 제234조(위조사문서 등의 행사)·제269조(낙태죄)·제270조 제2항 내지 제4항(부동의 낙태, 부동의 낙태치사상죄)·제317조 제1항(업무상비밀누설죄)

답 3)

32 의료기사 등에 업무 범위와 한계를 규정하고 있는 것은?

1) 보건복지부령 2) 법률 3) 대통령령
4) 국무총리령 5) 조례

|해설| **법 제3조(업무 범위의 한계)**

• 의료기사 등의 업무 범위와 한계
 – 의료기사, 보건의료정보관리사 및 안경사(이하 "의료기사등"이라 한다)의 업무의 범위와 한계는 대통령령으로 정한다.

답 3)

33 다음 중 의료기사 종별에 속하지 않는 것은?

1) 임상병리사 2) 치과기공사 3) 치과위생사
4) 위생사 5) 방사선사

|해설| **제2조(의료기사의 종류)**

• 의료기사의 종류는 임상병리사, 방사선사, 물리치료사, 작업치료사, 치과기공사 및 치과위생사로 한다.

답 4)

34 다음 중 의료기사의 결격사유에 해당되지 않는 사람은?

1) 정신질환자 2) 마약·대마·향정신성의약품 중독자
3) 피성년후견인 4) 피한정후견인
5) 금고 이상의 실형을 선고 받고 그 집행이 끝난 사람

|해설| **법 제5조(결격사유)**

⑤ 금고 이상의 실형을 선고받고 그 집행이 끝나지 아니하거나 면제되지 아니한 자

답 5)

35 다음 중 의료기사의 결격사유에 해당되지 않는 것은?

1) 정신질환자
2) 농자, 아자, 맹자
3) 마약·대마 또는 향정신성의약품 중독자
4) 피성년후견인, 피한정후견인, 파산선고를 받고 복권되지 아니한 자
5) 금고 이상의 실형선고를 받고 그 집행이 종료되지 아니한 자

|해설| **제5조(결격사유)**

• 다음 각 호의 어느 하나에 해당하는 사람에 대하여는 의료기사등의 면허를 하지 아니한다.
 1. 「정신건강증진 및 정신질환자 복지서비스 지원에 관한 법률」 제3조제1호에 따른 정신질환자. 다만, 전문의가 의료기사등으로서 적합하다고 인정하는 사람의 경우에는 그러하지 아니하다.
 2. 「마약류 관리에 관한 법률」에 따른 마약류 중독자
 3. 피성년후견인, 피한정후견인
 4. 이 법 또는 「형법」 중 제234조, 제269조, 제270조제2항부터 제4항까지, 제317조제1항, 「보건범죄 단속에 관한 특별조치법」, 「지역보건법」, 「국민건강증진법」, 「후천성면역결핍증 예방법」, 「의료법」, 「응급의료에 관한 법률」, 「시체해부 및 보존에 관한 법률」, 「혈액관리법」, 「마약류 관리에 관한 법률」, 「모자보건법」 또는 「국민건강보험법」을 위반하여 금고 이상의 실형을 선고받고 그 집행이 끝나지 아니하거나 면제되지 아니한 사람

답 2)

36 다음 중 의료기사 등의 결격사유에 해당하지 않은 자는?

1) 정신질환자
2) 향정신성의약품 중독자
3) 정신지체자
4) 마약 중독자
5) 국민건강보험법을 위반하여 금고 이상의 실형을 받고 그 집행이 종료되지 아니한 자

| 해설 | **제5조(결격사유)**

1. 「정신건강증진 및 정신질환자 복지서비스 지원에 관한 법률」 제3조제1호에 따른 정신질환자. 다만, 전문의가 의료기사등으로서 적합하다고 인정하는 사람의 경우에는 그러하지 아니하다.
2. 「마약류 관리에 관한 법률」에 따른 마약류 중독자
3. 피성년후견인, 피한정후견인
4. 이 법 또는 「형법」 중 제234조, 제269조, 제270조제2항부터 제4항까지, 제317조제1항, 「보건범죄 단속에 관한 특별조치법」, 「지역보건법」, 「국민건강증진법」, 「후천성면역결핍증 예방법」, 「의료법」, 「응급의료에 관한 법률」, 「시체해부 및 보존에 관한 법률」, 「혈액관리법」, 「마약류 관리에 관한 법률」, 「모자보건법」 또는 「국민건강보험법」을 위반하여 금고 이상의 실형을 선고받고 그 집행이 끝나지 아니하거나 면제되지 아니한 사람

답 3)

37 의료기사등 국가시험의 필기시험 합격자 결정기준은?

1) 전과목 총점의 60% 이상 득점한 사람 중 선발예정인원에 포함된 사람
2) 매과목 만점의 40% 이상, 전과목 총점의 40% 이상 득점한 사람
3) 매과목 만점의 40% 이상, 전과목 총점의 60% 이상 득점한 사람
4) 매과목 만점의 60% 이상, 전과목 총점의 80% 이상 득점한 사람
5) 매과목 만점의 80% 이상, 전과목 총점의 80% 이상 득점한 사람

| 해설 | **합격자 결정 등(시행규칙 제9조 제1항)**

구 분	합격자 결정 기준
필기시험	매과목 만점의 40% 이상, 전과목 총점의 60% 이상 득점한 사람
실기시험	만점의 60% 이상 득점한 사람

답 3)

38 의료기사등의 실태와 취업상황에 관한 신고는 언제 하게 하는가?

1) 매년 1월에
2) 매년 3월에
3) 분기별로 필요한 경우
4) 면허증을 발급받은 날부터 매 3년이 되는 해
5) 국립보건원장이 보건의료시책상 필요하다고 인정할 때

| 해설 | **실태 등의 신고(시행령 제8조)**

- 의료기사등은 법 제11조제1항에 따라 그 실태와 취업상황을 제7조에 따른 면허증을 발급받은 날부터 매 3년이 되는 해의 12월 31일까지 보건복지부령으로 정하는 바에 따라 보건복지부장관에게 신고하여야 한다. 다만, 다음 각 호의 어느 하나에 해당하는 경우에는 그 구분에 따른 날부터 매 3년이 되는 해의 12월 31일까지 신고하여야 한다.
  1. 법 제2`조에 따라 면허가 취소된 후 면허증을 재발급받은 경우 : 면허증을 재발급받은 날
  2. 법률 제11102호 의료기사 등에 관한 법률 일부개정법률 부칙 제3조제1항에 따라 신고를 한 경우 : 신고를 한 날

답 4)

39 다음 중 국가시험의 실시 및 관리에 관한 설명으로 옳지 않은 것은?

1) 보건복지부장관이 국가시험관리기관을 지정·고시한다.
2) 국가시험관리기관은 정부가 설립·운영 비용의 전부를 출연한 비영리법인이어야 한다.
3) 국가시험관리기관은 국가시험에 관한 조사·연구 등을 통하여 국가시험에 관한 전문적인 능력을 갖춘 비영리법인이어야 한다.
4) 의료기사등 국가시험의 출제방법, 과목별 배점비율, 그 밖에 시험 시행에 필요한 사항은 국가시험관리기관의 장이 정한다.
5) 국가시험관리기관의 장은 국가시험을 실시하려는 경우에는 시험실시에 필요한 사항을 시험일 90일 전까지 공고하여야 한다.

| 해설 | **국가시험의 시행과 공고(시행령 제4조 제1항)**

- 보건복지부장관은 법 제6조제2항에 따라 「한국보건의료인국가시험원법」에 따른 한국보건의료인국가시험원(이하 "국가시험관리기관"이라 한다)으로 하여금 국가시험을 관리하도록 한다.
- 국가시험관리기관의 장은 국가시험을 실시하려는 경우에는 미리 보건복지부장관의 승인을 받아 시험일시·시험장소·시험과목, 응시원서 제출기간, 그 밖에 시험 실시에 필요한 사항을 시험일 90일 전까지 공고하여야 한다. 다만, 시험장소는 지역별 응시인원이 확정된 후 시험일 30일 전까지 공고할 수 있다

답 2)

40 다음 중 치과기공소의 개설에 대한 설명으로 잘못된 것은?

1) 치과의사 또는 치과기공사만 개설할 수 있다.
2) 1개소의 치과기공소만을 개설할 수 있다.
3) 특별자치도지사·시장·군수·구청장에게 개설등록을 하여야 한다.
4) 개설자가 치과기공사인 경우에는 지도치과의사를 정하여야 한다.
5) 기공용 레이드는 1대 이상을 갖추어야 한다.

| 해설 | **제11조의 2(치과기공소의 개설등록 등), 규칙 제12조의 3(치과기공소의 개설 등록 등) 제1항, 규칙 제12조의 4(치과기공소의 시설 및 장비)**

- 치과기공소
  1) 치과기공소의 개설등록
     (1) 치과기공소를 개설할 수 있는 사람 : 치과의사, 치과기공사
     1개소의 치과기공소만을 개설할 수 있음
     (2) 치과기공소의 시설 및 장비(보건복지부령)
     기공용 레이드 1대 이상, 전산설계(CAD/CAM),삼차원(3D)프린터 또는 주조기 1대 이상, 기공용 모터 1대 이상, 기공용 컴프레셔 1대이상, 치과용 프레스 1대 이상, 전기로 1대 이상, 포설린로 1대 이상, 초음파 청소기 1대 이상, 서베이어 1대 이상, 진동기 1대 이상, 트리머 1대 이상, 샌드기 1대 이상, 진공 매몰기 1대 이상
  4) 지도치과의사 제도는 법이 개정되면서 삭제된 사항임

답 4)

41 안경업소를 개설하고자 할 때의 조치로 타당한 것은?

1) 시장·군수·구청장에게 개설 등록
2) 시·도지사의 허가
3) 시·도지사에게 개설 등록
4) 시·도지사에게 신고
5) 보건복지부장관의 허가

| 해설 | **제12조(안경업소의 개설등록 등)**

③ 안경업소를 개설하려는 사람은 보건복지부령으로 정하는 바에 따라 특별자치도지사·시장·군수·구청장에게 개설등록을 하여야 한다.

답 1)

42 안경사가 되고자 하는 자는 누구로부터 어떤 무엇을 받아야 하는가?

1) 시·도지사 — 면허
2) 보건복지부장관 — 자격인정
3) 시·도지사 — 자격
4) 보건복지부장관 — 면허
5) 도지사 — 자격인정

| 해설 | **제8조(면허의 등록 등)**

① 보건복지부장관은 의료기사등의 면허를 할 때에는 그 종류에 따르는 면허대장에 그 면허에 관한 사항을 등록하고 그 면허증을 발급하여야 한다.

답 4)

43 의료기사 국가시험의 실시는 누가 하는가?

1) 시·도지사
2) 국립보건연구원장
3) 교육인적자원부장관
4) 보건복지부장관
5) 의료기사협회장

| 해설 | **제6조(국가시험)**

① 국가시험은 대통령령으로 정하는 바에 따라 해마다 1회 이상 보건복지부장관이 실시한다.
② 보건복지부장관은 대통령령으로 정하는 바에 따라 「한국보건의료인국가시험원법」에 따른 한국보건의료인국가시험원으로 하여금 국가시험을 관리하게 할 수 있다.

답 4)

44 의료기사 등의 국가시험의 시험일시, 시험과목 등의 공고 시기는?

1) 시험일 90일 전까지
2) 시험일 40일 전까지
3) 시험일 30일 전까지
4) 시험일 20일 전까지
5) 시험일 120일 전까지

| 해설 | **제4조(국가시험의 시행과 공고) 제2항**

- 국가시험의 시행과 공고
  - 공고자 : 국가시험관리기관의 장
  - 승인자 : 보건복지부장관
  - 공고 사항 : 시험일시, 시험장소, 시험과목, 응시원서 제출기간, 그 밖에 시험 실시에 관하여 필요한 사항
  - 공고 기한 : 시험일 90일 전까지(시험장소는 응시인원이 확정된 후 시험일 30일 전까지)

답 1)

45 의료기사 등의 중앙회에 대하여 「의료기사 등에 관한 법률」에 규정되지 아니한 사항은 어떤 규정을 준용하는가?

1) [민법] 중 재단법인
2) [민법] 중 사단법인
3) [상법] 중 주식회사
4) [민법] 중 임의단체
5) [상법] 중 사단법인

| 해설 | **법 제16조(협회)**

③ 중앙회에 관하여 「의료기사 등에 관한 법률」에 규정되지 아니한 사항은 「민법」 중 사단법인에 관한 규정을 준용한다.

답 2)

46 의료기사등 국가시험의 출제방법, 과목별 배점비율, 그 밖에 시험 시행에 필요한 사항은 누가 정하는가?

1) 보건복지부장관
2) 특별시장 · 광역시장 · 도지사
3) 시장 · 군수 · 구청장
4) 국립보건원장
5) 국가시험관리기관

해설 **시행에 관한 사항 결정 등(시행규칙 제9조)**

② 국가시험의 출제방법, 과목별 배점비율, 그 밖에 시험 시행에 필요한 사항은 영 제4조 제1항에 따라 보건복지부장관이 지정 · 고시하는 관계 전문기관(이하 "국가시험관리기관"이라 한다)의 장이 정한다.

답 5)

47 의료기사 등은 그 실태와 취업상황을 누구에게 신고하여야 하는가?

1) 대통령
2) 보건복지부장관
3) 각 협회의 장
4) 보선소장
5) 시 · 도지사

해설 **제11조(실태 등의 신고)**

① 의료기사등은 대통령령으로 정하는 바에 따라 최초로 면허를 받은 후부터 3년마다 그 실태와 취업상황을 보건복지부장관에게 신고하여야 한다.
② 보건복지부장관은 제20조의 보수교육을 받지 아니한 의료기사등에 대하여 제1항에 따른 신고를 반려할 수 있다.

답 2)

48 다음 중 치과기공사 등의 준수사항을 설명으로 옳은 것은?

1) 치과기공사는 치과기공물제작 등 업무를 수행할 때 치과의사가 발행한 치과기공물제작의뢰서에 따라야 한다.
2) 치과의사가 발행하는 치과기공물제작의뢰서에 따르지 아니하고 치과기공물제작 등 업무를 한때에는 면허를 취소할 수 있다.
3) 치과의사가 발행한 치과기공물제작의뢰서에 따르지 아니하고 치과기공물제작 들 업무를 행한자는 3년 이하의 징역 또는 1천만원 이하의 벌금에 처한다.
4) 치과기공물제작 등 업무를 의뢰한 치과의사 및 치과기공소 개설자는 대통령령으로 정하는 바에 따라 치과기공물제작의뢰서를 보존하여야 한다.
5) 치과기공물제작 등 업무를 의뢰한 치과의사는 실제 기공물 제작 등이 치과기공물제작의뢰서에 따라 적합하게 이루어지고 있는지 여부를 확인할 수 있다.

해설 **법 제11조의 3(치과기공사 등의 준수사항), 법 제21조(면허의 취소 등) 제1항, 법 제30조(벌칙) 제1항**

• 치과기공사 등의 준수사항

1) 치과기공사 : 치과기공물제작 등 업무를 수행할 때 치과의사가 발행한 치과기공물 제작의뢰서에 따라야 함
   - 행정처분 : 치과의사가 발행하는 치과기공물제작의뢰서에 따르지 아니하고 치과기공물제작 등 업무를 한 때 : 면허취소사유
   - 벌칙 : 치과의사가 발행한 치과기공물제작의뢰서에 따르지 아니하고 치과기공물제작 등 업무를 행한 자 : 3년 이하의 징역 또는 3천만원 이하의 벌금
2) 치과기공물제작 등 업무를 의뢰한 치과의사 및 치과기공소 개설자 : 보건복지부령으로 정하는 바에 따라 치과기공물 제작의뢰서를 보존
   - 치과의사 및 치과기공소 개설자는 각자 2년 동안 보존
   - 행정처분 : 치과기공물제작의뢰서를 보존하지 아니한 때 : 자격정지사유
3) 치과기공물제작 등 업무를 의뢰한 치과의사 : 실제 기공물 제작등이 치과기공물제작의뢰서에 따라 적합하게 이루어지고 있는지 여부를 확인할 수 있음
   - 해당 치과기공소 개설자는 이에 따라야 함
   - 행정처분 : 치과의사가 치과기공물제작의뢰서에 따라 적합하게 이루어지고 있는지 여부를 확인시, 이에 따르지 아니한 치과기공소 개설자 : 자격정지사유

답 4)

49 안경업소의 개설자가 등록사항을 변경한 때에는 누구에게 신고해야 하는가?

1) 시·도지사
2) 시장·군수·구청장
3) 보건소장
4) 협회의 지방분회
5) 보건복지부장관

| 해설 | **규칙 제16조(폐업등의 신고)**

- 법 제13조에 따라 치과기공소 또는 안경업소의 폐업 또는 등록사항 변경 신고를 하려는 사람은 별지 제9호서식의 치과기공소·안경업소 폐업 또는 등록사항 변경 신고서에 개설등록증을 첨부하여 폐업하거나 등록사항을 변경한 날부터 14일 이내에 특별자치시장·특별자치도지사·시장·군수·구청장에게 제출하여야 한다.

답 2)

50 보건복지부장관의 의료기사 등의 국가시험에 외국의 면허를 받은 사람이 합격하면 면허증 발급을 신청한 경우 언제까지 이를 발급하여야 하는가?

1) 시험에 합격한 날부터 14일 이내
2) 시험에 합격한 날부터 한 달 이내
3) 면허증 발급을 신청받은 날부터 14일 이내
4) 면허증 발급을 신청받은 날부터 한 달 이내
5) 외국에서 면허를 받은 사실 등에 대한 조회가 끝난 날부터 14일 이내

| 해설 | **규칙 제12조(면허증의 발급)**

③ 면허증의 발급일
- 보건복지부장관은 면허증 발급신청을 받았을 때에는 그 신청인에게 면허증 발급을 신청받은 날부터 14일 이내에 종류에 따라 면허증을 발급
- 외국의 면허를 받은 사람의 경우에는 외국에서 면허를 사실 등에 대한 조회가 끝난날부터 14일 이내에 발급

답 5)

51 의료기사등은 그 실태와 취업상황을 누구에게 신고하여야 하는가?

1) 보건복지부장관
2) 특별시장·광역시장·도지사
3) 시장·군수·구청장
4) 국립보건원장
5) 대통령

| 해설 | **실태 등의 신고(법 제11조)**

- 의료기사등은 대통령령이 정하는 바에 따라 최초로 면허 받은 후부터 3년마다 그 실태와 취업사항을 보건복지부장관에게 신고하여야 한다.

답 1)

52 의료기사 등에 대한 보수교육은 연간 몇 시간 이상인가?

1) 5시간
2) 6시간
3) 8시간
4) 10시간
5) 12시간

| 해설 | **제11조(보수교육)**

① 법 제20조제1항에 따른 보수교육(이하 "보수교육"이라 한다)의 시간·방법 및 내용은 다음 각 호의 구분에 따른다. <개정 2018. 12. 18.>
1. 보수교육의 시간 : 매년 8시간 이상

답 3)

53 의료기사 등의 보수교육에 관하여 잘못 설명한 것은?

1) 시간은 연간 8시간 이상이다.
2) 보수교육 실시에 관하여 필요한 사항은 실시 단체의 장이 정한다.
3) 매년 1회 이상 실시한다.
4) 군복무자도 교육을 받아야 한다.
5) 관계서류의 보존은 3년이다.

| 해설 | **규칙 제18조(보수교육)**

② 보건복지부장관은 다음 각 호의 어느 하나에 해당하는 사람에 대해서는 해당 연도의 보수교육을 면제할 수 있다
1. 대학원 및 의학전문대학원·치의학전문대학원에서 해당 의료기사등의 면허에 상응하는 보건의료에 관한 학문을 전공하고 있는 사람
2. 군 복무 중인 사람(군에서 해당 업무에 종사하는 의료기사등은 제외한다)
3. 해당 연도에 법 제4조에 따라 의료기사등의 신규 면허를 받은 사람
4. 보건복지부장관이 해당 연도에 보수교육을 받을 필요가 없다고 인정하는 요건을 갖춘 사람

답 4)

54 의료기사의 보수교육을 실시하게 할 수 있는 사람은?

1) 질병관리본부장
2) 보건복지부장관
3) 시·도지사
4) 해당 의료기사협회장
5) 국가시험관리기관의 장

| 해설 | **제20조(보수교육)**

• 보건기관·의료기관·치과기공소·안경업소 등에서 각각 그 업무에 종사하는 의료기사등(1년 이상 그 업무에 종사하지 아니하다가 다시 업무에 종사하려는 의료기사등을 포함한다)은 보건복지부령으로 정하는 바에 따라 보수(補修)교육을 받아야 한다.
• 보수교육의 시간·방법·내용 등에 필요한 사항은 대통령령으로 정한다.

답 2)

55 보수교육 관계서류는 몇 년간 보존하여야 하는가?

1) 3년
2) 5년
3) 10년
4) 15년
5) 영구보존

| 해설 | **규칙 제21조(보수교육 관계 서류의 보존)**

• 보수교육실시기관의 장은 다음 각 호의 서류를 3년 동안 보존하여야 한다.

답 1)

56 다음 중 의료기사 등의 면허 정지 기간으로 옳은 것은?

1) 3월 이내
2) 6월 이내
3) 9월 이내
4) 1년 이내
5) 2년 이내

| 해설 | **제22조(자격의 정지)**

① 보건복지부장관은 의료기사등이 다음 각 호의 어느 하나에 해당하는 경우에는 6개월 이내의 기간을 정하여 그 면허자격을 정지시킬 수 있다.

답 2)

57 의료기사 등이 면허증의 재교부 신청을 하였을 때 이에 갈음할 수 있는 증서는?

1) 접수증
2) 증명서
3) 인정서
4) 합격증
5) 면허증

| 해설 | **규칙 제23조(면허증을 갈음하는 증서)**

- 의료기사등이 제22조제1항에 따라 면허증의 재발급을 신청한 경우에는 면허증을 재발급받을 때까지 그 신청서에 대한 보건복지부장관의 접수증으로 면허증을 갈음할 수 있다.

답 1)

58 다음 중 의료기사 등의 품위손상행위로 옳지 않는 것은?

1) 의료기사 등의 업무범위를 일탈하는 행위
2) 안경사가 의사의 지도에 의하지 아니하고 업무를 하는 행위
3) 검사결과를 사실과 다르게 판시하는 행위
4) 치과의사의 치과기공물제작의뢰에 의하지 아니하고 치과기공사의 업무를 하는 행위
5) 학문적으로 인정되지 아니하는 방법으로 업무를 하는 행위

| 해설 | **시행령 제13조(의료기사등의 품위손상행위의 범위)**

- 법 제22조제1항제1호에 따른 품위손상행위의 범위는 다음 각 호와 같다.
  1. 제2조에 따른 의료기사등의 업무 범위를 벗어나는 행위
  2. 의사나 치과의사의 지도를 받지 아니하고 제2조의 업무를 하는 행위(보건의료정보관리사와 안경사의 경우는 제외한다)
  3. 학문적으로 인정되지 아니하거나 윤리적으로 허용되지 아니하는 방법으로 업무를 하는 행위
  4. 검사 결과를 사실과 다르게 판시하는 행위

답 2)

59 면허증을 재교부 받은 후 분실된 면허증이 발견되었을 때는?

1) 지체 없이 보건복지부장관에게 반환
2) 두 개를 같이 사용
3) 두 개의 면허증 중에서 한 개를 사용
4) 분실된 면허증을 없앰
5) 새로운 면허증을 반납

| 해설 |

- 의료기사등이 제1항에 따라 면허증을 재발급받은 후 분실된 면허증을 발견하였을 때에는 지체 없이 그 면허증을 보건복지부장관에게 반납하여야 한다.

답 1)

60 의료기사의 벌칙 중 상대방의 고소가 있어야 죄가 성립되는 것은?

1) 면허증의 대여
2) 비밀누설 행위
3) 무면허자의 취업
4) 업무에 관한 광고행위
5) 의료기사와 유사한 명칭사용시

| 해설 | **제30조(벌칙)**

- 제19조(비밀 누설 금지)를 위반한 자에 대한 공소는 고소가 있어야 한다.

답 2)

61 의료기사가 면허증을 대여했을 때 벌칙규정은?

1) 3년 이상의 징역 또는 3,000만원 이하의 벌금
2) 1년 이상의 징역 또는 1,000만원 이하의 벌금
3) 500만원 이하의 벌금
4) 300만원 이하의 벌금
5) 100만원 이하의 과태료

| 해설 | **제30조(벌칙)**

① 다음 각 호의 어느 하나에 해당하는 사람은 3년 이하의 징역 또는 3천만원 이하의 벌금에 처한다.
1. 의료기사등의 면허 없이 의료기사등의 업무를 한 사람
2. 타인에게 의료기사등의 면허증을 빌려 준 사람
2의2. 면허를 대여받거나 면허 대여를 알선한 사람
3. 업무상 알게 된 비밀을 누설한 사람
4. 치과기공사의 면허 없이 치과기공소를 개설한 자. 다만, 제11조의2제1항에 따라 개설등록을 한 치과의사는 제외한다.
5. 치과의사가 발행한 치과기공물제작의뢰서에 따르지 아니하고 치과기공물제작등 업무를 행한 자
6. 안경사의 면허 없이 안경업소를 개설한 사람

답 1)

62 의료기사 면허없이 의료기사 업무를 행했을 때의 벌칙규칙은?

1) 1년 이하의 징역 또는 1,000만원 이하의 벌금
2) 500만원 이하의 벌금
3) 3년 이하의 징역 또는 3,000만원 이하의 벌금
4) 300만원 이하의 벌금
5) 100만원 이하의 과태료

| 해설 | **제30조(벌칙)**

① 다음 각 호의 어느 하나에 해당하는 사람은 3년 이하의 징역 또는 3천만원 이하의 벌금에 처한다.
1. 제9조제1항 본문을 위반하여 의료기사등의 면허 없이 의료기사등의 업무를 한 사람

답 3)

EXPLANATION

의료기사 등에 관한 법률

1. 목적

- 의료기사, 보건의료정보관리사, 안경사의 자격·면허 등에 관하여 필요한 사항을 정함
- 국민의 보건 및 의료 향상에 이바지함

1) 의료기사 등의 정의
  (1) 의료기사 : 의사 또는 치과의사의 지도 아래 진료나 의화학적 검사에 종사하는 사람
  (2) 보건의료정보관리사 : 의료 및 보건지도 등에 관한 기록 및 정보의 분류·확인·유지·관리를 주된 업무로 하는 사람
  (3) 안경사
    ① 안경(시력보정용에 한정)의 조제 및 판매
    ② 콘택트렌즈(시력보정용이 아닌 경우를 포함)의 판매를 주된 업무로 하는 사람

2. 의료기사의 종류

임상병리사, 방사선사, 물리치료사, 작업치료사, 치과기공사, 치과위생사(6종류)

1) 임상병리사 : 각종 화학적 또는 생리학적 검사
2) 방사선사 : 방사선 등의 취급 또는 검사 및 방사선 등 관련 기기의 취급 또는 관리
3) 물리치료사 : 신체의 교정 및 재활을 위한 물리요법적 치료
4) 작업치료사 : 신체적·정신적 기능장애를 회복시키기 위한 작업요법적 치료
5) 치과기공사 : 보철물의 제작, 수리 또는 가공
6) 치과위생사 : 치아 및 구강질환의 예방과 위생 관리 등

3. 의료기사 등의 업무 범위와 한계

- 의료기사 등(8종류)의 구체적인 업무의 범위와 한계는 대통령령으로 정함
- 의료기사(6종류)는 의사와 치과의사의 지도를 받아 규정 업무를 수행함

1) 임상병리사
  가. 기생충학·미생물학·법의학·병리학·생화학·세포병리학·수혈의학 ·요화학(尿化學)·혈액학·혈청학 분야, **방사성동위원소를 사용한 검사물 분야 및 기초대사**·뇌파· 심전도·심폐기능 등 생리기능 분야의 화학적·생리학적 검사에 관한 다음의 구분에 따른 업무
    1) 검사물 등의 채취·검사
    2) 검사용 시약의 조제
    3) 기계·기구·시약 등의 보관·관리·사용
    4) 혈액의 채혈·제제·제조·조작·보존·공급
  나. 그 밖의 화학적·생리학적 검사

2) 방사선사
   가. 방사선 등의 취급·검사 및 방사선 등 관련 기기의 취급·관리에 관한 다음의 구분에 따른 업무
      1) 방사선기기와 부속 기자재의 선택·관리
      2) 방사성동위원소를 이용한 핵의학적 검사
      3) 의료영상진단기와 초음파진단기의 취급
      4) 전리방사선(電離放射線, 물질을 통과할 때에 이온화를 일으키는 방사선)·비전리방사선의 취급
   나. 그 밖에 방사선 등의 취급·검사 및 방사선 등 관련 기기의 취급·관리에 관한 업무
3) 물리치료사
   가. 신체의 교정 및 재활을 위한 물리요법적 치료에 관한 다음의 구분에 따른 업무
      1) 물리요법적 기능훈련·재활훈련
      2) 기계·기구를 이용한 물리요법적 치료
      3) 도수치료 : 기구나 약물을 사용하지 않고 손으로 하는 치료
      4) 도수근력(손근력)·관절가동범위 검사
      5) 마사지
      6) 물리요법적 치료에 필요한 기기·약품의 사용·관리
      7) 신체 교정운동
      8) 온열·전기·광선·수(水)치료
      9) 물리요법적 교육
   나. 그 밖에 신체의 교정 및 재활을 위한 물리요법적 치료에 관한 업무
4) 작업치료사
   가. 신체적·정신적 기능장애를 회복시키기 위한 작업요법적 치료에 관한 다음의 구분에 따른 업무
      1) 감각·지각·활동 훈련
      2) 삼킴장애 재활치료
      3) 인지 재활치료
      4) 일상생활 훈련 : 일상생활에서 사용하는 물체나 기구를 활용한 훈련
      5) 운전 재활훈련
      6) 직업 재활훈련
      7) 작업수행능력 분석·평가
      8) 작업요법적 치료에 필요한 기기의 사용·관리
      9) 팔보조기 제작 및 팔보조기를 사용한 훈련
      10) 작업요법적 교육
   나. 그 밖에 신체적·정신적 기능장애를 회복시키기 위한 작업요법적 훈련·치료에 관한 업무
5) 치과기공사
   가. 치과의사의 진료에 필요한 다음의 구분에 따른 치과기공물을 전산설계(CAD/CAM), 삼차원(3D)프린터 또는 주조기 등을 이용해 디자인, 제작, 수리 또는 가공하는 업무
      1) 교정장치·충전물(充塡物)·작업 모형

2) 보철물
3) 임플란트 맞춤 지대주(支臺柱, 인공치관과 인공치근을 연결하는 구조물) · 상부구조

나. 그 밖에 치과의사의 진료에 필요한 치과기공물의 디자인, 제작, 수리 또는 가공에 관한 업무

6) 치과위생사

가. 치아 및 구강질환의 예방과 위생 관리 등에 관한 다음의 구분에 따른 업무
1) 교정용 호선(弧線 : 둥근 형태의 교정용 줄)의 장착·제거
2) 불소 바르기
3) 보건기관 또는 의료기관에서 수행하는 구내 진단용 방사선 촬영
4) 임시 충전
5) 임시 부착물의 장착
6) 부착물의 제거
7) 치석 등 침착물(沈着物)의 제거
8) 치아 본뜨기

나. 그 밖에 치아 및 구강질환의 예방과 위생 관리 등에 관한 업무

7) 보건의료정보관리사

가. 의료기관에서의 의료 및 보건지도 등에 관한 기록 및 정보의 분류·확인·유지·관리에 관한 다음의 구분에 따른 업무
1) 보건의료정보의 분석
2) 보건의료정보의 전사(轉寫)
3) 암 등록
4) 진료통계 관리
5) 질병·사인(死因)·의료행위의 분류

나. 그 밖에 의료기관에서의 의료 및 보건지도 등에 관한 기록 및 정보의 분류·확인·유지·관리에 관한 업무

8) 안경사

가. 안경(시력보정용으로 한정한다. 이하 같다)의 조제(調製) 및 판매와 콘텍트랜즈(시력보정용이 아닌 것을 포함한다. 이하 같다.)의 판매에 관한 다음의 구분에 따른 업무
1) 안경의 조제 및 판매. 다만, 6세 이하의 아동을 위한 안경은 의사의 처방에 따라 조제·판매해야 한다.
2) 콘텍트렌즈의 판매. 다만, 6세 이하의 아동을 위한 안경은 의사의 처방에 따라 조제·판매해야 한다.
3) 안경·콘텍트랜즈의 도수를 조정하기 위한 목적으로 수행하는 타각적(주관적) 굴절검사로서 약제를 사용하지 않는 검사
4) 안경·콘택트랜즈의 도수를 조정하기 위한 목적으로 수행한는 타각적(객관적) 굴절검사로서 약제를 사용하지 않는 검사 중 자동굴절검사기기를 이용한 검사

나. 그 밖에 안경의 조제 및 판매와 콘택트랜즈의 판매에 관한 업무

4. 면허

1) 의료기사 등이 되고자하는 자는 다음 각 호의 어느 하나에 해당하는 사람으로서 의료기사 국가시험에 합격한 후보건복지부장관의 면허를 받음
   (1) 「고등교육법」 제2조에 따른 대학·산업대학·전문대학(이하 "대학등"이라 한다)에서 취득하려는 면허에 상응하는 보건의료에 관한 학문을 전공하고 졸업한 사람. 다만, 보건의료정보관리사의 경우 「고등교육법」 제11조의2에 따른 인정기관(이하 "인정기관"이라 한다)의 보건의료정보관리사 교육과정 인증을 받은 대학등에서 보건의료정보 관련 학문을 전공하고 보건복지부령으로 정하는 교과목을 이수하여 졸업한 사람이어야 한다.
   (2) 외국의 제1호에 해당하는 학교(보건복지부장관이 정하여 고시하는 인정기준에 해당하는 학교를 말한다)와 같은 수준 이상의 교육과정을 이수하고 외국의 해당 의료기사등의 면허를 받은 사람
2) 다음 각 호의 구분에 따른 사람으로서 6개월 이내에 졸업할 것으로 예정된 사람은 제1항제1에 해당하는 사람으로 본다. 다만, 그 졸업예정시기에 졸업하여야 면허를 받을 수 있다.
   (1) 의료기사·안경사 : 대학등에서 취득하려는 면허에 상응하는 보건의료에 관한 학문을 전공한 사람
   (2) 보건의료정보관리사 : 인정기관의 보건의료정보관리사 교육과정 인증을 받은 대학등에서 보건의료정보 관련 학문을 전공하고 보건복지부령으로 정하는 교과목을 이수한 사람
3) 제1항제1호 단서에도 불구하고 다음 각 호의 어느 하나에 해당하는 경우에는 보건의료정보관리사 국가시험 응시자격을 갖춘 것으로 본다.
   (1) 입학 당시 인정기관의 인증을 받은 대학등에 입학한 사람으로서 그 대학등에서 보건의료정보 관련 학문을 전공하고 보건복지부령으로 정하는 교과목을 이수하여 졸업하였으나 졸업 당시 해당 대학등이 인정기관의 인증을 받지 못한 경우
   (2) 대학 등이 인정기관의 인증을 처음 신청한 날부터 그 인증신청의 결과가 나오기 전까지의 기간 동안 해당 대학등에 입학한 사람이 그 대학등에서 보건의료정보 관련 학문을 전공하고 보건복지부령으로 정하는 교과목을 이수하여 졸업한 경우
4) 면허증의 발급
   (1) 의료기사 등의 면허증 발급을 신청하려는 사람은 의료기사등 발급신청서에 따라 서류를 첨부하여 국가시험관리기관을 거쳐 보건복지부장관에게 제출
   (2) 14일 이내에 신청자에게 해당종별 면허증 발급
      ① 졸업증명서 또는 이수증명서(외국 의료기사 면허를 받은 자는 졸업증명서 또는 이수증명서 및 해당 면허증 사본)
      ② 결격사유에 해당하지 아니함을 증명하는 의사의 진단서
      ③ 사진 1장(국가시험 응시원서와 동일)

5. 결격사유

다음 결격사유에 해당하는 사람에 대하여는 의료기사 등의 면허를 하지 아니함

1) 정신건강증진 및 정신질환자 복지서비스 지원에 관한 법률에 따른 정신질환자(전문의가 의료기사 등으로서 적합하다고 인정하는 사람은 예외)
2) 마약류 중독자
3) 피성년후견인, 피한정후견인
4) 이 법 또는 형법 중 제234조, 제269조, 제270조제2항부터 제4항까지, 제317조제1항, 「보건범죄 단속에 관한 특별조치법」, 「지역보건법」, 「국민건강증진법」, 「후천성면역결핍증 예방법」, 「의료법」, 「응급의료에 관한 법률」, 「시체해부 및 보존에 관한 법률」, 「혈액관리법」, 「마약류 관리에 관한 법률」, 「모자보건법」 또는 「국민건강보험법」을 위반하여 금고 이상의 실형을 선고받고 그 집행이 끝나지 아니하거나 면제되지 아니한 사람

6. 국가시험

- 대통령령으로 해마다 1회 이상 보건복지부장관이 실시
- 보건복지부장관은 대통령령으로 정하는 바에 따라 한국보건의료인국가시험원으로 하여금 국가시험을 관리

1) 국가시험의 범위
   (1) 국가시험은 의료기사 등(8종)의 종류 및 보건의료 관계 법규에 대하여 의료기사 등이 갖추어야 할 지식과 기능에 관하여 실시
   (2) 국가시험은 필기시험과 실기시험으로 구분하여 실시
      ① 실기시험은 필기시험 합격자에 대해서만 실시
      ② 보건복지부장관이 인정하는 경우 필기시험과 실기시험을 병합 실시
   (3) 필기시험과목, 실기시험의 범위 및 합격자 결정, 그 밖에 필요한 사항은 보건복지부령으로 정함
2) 국가시험의 시행과 공고
   (1) 보건복지부장관은 한국보건의료인국가시험원(국가시험관리기관)으로 하여금 국가시험을 관리하도록 한다.
   (2) 국가시험관리기관의 장은 국가시험을 실시하는 경우 보건복지부장관의 승인을 받아 시험일시 · 시험장소 · 시험과목, 응시원서 제출기간, 그 밖에 시험 실시에 필요한 사항을 시험일 90일까지 공고(시험장소는 지역별 응시인원 확정 후 시험일 30일전까지 공고)
3) 시험위원
   - 국가시험관리기관의 장은 국가시험 실시할 때마다 시험과목별 전문지식을 갖춘 사람 중에서 시험위원을 위촉
4) 국가시험의 응시
   - 국가시험의 응시자는 국가시험관리기관의 장이 정하는 응시원서를 국가시험관리기관의 장에게 제출
5) 합격자 결정
   (1) 국가시험의 합격자는 필기시험은 각 과목 만점의 40퍼센트 이상 및 전 과목 총점의 60퍼센트

이상 득점한 자, 실기시험은 만점의 60퍼센트 이상 득점한 자

(2) 국가시험의 출제방법, 과목별 배점비율, 그 밖에 시험 시행에 필요한 사항은 보건복지부장관이 지정·고시하는 관계전문기관(국가시험관리기관)이 정함

6) 수수료

(1) 국가시험에 응시자는 국가시험관리기관의 장이 보건복지부장관의 승인을 받아 결정한 수수료를 현금, 전자화폐, 전자결재 방법으로 냄

(2) 면허증의 재발급 신청 시 수수료를 수입인지, 전자화폐, 전자결제 등의 방법으로 냄

① 면허증 재발급 수수료 : 2천원

② 면허사항에 관한 증명 수수료 : 500원

7. 응시자격의 제한

1) 결격사유에 해당하는 자

2) 부정한 방법으로 국가시험에 응시한 사람 또는 국가시험에 관하여 부정행위를 한 사람

- 그 시험을 정지시키거나 합격을 무효로 함

3) 보건복지부장관은 시험정지나 합격이 무효가 된 자에 대하여 처분의 사유와 위반정도 등을 고려해 보건복지부령에 따라 국가시험 응시를 3회의 범위에서 제한

8. 면허의 등록 등

1) 보건복지부장관은 의료기사 등의 면허발급 시 그 종류에 따른 면허대장에 면허사항을 등록하고 면허증 발급

2) 면허의 등록과 면허증에 관하여 필요한 사항은 보건복지부령으로 정함

9. 무면허자의 업무금지 등

1) 의료기사 등이 아니면 의료기사 등의 업무를 못함

- 다만, 실습 중에 있는 자는 무면허자라도 예외 대상임

2) 의료기사 등이 아니면 의료기사 등의 명칭 또는 유사명칭 사용 못함

3) 의료기사 등은 면허증을 타인에게 빌려주지 못함

4) 누구든지 면허증을 대여받아서는 안되며 면허 대여를 알선하여서도 안됨

10. 비밀누설의 금지

의료기사 등은 이 법 또는 다른 법령에 특별히 규정된 경우를 제외하고는 업무상 알게 된 비밀을 누설하지 못함(3년 이하의 징역 또는 1천만원 이하의 벌금, 친고죄 적용)

11. 실태 등의 신고

- 의료기사 등은 대통령령으로 정하는 바에 따라 최초로 면허를 받은 후로부터 3년마다 그 실태와 취업상황을 보건복지부장관에게 신고

- 의료기사등은 법 제11조제1항에 따라 그 실태와 취업상황을 제7조에 따른 면허증을 발급받은 날부터 매 3년이 되는 해의 12월 31일까지 보건복지부령으로 정하는 바에 따라 보건복지부장관에게 신고하여야 한다. 다만, 다음 각 호의 어느 하나에 해당하는 경우에는 그 구분에 따른 날부터 매 3년이 되는 해의 12월 31일까지 신고하여야 함
  1. 법 제21조에 따라 면허가 취소된 후 면허증을 재발급받은 경우 : 면허증을 재발급받은 날
  2. 법률 제11102호 의료기사 등에 관한 법률 일부개정법률 부칙 제3조제1항에 따라 신고를 한 경우 : 신고를 한 날

1) 치과기공소의 개설등록 등
   (1) 치과의사 또는 치과기공사가 아니면 치과기공소를 개설 못함
   (2) 치과의사 또는 치과기공사는 1개소의 치과기공소만 개설
   (3) 치과기공소를 개설하려는 자는 특별자치시장·특별자치도지사·시장·군수·구청장(자치구의 구청장)에게 개설등록(보건복지부령)
   (4) 치과기공소를 개설하고자 하는 자는 시설 및 장비를 갖추어야 함(보건복지부령)

2) 치과기공사 등의 준수사항
   (1) 치과기공사는 치과기공물제작 업무 수행 시 치과의사가 발행한 치과기공물제작의뢰서에 따름
   (2) 치과기공물 제작 업무를 의뢰한 치과의사 및 치과기공소 개설자는 보건복지부령으로 정하는 바에 따라 치과기공물제작의뢰서를 보존해야 함
   (3) 치과기공물 제작 등을 의뢰한 치과의사는 실제 기공물 제작에 관해 치과기공물제작의뢰서에 따라 적합하게 이루어지고 있는지 여부를 확인할 수 있으며 해당 치과기공소 개설자는 이에 따라야 함

12. 안경업소의 개설등록 등

1) 안경사가 아니면 안경 조제, 안경 및 콘택트렌즈의 판매업소를 개설할 수 없음
2) 안경사는 1개의 안경업소만을 개설
3) 안경업소 개설하려는 사람은 보건복지부령으로 정하는 바에 따라 특별자치시장·특별자치도지사·시장·군수·구청장에게 개설등록하여야 함
4) 안경업소를 개설하려는 사람은 보건복지부령으로 정하는 바에 따라 시설 및 장비를 갖추어야 함
5) 누구든지 안경 및 콘택트렌즈를 전자상거래 및 통신판매의 방법으로 판매하여서는 안됨
   (1) 「전자상거래 등에서의 소비자보호에 관한 법률」 제2조에 따른 전자상거래 및 통신판매의 방법
   (2) 판매자의 사이버몰(컴퓨터 등과 정보통신설비를 이용하여 재화 등을 거래할 수 있도록 설정된 가상의 영업장을 말한다) 등으로부터 구매 또는 배송을 대행하는 등 보건복지부령으로 정하는 방법
6) 안경사는 안경 및 콘택트렌즈를 안경업소에서만 판매
7) 안경사는 콘택트렌즈를 판매하는 경우 사용방법과 부작용에 관한 정보를 제공해야 함

13. 폐업 등의 신고

1) 치과기공소 또는 안경업소 개설자는 폐업 또는 등록사항을 변경 시 지체없이 특별자치시장·특별자치도지사·시장·군수·구청장에게 신고하여야 함
2) 폐업 또는 등록사항 변경 신고하려는 자는 등록사항을 변경한 날부터 14일 이내에 특별자치시장·특별자치도지사·시장·군수·구청장에게 제출하여야 함

14. 과장광고 등의 금지

- 치과기공소 또는 안경업소는 해당업무에 관하여 거짓광고 또는 과대광고 못함
- 누구든지 영리를 목적으로 특정 치과기공소·안경업소 또는 치과기공사·안경사에게 고객을 알선·소개 또는 유인해서는 안 됨
- 제1항 및 제2항에 따른 과장광고 등의 금지와 관련하여 필요한 사항은 「표시·광고의 공정화에 관한 법률」 및 「독점규제 및 공정거래에 관한 법률」에서 정하는 바에 따른다.

1) 민감정보 및 고유식별정보의 처리
   - 보건복지부장관, 특별자치시장, 특별자치도지사, 시장, 군수, 자치구의 구청장, 국가시험관리기관은 사무수행을 위해 개인정보 보호법에 따라 범죄경력 자료에 해당하는 정보에 따른 주민등록번호 또는 외국인등록번호가 포함된 자료를 처리할 수 있음

   (1) 국가시험 관리
   (2) 국가시험 응시자격 확인
   (3) 의료기사 등의 면허등록과 면허증 발급
   (4) 치과기공소의 개설등록
   (5) 안경업소의 개설등록
   (6) 치과기공소 및 안경업소의 폐업 및 등록사항 변경 신고
   (7) 면허취소, 자격정지, 시정명령, 개설등록취소, 청문에 따른 행정처분 등
   (8) 안경업소 개설등록에 따른 면허증 재발급

15. 보고와 검사

1) 특별자치시장·특별자치도지사·시장·군수·구청장은 치과기공소 또는 안경업소 개설자에게 지도·감독에 필요한 범위에서 소속 공무원이 업무상황, 시설 등을 검사하게 할 수 있음
2) 소속 공무원은 그 권한을 나타내는 증표 및 조사기간, 조사범위, 조사담당자 및 관계 법령 등 보건복지부령으로 정하는 사항이 기재된 서류를 지니고 이를 관계인에게 보여주어야함

16. 중앙회

1) 의료기사 등은 대통령령으로 정하는 바에 따라 면허 종류별 전국적 조직을 가지는 단체(중앙회)를 설립하여야 함
2) 중앙회는 법인으로 함
3) 중앙회에 관하여 이 법에 규정되지 아니한 사항은 「민법」 중 사단법인에 관한 규정을 준용함

4) 중앙회는 대통령령으로 정하는 바에 따라 특별시·광역시·도 및 특별자치도에 지부를 설치하여야 하며, 시·군·구(자치구를 말한다)에 분회를 설치할 수 있다. 다만, 그 외의 지부나 외국에 지부를 설치하려면 보건복지부장관의 승인을 받아야 함
5) 중앙회가 지부나 분회를 설치한 때에는 그 지부나 분회의 책임자는 지체 없이 특별시장·광역시장·도지사·특별자치도지사 또는 시장·군수·구청장에게 신고하여야 함
6) 각 중앙회는 제22조의2에 따른 자격정지 처분 요구에 관한 사항을 심의·의결하기 위하여 윤리위원회를 둠
7) 제6항에 따른 윤리위원회의 구성, 운영 등에 필요한 사항은 대통령령으로 정함

17. 보수교육

1) 보건기관, 의료기관, 치과기공소, 안경업소 등에서 종사하는 의료기사 등(1년 이상 그 업무에 종사하지 아니하다가 다시 업무에 종사하려는 의료기사등을 포함)은 보건복지부령으로 정하는 바에 따라 보수교육을 받아야 함
   - 보수교육의 시간·방법·내용 등에 필요한 사항은 대통령령으로 정한다.
2) 보수교육 위탁기관(해당 의료기사 등)
   - 보건복지부장관은 교육능력을 갖춘 기관에 위탁

   (1) 면허에 관련된 학과가 개설된 전문대학 이상의 학교
   (2) 중앙회
   (3) 해당 의료기사 업무와 관련된 연구기관
3) 보건복지부장관은 보수교육을 위탁한 때에는 수탁기관 및 위탁 내용을 고시하여야 함
4) 보건복지부장관은 보수교육시간을 연간 8시간 이상으로 함
5) 보수교육 면제자
   1. 대학원 및 의학전문대학원·치의학전문대학원에서 해당 의료기사등의 면허에 상응하는 보건의료에 관한 학문을 전공하고 있는 사람
   2. 군 복무 중인 사람(군에서 해당 업무에 종사하는 의료기사등은 제외한다)
   3. 해당 연도에 법 제4조에 따라 의료기사등의 신규 면허를 받은 사람
   4. 보건복지부장관이 해당 연도에 보수교육을 받을 필요가 없다고 인정하는 요건을 갖춘 사람
6) 보수교육 유예자
   1. 해당 연도에 보건기관·의료기관·치과기공소 또는 안경업소 등에서 그 업무에 종사하지 않은 기간이 6개월 이상인 사람
   2. 보건복지부장관이 해당 연도에 보수교육을 받기가 어렵다고 인정하는 요건을 갖춘 사람
7) 보건기관·의료기관·치과기공소 또는 안경업소 등에서 그 업무에 종사하지 않다가 다시 그 업무에 종사하려는 사람은 보수교육이 유예된 연도(보수교육이 2년 이상 유예된 경우에는 마지막 연도를 말한다)의 다음 연도에 다음 각 목의 구분에 따른 보수교육을 받아야 한다.
   가. 보수교육이 1년 유예된 경우 : 12시간 이상
   나. 보수교육이 2년 유예된 경우 : 16시간 이상
   다. 보수교육이 3년 이상 유예된 경우 : 20시간 이상

6) 보수교육을 면제받거나 유예받으려는 사람 면제·유예신청서를 첨부해 보수교육기관의 장에게 제출
7) 보수교육 위탁기관
   • 교육대상, 교과과정, 실시방법, 교육받는 사람의 경비부담액 및 보수교육 이수 인정기준 등 보수교육 운영에 필요한 사항이 포함되어 있는 보수교육계획서를 보건복지부장관에게 제출하여야 함

18. 면허취소 사유(보건복지부장관)

1) 결격사유 시
2) 타인에게 의료기사 등 면허증을 빌려 준 경우
3) 치과의사가 발행한 치과기공물제작의뢰서에 따르지 않고 업무(1년 이내 재발급 못함)
4) 면허자격정지기간에 의료기사 등의 업무를 하거나 3회 이상 면허자격정지처분을 받은 경우(1년 이내 재발급 못함)
   • 면허취소 후 그 원인 사유가 소멸되는 등 대통령령으로 정하는 사유가 있다고 인정될 때에는 보건복지부장관은 면허를 재발급할 수 있음

19. 면허증 재발급

1) 결격사유 중 정신질환자, 마약중독자, 피성년후견인, 피한정후견인 사유 : 취소원인 소멸 시
2) 결격사유 중 이 법 또는 형법 등에 의해 금고 이상의 실형을 선고받고 그 집행이 끝나지 아니하거나 면제되지 아니한 자 : 해당형의 집행이 끝나거나 면제 후 1년이 지난 자로 뉘우치는 빛이 뚜렷할 때
3) 면허대여 또는 면허자격정지기간 중 업무하거나, 3회 이상 면허자격정지처분을 받은 자 : 면허취소 후 1년이 지난 자로 뉘우치는 빛이 뚜렷할 때
4) 치과의사가 발행한 치과기공물의뢰서에 따르지 않고 업무한 자 : 면허취소 후 6개월이 지나고 뉘우치는 빛이 뚜렷할 때

20. 면허증 재발급 신청

1) 의료기사 등이 면허증을 분실, 훼손, 기재사항 변경 시 재발급 신청
2) 면허증 재발급 신청서에 서류, 자료를 첨부하여 보건복지부장관에게 제출
   (1) 면허증(면허증을 분실한 경우에는 그 사유설명서)
   (2) 사진 1장
   (3) 변경사실을 증명할 수 있는 서류(기재사항 변경시만 해당)
3) 면허취소처분 사유의 소멸로 면허증 재발급 시
   (1) 사진 1장
   (2) 면허취소 원인이 된 사유가 소멸했음을 증명할 서류(결격사유 중 : 정신질환자, 마약류 중독자, 피성년후견인, 피한정후견인)
   (3) 뉘우치는 빛이 뚜렷하다고 인정될 수 있는 서류(결격사유 중 이법 또는 형법 등에 의한 금고 이상의 실형을 선고받고 그 집행이 종료되지 아니한 자, 면허취소사유)

21. 면허증 갈음증서

면허증 재발급 신청후 재발급받을 때까지 신청서에 대한 보건복지부장관의 접수증으로 면허증을 갈음

22. 자격정지 사유

의료기사 등 6개월 이내 기간을 정하여 면허자격을 정지

- 품위를 현저히 손상시키는 행위
- 치과기공소 또는 안경업소의 개설자가 될 수 없는 자에게 고용되어 치과기공사 또는 안경사의 업무 시
- 등록한 치과기공소가 아닌 곳에서 치과기공사의 업무 시
- 개설등록을 하지 않고 치과기공소를 개설·운영한 때
- 치과기공물 제작의뢰서를 보존하지 아니한 때
- 치과기공물 제작의뢰서에 따르지 않고, 보존하지 않거나, 의뢰서에 적합하게 이루어지지 않았을 시
- 이 법에 따른 명령 위반 시 : 보건복지부장관은 의료기사 등이 제11조(실태등의 신고)에 따른 신고를 하지 아니한 때에는 신고할 때까지 면허의 효력을 정지할 수 있다.[시행일 2014.11.23] 제22조 제3항
- 제1항에 따른 자격정지처분은 그 사유가 발생한 날부터 5년이 지나면 하지 못한다. 다만, 그 사유에 대하여 「형사소송법」 제246조에 따른 공소가 제기된 경우에는 공소가 제기된 날부터 해당 사건의 재판이 확정된 날까지의 기간은 시효기간에 산입하지 아니한다.

1) 품위손상행위의 범위(대통령령)
   (1) 의료기사 등 업무범위를 벗어나는 행위
   (2) 의사나 치과의사의 지도를 받지 아니하고 업무 행위 시(보건의료정보관리사나 안경사의 경우는 제외)
   (3) 학문적, 윤리적으로 허용되지 않는 업무행위
   (4) 검사결과를 사실과 다르게 판시 행위

23. 시정명령

- 특별자치시장·특별자치도지사·시장·군수·구청장이 치과기공소, 안경업소에 시정을 명함

1) 치과기공소, 안경업소 개설등록에 따른 시설 및 장비를 갖추지 못한 때
2) 안경사가 콘택트렌즈의 사용방법과 부작용에 관한 정보를 제공하지 아니한 경우
3) 폐업 또는 등록의 변경사항을 신고하지 아니한 때

- 보건복지부장관은 제28조제2항에 따른 업무의 수탁기관이 제20조제2항에 따른 보수교육의 시간·방법·내용 등에 관한 사항을 위반하여 보수교육을 실시하거나 실시하지 아니한 경우에는 시정을 명할 수 있다.

24. 개설등록 취소

1) 특별자치시장·특별자치도지사·시장·군수·구청장이 6개월 이내의 기간으로 영업정지, 등록취소를 함
   (1) 2개 이상의 치과기공소 또는 안경업소를 개설한 경우

(2) 거짓광고 또는 과대광고를 한 경우
(3) 안경사 면허 없이 안경의 조제 및 판매와 콘택트렌즈를 판매한 경우
(4) 영업정지처분을 받은 치과기공소 또는 안경업소 개설자가 영업정지기간에 영업을 한 경우
(5) 치과기공사가 아닌 자로 하여금 치과기공사의 업무를 하게 한 때
(6) 시정명령을 이행하지 아니한 경우

2) 개설등록 취소처분 후 6개월 이내에 치과기공소 또는 안경업소를 개설 못함
3) 면허자격정지기간에 치과기공소 또는 안경업소 영업을 못함
   - 다만, 치과기공물제작의뢰서를 보존하지 않거나, 의뢰서에 적합하게 이루어지지 않은 사유로 면허자격정지처분 시 해당 치과기공사가 아닌 치과의사 또는 치과기공사가 종사하면 영업할 수 있음
4) 업무정지효과는 치과기공소 또는 안경업소는 양수한 자에게 승계되며, 업무정지처분 절차 진행 시 양수인에게도 그 절차를 진행함
   - 양수인이 처분 또는 위반사실을 몰랐을 시는 업무정지 효과가 없음
5) 업무정지처분을 받거나 절차 진행중인 자는 양수인에게 지체없이 통지해야 함(보건복지부령)

25. 행정처분의 기준

제21조부터 제24조까지의 규정에 따른 행정처분의 세부사항은 보건복지부령

26. 청문

보건복지부장관, 특별자치시장·특별자치도지사·시장·군수·구청장은 다음 각 호의 어느 하나에 해당하는 처분을 하려면 청문을 하여야 함

- 면허취소 시
- 개설등록 취소 시

1) 자료제공 요청
   - 보건복지부장관은 지방자치단체장에게 치과기공소 또는 안경업소 설치 및 운영현황에 관한 자료제공을 요청할 수 있음 이 경우 요청을 받은 지방자치단체의 장은 특별한 사유가 없으면 이에 따라야 함

27. 권한의 위임 또는 위탁

1) 보건복지부장관의 권한 일부를 대통령령으로 정하는 바에 따라 소속기관의 장, 특별시장·광역시장·특별자치시장·도지사·특별자치도지사, 시장·군수·구청장, 보건소장에게 위임할 수 있음
2) 보건복지부장관은 의료기사등의 실태 등의 신고 수리, 의료기사등에 대한 교육 등 업무 일부를 대통령령으로 정하는 바에 따라 관계 전문기관, 단체 등에 위탁할 수 있음

28. 벌칙

1) 3년 이하의 징역 또는 3천만원 이하의 벌금
   (1) 의료기사 면허 없이 의료기사 등의 업무를 행한 자

(2) 타인에게 의료기사 등의 면허증을 대여한 자
(3) 면허를 대여받거나 면허 대여를 알선한 자
(4) 업무상 알게 된 비밀을 누설한 자
(5) 치과기공사 면허 없이 치과기공소를 개설한 자(개설등록 한 치과의사는 제외)
(6) 치과의사가 발행한 치과기공물제작의뢰서에 따르지 아니하고 치과기공물제작 업무를 행한 자
(7) 안경사의 면허 없이 안경업소를 개설한 자

2) 500만원 이하의 벌금
(1) 의료기사 등의 면허 없이 의료기사 등의 명칭 또는 유사명칭을 사용한 자
(2) 2개소 이상의 치과기공소를 개설한 자
(3) 2개소 이상의 안경업소를 개설한 자
(4) 등록을 하지 아니하고 치과기공소를 개설한 자
(5) 등록을 하지 아니하고 안경업소를 개설한 자
(6) 안경 및 콘택트렌즈를 전자상거래 및 통신판매의 방법으로 판매한 자
(7) 안경 및 콘택트렌즈를 안경업소 외의 장소에서 판매한 안경사
(8) 영리목적으로 특정 치과기공소·안경업소 또는 치과기공사·안경사에게 고객을 알선·소개 또는 유인한 자

3) 양벌규정
(1) 법인의 대표자나 법인 또는 개인의 대리인, 사용인, 그 밖의 종업원이 그 법인 또는 개인의 업무에 관하여 제30조 또는 제31조의 위반행위를 하면 그 행위자를 벌하는 외에 그 법인 또는 개인에게도 해당 조문의 벌금형을 과함
(2) 다만, 법인 또는 개인이 그 위반행위를 방지하기 위해 해당업무에 상당한 주의와 감독을 게을리하지 않은 경우는 제외됨

4) 500만원 이하의 과태료
(1) 업무의 수탁기관이 보수교육의 시간·방법·내용 등에 관한 사항을 위반하여 보수교육을 실시하거나 실시하지 않았을 때 시정명령을 이행하지 아니한 자

5) 100만원 이하의 과태료
(1) 실태와 취업상황을 허위로 신고한 자
(2) 폐업신고를 하지 아니하거나 등록사항의 변경신고를 하지 아니한 자
(3) 치과기공소, 안경업소의 보고와 검사에 따른 보고를 하지 아니하거나 검사를 거부·기피 또는 방해한 자

• 부과권자
  - 보건복지부장관 – 시정명령 이행하지 아니한 자에 대한 500만원 이하의 과태료
  - 특별자치시장·특별자치도지사·시장·군수·구청장 – 100만원 이하의 과태료

PHYSICAL THERAPY

장애인복지법

★★
01

「장애인복지법」상 장애인학대의 내용으로 명시되지 않은 것은?

1) 차별
2) 가혹행위
3) 경제적 착취
4) 신체적 폭력
5) 언어적 폭력

| 해설 | 제2조(장애인의 정의 등)

• "장애인학대"란 장애인에 대하여 신체적·정신적·정서적·언어적·성적 폭력이나 가혹행위, 경제적 착취, 유기 또는 방임을 하는 것을 말한다.

답 1)

★★
02

「장애인복지법」상 장애인을 전문적으로 상담·치료·훈련하거나 장애인의 일상생활, 여가활동 및 사회참여활동 등을 지원하는 시설은?

1) 장애인 거주시설
2) 장애인 의료재활시설
3) 장애인 직업재활시설
4) 장애인 지역사회재활시설
5) 장애인 자립생활지원시설

| 해설 | 제58조(장애인복지시설)

1) 장애인 거주시설 : 거주공간을 활용하여 일반가정에서 생활하기 어려운 장애인에게 일정 기간 동안 거주·요양·지원 등의 서비스를 제공하는 동시에 지역사회생활을 지원하는 시설
2) 장애인 의료재활시설 : 장애인을 입원 또는 통원하게 하여 상담, 진단·판정, 치료 등 의료재활서비스를 제공하는 시설
3) 장애인 직업재활시설 : 일반 작업환경에서는 일하기 어려운 장애인이 특별히 준비된 작업환경에서 직업훈련을 받거나 직업 생활을 할 수 있도록 하는 시설
4) 장애인 지역사회재활시설 : 장애인을 전문적으로 상담·치료·훈련하거나 장애인의 일상생활, 여가활동 및 사회참여활동 등을 지원하는 시설
5) 장애인 복지시설에 해당하지 않음

답 4)

★★
03

「장애인복지법」상 직무상 장애인학대 및 장애인 대상 성범죄의 발생사실을 알고도 장애인권익옹호기관 또는 수사기관에 신고하지 아니한 사람에게 과태료를 부과·징수할 수 있는 자는?

1) 대통령
2) 관할 보건소장
3) 관할 경찰서장
4) 보건복지부장관
5) 시장·군수·구청장

| 해설 | 제90조(과태료)

• 직무상 장애인학대 및 장애인 대상 성범죄의 발생사실을 알고도 장애인권익옹호기관 또는 수사기관에 신고하지 아니한 사람
• 과태료는 대통령령으로 정하는 바에 따라 특별자치시장·특별자치도지사 또는 시장·군수·구청장이 부과·징수한다.

답 5)

04 다음 중 장애인복지법에 대한 설명으로 옳은 것은?

1) 매년 실태조사를 한다.
2) 기본이념은 사회통합을 지향한다.
3) 정신장애인은 포함되지 않는다.
4) 어떤 경우에는 차별이 가능하다.
5) 장애인 복지시설 설치 시 허가를 받아야 한다.

|해설|
1) 보건복지부장관은 3년마다 장애인의 실태조사를 실시하여야 함
3) 정신장애인은 장애인복지법상 장애인의 종류에 포함됨
4) 누구든지 장애를 이유로 정치·경제·사회·문화생활의 모든 영역에서 차별을 받지 아니하고, 누구든지 장애를 이유로 정치·경제·사회·문화생활의 모든 영역에서 장애인을 차별하여서는 아니 됨
5) 장애인복지시설 설치 시 신고에 의함

답 2)

05 (　　)에 들어갈 용어를 옳게 나열한 것은?

국가와 지방자치단체는 장애인의 장애정도와 경제적 수준을 고려하여 장애인의 소득 보전을 위한 (㉠)을 지급할 수 있다. 그러나 (㉡)에 따른 중증장애인에게는 (㉠)을 지급하지 아니한다. 그리고 국가와 지방자치단체는 장애인을 보호하는 보호자에게 그의 경제적 수준과 장애인의 장애정도를 고려하여 장애로 인한 추가적 비용을 보전하게 하기 위하여 (㉢)을 지급할 수 있으며, 장애아동에게 보호자의 경제적 생활수준 및 장애아동의 장애 정도를 고려하여 장애로 인한 추가적 비용을 보전하게 하기위하여 (㉣)을 지급할 수 있다.

1) 장애수당 – 장애인복지법 – 보호자수당 – 장애아동 추가비용수당
2) 장애수당 – 장애인연금법 – 보호수당 – 장애아동수당
3) 장애보전수당 – 장애인고용촉진 및 직업재활법 – 보호자수당 – 장애아동 추가비용수당
4) 장애보전수당 – 장애인연금법 – 보호자수당 – 장애아동수당
5) 장애수당 – 장애인고용촉진 및 직업재활법 – 보호수당 – 장애아동 추가비용수당

|해설|
- 장애수당 : 국민기초생활보장법에 다르면 생계급여를 받는 장애인에게는 반드시 장애수당을 지급하여야 함
- 장애인연금법 : 장애로 인하여 생활이 어려운 중증장애인에게 장애인 연금을 지급함으로써 중증장애인의 생활 안정 지원과 복지 증진 및 사회통합을 도모하는데 이바지함을 목적으로 함
- 보호수당 : 국가와 지방자치단체는 장애인을 보호하는 보호자에게 생활수준과 장애정도를 고려하여 보호수당을 지급할 수 있음
- 장애아동수당 : 국가와 지방자치단체는 장애아동의 보호자나 장애인을 보호하는 자에게 생활수준과 장애정도를 고려하여 장애아동수당을 지급할 수 있음
- 장애인고용촉진 및 직업재활법 : 장애인이 그 능력에 맞는 직업생활을 통하여 인간다운 생활을 할 수 있도록 장애인의 고용촉진 및 직업재활을 꾀하는 것을 목적으로 함

답 2)

06 다음 중 장애인의 종류에 해당하지 않는 것은?

1) 간장애인
2) 호흡기장애인
3) 한센장애인
4) 장루·요루장애인
5) 뇌병변장애인

|해설| **장애인의 종류**
- 지체장애인, 뇌병변장애인, 시각장애인, 청각장애인, 언어장애인, 지적장애인, 자폐성장애인, 정신장애인, 신장장애인, 심장장애인, 호흡기장애인, 간장애인, 안면장애인, 장루·요루장애인, 뇌전증장애인

답 3)

07 다음 중 장애인복지법상 장애수당에 대한 설명으로 옳지 않은 것은?

1) 장애인의 장애 정도와 경제적 수준을 고려한다.
2) 장애인의 소득 보전을 위한 장애수당을 지급할 수 있다.
3) 「국민기초생활 보장법」에 따른 생계급여를 받는 장애인에게는 반드시 지급하여야 한다.
4) 「장애인연금법」에 따른 중증장애인에게도 지급할 수 있다.
5) 장애수당의 지급 대상·기준 및 방법 등에 관하여 필요한 사항은 대통령령으로 한다.

| 해설 | 4) 장애인복지법의 장애수당은 장애인연금법이 제정되면서, 장애인연금법에 따른 중증장애인에게는 장애수당을 지급하지 않는다는 조항이 신설됨

답 4)

08 다음 중 장애인복지법령의 내용으로 옳은 것은?

1) 보건복지부장관은 장애실태조사를 5년마다 실시하여야 한다.
2) 모든 재외동포 및 외국인은 장애인 등록을 할 수 없다.
3) 보건복지부장관은 3년마다 장애인정책종합계획을 수립·시행하여야 한다.
4) 장애인은 장애인 관련 정책결정과정에 우선적으로 참여할 권리가 있다.
5) 장애인 장애 인정과 등급 사정에 관한 업무를 담당하게 하기 위하여 국민건강보험공단에 장애판정위원회를 둔다.

| 해설 | **제4조(장애인의 권리)**

① 장애인은 인간으로서 존엄과 가치를 존중받으며, 그에 걸맞은 대우를 받는다.
② 장애인은 국가·사회의 구성원으로서 정치·경제·사회·문화, 그 밖의 모든 분야의 활동에 참여할 권리를 가진다.
③ 장애인은 장애인 관련 정책결정과정에 우선적으로 참여할 권리가 있다.

1) 「장애인복지법 제31조(실태조사)」에 따르면, 보건복지부장관은 장애인 복지정책의 수립에 필요한 기초 자료로 활용하기 위하여 3년마다 장애실태조사를 실시하여야 함
2) 「장애인복지법 제32조의2(재외동포 및 외국인의 장애인 등록)」에 따라, 재외동포 및 외국인 중 다음에 해당하는 사람은 장애인 등록을 할 수 있다. ① 「재외동포의 출입국과 법적 지위에 관한 법률」 제6조에 따라 국내거소신고를 한 사람 ②「주민등록법」 제6조에 따라 재외국민으로 주민등록을 한 사람 ③ 「출입국관리법」 제31조에 따라 외국인등록을 한 사람으로서 같은 법 제10조제1항에 따른 체류자격 중 대한민국에 영주할 수 있는 체류자격을 가진 사람 ④ 「재한외국인 처우 기본법」 제2조제3호에 따른 결혼이민자 ⑤「난민법」 제2조제2호에 따른 난민인정자
3) 「장애인복지법 제10조의2(장애인정책종합계획)」에 따라 보건복지부장관은 장애인의 권익과 복지증진을 위하여 5년마다 장애인정책종합계획을 수립·시행하여야 함
5) 「장애인복지법 제32조(장애인등록)」에 따라 장애인 장애 인정과 등급 사정에 관한 업무를 담당하게 하기 위하여 보건복지부에 장애판정위원회를 둘 수 있음

답 4)

09 다음 중 시장, 군수, 구청장의 법정사무가 아닌 것은?

1) 사회복지법상 복지위원 위촉
2) 사회복지법상 지역사회복지계획 수립
3) 장애인복지법상 장애진단 명령
4) 한부모가족지원법상 한부모가족에 주택자금 대여
5) 노인복지법상 노인복지시설에서 생활하는 노인에 대한 조사

| 해설 | **제32조(장애인 등록)**

③ 특별자치시장·특별자치도지사·시장·군수·구청장은 제1항에 따라 등록증을 받은 장애인의 장애 상태의 변화에 따른 장애 정도 조정을 위하여 장애 진단을 받게 하는 등 장애인이나 법정대리인등에게 필요한 조치를 할 수 있다.

답 3)

10 다음 중 장애인복지법에 관한 내용으로 옳지 않은 것은?

1) 중증장애인에게 장애수당을 지급하지 않는다.
2) 장애인복지법은 보건복지부장관이 관장한다.
3) 장애인복지법에는 장애수당이 없다.
4) 민간이 주최하는 행사의 경우에는 수화통역을 하도록 요청할 수 있다.
5) 모든 국민은 장애발생 예방을 위해 노력해야 한다.

|해설| • 국가와 지방자치단체는 장애인의 장애 정도와 경제적 수준을 고려하여 장애인의 소득 보전을 위한 장애수당을 지급할 수 있다. 다만, 「국민기초생활 보장법」에 따른 생계급여를 받는 장애인에게는 장애수당을 반드시 지급하여야 한다(제49조).

답 3)

11 다음 중 장애인복지법에 관한 내용으로 옳은 것은?

1) 장애인정책조정위원회는 보건복지부 소속하에 둔다.
2) 장애인의 실태조사는 5년마다 실시하여야 한다.
3) 국가와 지방자치단체는 장애인에게 적합한 사업을 경영하는 자에게 장애인의 능력과 적성에 따라 장애인을 고용하도록 권유할 수 있다.
4) 장애는 크게 신체적 장애, 정신적 장애, 사회적 장애로 구분된다.
5) 국가는 대학에서 사용하는 교양도서에 장애인에 대한 인식개선을 위한 내용이 포함되도록 하여야 한다.

|해설| 1) 장애인정책조정위원회는 국무총리 소속하에 둠
2) 장애인의 실태조사는 3년마다 실시하여야 함
4) 장애는 크게 신체적 장애, 정신적 장애로 구분됨
5) 국가는 「초·중등교육법」에 따른 학교에서 사용하는 교과용 도서에 장애인에 대한 인식개선을 위한 내용이 포함되도록 하여야 함

답 3)

12 다음 중 장애인복지법 상 국가의 역할로 옳은 것은?

1) 중증장애인에게 평생 서비스 혹은 재정지원을 해야 한다.
2) 남성장애인의 권익보호에 힘써야 한다.
3) 장애인의 날은 9월 7일이다.
4) 장애인은 모든 분야에서의 참여에 제한이 있다.
5) 장애인 정책결정·실시에서 의견 수렴과정에는 부모, 배우자만이 참여가능하다.

|해설| 2) 국가와 지방자치단체는 여성장애인의 권익을 보호하고 사회참여를 확대하기 위하여 기초학습과 직업교육 등 필요한 시책을 강구하여야 함(제7조)
3) 장애인의 날은 4월 20일임
4) 장애인은 국가·사회의 구성원으로서 정치·경제·사회·문화 그 밖의 모든 분야의 활동에 참여할 권리를 가짐(시행령 제4조)
5) 국가 및 지방자치단체는 장애인 정책의 결정과 그 실시에 있어서 장애인 및 장애인의 부모, 배우자, 그 밖에 장애인을 보호하는 자의 의견을 수렴하여야 함. 이 경우 당사자의 의견수렴을 위한 참여를 보장하여야 함(제5조)

답 1)

13 장애인복지법상의 용어에 대한 설명으로 옳지 않은 것은?

1) '장애인'은 신체적·정신적 장애로 오랫동안 일상생활이나 사회생활에서 상당한 제약을 받는 자를 말한다.
2) 장애인복지법상의 수급권자는 신체적 장애만이 해당된다.
3) 장애인 학대란 유기 또는 방임을 포함한다.
4) 장애인복지의 기본이념은 장애인의 완전한 사회 참여와 평등을 통하여 사회통합을 이루는 데에 있다.
5) 장애판정위원회는 장애정도사정 인정업무를 담당한다.

| 해설 | • 장애인복지법의 적용을 받는 장애인은 장애인 중 신체적 장애나 정신적 장애 중 어느 하나에 해당하는 장애가 있는 자로서 대통령령으로 정하는 장애의 종류 및 기준에 해당하는 자를 말함

답 2)

14 다음 중 장애인복지법에 대한 사항으로 잘못된 것은?

1) 장애인정책조정위원회는 국무총리 소속하에 둔다.
2) 장애인의 실태조사는 3년마다 실시하여야 한다.
3) 이 법에서는 장애인의 가족계획 수립 및 지도에 대한 사항이 명시되어 있다.
4) 이 법에서는 장애 발생 예방과 조기발견을 위한 국민의 노력에 대한 사항이 명시되어 있다.
5) 국가와 지방자치단체는 장애인에게 적합한 사업을 경영하는 자에게 장애인의 능력과 적성에 따라 장애인을 고용하도록 권유할 수 있다.

| 해설 | 3) 장애인복지법 상에서 장애인의 가족계획에 대한 내용은 존재하지 않음

답 3)

15 다음 중 장애인복지법에 대한 내용으로 옳지 않은 것은?

1) 장애인의 완전한 사회참여와 평등을 통하여 사회통합을 이루고자 한다.
2) 장애인은 인간으로서 존엄과 가치를 존중받으며, 그에 걸맞은 대우를 받는다.
3) 장애인은 일정한 분야의 활동에는 참여할 권리가 제한된다.
4) 중증장애인은 필요한 보호 등을 평생 받을 수 있어야 한다
5) 여성장애인의 권익을 보호하고 사회참여를 확대하기 위한 시책을 강구되어야 한다.

| 해설 | 3) 장애인은 국가·사회의 구성원으로서 정치·경제·사회·문화, 그 밖의 모든 분야의 활동에 참여할 권리를 가짐

답 3)

16 다음 중 이용시설은 어느 것인가?

1) 노인요양시설
2) 아동양육시설
3) 모자보호시설
4) 장애인 주간보호 시설
5) 모자자립시설

| 해설 | • 장애인 주간보호 시설은 장애인 지역사회 재활시설로서 낮 동안 보호하는 시설이며 이용시설에 해당함

답 4)

17 다음 중 장애인복지법상 장애인이 아닌 자는?

1) 발달장애인
2) 안면장애인
3) 신장장애인
4) 지체장애인
5) 한센장애인

| 해설 | 장애인의 종류

- 지체장애인
- 뇌병변장애인
- 시각장애인
- 청각장애인
- 언어장애인
- 정신지체인
- 발달장애인
- 정신장애인
- 신장장애인
- 심장장애인
- 호흡기장애인
- 간장애인
- 안면장애인
- 장루·요루장애인
- 뇌전증장애인

5) 한센장애인은 장애인복지법상 장애인으로 포함되지 않음

답 5)

18 다음 중 장애인 복지법령에 대한 설명으로 옳지 않은 것은?

1) 장애판정위원회의 위원은 장애인에 대한 진단·재활·치료·교육 및 훈련 등에 관한 학식과 경험이 풍부한 자가 될 수 있다.
2) 장애판정위원회는 장애인정·장애등급 사정기준과 장애진단 방법에 관한 사항을 심의한다.
3) 정신적 장애는 조현병, 기질성 정신장애, 투렛장애로 구분한다.
4) 보건복지부장관은 5년마다 장애인 실태조사를 실시한다.
5) 장애인의 날은 4월 20일이다.

| 해설 | 4) 보건복지부장관은 3년마다 장애인 실태조사를 실시함

답 4)

19 사회복지전담공무원이 겸임할 수 있도록 규정되어 있는 것은?

1) 아동위원
2) 장애인복지상담원
3) 노인복지명예지도원
4) 정신보건전문요원
5) 복지위원

| 해설 |
- 사회복지전담공무원은 노인복지상담원, 장애인복지상담원, 아동복지지도원, 한부모가족복지상담원을 겸임할 수 있음

1) 아동위원은 시·군·구에 존재함
3) 노인복지명예지도원은 위촉받은 노인들이 노인복지시설에 대한 건의를 시·군·구에 전달함
4) 정신보건전문요원은 정신보건사회복지사, 정신보건간호사, 정신보건임상심리사가 해당함
5) 복지위원은 읍·면·동에 위촉하도록 의무화되어 있음

답 2)

20 장애인복지법상 시행되고 있는 장애인 복지사업의 내용이 아닌 것은?

1) 장애수당 지급
2) 장애아동수당 지급
3) 장애인 연금의 지급
4) 자녀교육비의 지급
5) 보호수당의 지급

| 해설 |
- 장애인 연금의 지급은 현재 실시되고 있지 않음. 다만, 장애수당, 장애아동부양수당, 보호수당제도를 실시하고 있음

답 3)

21 **다음 보기에서 설명하는 장애인의 유형으로 옳은 것은?**

(   )은 정신발육이 항구적으로 지체되어 지적 능력의 발달이 불충분하거나 불완전하고 자신의 일을 처리하는 것과 사회생활에 적응하는 것이 상당히 곤란한 사람을 뜻한다.

1) 뇌병변장애인　2) 지적장애인　3) 자폐성장애인
4) 간장애인　5) 안면장애인

| 해설 | • 지적장애인에 대한 보기 설명

1) 뇌병변장애인 : 뇌성마비, 외상성 뇌손상, 뇌졸중 등 뇌의 기질적 병변으로 인하여 발생한 신체적 장애로 보행이나 일상생활의 동작 등에 상당한 제약을 받는 사람
3) 자폐성장애인 : 소아기 자폐증, 비전형적 자폐증에 따른 언어·신체표현·자기조절·사회적응 기능 및 능력의 장애로 인하여 일상생활이나 사회생활에 상당한 제약을 받아 다른 사람의 도움이 필요한 사람
4) 간장애인 : 간의 만성적 기능부전과 그에 따른 합병증 등으로 인한 간기능의 장애로 일상생활에 상당한 제약을 받는 사람
5) 안면장애인 : 안면 부위의 변형이나 기형으로 사회생활에 상당한 제약을 받는 사람

답 2)

| EXPLANATION

장애인복지법

1. 장애인복지법의 개요

1) 목적

이 법은 장애인의 인간다운 삶과 권리보장을 위한 국가와 지방자치단체 등의 책임을 명백히 하고, 장애발생 예방과 장애인의 의료·교육·직업재활·생활환경개선 등에 관한 사업을 정하여 장애인복지대책을 종합적으로 추진하며, 장애인의 자립생활·보호 및 수당지급 등에 관하여 필요한 사항을 정하여 장애인의 생활안정에 기여하는 등 장애인의 복지와 사회활동 참여증진을 통하여 사회통합에 이바지함을 목적으로 한다.

2) 기본이념

(1) **완전한 사회참여와 사회통합**(제3조)

장애인복지의 기본이념은 장애인의 완전한 사회 참여와 평등을 통하여 사회통합을 이루는 데에 있다.

(2) **장애인의 권리 존중**(제4조)

- 장애인은 인간으로서 존엄과 가치를 존중받으며, 그에 걸맞은 대우를 받는다.
- 장애인은 국가·사회의 구성원으로서 정치·경제·사회·문화 그 밖의 모든 분야의 활동에 참여할 권리를 가진다.
- 장애인은 장애인 관련 정책결정과정에 우선적으로 참여할 권리가 있다.

(3) **차별금지**(제8조)

- 누구든지 장애를 이유로 정치·경제·사회·문화생활의 모든 영역에서 차별을 받지 아니하고, 누구든지 장애를 이유로 정치·경제·사회·문화생활의 모든 영역에서 장애인을 차별하여서는 아니 된다.
- 누구든지 장애인을 비하·모욕하거나 장애인을 이용하여 부당한 영리행위를 하여서는 아니 되며, 장애인의 장애를 이해하기 위하여 노력하여야 한다.

(4) **중증장애인의 보호**(제6조)

- 국가와 지방자치단체는 장애 정도가 심하여 자립하기가 매우 곤란한 장애인(중증장애인)이 **필요한 보호 등을 평생 받을 수 있도록** 알맞은 정책을 강구하여야 한다.

(5) 여성장애인의 권익보호(제7조)

- **국가와 지방자치단체는 여성장애인의 권익을 보호**하고 사회참여를 확대하기 위하여 기초학습과 직업교육 등 필요한 시책을 강구하여야 한다.

(6) **장애인 및 보호자 등에 대한 의견수렴과 참여**(제5조)

- 국가 및 지방자치단체는 장애인 정책의 결정과 그 실시에 있어서 장애인 및 장애인의 부모, 배우자, 그 밖에 장애인을 보호하는 자의 의견을 수렴하여야 한다. 이 경우 당사자의 의견수렴을 위한 참여를 보장하여야 한다.

3) 장애인의 날 및 장애인 주간(제14조)

장애인에 대한 국민의 이해를 깊게 하고 장애인의 재활의욕을 높이기 위해 장애인의 날을 지정하며, 국가와 지방자치단체는 장애인의 날의 취지에 맞는 행사 등 사업을 하도록 노력하여야 한다.

(1) 장애인의 날

- 매년 4월 20일

(2) 장애인 주간

- 장애인의 날부터 1주간

2. 장애인의 정의 및 수급권자

1) 장애인

신체적·정신적 장애로 오랫동안 일상생활이나 사회생활에서 상당한 제약을 받는 자를 말한다.

2) 수급권자

이 법을 적용받는 장애인은 장애인 중 다음의 어느 하나에 해당하는 장애가 있는 자로서 대통령령으로 정하는 장애의 종류 및 기준에 해당하는 자를 말한다.

(1) "신체적 장애"

- 주요 외부 신체 기능의 장애, 내부기관의 장애 등

(2) "정신적 장애"

- 발달장애 또는 정신 질환으로 발생하는 장애

(3) "장애인학대"

- 장애인에 대하여 신체적·정신적·정서적·언어적·성적 폭력이나 가혹행위, 경제적 착취, 유기 또는 방임을 하는 것을 말한다.

3) 장애인의 종류

- 지체장애인 : 한 팔, 한 다리 또는 몸통의 기능에 영속적인 장애가 있는 사람 등
- 뇌병변장애인 : 뇌성마비, 외상성 뇌손상, 뇌졸중 등 뇌의 기질적 병변
- 시각장애인 : 나쁜 눈의 시력이 0.02 이하, 좋은 눈의 시력이 0.2 이하 등
- 청각장애인 : 두 귀의 청력 손실이 각각 60데시벨 이상 등
- 언어장애인 : 음성 기능이나 언어 기능에 영속적으로 장애가 상당한 사람
- 지적장애인 : 정신 발육이 항구적으로 지체되어 지적 능력 발달이 불충분
- 자폐성장애인 : 소아기 자폐증, 비전형적 자폐증에 따른 기능 및 능력의 장애
- 정신장애인 : 지속적인 정신분열병, 분열형 정동장애, 양극성 정동장애 등
- 신장장애인 : 신장의 기능부전으로 인한 지속적인 혈액투석, 복막투석 등
- 심장장애인 : 심장의 기능부전으로 인한 호흡곤란 등의 장애
- 호흡기장애인 : 폐나 기관지 등 호흡기관의 만성적 기능부전 등의 장애
- 간장애인 : 간의 만성적 기능부전과 그에 따른 합병증 등으로 인한 간기능 장애
- 안면장애인 : 안면 부위의 변형이나 기형
- 장루·요루장애인 : 배변기능·배뇨기능의 장애로 인한 시술
- 뇌전증장애인 : 뇌전증에 의한 뇌신경세포의 장애

3. 책임의 주체

1) 국가와 지방자치단체(제9조)

(1) 장애인의 보호 및 복지 향상

- 국가와 지방자치단체는 장애 발생을 예방하고, 장애의 조기 발견에 대한 국민의 관심을 높이며, 장애인의 자립을 지원하고, 보호가 필요한 장애인을 보호하여 장애인의 복지를 향상시킬 책임을 진다.

(2) 장애인복지정책

- 국가와 지방자치단체는 장애인복지정책을 장애인과 그 보호자에게 적극적으로 홍보하여야 하며, 국민이 장애인을 올바르게 이해하도록 하는 데에 필요한 정책을 강구하여야 한다.

2) 국민의 책임(제10조)

모든 국민은 장애 발생의 예방과 장애의 조기 발견을 위하여 노력하여야 하며, 장애인의 인격을 존중하고 사회통합의 이념에 기초하여 장애인의 복지향상에 협력하여야 한다.

4. 장애인 복지 정책

1) 기본정책의 강구

(1) 장애발생 예방

- 국가와 지방자치단체는 장애의 발생 원인과 예방에 관한 조사 연구를 촉진하여야 하며, 모자보건사업의 강화, 장애의 원인이 되는 질병의 조기 발견과 조기 치료, 그 밖에 필요한 정책을 강구하여야 한다.

(2) 의료와 재활치료

- 국가와 지방자치단체는 장애인이 생활기능을 익히거나 되찾을 수 있도록 필요한 기능치료와 심리치료 등 재활의료를 제공하고 장애인의 장애를 보완할 수 있는 장애인보조기구를 제공하는 등 필요한 정책을 강구하여야 한다.

(3) 사회적응 훈련

- 국가와 지방자치단체는 장애인이 재활치료를 마치고 일상생활이나 사회생활을 원활히 할 수 있도록 사회적응 훈련을 실시하여야 한다.

(4) 교육

- 국가와 지방자치단체 : 사회통합의 이념에 따라 장애인이 연령·능력·장애의 종류 및 정도에 따라 충분히 교육받을 수 있도록 교육 내용과 방법을 개선하는 등 필요한 정책을 강구해야 한다.
- 장애인의 교육에 관한 조사·연구를 촉진하여야 한다.
- 장애인에게 전문 진로교육을 실시하는 제도를 강구하여야 한다.
- 각급 학교의 장 : 교육을 필요로 하는 장애인이 그 학교에 입학하려는 경우 장애를 이유로 입학 지원을 거부하거나 입학시험 합격자의 입학을 거부하는 등의 불리한 조치를 하여서는 아니 된다.
- 모든 교육기관 : 교육 대상인 장애인의 입학과 수학 등에 편리하도록 시설을 정비하거나 필요한 조치를 강구하여야 한다.

(5) 정보에의 접근

- 국가와 지방자치단체는 국가적인 행사, 그 밖의 교육·집회 등 대통령령으로 정하는 행사를 개최하는 경우에는 청각장애인을 위한 수화통역 및 시각장애인을 위한 점자 및 인쇄물 접근성바코드(음성변환용 코드 등 대통령령으로 정하는 전자적 표시를 말한다. 이하 이 조에서 같다)가 삽입된 자료 등을 제공하여야 하며 민간이 주최하는 행사의 경우에는 수화통역과 점자 및 인쇄물 접근성바코드(음성변환용 코드 등 대통령령으로 정하는 전자적 표시를 말한다. 이하 이 조에서 같다)가 삽입된 자료 등을 제공하도록 요청할 수 있다.

(6) 편의시설 및 안전대책

- 국가와 지방자치단체는 공공시설과 교통수단 등의 이용편의를 위하여 수화통역·안내보조 등 인적서비스 제공에 관하여 필요 시책을 강구
- 국가와 지방자치단체는 안전사고와 비상재해 등에 대비하여 시각·청각 장애인과 이동이 불편한 장애인을 위하여 피난용 통로를 확보하고, 점자·음성·문자 안내판을 설치하며, 긴급 통보체계를 마련하는 등 장애인의 특성을 배려한 안전대책 등 필요 조치를 강구

(7) 사회적 인식개선

- 국가와 지방자치단체는 국민을 대상으로 장애인에 대한 인식개선을 위한 교육 및 공익광고 등 홍보사업을 실시하여야 한다.
- 국가는 「초·중등교육법」에 따른 학교에서 사용하는 교과용 도서에 장애인에 대한 인식개선을 위한 내용이 포함되도록 하여야 한다.

(8) 복지 연구 등의 진흥

- 국가와 지방자치단체는 장애인복지의 종합적이고 체계적인 조사·연구·평가 및 장애인 체육활동 등 장애인정책개발 등을 위하여 필요한 정책을 강구하여야 하며, 이를 위해 재단법인 한국장애인개발원을 설립한다.

(9) 경제적 부담의 경감

- 장애인의 자립을 촉진하기 위하여 세제상의 조치, 공공시설 이용료 감면, 그 밖에 필요한 정책을 강구하고, 장애인과 장애인을 부양하는 자의 경제적 부담을 줄이고 장애인의 자립을 돕기 위하여 장애인과 장애인을 보호하기 위하여 동행자의 운임 등을 감면하는 정책을 강구하여야 한다.

2) 장애인 조사와 등록

(1) **장애인실태조사**

- **보건복지부장관은 이 법의 적절한 시행을 위하여 3년마다 장애인의 실태조사를 실시하여야 한다.**

구분		
조사방법	전수조사	특별시장·광역시장·도지사·특별자치도지사가 실시
	표본조사	보건복지부장관이 전문연구기관에 의뢰하여 실시
조사사항	• 성별, 연령, 학력, 가족사항 등 장애인의 일반특성에 관한 사항 • 장애 유형, 장애 정도 및 장애 발생원인 등 장애 특성에 관한 사항 • 취업·직업훈련, 소득과 소비, 주거 등 경제 상태에 관한 사항 • 장애인보조기구의 사용, 복지시설의 이용, 재활서비스 및 편의시설의 설치욕구 등 복지욕구에 관한 사항 • 장애인연금, 장애수당과 장애인보조기구의 지급 및 장애인등록제도 등 복지지원 상황에 관한 사항 • 일상생활과 여가 및 사회활동 등 사회참여상황에 관한 사항 • 생활만족도와 생활환경에 대한 태도 등 장애인의 의식에 관한 사항 • 여성장애인의 임신·출산·육아 등을 위한 복지욕구에 관한 사항 • 그 밖에 보건복지부장관이 장애인의 복지를 위하여 필요하다고 인정하는 사항	
기준연도	• 2005년을 기준연도로 하여 3년마다 보건복지부 장관이 정한 일시에 실시	

(2) 장애인 등록(제32조)

① 장애인등록과 등록증의 발급

- 장애인, 그 법정대리인 또는 대통령령이 정하는 보호자는 특별자치시장·특별자치도지사·시장·군수 또는 구청장에게 등록하여야 하며, 특별자치도지사·시장·군수·구청장은 등록을 신청한 장애인기준에 맞으면 장애인등록증을 내주어야 한다.

② 등록증의 양도·대여 금지

- 등록증은 양도하거나 대여하지 못하며, 등록증과 비슷한 명칭이나 표시를 사용하여서는 아니 된다.

③ 장애 정도 사정

- **장애인의 장애 인정과 장애 정도 사정(査定)에 관한 업무를 담당**하게 하기 위하여 **보건복지부에 장애판정위원회를 둘 수 있다.**

• 장애 인정과 장애 정도사정이 적정한지를 확인하기 위하여 필요한 경우 대통령령으로 정하는 「공공기관의 운영에 관한 법률」 제4조에 따른 공공기관에 장애 정도에 관한 정밀심사를 의뢰할 수 있다

장애판정위원회

인원	위원장 1명 포함 10명 이상 20명 이하	위원장	위원중에서 호선
위원	• 위촉위원임기는 3년으로 하되, 연임 가능 • 장애인에 대한 진단 · 재활 · 치료 · 교육 및 훈련 등에 관한 학식과 경험이 풍부한 자 • 장애인복지업무에 종사하는 공무원		
심의사항	• 장애인정 · 장애등급 사정기준과 장애진단 방법에 관한 사항 • 그 밖에 장애인정 · 장애등급 사정과 관련하여 보건복지부장관이 회의에 부치는 사항		

3) 상담 및 자립생활의 지원

(1) 장애인복지상담원(제33조)

• 장애인 복지 향상을 위한 상담 및 지원 업무를 맡기기 위하여 **시 · 군 · 구**에 장애인복지상담원을 둔다. 장애인복지상담원은 그 업무를 할 때 개인의 인격을 존중하고, 장애인복지상담원의 임용 · 직무 · 보수와 그 밖에 필요한 사항은 대통령령으로 정한다.

(2) 재활상담 등의 조치(제34조)

① 재활상담 등의 조치

• 장애인복지실시기관(보건복지부장관, 특별시장 · 광역시장 · 특별자치시장 · 도지사 · 특별자치도지사 또는 시장 · 군수 · 구청장)은 장애인에 대한 검진 및 재활상담을 하여야 한다.

② 장애인복지상담원

• 장애인 복지 향상을 위한 상담 및 지원 업무를 맡기기 위하여 시 · 군 · 구에 장애인복지상담원을 둔다. 장애인복지상담원은 그 업무를 할 때 개인의 인격을 존중하여야 한다. 장애인복지상담원의 임용 · 직무 · 보수와 그 밖에 필요한 사항은 대통령령으로 정한다.

(3) 장애인의 재활 및 자립생활의 연구

• 국가와 지방자치단체는 장애인 재활 및 자립생활에 대하여 종합적이고 체계적으로 조사 · 연구 · 평가하기 위하여 전문 연구기관에 장애예방 · 의료 · 교육 · 직업재활 및 자립생활 등에 관한 연구 과제를 선정하여 의뢰할 수 있다.

• 국가와 지방자치단체는 제1항에 따른 연구과제를 수행하는 데에 들어가는 비용을 예산의 범위 안에서 보조할 수 있다.

(4) 장애인이 사용하는 자동차 및 장애인 보조견의 훈련 · 보급에 대한 지원

• 국가와 지방자치단체, 그 밖의 공공단체는 장애인의 이동수단인 자동차 등을 편리하게 사용할 수 있도록 하고, 경제적 부담을 줄여 주기 위하여 조세감면 등 필요한 지원정책을 강구하고 보조견의 훈련 · 보급을 위하여 노력해야 한다. 또한 장애인사용자동차등표지와 보조견표지를 발급한다.

(5) 장애인자립생활지원센터

• 국가와 지방자치단체는 중증장애인의 자립생활을 실현하기 위하여 장애인자립생활지원센터

를 통해 필요한 각종 지원서비스를 제공한다.

(6) 장애동료 간 상담

- 국가와 지방자치단체는 장애인이 장애를 극복하는 데 도움이 되도록 장애동료 간 상호대화나 상담의 기회를 제공하도록 노력하여야 한다.

4) 자금·생계의 지원

(1) 자립훈련비 지급

- 장애인복지실시기관은 장애인복지시설에서 주거편의·상담·치료·훈련 등을 받도록 하거나 위탁한 장애인에 대하여 필요하다고 인정되면 자립훈련비를 지급할 수 있으며, 특별한 사정이 있으면 훈련비 지급을 대신하여 물건을 지급할 수 있다.

(2) 활동지원급여의 지원

- 국가와 지방자치단체는 장애인이 일상생활 또는 사회생활을 원활히 할 수 있도록 활동지원급여를 지원할 수 있으며, 여성장애인에게 임신 및 출산과 관련한 진료 등을 위하여 경제적 부담능력 등을 감안하여 활동보조인의 파견 등 활동보조서비스를 지원할 수 있다.

(3) 자금의 대여

- 국가와 지방자치단체는 장애인이 사업을 시작하거나 필요한 지식과 기능을 익히는 것 등을 지원하기 위하여 대통령령으로 정하는 바에 따라 자금을 대여할 수 있다.

(4) 생업지원

- 국가와 지방자치단체, 그 밖의 공공단체는 **소관 공공시설 안에 식료품·사무용품·신문 등 일상생활용품을 판매하는 매점이나 자동판매기의 설치를 허가하거나 위탁할 때**에는 장애인이 신청하면 **우선적으로 반영**하도록 노력하여야 한다.
- 시장·군수 또는 구청장은 장애인이 「담배사업법」에 따라 담배소매인으로 지정받기 위하여 신청하거나, 국내 우표류 판매업 계약 신청을 하면 그 장애인을 우선적으로 지정하도록 노력하여야 한다.

(5) 생산품 구매

- 국가, 지방자치단체 및 그 밖의 공공단체는 장애인복지시설과 장애인복지단체에서 생산한 물품의 우선 구매에 필요한 조치를 마련하여야 한다.

(6) 고용촉진

- 국가와 지방자치단체는 직접 경영하는 사업에 능력과 적성이 맞는 장애인을 고용하도록 노력하여야 하며, 장애인에게 적합한 사업을 경영하는 자에게 장애인의 능력과 적성에 따라 장애인을 고용하도록 권유할 수 있다.

(7) 국유·공유 재산의 우선매각이나 유상·무상 대여

- 국가와 지방자치단체는 장애인복지시설을 설치하거나 장애인복지단체가 장애인복지사업과 관련한 시설을 설치하는 데에 필요할 경우 국유 또는 공유재산 우선 매각 가능, 유상 또는 무상으로 대부·사용·수익하게 할 수 있다. 단, 2년 이내에 장애인복지시설이나 장애인복지사업 관련 시설을 설치하지 아니할 때에는 토지와 시설을 환수하거나 임차계약을 취소할 수 있다.

5) 수당의 지급

(1) **장애수당**(제49조)

• 국가와 지방자치단체는 장애인의 장애 정도와 경제적 수준을 고려하여 장애로 인한 추가적 비용을 보전하게 하기 위하여 장애수당을 지급할 수 있다. 다만, **「국민기초생활 보장법」에 따른 생계급여를 받는 장애인에게는 장애수당을 반드시 지급하여야 한다.**

(2) **장애아동수당과 보호수당**(제50조)

① 장애아동수당

• 국가와 지방자치단체는 장애아동에게 보호자의 경제적 생활수준 및 장애아동의 장애 정도를 고려하여 장애로 인한 추가적 비용을 보전(補塡)하게 하기 위하여 장애아동수당을 지급할 수 있다.

*** 장애아동수당을 지급받을 수 있는 자**
- 18세 미만(해당 장애인이 「초·중등교육법」에 따른 고등학교와 이에 준하는 특수학교 또는 각종학교에 재학 중인 경우에는 20세 이하의 경우를 포함한다)일 것
- 장애인으로 등록하였을 것
- 「국민기초생활 보장법」에 따른 수급자 또는 차상위계층으로서 장애로 인한 추가적 비용 보전이 필요할 것

② 보호수당

• 국가와 지방자치단체는 **장애인을 보호하는 보호자에게** 그의 경제적 수준과 장애인의 장애 정도를 고려하여 장애로 인한 추가적 비용을 보전하게 하기 위하여 보호수당을 지급할 수 있다.

*** 장애보호수당을 지급받을 수 있는 자**
- 「국민기초생활 보장법」에 따른 수급자일 것
- 중증 장애로 다른 사람의 도움이 없이는 일상생활을 영위하기 어려운 18세 이상(해당 장애인이 20세 이하로서 「초·중등교육법」에 따른 고등학교와 이에 준하는 특수학교 또는 각종학교에 재학 중인 경우는 제외한다)의 장애인을 보호하거나 부양할 것

6) 기타 지원

(1) 산후조리도우미 지원(제37조)

• 국가 및 지방자치단체는 임산부인 여성장애인과 신생아의 건강관리를 위하여 경제적 부담능력 등을 감안하여 여성장애인의 가정을 방문하여 산전·산후 조리를 돕는 도우미(산후조리도우미)를 지원할 수 있으며 국가 및 지방자치단체는 도우미 지원사업에 대하여 정기적으로 모니터링을 실시하여야 한다.

(2) 자녀교육비 지급(제38조)

• 장애인복지실시기관은 경제적 부담능력 등을 고려하여 장애인이 부양하는 자녀 또는 장애인인 자녀의 교육비를 지급할 수 있다.

5. 장애인정책 조직

1) 장애인정책조정위원회(제11조) : 국무총리 소속

장애인 종합정책을 수립하고 **관계 부처 간의 의견을 조정**하며 **그 정책의 이행을 감독·평가**하기 위하여 **국무총리 소속하**에 장애인정책조정위원회를 둔다. 또한 위원회는 심의·조정해야 할 사항을 미리 검토하고 관계 기관 사이의 협조 사항을 정리하기 위하여 위원회에 **장애인정책조정실무위원회**를 둔다.

(1) 장애인정책조정위원회(제11조)

인원		30명 이내
위원장		국무총리
부위원장		보건복지부장관
위원	당연직 위원	• 기획재정부장관, 교육부장관, 안전행정부장관, 문화체육관광부장관, 산업통상자원부장관, 고용노동부장관, 여성가족부장관, 국토교통부장관, 국무조정실장, 법제처장, 국가보훈처장 및 위원회의 심의사항과 관련되어 위원장이 지정하는 중앙행정기관의 장
	위촉 위원	• 장애인 관련 단체의 장이나 장애인 문제에 관한 학식과 경험이 풍부한 자 중에서 위원장이 위촉하되, 위촉위원 중 2분의 1 이상은 장애인 • 임기는 3년으로 하되, 연임가능
심의사항		• 장애인복지정책의 기본방향에 관한 사항 • 장애인복지 향상을 위한 제도개선과 예산지원에 관한 사항 • 중요한 특수교육정책의 조정에 관한 사항 • 장애인 고용촉진정책의 중요한 조정에 관한 사항 • 장애인 이동보장 정책조정에 관한 사항 • 장애인정책 추진과 관련한 재원조달에 관한 사항 • 장애인복지에 관한 관련 부처의 협조에 관한 사항 • 그 밖에 장애인복지와 관련하여 대통령령으로 정하는 사항

(2) 장애인정책조정실무위원회

인원		30명 이내
실무위원장		보건복지부차관
부위원장		보건복지부 소속 장애인 관련 업무를 담당하는 고위공무원단 소속 공무원
위원	당연직 위원	기획재정부, 교육부, 안전행정부, 문화체육관광부, 산업통상자원부, 고용노동부, 여성가족부, 국토교통부, 국무조정실, 법제처, 국가보훈처의 고위공무원단 소속 공무원 및 위원회의 심의사항과 관련된 중앙행정기관의 고위공무원단 소속 공무원 중에서 실무위원장이 지정하는 자
	위촉 위원	장애인 관련 단체의 장이나 장애인 문제에 관한 학식과 경험이 풍부한 자 중에서 실무위원장이 위촉하되, 위촉위원 중 2분의 1 이상은 장애인
간사		실무위원회의 사무를 처리하기 위하여 간사 2명을 두되, 국무조정실 및 보건복지부 소속 공무원 중에서 실무위원장이 지정하는 자
분과 위원회		업무를 효율적으로 수행하기 위하여 장애인이동편의분과, 장애인고용확대분과 등 분야별 분과위원회를 둘 수 있다.

(3) 장애인정책종합계획

- 보건복지부장관은 장애인의 권익과 복지증진을 위하여 관계 중앙행정기관의 장과 협의하여 **5년마다** 장애인정책종합계획을 수립·시행하여야 한다.
- 관계 중앙행정기관의 장은 장애인의 권익과 복지증진을 위하여 업무에 대한 사업계획을 매년 수립·시행하여야 하고, 그 사업계획과 전년도 사업계획 추진실적을 매년 보건복지부장관에게 제출하여야 한다.
- 보건복지부장관은 사업계획과 추진실적을 종합하여 계획을 수립하되, 장애인정책조정위원회의 심의를 거쳐야 한다.

2) 지방장애인복지위원회(제13조)

장애인복지 관련 사업의 기획·조사·실시 등을 하는데 필요한 사항을 심의하기 위하여 지방자치단체에 지방장애인복지위원회를 두고, 조직·운영에 필요한 사항은 지방자치단체의 조례로 정한다.

인원	30명 이내
위원장	해당 지방자치단체의 장
위원	지방자치단체의 장이 위촉하거나 임명하는 자로 하되, 위촉위원 중 2분의 1 이상은 장애인 1. 장애인 관련 단체의 장 2. 장애인 문제에 관한 학식과 경험이 풍부한 자 3. 해당 지방자치단체 소속 공무원으로서 장애인정책 관련 업무를 수행하는 자

3) 장애인복지단체협의회(제63, 64조)

(1) 단체의 보호·육성 (제63조)

- 국가와 지방자치단체는 장애인의 복지를 향상하고 자립을 돕기 위하여 장애인복지단체를 보호·육성하도록 노력하여야 한다.

(2) 징애인복지난체협의회(제64조)

① 장애인복지단체협의회의 설립

- 장애인복지단체의 활동을 지원하고 장애인의 복지를 향상하기 위하여 장애인복지단체협의회(협의회)를 설립할 수 있다.

② 정관

- 협의회의 조직과 운영 등에 관하여 필요한 사항은 정관으로 정한다.

6. 장애인복지시설

1) 장애인복지시설의 이용 등 (제57조)

- 국가와 지방자치단체는 장애인이 장애인복지시설의 이용을 통하여 기능회복과 사회적 향상을 도모할 수 있도록 필요한 정책을 강구하여야 한다.
- 국가와 지방자치단체는 장애인복지시설을 이용하는 장애인의 인권을 보호하기 위하여 필요한 정책을 마련하고 관련 프로그램을 실시할 수 있는 기반을 조성하여야 한다.
- 장애인복지실시기관은 장애인복지시설에 대한 장애인의 선택권을 최대한 보장하여야 한다.
- 장애인복지실시기관은 장애인의 선택권을 보장하기 위하여 장애인복지시설을 이용하려는 장애인

에게 시설의 선택에 필요한 정보를 충분히 제공하여야 한다.

2) 장애인복지시설의 종류(제58조)

(1) 장애인 거주시설

- 거주공간을 활용하여 일반가정에서 생활하기 어려운 장애인에게 일정 기간 동안 거주·요양·지원 등의 서비스를 제공하는 동시에 지역사회생활을 지원하는 시설

❋ 장애인 거주시설

- 장애유형별 생활시설 : 장애유형이 같거나 유사한 장애를 가진 사람들을 입소 또는 통원하게 하여 그들의 장애유형에 적합한 의료·교육·직업·심리·사회 등 재활서비스와 주거서비스를 제공
- 중증장애인 거주시설 : 장애의 정도가 심하여 항상 도움이 필요한 장애인에게 주거지원·일상생활지원·지역사회생활지원·요양서비스를 제공
- 장애영유아 거주시설 : 6세 미만의 장애영유아를 보호하고 재활에 필요한 주거지원·일상생활지원·지역사회생활지원·요양서비스를 제공
- 장애인 단기거주시설 : 보호자의 일시적 부재 등으로 도움이 필요한 장애인에게 단기간 주거서비스, 일상생활지원서비스, 지역사회생활서비스를 제공
- 장애인 공동생활가정 : 장애인들이 스스로 사회에 적응하기 위하여 전문인력의 지도를 받으며 공동으로 생활하는 지역사회 내의 소규모 주거시설

(2) 장애인 지역사회재활시설

- 장애인을 전문적으로 상담·치료·훈련하거나 장애인의 일상생활, 여가활동 및 사회참여활동 등을 지원하는 시설

❋ 장애인 지역사회 재활시설

- 장애인복지관 : 장애인에 대한 각종 상담 및 사회심리·교육·직업·의료재활 등 장애인의 지역사회생활에 필요한 종합적인 재활서비스를 제공하고 장애에 대한 사회적 인식 개선사업을 수행하는 시설
- 장애인 체육시설 : 장애인의 체력증진 또는 신체기능 회복활동을 지원하고 이와 관련된 편의를 제공
- 장애인 수련시설 : 장애인의 문화·취미·오락활동 등을 통한 심신수련을 조장·지원하고 이와 관련된 편의를 제공
- 장애인 심부름센터 : 이동에 상당한 제약이 있는 장애인에게 차량 운행을 통한 직장 출퇴근 및 외출보조나 그 밖의 이동서비스를 제공
- 수화통역센터 : 의사소통에 지장이 있는 청각·언어장애인에게 수화통역 및 상담서비스를 제공
- 장애인 재활치료시설 : 장애아동을 포함한 장애인에게 언어·미술·음악 등 재활치료에 필요한 치료, 상담, 훈련 등의 서비스를 제공하고 서비스를 이용한 자로부터 비용을 수납하여 운영하는 시설

(3) **장애인 직업재활시설**

- 일반 작업환경에서는 일하기 어려운 장애인이 특별히 준비된 작업환경에서 직업훈련을 받거나 직업 생활을 할 수 있도록 하는 시설

(4) 장애인 의료재활시설

- 장애인을 입원 또는 통원하게 하여 상담, 진단·판정, 치료 등 의료재활서비스를 제공하는 시설

(5) 장애인 생산품판매시설

- 장애인 생산품의 판매활동 및 유통을 대행하고, 장애인 생산품이나 서비스·용역에 관한 상담, 홍보, 판로 개척 및 정보제공 등 마케팅을 지원하는 시설

(6) 장애인 쉼터

- 피해장애인의 임시 보호 및 사회복귀를 지원하는 시설

3) 장애인복지시설 설치(제59조)

(1) 설치 주체

- **국가와 지방자치단체**는 장애인복지시설을 설치할 수 있다.
- 그 외의 자가 장애인복지시설을 설치·운영하려면 해당 시설 소재지 관할 **시장·군수·구청장에게 신고**하여야 하며, 신고한 사항 중 보건복지부령으로 정하는 중요한 사항을 변경할 때에도 신고하여야 한다. 다만, 폐쇄 명령을 받고 1년이 지나지 아니한 자는 시설의 설치·운영 신고를 할 수 없다.

(2) 시설 운영의 개시

- 신고한 자는 **지체 없이** 시설 운영을 시작하여야 한다(제60조).

(3) 시설 운영의 중단·재개 및 시설의 폐지

- 미리 시장·군수·구청장에게 신고
  - 시설 운영자는 시설 운영을 중단 또는 재개하거나 시설을 폐지하려는 때에는 미리 시장·군수·구청장에게 신고하여야 한다.
- **시설폐지 시 시설운영자의 시설이용자의 권익 보호를 위한 조치필요**

4) 장애인 대상 성범죄와 장애인학대 신고

(1) 장애인 대상 성범죄의 신고

- 누구든지 장애인 대상 성범죄의 발생 사실을 알게 된 때에는 중앙장애인권익옹호기관 또는 지역장애인권익옹호기관, 수사기관에 신고할 수 있다.
- 장애인복지시설의 운영자와 해당 시설의 종사자는 직무상 장애인 대상 성범죄의 발생 사실을 알게 된 때에는 즉시 중앙장애인권익옹호기관 또는 지역장애인권익옹호기관, 수사기관에 신고할 수 있다.
- 장애인복지시설의 운영자는 보건복지부령으로 정하는 절차와 방식에 따라 해당 시설의 종사자에게 장애인 대상 성범죄 예방 및 신고의무와 관련한 교육을 실시하여야 한다.

(2) 장애인학대 신고

- 누구든지 장애인학대를 알게 된 때에는 중앙장애인권익옹호기관 또는 지역장애인권익옹호기관, 수사기관에 신고할 수 있다.
- 다음 각 호의 어느 하나에 해당하는 사람은 그 직무상 장애인학대 및 장애인 대상 성범죄를 알게 된 경우에는 지체 없이 장애인권익옹호기관 또는 수사기관에 신고하여야 한다.
  1. 사회복지 전담공무원 및 사회복지시설의 장과 그 종사자
  2. 활동지원인력 및 활동지원기관의 장과 그 종사자
  3. 의료인 및 같은 의료기관의 장
  4. 의료기사
  5. 응급구조사

6. 구급대의 대원
7. 정신건강복지센터의 장과 그 종사자
8. 어린이집의 원장 등 보육교직원
9. 교직원 및 강사 등
10. 교직원, 전문상담교사 등 및 산학겸임교사 등
11. 학원의 운영자·강사·직원 및 교습소의 교습자·직원
12. 성폭력피해상담소의 장과 그 종사자 및 성폭력피해자보호시설의 장과 그 종사자
13. 지원시설의 장과 그 종사자 및 성매매피해상담소의 장과 그 종사자
14. 가정폭력 관련 상담소의 장과 그 종사자 및 가정폭력피해자 보호시설의 장과 그 종사자
15. 건강가정지원센터의 장과 그 종사자
16. 다문화가족지원센터의 장과 그 종사자
17. 가정위탁지원센터의 장과 그 종사자
18. 한부모가족복지시설의 장과 그 종사자
19. 청소년시설의 장과 그 종사자 및 청소년단체의 장과 그 종사자
20. 청소년 보호·재활센터의 장과 그 종사자
21. 장기요양요원

- 보건복지부장관은 신고의무자에게 장애인학대 및 장애인 대상 성범죄의 신고 절차와 방법 등을 안내하여야 한다.
- 국가와 지방자치단체는 장애인학대 및 장애인 대상 성범죄를 예방하고 수시로 신고를 받을 수 있도록 필요한 조치를 하여야 한다.
- 소관 중앙행정기관의 장은 제2항 각 호의 어느 하나에 해당하는 사람의 자격 취득 과정이나 보수교육 과정에 장애인학대 및 장애인 대상 성범죄 예방 및 신고의무에 관한 교육 내용을 포함하도록 하여야 한다.
- 신고 절차·방법 등의 안내, 조치 및 교육 내용·시간·방법 등은 대통령령으로 정한다.

7. 벌칙

1) 10년 이하의 징역이나 1억만원 이하의 벌금
   (1) 장애인에게 성적 수치심을 주는 성희롱·성폭력 등의 행위를 한 자
2) 7년 이하의 징역이나 7천만원 이하의 벌금
   (1) 장애인의 신체에 상해를 입히는 행위를 한 사람
   (2) 장애인을 폭행, 협박, 감금, 그 밖에 정신상 또는 신체상의 자유를 부당하게 구속하는 수단으로써 장애인의 자유의사에 어긋나는 노동을 강요하는 행위를 한 사람
3) 5년 이하의 징역이나 5천만원 이하의 벌금
   (1) 제50조의3제6항을 위반하여 금융정보등을 「장애인복지법」 법에서 정한 목적 외의 용도로 사용하거나 다른 사람 또는 기관에 제공 또는 누설한 사람
   (2) 제59조의7(응급조치 의무 등)제2항 각 호 외의 부분 전단, 같은 조 제3항 또는 제5항에 따른 업무를 수행 중인 장애인권익옹호기관의 직원에 대하여 폭행 또는 협박하거나 위계 또는 위력

으로써 그 업무를 방해한 사람

(3) 제59조의9제2호(폭행에 한정함)부터 제6호까지(금지행위)에 해당하는 행위를 한 사람

4) 3년 이하의 징역이나 3천만원 이하의 벌금

(1) 제59조의6에 따라 준용되는 「특정범죄신고자 등 보호법」 제8조를 위반하여 신고자의 인적사항 또는 신고자임을 미루어 알 수 있는 사실을 다른 사람에게 알려주거나 공개 또는 보도한 사람

(2) 장애인을 위하여 증여 또는 급여된 금품을 그 목적 외의 용도에 사용하는 행위를 한 사람

(3) 업무 수행 중 알게 된 정보 또는 비밀 등을 이 법에서 정한 목적 외에 다른 용도로 사용하거나 다른 사람 또는 기관에 제공 또는 누설한 사람

5) 2년 이하의 징역이나 2천만원 이하의 벌금

(1) 파면, 해임, 해고, 그 밖에 이에 준하는 신분상실의 조치에 해당하는 불이익조치를 한 자

6) 1년 이하의 징역이나 1천만원 이하의 벌금

(1) 공중의 오락 또는 흥행을 목적으로 장애인의 건강 또는 안전에 유해한 곡예를 시키는 행위를 한 사람(제59조의9제8호)

(2) 징계, 정직, 감봉, 강등, 승진 제한, 그 밖에 이에 준하는 부당한 인사조치에 해당하는 불이익조치를 한 자(2~7번은 제59조의5에 해당)

(3) 전보, 전근, 직무 미부여, 직무 재배치, 그 밖에 이에 준하는 인사조치에 해당하는 불이익조치를 한 자

(4) 성과평가 또는 동료평가 등을 통한 임금, 상여금 등의 차별적 지급에 해당하는 불이익조치를 한 자

(5) 교육·훈련 등 자기계발 기회의 박탈 및 예산·인력 등에 대한 업무상 제한, 그 밖에 이에 준하는 근무 조건의 차별적 조치에 해당하는 불이익조치를 한 자

(6) 요주의 대상자 명단의 작성·공개, 집단 따돌림 및 폭행·폭언, 그 밖에 이에 준하는 정신적·신체적 위해 행위에 해당하는 불이익조치를 한 자

(7) 직무에 대한 부당한 감사, 조사 및 그 결과의 공표에 해당하는 불이익조치를 한 자

(8) **장애인을 이용하여 부당한 영리행위를 한 자**(제8조제2항)

(9) 등록증을 양도 또는 대여하거나 양도 또는 대여를 받은 자 및 유사한 명칭 또는 표시를 사용한 자(제32조제5항)

(10) 신고 또는 변경신고를 하지 아니하고 장애인복지시설을 설치·운영한 자(제59조제2항)

(11) 시설 이용자의 권익 보호조치를 위반한 시설 운영자(제60조제3항)

(12) 정당한 사유 없이 보고를 하지 아니하거나 거짓의 보고를 한 자, 자료를 제출하지 아니하거나 거짓 자료를 제출한 자, 조사·검사·질문을 거부·방해 또는 기피한 자

(13) 제62조에 따른 명령 등을 받고 이행하지 아니한 자

(14) 제69조제2항을 위반하여 의지·보조기 기사를 두지 아니하고 의지·보조기제조업을 한 자

(15) 제69조제3항을 위반하여 폐쇄 명령을 받은 후 6개월이 지나지 아니하였음에도 불구하고 같은 장소에서 같은 제조업을 한 자

(16) 제70조제1항에 따른 제조업소 폐쇄 명령을 받고도 영업을 한 자

7) 500만원 이하의 벌금
   (1) **장애인의 입학 지원을 거부하거나 입학시험 합격자의 입학을 거부하는 등 불리한 조치를 한 자**
   (2) 타인에게 의지·보조기 기사자격증을 대여한 자

8. 과태료

1) 1천만원 이하의 과태료
   (1) 장애인복지시설의 운영자가 제59조의3제4항에 따른 해임요구를 정당한 사유 없이 거부하거나 1개월 이내에 이행하지 아니하는 경우
2) 500만원 이하의 과태료
   (1) 장애인관련기관의 운영자가 제59조의3제5항을 위반하여 취업자등에 대하여 장애인학대관련범죄등 경력을 확인하지 아니한 경우
3) 300만원 이하의 과태료
   (1) 등록증 반환 명령을 거부한 자
   (2) 장애인사용자동차등표지를 대여하거나 보건복지부령으로 정하는 자 외의 자에게 양도한 자 또는 부당하게 사용하거나 이와 비슷한 표지·명칭 등을 사용한 자
   (3) 보조견표지를 붙인 장애인 보조견 등을 동반한 장애인 등의 출입을 정당한 사유 없이 거부한 자
   (4) 직무상 장애인학대 및 장애인 대상 성범죄의 발생사실을 알고도 장애인권익옹호기관 또는 수사기관에 신고하지 아니한 사람
   (5) 현장조사를 거부·기피하거나 업무를 방해한 자
   (6) 장애인권익옹호기관의 업무 수행을 정당한 사유 없이 거부하거나 방해한 자
   (7) 시설 운영 개시 의무를 위반한 자
   (8) **시설의 운영 중단·재운영·시설폐지 등의 신고의무를 위반한 자**
   (9) 의지·보조기 제조업소의 개설 또는 변경 사실을 통보하지 아니한 자
   (10) 의사의 처방에 의하지 아니하고 의지·보조기를 제조하거나 개조한 의지·보조기 제조업자

9. 비 용

1) 비용부담(제79조) : 장애인복지실시기관
   장애인복지시설의 설치·운영에 드는 비용은 예산의 범위 안에서 대통령령으로 정하는 바에 따라 장애인복지실시기관이 부담하게 할 수 있다.
2) 비용보조(제81조)
   국가와 지방자치단체는 대통령령으로 정하는 바에 따라 장애인복지시설의 설치·운영에 필요한 비용의 전부 또는 일부를 보조할 수 있다.
3) 조세감면(제83조)
   지급되는 금품, 장애인복지시설 및 장애인복지단체에서 장애인이 제작한 물품에는 조세를 감면한다.

노인복지법

★★
01

「노인복지법」상 노인에 대하여 신체적·정신적·정서적·성적 폭력 및 경제적 착취 또는 가혹행위를 하거나 유기 또는 방임을 하는 것을 뜻하는 용어는?

1) 노인무시 2) 노인방임 3) 노인학대
4) 노인폭행 5) 노인폭력

|해설| 제1조의2(정의)
- "노인학대"라 함은 노인에 대하여 신체적·정신적·정서적·성적 폭력 및 경제적 착취 또는 가혹행위를 하거나 유기 또는 방임을 하는 것을 말한다.

답 3)

★★
02

「노인복지법」상 노인일자리개발·보급사업, 조사사업, 교육·홍보 및 협력사업, 프로그램인증·평가사업 등을 지원하는 기관은?

1) 노인복지기관 2) 노인인력개발기관
3) 노인창업지원기관 4) 노인취업알선기관
5) 노인일자리지원기관

|해설| 제23조의2(노인일자리전담기관의 설치·운영 등)
2) 노인인력개발기관 : 노인일자리개발·보급사업, 조사사업, 교육·홍보 및 협력사업, 프로그램인증·평가사업 등을 지원하는 기관
4) 노인취업알선기관 : 노인에게 취업 상담 및 정보를 제공하거나 노인일자리를 알선하는 기관
5) 노인일자리지원기관 : 지역사회 등에서 노인일자리의 개발·지원, 창업·육성 및 노인에 의한 재화의 생산·판매 등을 직접 담당하는 기관

답 2)

★★
03

「노인복지법」상 노인의료복지시설에 해당되는 것은?

1) 양로시설 2) 노인복지관
3) 노인복지주택 4) 노인공동생활가정
5) 노인요양공동생활가정

|해설| 제34조(노인의료복지시설)
① 노인의료복지시설은 다음 각 호의 시설로 한다.
1. 노인요양시설 : 치매·중풍 등 노인성질환 등으로 심신에 상당한 장애가 발생하여 도움을 필요로 하는 노인을 입소시켜 급식·요양과 그 밖에 일상생활에 필요한 편의를 제공함을 목적으로 하는 시설
2. 노인요양공동생활가정 : 치매·중풍 등 노인성질환 등으로 심신에 상당한 장애가 발생하여 도움을 필요로 하는 노인에게 가정과 같은 주거여건과 급식·요양, 그 밖에 일상생활에 필요한 편의를 제공함을 목적으로 하는 시설

답 5)

★★
04

「노인복지법」상 노인복지시설 종사자가 노인에게 성적 수치심을 주는 성폭행·성희롱 등의 행위를 한 경우 그 죄에서 정한 형의 어느 정도까지 가중처벌을 할 수 있는가?

1) 2분의 1
2) 3분의 1
3) 4분의 1
4) 5분의 1
5) 6분의 1

| 해설 | 「형법」

- 제2편제32장 강간과 추행의 죄 중 제297조(강간), 제297조의2(유사강간), 제298조(강제추행), 제299조(준강간, 준강제추행), 제300조(미수범), 제301조(강간등 상해·치상), 제301조의2(강간등 살인·치사), 제305조의2(상습범)(제297조, 제297조의2, 제298조부터 제300조까지의 죄에 한정한다)의 죄로서 다른 법률에 따라 가중처벌되는 죄

제59조의2(가중처벌)

- 상습적으로 또는 제31조에 따른 노인복지시설 종사자가 제55조의2, 제55조의3제1항제2호 또는 제55조의4제1호의 죄를 범한 경우 각 그 죄에서 정한 형의 2분의 1까지 가중한다.

답 1)

★
05

「노인복지법」상 노인에게 구걸을 하게 하거나 노인을 이용하여 구걸하는 행위를 한 자에 관한 벌칙은?

1) 1년 이하의 징역 또는 1천만원 이하의 벌금
2) 2년 이하의 징역 또는 2천만원 이하의 벌금
3) 3년 이하의 징역 또는 3천만원 이하의 벌금
4) 5년 이하의 징역 또는 5천만원 이하의 벌금
5) 7년 이하의 징역 또는 7천만원 이하의 벌금

| 해설 | **벌칙 (5년 이하의 징역 또는 5천만원 이하의 벌금)**

- 업무를 수행 중인 노인보호전문기관의 직원에 대하여 폭행 또는 협박하거나 위계 또는 위력으로써 그 업무를 방해한 자
- 노인의 신체에 폭행을 가하는 행위
- 노인에게 성적 수치심을 주는 성폭행·성희롱 등의 행위
- 자신의 보호·감독을 받는 노인을 유기하거나 의식주를 포함한 기본적 보호 및 치료를 소홀히 하는 방임행위
- 노인에게 구걸을 하게 하거나 노인을 이용하여 구걸하는 행위를 한 자
- 폭언, 협박, 위협 등으로 노인의 정신건강에 해를 끼치는 정서적 학대행위
- 3년 이상의 유기징역 : 단체 또는 다중의 위력을 보이거나 위험한 물건을 휴대하고 제1항제1호의 죄를 범하여 노인보호전문기관의 직원을 상해에 이르게 한 경우
- 무기 또는 5년 이상의 징역 : 단체 또는 다중의 위력을 보이거나 위험한 물건을 휴대하고 제1항제1호의 죄를 범하여 노인보호전문기관의 직원을 사망에 이르게 한 경우

답 4)

★
06

「노인복지법」상 노인일자리개발·보급사업, 조사사업, 교육·홍보 및 협력사업, 프로그램인증·평가사업 등을 지원하는 기관은?

1) 노인보호전문기관
2) 노인인력개발기관
3) 노인지역봉사기관
4) 노인취업알선기관
5) 노인일자리지원기관

| 해설 | **제23조의2(노인일자리전담기관의 설치·운영 등)**

- 노인인력개발기관 : 노인일자리개발·보급사업, 조사사업, 교육·홍보 및 협력사업, 프로그램인증·평가사업 등을 지원하는 기관

답 2)

★07 「노인복지법」상 규정된 「노인복지법」의 목적으로 옳지 않은 것은?

1) 노인의 질환을 사전예방
2) 노인의 보건복지 정책 참여
3) 노인의 보건복지증진에 기여
4) 노인의 질환상태에 따른 적절한 치료·요양
5) 노후의 생활안정을 위하여 필요한 조치 강구

| 해설 | 제1조(목적)

- 이 법은 노인의 질환을 사전예방 또는 조기발견하고 질환상태에 따른 적절한 치료·요양으로 심신의 건강을 유지하고, 노후의 생활안정을 위하여 필요한 조치를 강구함으로써 노인의 보건복지증진에 기여함을 목적으로 한다.

답 2)

★08 「노인복지법」상 노인에 관한 금지행위로 옳지 않은 것은?

1) 노인의 신체에 폭행을 가하거나 상해를 입히는 행위
2) 노인에게 성적 수치심을 주는 성폭행·성희롱 등의 행위
3) 자신의 보호·감독을 받는 노인을 보호 및 치료하는 행위
4) 노인을 위하여 증여 또는 급여 된 금품을 그 목적 외의 용도에 사용하는 행위
5) 폭언, 협박, 위협 등으로 노인의 정신건강에 해를 끼치는 정서적 학대 행위

| 해설 | 제39조의9(금지행위)

- 노인의 신체에 폭행을 가하거나 상해를 입히는 행위
- 노인에게 성적 수치심을 주는 성폭행·성희롱 등의 행위
- 자신의 보호·감독을 받는 노인을 유기하거나 의식주를 포함한 기본적 보호 및 치료를 소홀히 하는 방임행위
- 노인에게 구걸을 하게 하거나 노인을 이용하여 구걸하는 행위
- 노인을 위하여 증여 또는 급여된 금품을 그 목적외의 용도에 사용하는 행위
- 폭언, 협박, 위협 등으로 노인의 정신건강에 해를 끼치는 정서적 학대행위

답 3)

09 노인 복지법 상 배우자와 직계 비속 및 그 배우자를 뜻하는 용어로 옳은 것은?

1) 간병인
2) 부양자
3) 부양의무자
4) 보호자
5) 부양책임자

| 해설 | 부양의무자

- 배우자(사실상의 혼인관계에 있는 자를 포함)와 직계비속 및 그 배우자(사실상의 혼인관계에 있는 자를 포함)

답 3)

10 노인의 주거에 적합한 기능 및 설비를 갖춘 주거용 시설의 공급을 조장하여야하는 책임의 주체로 옳은 것은?

1) 국가와 노인복지시설
2) 지방자치단체와 노인복지시설
3) 국가와 지방자치단체
4) 사회복지협회와 지방자치단체
5) 사회복지협회와 노인복지시설

| 해설 | 노인전용주거시설

- 국가 또는 지방자치단체는 노인의 주거에 적합한 기능 및 설비를 갖춘 주거용 시설의 공급을 조장하여야 하며, 그 주거용 시설의 공급자에 대하여 적절한 지원을 할 수 있다.

답 3)

11 다음 중 요양보호사 자격증을 교부하여야하는 사람은?

1) 시장·군수·구청장
2) 시·도지사
3) 대통령
4) 보건복지부장관
5) 지역보건소장

|해설| **요양보호사의 직무·자격증의 교부 등**

- 시·도지사는 요양보호사 자격시험에 합격한 사람에게 요양보호사 자격증을 교부하여야 한다.

답 2)

12 다음 중 노인복지법이 정하고 있는 재가복지시설에서 제공하는 서비스는?

1) 노인요양시설
2) 노인복지주택
3) 주·야간보호서비스
4) 노인복지회관
5) 경로당

|해설| **재가복지시설**

- 방문요양서비스
- 주·야간보호서비스
- 단기보호서비스
- 방문보호서비스

1) 노인요양시설 : 노인의료복지시설
2) 노인복지주택 : 노인주거복지시설
4), 5) 노인복지관과 경로당 : 노인여가복지시설

답 3)

13 다음 중 경로우대의 범위에 해당되지 않는 것은?

1) 수송시설
2) 고궁
3) 목욕시설
4) 능원
5) 박물관

|해설| **경로우대**

- 국가 또는 지방자치단체는 65세 이상의 자에 대하여 대통령령이 정하는 바에 의하여 국가 또는 지방자치단체의 수송시설 및 고궁·능원·박물관·공원 등의 공공시설을 무료로 또는 그 이용요금을 할인하여 이용하게 할 수 있다.

답 3)

14 다음 노인복지법에 대한 내용으로 옳은 것은?

1) 노인의 날은 10월 2일이고, 경로의 달은 10월이다.
2) 노인의 일상생활에 관련되는 사업을 경영하는 자는 노인의 보건복지증진과는 관련이 없다.
3) 보건복지부장관은 노인의 보건 및 복지에 관한 실태조사를 5년마다 실시해야 한다.
4) 노인복지상담원은 사회복지사 2급 이상의 자격증을 가져야 한다.
5) 지역 노인일자리 전담기관에서는 노인일자리에 관한 조사 및 연구의 업무를 행한다.

|해설|

1) 노인에 대한 사회적 관심과 공경의식을 높이기 위하여 매년 10월 2일을 노인의 날로, 매년 10월을 경로의 달로 함
2) 노인의 일상생활에 관련되는 사업을 경영하는 자는 그 사업을 경영함에 있어 노인의 보건복지가 증진되도록 노력하여야 함
3) 보건복지부장관은 노인의 보건 및 복지에 관한 실태조사를 3년마다 실시하고 그 결과를 공표하여야 함
4) 노인복지상담원은 사회복지사 3급 이상의 자격증 소지자 중에서 특별자치시장·특별자치도지사·시장·군수·구청장이 공무원으로 임용함
5) 노인일자리에 관한 조사 및 연구는 중앙노인일자리전담기관의 업무임

답 1)

15 노인 주거복지시설의 종류 중 노인들에게 가정과 같은 주거여건과 급식, 그 밖에 일상생활에 필요한 편의를 제공하는 곳으로 옳은 것은?

1) 노인복지관
2) 양로시설
3) 노인공동생활가정
4) 노인복지주택
5) 노인요양 공동생활가정

| 해설 | **노인공동생활가정**

- 노인들에게 가정과 같은 주거여건과 급식, 그 밖에 일상생활에 필요한 편의를 제공
- 양로시설 : 노인을 입소시켜 급식과 그 밖에 일상생활에 필요한 편의를 제공
- 노인복지주택 : 노인에게 주거시설을 임대하여 주거의 편의·생활지도·상담 및 안전관리 등 일상생활에 필요한 편의를 제공

답 3)

16 노인복지법상 재가노인복지시설의 서비스에 해당하지 않는 것은 무엇인가?

1) 방문요양서비스
2) 노인문화서비스
3) 단기보호서비스
4) 방문목욕서비스
5) 주·야간보호서비스

| 해설 | **재가노인복지시설의 재가복지서비스**

- 방문요양서비스, 주·야간보호서비스, 단기보호서비스, 방문 목욕서비스, 그 밖의 서비스

답 2)

17 노인 실태조사를 실시하여야하는 주체와 시기로 옳은 것은?

1) 시·도지사, 5년
2) 보건복지부장관, 5년
3) 시·도지사, 3년
4) 보건복지부장관, 3년
5) 시장, 군수, 구청장, 5년

| 해설 | **보건복지부장관**

- 보건복지부장관은 노인의 보건 및 복지에 관한 실태조사를 3년마다 실시하고 그 결과를 공표하여야 한다.

답 4)

18 노인복지상담원에 대한 설명 중 옳은 것은?

1) 노인의 복지를 담당하기 위하여 특별자치도와 시·도에 노인복지상담원을 둔다.
2) 사회복지사 2급 이상의 자격증 소지자 중에서 임용한다.
3) 위촉한 상담원의 임기는 2년으로 하되, 연임할 수 있다.
4) 시·도지사는 필요하다고 인정하는 때는 사회복지에 관한 업무를 담당하는 공무원으로 하여금 상담원을 겸직하게 할 수 있다.
5) 부득이한 경우에는 공무원외의 자로 위촉할 수 있다.

| 해설 |

1) 시·군·구에
2) 사회복지사 3급 이상의 자격증 소지자
3) 3년
4) 특별자치시장, 특별자치도지사, 시장, 군수, 구청장

답 5)

19 다음 중 요양보호사의 결격사유로 옳지 않은 것은?

1) 정신질환자
2) 향정신성의약품 중독자
3) 피성년후견인
4) 요양보호사의 자격이 취소된 날부터 2년이 경과된 자
5) 금고 이상의 형을 선고받고 그 형의 집행이 종료되지 아니한 자

| 해설 | **요양보호사의 결격사유**

- 정신질환자
- 마약·대마 또는 향정신성의약품 중독자
- 피성년후견인
- 금고 이상의 형을 선고받고 그 형의 집행이 종료되지 아니하였거나 그 집행을 받지 아니하기로 확정되지 아니한 사람
- 법원의 판결에 따라 자격이 정지 또는 상실된 사람
- 요양보호사의 자격이 취소된 날부터 1년이 경과되지 아니한 사람

답 4)

20 노인주거복지시설을 설치하고자 하는 경우 신고해야하는 대상으로 옳은 것은?

1) 시장·군수·구청장
2) 시·도지사
3) 대통령
4) 보건복지부장관
5) 지역보건소장

| 해설 | **노인주거복지시설의 설치**

- 노인주거복지시설은 국가 또는 지방자치단체가 설치할 수 있다. 단, 국가 또는 지방자치단체 외의 자가 노인주거복지시설을 설치하고자 하는 경우에는 특별자치시장·특별자치도지사·시장·군수·구청장에게 신고해야 한다.

답 1)

21 노인의 건강진단 주기에 대한 설명으로 옳은 것은?

1) 1년에 1회 이상
2) 2년에 1회 이상
3) 3년에 2회 이상
4) 5년에 1회 이상
5) 1년에 2회 이상

| 해설 | **건강진단**

- 보건복지부장관, 시·도지사 또는 시장·군수·구청장(복지실시기관)이 2년에 1회 이상 국·공립병원, 보건소 또는 보건복지부령이 정하는 건강진단기관에서 대상자의 건강상태에 따라 1차 및 2차로 구분하여 실시한다.

답 2)

22 다음 중 실종노인에 관한 업무를 수행하여야 하는 자로 옳은 것은?

1) 지방자치단체의 장
2) 시·도지사
3) 관할 경찰서장
4) 보건복지부장관
5) 시장·군수·구청장

| 해설 | **실종노인에 관한 업무**

- 보건복지부장관은 실종노인의 발생예방, 조속한 발견과 복귀를 위하여 다음의 업무를 수행하여야 하며, 업무의 전부 또는 일부를 노인복지 관련 법인이나 단체에 위탁할 수 있다.

답 4)

23 노인의 의료복지시설의 종류로 옳은 것은?

1) 양로시설
2) 경로당
3) 노인요양 공동생활가정
4) 노인 공동생활가정
5) 노인복지주택

| 해설 | **노인의료복지시설**

• 노인요양시설, 노인요양 공동생활가정

답 3)

24 지역봉사지도원의 업무 중 옳지 않은 것은?

1) 민원인에 대한 상담 및 조언
2) 도로의 교통정리
3) 전통문화의 전수교육
4) 문화재의 보호 및 안내
5) 기타 시도지사령이 정하는 업무

| 해설 | 5) 대통령령이 정하는 업무

답 5)

25 다음에서 설명하고 있는 노인복지시설은 무엇인가?

노인의 교양·취미생활 및 사회참여활동 등에 대한 각종 정보와 서비스를 제공하고, 건강증진 및 질병예방과 소득보장·재가복지, 그 밖에 노인의 복지증진에 필요한 서비스를 제공함을 목적으로 하는 시설

1) 경로당
2) 노인교실
3) 노인복지관
4) 노인요양시설
5) 노인공동생활가정

| 해설 |

1) 경로당 : 지역노인들이 자율적으로 친목도모·취미활동·공동작업장 운영 및 각종 정보교환과 기타 여가활동을 할 수 있도록 하는 장소를 제공함을 목적으로 하는 시설
2) 노인교실 : 노인들에 대하여 사회활동 참여욕구를 충족시키기 위하여 건전한 취미생활·노인건강유지·소득보장 기타 일상생활과 관련한 학습프로그램을 제공함을 목적으로 하는 시설
4) 노인요양시설 : 치매·중풍 등 노인성질환 등으로 심신에 상당한 장애가 발생하여 도움을 필요로 하는 노인을 입소시켜 급식·요양과 그 밖에 일상생활에 필요한 편의를 제공함을 목적으로 하는 시설
5) 노인공동생활가정 : 노인들에게 가정과 같은 주거여건과 급식, 그 밖에 일상생활에 필요한 편의를 제공함을 목적으로 하는 시설

답 3)

26 다음 중 사회복지법의 시설과 근거 법령으로 바르게 짝지어진 것은?

1) 미혼모자시설 — 아동복지법
2) 자립지원시설 — 장애인복지법
3) 공동생활가정 — 한부모가족지원법
4) 노인요양공동생활가정 — 노인복지법
5) 아동복지관 — 영유아보육법

| 해설 |

1) 미혼모자시설 : 한부모가족지원법
2) 자립지원시설 : 아동복지법
3) 공동생활가정 : 아동복지법
5) 아동복지관 : 아동복지법

답 4)

27 지정을 받지 아니하고 요양보호사교육기관을 설치하거나 운영한 자의 벌칙으로 옳은 것은?

1) 1년 이하의 징역 또는 1천만원 이하의 벌금
2) 2년 이하의 징역 또는 2천만원 이하의 벌금
3) 3년 이하의 징역 또는 3천만원 이하의 벌금
4) 5년 이하의 징역 또는 5천만원 이하의 벌금
5) 7년 이하의 징역 또는 7천만원 이하의 벌금

| 해설 | **1년 이하의 징역 또는 1천만원 이하의 벌금**

- 신고를 하지 아니하고 양로시설·노인공동생활가정·노인복지주택·노인요양시설·노인요양공동생활가정·노인여가복지시설 또는 재가노인복지를 설치하거나 운영한 자
- 노인복지주택을 분양받거나 임차한 자가 해당 노인주거시설을 입소자격자가 아닌 자에게 양도 또는 임대하였을 때
- 지정을 받지 아니하고 요양보호사교육기관을 설치하거나 운영한 자
- 신고인의 신분 보호 및 신원 노출 금지 의무를 위반한 자
- 규정을 위반하여 직무상 알게 된 비밀을 누설한 자
- 정당한 사유 없이 권익보호조치를 하지 아니한 자

답 1)

28 다음 중 노인학대 신고 의무자가 아닌 것은?

1) 사회복지전담공무원
2) 119구급대의 구급대원
3) 노인복지상담원
4) 의료업을 행하는 의료인
5) 모든 국민

| 해설 | **노인학대 신고 의무자**

- 의료업을 행하는 의료인 및 의료기관의 장
- 노인복지시설의 장 및 그 종사자, 노인복지상담원
- 장애인복지시설에서 장애노인에 대한 상담·치료·훈련 또는 요양업무를 행하는 자
- 가정폭력 관련 상담소 및 가정폭력피해자 보호시설의 장과 그 종사자
- 사회복지전담공무원 및 사회복지관, 부랑인 및 노숙인 보호를 위한 시설의 장과 그 종사자
- 장기요양기관 및 제32조에 따른 재가장기요양기관의 장과 그 종사자
- 119구급대의 구급대원
- 건강가정지원센터의 장과 그 종사자

5) 모든 국민은 신고의무자는 아니지만 누구든지 노인학대를 알게 된 때에는 노인보호전문기관 또는 수사기관에 신고할 수 있다.

답 5)

29 노인복지법에 규정되어 있는 보건·복지 조치에 해당하지 않는 것은?

1) 독거노인지원
2) 경로우대
3) 치매관리사업
4) 사회복귀시설 입소
5) 노인재활요양

| 해설 | **노인복지법상의 보건·복지조치**

- 노인사회참여 지원
- 지역봉사지도원 위촉 및 업무
- 경로우대
- 홀로 사는 노인에 대한 지원
- 치매관리사업
- 노인일자리전담기관의 설치·운영
- 생업지원
- 건강진단
- 상담·입소 등의 조치

4) 사회복귀시설은 정신보건법의 내용임

답 4)

30 노인복지법령상 요양보호사와 요양보호사교육기관에 관한 설명으로 옳지 않은 것은?

1) 노인복지시설의 설치·운영자는 법령에서 정하는 바에 따라 요양보호사를 두어야 한다.
2) 요양보호사가 되려는 사람은 요양보호사교육기관에서 교육과정을 마치고 시·도지사가 실시하는 요양보호사 자격시험에 합격하여야 한다.
3) 요양보호사교육기관을 설치하려는 사람은 시·도지사에게 신고하여야 한다.
4) 시·도지사는 요양보호사교육기관이 교육과정을 1년 이상 운영하지 아니하는 경우 사업의 정지를 명할 수 있다.
5) 요양보호사 자격시험 합격자는 필기시험과 실기시험에서 각각 만점의 60퍼센트 이상을 득점한 자로 한다.

| 해설 |

- 노인복지법 제39조 3항(요양보호사교육기관의 지정 등)에 의하면 시·도지사는 요양보호사의 양성을 위하여 보건복지부령이 정하는 지정기준에 적합한 시설을 요양보호사교육기관으로 지정·운영하여야 함

3) 요양보호사교육기관은 설치·운영하는 것이 아니라 시·도지사에 의해 지정·운영되는 기관임

답 3)

31 다음 중 요양보호사의 자격 취소에 대한 사항으로 옳지 않은 것은?

1) 부정한 방법으로 자격증을 취득한 경우
2) 자격증을 대여양도한 경우
3) 영리를 목적으로 불필요한 요양서비스를 알선유인하거나 조장한 경우
4) 자격증을 위조변조한 경우
5) 장애인복지법에 명시된 금지행위를 하여 3년 이하의 징역 또는 1천만원 이하의 벌금형의 벌칙 이상의 처벌을 받은 경우

| 해설 | **요양보호사 자격의 취소**

- 요양보호사의 결격사유 중에 해당하게 된 경우
- 거짓이나 그 밖의 부정한 방법으로 자격증을 취득한 경우
- 영리를 목적으로 불필요한 요양서비스를 알선·유인하거나 조장한 경우
- 자격증을 대여·양도 또는 위조·변조한 경우
- 노인복지법에 명시된 금지행위를 하여 3년 이하의 징역 또는 3천만원 이하의 벌금형의 벌칙 이상의 처벌을 받은 경우
- 요양보호사의 자격을 취소하는 경우 청문을 실시하여야 한다.

답 5)

32 다음 중 직무상 노인학대 신고의무자가 아닌 자는?

1) 노인복지상담원
2) 사회복지전담공무원
3) 경찰관
4) 가정폭력피해자보호시설의 종사자
5) 의료법상 의료기관에서 의료업을 하는 의료인

| 해설 | **노인학대 신고의무자**

- 의료업을 행하는 의료인 및 의료기관의 장
- 노인복지시설의 장 및 그 종사자 및 노인복지상담원
- 장애인복지시설에서 장애노인에 대한 상담·치료·훈련 또는 요양업무를 수행하는 사람
- 가정폭력 관련 상담소 및 가정폭력피해자 보호시설의 장과 그 종사자
- 사회복지전담공무원 및 사회복지관, 부랑인 및 노숙인 보호를 위한 시설의 장과 그 종사자

답 3)

33 노인복지법령에 관한 설명으로 옳은 것은?

1) 60세 이상의 노인은 국가 또는 지방자치단체의 수송시설을 무료로 또는 할인하여 이용할 수 있다.
2) 자격이 취소된 요양보호사는 취소된 날로부터 3년이 경과되지 않으면 요양보호사가 될 수 없다.
3) 노인요양공동생활가정은 노인주거복지시설이다.
4) 중앙노인보호전문기관은 노인인권보호정책을 제안할 수 있다.
5) 노인인력개발기관은 노인에 의한 재화의 생산·판매 등을 직접 담당하는 기관이다.

| 해설 | **중앙노인보호전문기관의 업무**

- 노인인권보호 관련 정책제안
- 노인학대 예방의 홍보, 교육 자료의 제작 및 보급
- 지역노인보호전문기관의 관리 및 업무지원
- 관련 기관 협력체계의 구축 및 교류
- 노인학대 분쟁조정을 위한 중앙노인학대사례판정위원회 운영
- 노인인권보호를 위한 연구 및 프로그램의 개발
- 노인보호전문사업 관련 실적 취합, 관리 및 대외자료 제공
- 지역노인보호전문기관 상담원의 심화 교육
- 그 밖에 노인의 보호를 위하여 대통령령으로 정하는 사항

1) 60세가 아니라 65세 이상의 자임
2) 요양보호사의 결격사유 중 요양보호사의 자격이 취소된 날부터 1년이 경과되지 아니한 사람임
3) 노인요양공동생활가정은 노인복지시설 중에 노인의료복지시설에 분류됨
5) 노인에 의한 재화의 생산·판매 등을 직접 담당하는 기관은 노인일자리 지원기관임

답 4)

34 부양의무자로부터 적절한 부양을 받지 못하는 65세 이상의 자가 노인의료복지시설의 입소하려고 할 때 입소비용 부담 방법으로 옳은 것은?

1) 노인장기요양보험법령이 정하는 바에 따름
2) 국가 및 지방자치단체가 전액 부담
3) 입소자 본인 전액 부담
4) 입소자의 보호자가 전액부담
5) 국가 및 지방자치단체와 입소자가 나누어 부담

| 해설 |

- 기초수급권자로서 65세 이상의 자와 부양의무자로부터 적절한 부양을 받지 못하는 65세 이상의 자는 국가 및 지방자치단체가 전액 부담한다.

답 2)

35 다음 노인복지법의 내용 중에서 틀린 것은?

1) 노인복지시설(노인보호전문기관 제외)을 설치하고자 하는 자는 특별자치도지사, 시장, 군수, 구청장에게 신고하여야 한다.
2) 노인전문병원과 노인휴양소는 시설에서 삭제되었다.
3) 노인복지시설의 설치·운영자는 노인 등의 신체활동 또는 가사활동 지원 등의 업무를 전문적으로 수행하는 요양보호사를 두어야 한다.
4) 시·도지사는 요양보호사 교육과정을 마친 자에게 요양보호사의 자격을 검정하고 자격증을 교부하여야 한다.
5) 요양보호사교육기관을 설치하려는 자는 기준을 갖추고 시·도지사에게 신고하여야 한다.

| 해설 | 5) 요양보호사교육기관을 설치하려는 자는 보건복지부령으로 정하는 기준을 갖추고 시·도지사에게 지정받아야 함

답 5)

의료관계법규

36 다음 중 중앙노인보호전문기관의 업무로 옳은 것은?

1) 일반인을 대상으로 한 노인학대 예방교육
2) 노인의 보호를 위하여 보건복지부령으로 정하는 사항
3) 노인학대 신고전화의 운영 및 사례접수
4) 피해노인 및 노인학대자에 대한 상담
5) 노인학대 예방의 홍보, 교육 자료의 제작 및 보급

| 해설 | **중앙노인보호전문기관의 업무**

- 노인인권보호 관련 정책제안
- 노인인권보호를 위한 연구 및 프로그램의 개발
- 노인학대 예방의 홍보, 교육 자료의 제작 및 보급
- 노인보호전문사업 관련 실적 취합, 관리 및 대외자료 제공
- 지역노인보호전문기관의 관리 및 업무지원
- 지역노인보호전문기관 상담원의 심화교육
- 관련 기관 협력체계의 구축 및 교류
- 그 밖에 노인의 보호를 위하여 대통령령으로 정하는 사항
- 노인학대 분쟁조정을 위한 중앙노인학대사례판정위원회 운영

답 5)

37 다음 중 지역노인보호전문기관의 업무로 옳은 것은?

1) 노인보호전문사업 관련 실적 취합, 관리 및 대외자료 제공
2) 노인학대 의심사례에 대한 현장 조사
3) 노인인권보호 관련 정책제안
4) 관련 기관 협력체계의 구축 및 교류
5) 노인인권보호를 위한 연구 및 프로그램의 개발

| 해설 | **지역노인보호전문기관의 업무**

- 노인학대 신고전화의 운영 및 사례접수
- 노인학대 의심사례에 대한 현장 조사
- 피해노인 및 노인학대자에 대한 상담
- 피해노인가족 관련자와 관련 기관에 대한 상담
- 상담 및 서비스 제공에 따른 기록과 보관
- 일반인을 대상으로 한 노인학대 예방교육
- 노인학대행위자를 대상으로 한 재발방지 교육
- 그 밖에 노인의 보호를 위하여 보건복지부령으로 정하는 사항
- 노인학대사례판정을 위한 지역노인학대사례판정위원회 운영 및 자체사례회의 운영
- 피해노인에 대한 법률 지원의 요청

답 2)

38 요양보호사의 직무와 자격증의 교부에 대해 규정하고 있는 법은?

1) 노인장기요양보험법
2) 국민건강보험법
3) 사회복지사업법
4) 자원봉사활동기본법
5) 노인복지법

| 해설 | • 요양보호사의 직무와 자격증의 교부에 대해 규정하고 있는 법은 노인복지법임

답 5)

39 노인복지법에서 규정된 노인에 대한 금지행위를 위반했을 때 처벌이 가장 무거운 행위는 무엇인가?

1) 노인의 신체에 상해를 입히는 행위
2) 노인의 신체에 폭행을 가하는 행위
3) 신고인의 신분 보호 및 신원 노출 금지 의무를 위반한 행위
4) 규정을 위반하여 직무상 알게 된 비밀을 누설하는 행위
5) 노인을 위하여 증여 또는 급여된 금품을 그 목적 외의 용도에 사용하는 행위

| 해설 |
1) 7년 이하의 징역 또는 7천만원 이하의 벌금
2) 5년 이하의 징역 또는 5천만원 이하의 벌금
3) 1년 이하의 징역 또는 1천만원 이하의 벌금
4) 3년 이하의 징역 또는 3천만원 이하의 벌금
5) 3년 이하의 징역 또는 3천만원 이하의 벌금

답 1)

40 다음 중 25세의 젊은 남성이 85세의 노인에게 신체적 폭행을 가하여 신고되었다. 젊은 남성이 받아야 할 벌칙으로 옳은 것은?

1) 7년 이하의 징역 또는 7천만원 이하의 벌금
2) 5년 이하의 징역 또는 5천만원 이하의 벌금
3) 3년 이하의 징역 또는 3천만원 이하의 벌금
4) 2년 이하의 징역 또는 2천만원 이하의 벌금
5) 1년 이하의 징역 또는 1천만원 이하의 벌금

| 해설 | **벌칙 - 5년 이하의 징역 또는 5천만원 이하의 벌금**

- 노인의 신체에 폭행을 가하는 행위
- 3년 이상의 유기징역 : 단체 또는 다중의 위력을 보이거나 위험한 물건을 휴대하고 제1항제1호의 죄를 범하여 노인보호전문기관의 직원을 상해에 이르게 한 경우
- 무기 또는 5년 이상의 징역 : 단체 또는 다중의 위력을 보이거나 위험한 물건을 휴대하고 제1항제1호의 죄를 범하여 노인보호전문기관의 직원을 사망에 이르게 한 경우

답 2)

41 다음 중 500만원 이하의 과태료를 납부해야하는 자로 옳은 것은?

1) 노인을 위하여 증여 또는 급여된 금품을 그 목적외의 용도에 사용한 자
2) 현장조사를 거부하거나 업무를 방해한 자
3) 신고하지 아니하고 노인복지시설을 폐지 또는 휴지한 자
4) 신상카드를 제출하지 아니한 자
5) 명령을 위반하여 거짓으로 보고하거나 거짓 자료를 제출한 자

| 해설 | **500만원 이하의 과태료**

- 명령을 위반하여 거짓으로 보고하거나 거짓 자료를 제출한 자
- 노인학대 신고 의무자임에도 노인학대를 신고하지 아니한 자
- 취업자등에 대하여 노인학대관련범죄 경력을 확인하지 아니한 노인관련기관의 장

답 5)

EXPLANATION

노인복지법

1. 노인복지법 개요

1) 목적(제1조)

노인의 질환을 사전예방 또는 조기발견하고 질환상태에 따른 적절한 치료·요양으로 심신의 건강을 유지하고, 노후의 생활안정을 위하여 필요한 조치를 강구함으로써 노인의 보건복지증진에 기여함을 목적으로 한다.

2) 기본이념(제2조)

(1) 노인은 후손의 양육과 국가 및 사회의 발전에 기여하여 온 자로서 존경받으며 건전하고 안정된 생활을 보장받는다.

(2) 노인은 그 능력에 따라 적당한 일에 종사하고 사회적 활동에 참여할 기회를 보장 받는다.

(3) 노인은 노령에 따르는 심신의 변화를 자각하여 항상 심신의 건강을 유지하고 그 지식과 경험을 활용하여 사회의 발전에 기여하도록 노력하여야 한다.

2. 노인복지법상 용어의 정의(제1조의2)

1) 부양의무자 : 배우자(사실상의 혼인관계에 있는 자를 포함)와 직계비속 및 그 배우자(사실상의 혼인관계에 있는 자를 포함)

2) 보호자 : 부양의무자 또는 업무·고용 등의 관계로 사실상 노인을 보호하는 자

3) 치매 : 퇴행성 뇌질환 또는 뇌혈관계 질환 등으로 인하여 기억력, 언어능력, 지남력, 판단력 및 수행능력 등의 기능이 저하됨으로써 일상생활에서 지장을 초래하는 후천적인 다발성 장애

4) 노인학대 : 노인에 대하여 신체적·정신적·정서적·성적 폭력 및 경제적 착취 또는 가혹행위를 하거나 유기 또는 방임을 하는 것

3. 보건복지증진 책임의 주체(제4조)

1) 국가와 지방자치단체

(1) 국가와 지방자치단체는 노인의 보건 및 복지증진의 책임이 있으며, 이를 위한 시책을 강구하여 추진하여야 한다.

(2) 국가와 지방자치단체는 시책을 강구함에 있어 노인복지법에 규정된 기본이념이 구현되도록 노력하여야 한다.

(3) 노인전용주거시설

국가 또는 지방자치단체는 노인의 주거에 적합한 기능 및 설비를 갖춘 주거용 시설의 공급을 조장하여야 하며, 그 주거용 시설의 공급자에 대하여 적절한 지원을 할 수 있다.

2) 노인 관련 사업의 경영자

노인의 일상생활에 관련되는 사업을 경영하는 자는 그 사업을 경영함에 있어 노인의 보건복지가 증진되도록 노력하여야 한다.

3) **보건복지부장관** : 노인실태조사(제5조), 3년마다 실시

(1) 보건복지부장관은 노인의 보건 및 복지에 관한 실태조사를 3년마다 실시하고 그 결과를 공표하여야 한다.

(2) 보건복지부장관은 실태조사를 위하여 관계 기관·법인·단체·시설의 장에게 필요한 자료의 제출 또는 의견의 진술을 요청할 수 있다. 이 경우 관계 기관·법인·단체·시설의 장은 정당한 사유가 없으면 그 요청에 따라야 한다.

(3) 조사의 방법과 내용 등에 관하여 필요한 사항은 보건복지부령으로 정한다.

4) 노인복지상담원(제7조)

노인의 복지를 담당하게 하기 위하여 특별자치도와 시·군·구에 노인복지상담원을 둔다.

(1) 노인복지상담원의 임용(시행령 제12조)

① **사회복지사 3급 이상의 자격증 소지자** 중에서 특별자치시장·특별자치도지사·특별자치시장·시장·군수·구청장이 공무원으로 임용한다. 다만, 부득이한 경우에는 공무원외의 자로 위촉할 수 있다.

② 위촉한 상담원의 임기는 3년으로 하되, 연임할 수 있다.

③ **특별자치시장·특별자치도지사·시장·군수·구청장은 필요하다고 인정하는 때에는 아동복지지도원, 장애인복지상담원 또는 사회복지에 관한 업무를 담당하는 공무원으로 하여금 상담원을 겸직하게 할 수 있다.**

4. 노인에 대한 보건·복지조치

1) 노인사회참여 지원(제23조)

(1) 국가 또는 지방자치단체는 노인의 사회참여 확대를 위하여 노인의 지역봉사 활동기회를 넓히고 노인에게 적합한 직종의 개발과 그 보급을 위한 시책을 강구하며 근로능력 있는 노인에게 일할 기회를 우선적으로 제공하도록 노력하여야 한다.

(2) 국가 또는 지방자치단체는 노인의 지역봉사 활동 및 취업의 활성화를 기하기 위하여 노인지역봉사기관, 노인취업알선기관 등 노인복지관계기관에 대하여 필요한 지원을 할 수 있다.

2) 노인일자리전담기관의 설치·운영(제23조의2)

- 국가 또는 지방자치단체는 노인의 능력과 적성에 맞는 일자리지원사업을 전문적·체계적으로 수행하기 위한 전담기관(노인일자리전담기관)을 설치·운영하거나 그 운영의 전부 또는 일부를 법인·단체 등에 위탁할 수 있다.

(1) 중앙노인일자리전담기관

- 노인일자리의 개발 및 보급
- 노인일자리사업 종사자의 교육훈련
- 노인일자리에 관한 조사 및 연구
- 노인일자리 종합정보시스템 및 노인인력 데이터베이스의 구축 및 운영
- 지역노인일자리전담기관에 대한 지원 및 평가
- 그 밖에 보건복지부장관이 노인일자리사업에 관하여 위탁한 사항

(2) 지역노인일자리전담기관
- 지역 특성에 적합한 노인일자리의 개발 및 보급
- 노인일자리사업에 참여하는 노인의 교육훈련
- 노인일자리 및 참여자에 대한 사후관리
- 노인인력 데이터베이스의 구축 지원
- 그 밖에 지방자치단체의 장이 노인일자리사업에 관하여 위탁한 사항

3) 지역봉사지도원 위촉 및 업무(제24조)

(1) 지역봉사지도원
- 국가 또는 지방자치단체는 **사회적 신망과 경험이 있는 노인**으로서 지역봉사를 희망하는 경우에는 그를 지역봉사지도원으로 위촉할 수 있다.

(2) 지역봉사지도원의 업무
- 국가 또는 지방자치단체가 행하는 업무 중 민원인에 대한 상담 및 조언
- 도로의 교통정리, 주·정차단속의 보조, 자연보호 및 환경침해 행위단속의 보조와 청소년 선도
- 충효사상, 전통의례 등 전통문화의 전수교육
- 문화재의 보호 및 안내
- 기타 대통령령이 정하는 업무

(3) 지역봉사지도원의 활동지원
- 국가 또는 지방자치단체는 지역봉사지도원의 활동을 지원하고 예산의 범위 안에서 활동비 등을 지급할 수 있다.

4) 생업지원(제25조)

국가, 지방자치단체, 그 밖의 공공단체 중 대통령령으로 정하는 기관은 소관 공공시설에 식료품·사무용품·신문 등 일상생활용품의 판매를 위한 매점이나 자동판매기의 설치를 허가 또는 위탁할 때에는 **65세 이상 노인의 신청이 있는 경우 이를 우선적으로 반영**하여야 한다.

5) 경로우대(제26조)

(1) 국가 또는 지방자치단체는 **65세 이상의 자**에 대하여 대통령령이 정하는 바에 의하여 국가 또는 지방자치단체의 수송시설 및 고궁·능원·박물관·공원 등의 공공시설을 무료로 또는 그 이용요금을 할인하여 이용하게 할 수 있다.

(2) 국가 또는 지방자치단체는 노인의 일상생활에 관련된 사업을 경영하는 자에게 65세 이상의 자에 대하여 그 이용요금을 할인하여 주도록 권유할 수 있으며, 노인에게 할인하여 주는 자에 대하여 적절한 지원을 할 수 있다.

6) 건강진단(제27조)

(1) 국가 또는 지방자치단체는 대통령령이 정하는 바에 의하여 **65세 이상의 자**에 대하여 건강진단과 보건교육을 실시할 수 있다. 이 경우 보건복지부령으로 정하는 바에 따라 성별 다빈도질환 등을 반영하여야한다.

(2) 보건복지부장관, 시·도지사 또는 시장·군수·구청장(복지실시기관)이 **2년에 1회 이상** 국·공립병원, 보건소 또는 보건복지부령이 정하는 건강진단기관에서 대상자의 건강상태에 따라 1차 및 2차로 구분하여 실시한다.

7) 홀로 사는 노인에 대한 지원(제27조의2)
국가 또는 지방자치단체는 홀로 사는 노인에 대하여 방문요양과 돌봄 등의 서비스와 안전확인 등의 보호조치를 취하여야 한다.

8) 독거노인종합지원센터(제27조의3)
(1) 보건복지부장관은 홀로 사는 노인에 대한 돌봄과 관련된 다음 각 호의 사업을 수행하기 위하여 독거노인종합지원센터를 설치·운영할 수 있다.
1. 홀로 사는 노인에 대한 정책 연구 및 프로그램의 개발
2. 홀로 사는 노인에 대한 현황조사 및 관리
3. 홀로 사는 노인 돌봄사업 종사자에 대한 교육
4. 홀로 사는 노인에 대한 돌봄사업의 홍보, 교육교재 개발 및 보급
5. 홀로 사는 노인에 대한 돌봄사업의 수행기관 지원 및 평가
6. 관련 기관 협력체계의 구축 및 교류
7. 홀로 사는 노인에 대한 기부문화 조성을 위한 기부금품의 모집, 접수 및 배부
8. 그 밖에 홀로 사는 노인의 돌봄을 위하여 보건복지부장관이 위탁하는 업무
(2) 보건복지부장관은 제1항에 따른 독거노인종합지원센터의 운영을 전문 인력과 시설을 갖춘 법인 또는 단체에 위탁할 수 있다.
(3) 그 밖에 독거노인종합지원센터의 설치·운영 등에 필요한 사항은 보건복지부령으로 정한다.

9) 노인성 질환에 대한 의료지원(제27조의4)
(1) 국가 또는 지방자치단체는 노인성 질환자의 경제적 부담능력 등을 고려하여 노인성 질환의 예방교육, 조기발견 및 치료 등에 필요한 비용의 전부 또는 일부를 지원할 수 있다.
(2) 노인성 질환의 범위, 지원의 대상·기준 및 방법 등에 필요한 사항은 대통령령으로 정한다.

10) 상담·입소 등의 조치(제28조)
(1) 보건복지부장관, 특별시장·광역시장·특별자치시장·도지사·특별자치도지사(이하 시·도지사라 함), 시장·군수·구청장(자치구의 구청장을 말한다. 이하같다)은 노인에 대한 복지를 도모하기 위하여 필요하다고 인정한 때에는 아래의 조치를 해야 한다.
- 65세 이상의 자 또는 그를 보호하고 있는 자를 관계공무원 또는 노인복지상담원으로 하여금 **상담·지도하게 하는 것**
- 65세 이상의 자로서 신체적·정신적·경제적 이유 또는 환경상의 이유로 거택에서 보호받기가 곤란한 자를 **노인주거복지시설 또는 재가노인복지시설에 입소시키거나 입소를 위탁하는 것**
- 65세 이상의 자로서 신체 또는 정신상의 현저한 결함으로 인하여 항상 보호를 필요로 하고 경제적 이유로 거택에서 보호받기가 곤란한 자를 **노인의료복지시설에 입소시키거나 입소를 위탁하는 것**

5. 노인복지시설의 설치·운영

1) 노인주거복지시설

(1) 노인주거복지시설의 종류(제32조)

양로시설	노인을 입소시켜 급식과 그 밖에 일상생활에 필요한 편의를 제공
노인공동생활가정	노인들에게 가정과 같은 주거여건과 급식, 그 밖에 일상생활에 필요한 편의를 제공
노인복지주택	노인에게 주거시설을 임대하여 주거의 편의·생활지도·상담 및 안전관리 등 일상생활에 필요한 편의를 제공

(2) 노인주거복지시설의 설치(제33조)

- 국가 또는 지방자치단체는 노인주거복지시설을 설치할 수 있다. 단, 국가 또는 지방자치단체 외의 자가 노인주거복지시설을 설치하고자 하는 경우에는 특별자치시장· **특별자치도지사·시장·군수·구청장(이하 "시장 · 군수· 구청장"이라 한다)에게 신고**해야 한다.

(3) 노인복지주택의 입소자격(제33조의2)

① 60세 이상의 노인

- 노인복지주택에 입소할 수 있는 자는 60세 이상의 노인("입소자격자")으로 한다. 다만, 다음 각 호의 어느 하나에 해당하는 경우에는 입소자격자와 함께 입소할 수 있다.
  - 입소자격자의 배우자
  - 입소자격자가 부양을 책임지고 있는 19세 미만의 자녀·손자녀

2) 노인의료복지시설

(1) 노인의료복지시설의 종류(제34조)

노인요양시설	치매·중풍 등 노인성질환 등으로 심신에 상당한 장애가 발생하여 도움을 필요로 하는 노인을 입소시켜 급식·요양과 그 밖에 일상생활에 필요한 편의를 제공
노인요양 공동생활가정	치매·중풍 등 노인성질환 등으로 심신에 상당한 장애가 발생하여 도움을 필요로 하는 노인에게 가정과 같은 주거여건과 급식·요양, 그 밖에 일상생활에 필요한 편의를 제공

(2) 노인의료복지시설의 설치(제35조)

- 국가 또는 지방자치단체는 노인의료복지시설을 설치할 수 있다. 단, 국가 또는 지방자치단체외의 자가 노인의료복지시설을 설치하고자 하는 경우에는 시장·군수·구청장에게 신고하여야 한다.

(3) 노인의료복지시설의 입소대상자

의료복지시설	입소대상자	입소비용
노인요양시설·노인요양공동생활가정	「노인장기요양보험법」에 따른 수급자(장기요양급여수급자)	노인장기요양보험법령이 정하는 바에 따름
	생계급여 수급자 또는 의료급여 수급자로서 65세 이상의 자	국가 및 지방자치단체가 전액 부담
	부양의무자로부터 적절한 부양을 받지 못하는 65세 이상의 자	
	입소자로부터 입소비용의 전부를 수납하여 운영하는 노인요양시설 또는 노인요양공동생활가정의 경우는 60세 이상의 자	입소자 본인 전액 부담

3) 노인여가복지시설(제36조)

국가 또는 지방자치단체는 노인의료복지시설을 설치할 수 있다. 단, 국가 또는 지방자치단체외의 자가 노인의료복지시설을 설치하고자 하는 경우에는 시장·군수·구청장에게 신고하여야 한다.

노인복지관	노인의 교양·취미생활 및 사회참여활동 등에 대한 각종 정보와 서비스를 제공하고, 건강증진 및 질병예방과 소득보장·재가복지, 그 밖에 노인의 복지증진에 필요한 서비스를 제공
경로당	지역노인들이 자율적으로 친목도모·취미활동·공동작업장 운영 및 각종 정보교환과 기타 여가활동을 할 수 있도록 하는 장소를 제공
노인교실	노인들에 대하여 사회활동 참여욕구를 충족시키기 위하여 건전한 취미생활·노인건강유지·소득보장 기타 일상생활과 관련한 학습프로그램을 제공

4) 재가노인복지시설

(1) 재가노인복지시설의 종류(제38조)

- 재가노인복지시설은 다음 중 하나 이상의 서비스를 제공함을 목적으로 하는 시설을 말한다.

방문요양서비스	가정에서 일상생활을 영위하고 있는 노인(이하 "재가노인")으로서 신체적·정신적 장애로 어려움을 겪고 있는 노인에게 필요한 각종 편의를 제공하여 지역사회 안에서 건전하고 안정된 노후를 영위하도록 하는 서비스
주·야간보호서비스	부득이한 사유로 가족의 보호를 받을 수 없는 심신이 허약한 노인과 장애노인을 주간 또는 야간 동안 보호시설에 입소시켜 필요한 각종 편의를 제공하여 이들의 생활안정과 심신기능의 유지·향상을 도모하고, 그 가족의 신체적·정신적 부담을 덜어주기 위한 서비스
단기보호서비스	부득이한 사유로 가족의 보호를 받을 수 없어 일시적으로 보호가 필요한 심신이 허약한 노인과 장애노인을 보호시설에 단기간 입소시켜 보호함으로써 노인 및 노인가정의 복지증진을 도모하기 위한 서비스
방문 목욕 서비스	목욕장비를 갖추고 재가노인을 방문하여 목욕을 제공하는 서비스
그 밖의 서비스	그 밖에 재가노인에게 제공하는 서비스로서 보건복지부령이 정하는 서비스

(2) 요양보호사

① 요양보호사의 직무·자격증의 교부 등(제39조의2)

- 노인복지시설의 설치·운영자는 보건복지부령으로 정하는 바에 따라 노인 등의 신체활동 또는 가사활동 지원 등의 업무를 전문적으로 수행하는 요양보호사를 두어야 한다.
- 요양보호사가 되려는 사람은 요양보호사교육기관에서 교육과정을 마치고 시·도지사가 실시하는 요양보호사 자격시험에 합격하여야 한다.
- **시·도지사는 요양보호사 자격시험에 합격한 사람에게 요양보호사 자격증을 교부하여야 한다.**

② 요양보호사교육기관의 지정 등(제39조의3)

- **시·도지사는** 요양보호사의 양성을 위하여 보건복지부령이 정하는 지정기준에 적합한 시설을 **요양보호사교육기관으로 지정·운영**하여야 한다.

※ 요양보호사의 결격사유

- 정신질환자
- 마약·대마 또는 향정신성의약품 중독자
- 피성년후견인
- 금고 이상의 형을 선고받고 그 형의 집행이 종료되지 아니하였거나 그 집행을 받지 아니하기로 확정되지 아니한 사람
- 법원의 판결에 따라 자격이 정지 또는 상실된 사람
- 요양보호사의 자격이 취소된 날부터 1년이 경과되지 아니한 사람

※ 요양보호사 자격의 취소

- 요양보호사의 결격사유 중에 해당하게 된 경우
- 거짓이나 그 밖의 부정한 방법으로 자격증을 취득한 경우
- 영리를 목적으로 불필요한 요양서비스를 알선·유인하거나 조장한 경우
- 자격증을 대여·양도 또는 위조·변조한 경우
- 노인복지법에 명시된 금지행위를 하여 3년 이하의 징역 또는 천만원 이하의 벌금형의 벌칙 이상의 처벌을 받은 경우
- **요양보호사의 자격을 취소하는 경우 청문을 실시하여야 한다.**

5) 노인보호전문기관

(1) 노인보호전문기관의 설치

- 국가는 지역 간의 연계체계를 구축하고 노인학대를 예방하기 위하여 중앙노인보호전문기관을 설치·운영하여야 한다.
- 학대받는 노인의 발견·보호·치료 등을 신속히 처리하고 노인학대를 예방하기 위하여 지역노인보호전문기관을 특별시·광역시·도·특별자치도(이하 "시·도"라 한다)에 둔다.

(2) 중앙노인보호전문기관의 업무

- 노인인권보호 관련 정책제안
- 노인인권보호를 위한 연구 및 프로그램의 개발
- 노인학대 예방의 홍보, 교육 자료의 제작 및 보급
- 노인보호전문사업 관련 실적 취합, 관리 및 대외자료 제공
- 지역노인보호전문기관의 관리 및 업무지원
- 지역노인보호전문기관 상담원의 심화교육
- 관련 기관 협력체계의 구축 및 교류
- 노인학대 분쟁사례 조정을 위한 중앙노인학대사례반정위원회 운영
- 그 밖에 노인의 보호를 위하여 대통령령으로 정하는 사항

(3) 지역노인보호전문기관의 업무

- 노인학대 신고전화의 운영 및 사례접수
- 노인학대 의심사례에 대한 현장 조사
- 피해노인 및 노인학대자에 대한 상담
- 피해노인에 대한 법률 지원의 요청

- 피해노인가족 관련자와 관련 기관에 대한 상담
- 상담 및 서비스 제공에 따른 기록과 보관
- 일반인을 대상으로 한 노인학대 예방교육
- 노인학대행위자를 대상으로 한 재발방지 교육
- 노인학대사례 판정을 위한 지역노인학대사례반정위원회 운영 및 자체사례회의 운영
- 그 밖에 노인의 보호를 위하여 보건복지부령으로 정하는 사항

6) 노인일자리지원기관

(1) 노인일자리지원기관

- 국가 또는 지방자치단체는 지역사회 등에서 노인일자리의 개발·지원, 창업·육성 및 노인에 의한 재화의 생산·판매 등을 직접 담당하는 기관으로 노인일자리지원기관을 설치·운영하거나 그 운영 전부 또는 일부를 법인·단체 등에 위탁할 수 있다.

6. 노인학대에 대한 신고

1) 긴급전화의 설치·운영 : 1577－1389

국가 및 지방자치단체는 노인보호전문기관에 전국적으로 통일된 번호로 매일 24시간 동안 운영되는 긴급전화를 설치하여야 한다.

2) 노인학대 신고의무와 절차(제39조의6)

(1) 모든 국민

- 누구든지 노인학대를 알게 된 때에는 노인보호전문기관 또는 수사기관에 신고할 수 있다.

(2) 노인학대 신고 의무자

- 노인학대를 알게 된 때에는 즉시 노인보호전문기관 또는 수사기관에 신고하여야 한다.
  - **의료업을 행하는 의료인 및 의료기관의 장**
  - **노인복지시설의 장 및 그 종사자, 노인복지상담원**
  - **장애인복지시설에서 장애노인에 대한 상담·치료·훈련 또는 요양업무를 수행하는 사람**
  - **가정폭력 관련 상담소 및 가정폭력피해자 보호시설의 장과 종사자**
  - **사회복지전담공무원 및 사회복지관, 부랑인 및 노숙인보호를 위한 시설의 장과 그 종사자**
  - **장기요양기관 및 제32조에 따른 재가장기요양기관의 장과 그 종사자**
  - **119구급대의 구급대원**
  - **건강가정지원센터의 장과 그 종사자**
  - **다문화가족지원센터의 장과 그 종사자**
  - **성폭력피해자보호시설의 장과 그 종사자**
  - **응급구조사**
  - **의료기사**
  - 국민건강보험공단 소속 요양직 직원
  - 지역보건의료기관의 장과 종사자
  - 노인복지시설 설치 및 관리 업무 담당 공무원

3) 실종노인에 관한 신고의무(제39조의10)

(1) 실종노인 신고 의무

- 누구든지 정당한 사유 없이 사고 등의 사유로 인하여 보호자로부터 이탈된 노인(실종노인)을 경찰관서 또는 지방자치단체의 장에게 **신고하지 아니하고 보호하여서는 아니 된다.**

(2) 실종노인에 관한 업무 : 보건복지부장관

- 보건복지부장관은 실종노인의 발생예방, 조속한 발견과 복귀를 위하여 다음의 업무를 수행하여야 하며, 업무의 전부 또는 일부를 노인복지 관련 법인이나 단체에 위탁할 수 있다.
  - 실종노인과 관련된 조사 및 연구
  - 실종노인의 데이터베이스 구축·운영
  - 그 밖에 실종노인의 보호 및 지원에 필요한 사항

7. 벌 칙

1) 벌칙

(1) 7년 이하의 징역 또는 7천만원 이하의 벌금

- 노인의 신체에 상해를 입히는 행위를 한 자(상해에 한함)

(2) 5년 이하의 징역 또는 5천만원 이하의 벌금

- 업무를 수행 중인 노인보호전문기관의 직원에 대하여 폭행 또는 협박하거나 위계 또는 위력으로써 그 업무를 방해한 자
- 노인의 신체에 폭행을 가하는 행위
- 노인에게 성적수치심을 주는 성폭행·성희롱 등의 행위
- 자신의 보호·감독을 받는 노인을 유기하거나 의식주를 포함한 기본적 보호 및 치료를 소홀히 하는 방임행위
- 노인에게 구걸을 하게 하거나 노인을 이용하여 구걸하는 행위
- 폭언, 협박, 위협 등으로 노인의 정신건강에 해를 끼치는 정서적 학대행위
- 3년 이상의 유기징역 : 단체 또는 다중의 위력을 보이거나 위험한 물건을 휴대하고 제1항제1호의 죄를 범하여 노인보호전문기관의 직원을 상해에 이르게 한 경우
- 무기 또는 5년 이상의 징역 : 단체 또는 다중의 위력을 보이거나 위험한 물건을 휴대하고 제1항제1호의 죄를 범하여 노인보호전문기관의 직원을 사망에 이르게 한 경우

(3) 3년 이하의 징역 또는 3천만원 이하의 벌금

- 노인을 위하여 증여 또는 급여된 금품을 그 목적 외의 용도에 사용하는 행위를 한 자
- 정당한 사유 없이 신고하지 아니하고 실종노인을 보호한 자
- 위계 또는 위력을 행사하여 관계 공무원의 출입 또는 조사를 거부하거나 방해한 자

(4) 2년 이하의 징역 또는 1천만원 이하의 벌금

- 입소자격자가 아닌 자에게 노인복지주택을 임대한 자는 2년 이하의 징역에 처하거나 위법하게 임대한 세대의 수에 1천만원을 곱한 금액 이하의 벌금에 처함

(5) 1년 이하의 징역 또는 1천만원 이하의 벌금

- 신고를 하지 아니하고 양로시설·노인공동생활가정·노인복지주택·노인요양시설·노인요양공

동생활가정·노인여가복지시설 또는 재가노인복지를 설치하거나 운영한 자

- 노인복지주택을 분양받거나 임차한 자가 해당 노인주거시설을 입소자격자가 아닌 자에게 양도 또는 임대하였을 때
- 다른 사람에게 자격증을 빌려주거나 빌린 자
- 자격증을 빌려주거나 빌리는 것을 알선한 자
- 지정을 받지 아니하고 요양보호사교육기관을 설치하거나 운영한 자
- 신고인의 신분 보호 및 신원 노출 금지 의무를 위반한 자
- 정당한 사유 없이 권익보호조치를 하지 아니한 자

(6) 50만원 이하의 벌금

- 정당한 이유없이 위반하여 수탁을 거부한 자

2) 가중처벌

- 상습적으로 또는 노인복지시설 종사자가 다음과 같은 죄를 범한 경우 각 그 죄에서 정한 형의 2분의 1까지 가중함

(1) 노인의 신체에 상해를 입히는 행위를 한 자

(2) 노인의 신체에 폭행을 가하는 행위

(3) 노인에게 성적수치심을 주는 성폭행·성희롱 등의 행위

(4) 자신의 보호·감독을 받는 노인을 유기하거나 의식주를 포함한 기본적 보호 및 치료(2)소홀히 하는 방임행위

(5) 노인에게 구걸을 하게 하거나 노인을 이용하여 구걸하는 행위

(6) 폭언, 협박, 위협 등으로 노인의 정신건강에 해를 끼치는 정서적 학대행위

(7) 노인을 위하여 증여 또는 급여된 금품을 그 목적외의 용도에 사용하는 행위

3) 과태료

500만원 이하	• 명령을 위반하여 거짓으로 보고하거나 거짓 자료를 제출한 자 • 노인학대 신고 의무자임에도 노인학대를 신고하지 아니한 자 • 취업자 등에 대하여 노인학대관련범죄 경력을 확인하지 아니한 노인관련기관의 장
300만원 이하	• 정당한 사유 없이 상담· 교육 및 심리적 치료 등을 받지 아니한 노인학대행위자 • 정당한 사유 없이 노인보호전문기관의 업무수행을 거부하거나 방해한 피해 노인의 보호자·가족
200만원 이하	• 신상카드를 제출하지 아니한 자 • 신고하지 아니하고 노인복지시설을 폐지 또는 휴지한 자

PHYSICAL THERAPY

국민건강보험법

★★
01 「국민건강보험법」상 이 법에 명시된 목적으로 옳은 것은?

1) 노인의 보건복지증진
2) 국민의 보건 및 의료 향상
3) 국민의 건강을 보호하고 증진
4) 국민보건 향상과 사회보장 증진
5) 장애인의 복지와 사회활동 참여증진

| 해설 | 제1조(목적)

• 이 법은 국민의 질병·부상에 대한 예방·진단·치료·재활과 출산·사망 및 건강증진에 대하여 보험급여를 실시함으로써 국민보건 향상과 사회보장 증진에 이바지함을 목적으로 한다.

답 4)

★★
02 「국민건강보험법」상 법인의 종사자가 거짓이나 그 밖의 부정한 방법으로 보험급여를 받은 경우에 그 행위자를 벌하는 외에 그 법인에게도 해당 조문의 벌금형을 과하는 것은?

1) 구상권
2) 양벌규정
3) 권한위임
4) 감경규정
5) 가중처벌

| 해설 | 제118조(양벌 규정)

• 법인의 대표자나 법인 또는 개인의 대리인, 사용인, 그 밖의 종사자가 그 법인 또는 개인의 업무에 관하여 제115조(벌칙)부터 제117조(벌칙)까지의 규정 중 어느 하나에 해당하는 위반행위를 하면 그 행위자를 벌하는 외에 그 법인 또는 개인에게도 해당 조문의 벌금형을 과(科)한다. 다만, 법인 또는 개인이 그 위반행위를 방지하기 위하여 해당 업무에 관하여 상당한 주의와 감독을 게을리하지 아니한 경우에는 그러하지 아니하다.

답 2)

★
03 「국민건강보험법」상 보건복지부장관이 국민건강보험종합계획에 따라 연도별 시행계획을 수립·시행 시 심의를 걸쳐야 하는 위원회는?

1) 진료심사평가위원회
2) 건강보험공표심의위원회
3) 건강보험분쟁조정위원회
4) 건강보험정책심의위원회
5) 보험료정보공개심의위원회

| 해설 | 제3조의2(국민건강보험종합계획의 수립 등)

• 보건복지부장관은 종합계획에 따라 매년 연도별 시행계획을 건강보험정책심의위원회의 심의를 거쳐 수립·시행하여야 한다.

답 4)

★★
04

「국민건강보험법」상 보험급여의 정지 사유에 해당되지 않는 것은?

1) 국외에 여행 중인 경우
2) 교도소에 수용되어 있는 경우
3) 국외에서 업무에 종사하고 있는 경우
4) 선거에 당선되어 취임하는 공무원인 경우
5) 「병역법」에 따른 현역병, 전환복무된 사람 및 군간부후보생인 경우

| 해설 | **제54조(급여의 정지)**

- 보험급여를 받을 수 있는 사람이 다음 각 호의 어느 하나에 해당하면 그 기간에는 보험급여를 하지 아니한다. 다만, 제3호 및 4호의 경우에는제 60조에 따른 요양급여를 실시한다.
  1. 삭제
  2. 국외에 체류하는 경우
  3. 「병역법」에 따른 현역병(지원에 의하지 아니하고 임용된 하사를 포함한다), 전환복무된 사람 및 군간부후보생
  4. 교도소, 그 밖에 이에 준하는 시설에 수용되어 있는 경우

답 4)

★
05

「국민건강보험법」 가입자와 피부양자의 질병, 부상, 출산 등에 대하여 실시하는 요양급여로 옳지 않은 것은?

1) 미용 수술
2) 진찰·검사
3) 예방·검사
4) 처치·수술 및 그 밖의 치료
5) 약제(藥劑)·치료재료의 지급

| 해설 | **제41조(요양급여)**

1. 진찰·검사
2. 약제(藥劑)·치료재료의 지급
3. 처치·수술 및 그 밖의 치료
4. 예방·재활
5. 입원
6. 간호
7. 이송(移送)

답 1)

★
06

「국민건강보험법」상 대행청구단체의 종사자로서 거짓이나 그 밖의 부정한 방법으로 요양급여비용을 청구한 자에 관한 벌칙은?

1) 500만원 이하의 과태료
2) 1년 이하의 징역 또는 1천만원 이하의 벌금
3) 2년 이하의 징역 또는 2천만원 이하의 벌금
4) 3년 이하의 징역 또는 3천만원 이하의 벌금
5) 5년 이하의 징역 또는 5천만원 이하의 벌금

| 해설 | **벌칙 – 3년 이하의 징역 또는 3천만원 이하의 벌금**

- 대행청구단체의 종사자로서 거짓이나 그 밖의 부정한 방법으로 요양급여비용을 청구한 자
- 업무를 수행하면서 알게 된 정보를 누설하거나 직무상 목적 외의 용도로 이용하거나 제3자에게 제공한 자

답 4)

07 국민건강보험법에서 정한 보험급여 대상이 아닌 것은?

1) 질병
2) 출산
3) 사망
4) 부상
5) 고의적 사고

| 해설 | **목적(제1조)**

- 이 법은 국민의 질병·부상에 대한 예방·진단·치료·재활과 출산·사망 및 건강증진에 대하여 보험급여를 실시함으로써 국민보건 향상과 사회보장 증진에 이바지함을 목적으로 한다.

답 5)

08 다음 중 건강보험정책심의위원회에서 의결하는 내용으로 해당하지 않는 것은?

1) 규정에 따른 요양급여의 기준
2) 규정에 따른 요양급여비용에 관한 사항
3) 규정에 따른 지역가입자의 보험료부과점수당 금액
4) 규정에 따른 요양급여 각 항목에 대한 상대가치점수
5) 규정에 따른 지역가입자의 보험료율

| 해설 | **제4조(건강보험정책심의위원회)**

① 건강보험정책에 관한 다음 각 호의 사항을 심의·의결하기 위하여 보건복지부장관 소속으로 건강보험정책심의위원회(이하 "심의위원회"라 한다)를 둔다.
1. 종합계획 및 시행계획에 관한 사항
2. 요양급여의 기준
3. 요양급여비용에 관한 사항
4. 직장가입자의 보험료율
5. 지역가입자의 보험료부과점수당 금액
6. 그 밖에 건강보험에 관한 주요 사항으로서 대통령령으로 정하는 사항

시행령 3조(심의위원회의 심의의결 사항)

1. 제21조제2항에 따른 요양급여 각 항목에 대한 상대가치점수
2. 제22조에 따른 약제·치료재료별 요양급여비용의 상한

답 5)

09 건강 보험 가입자에 대한 설명 중 적절하지 않은 것은?

1) 지역가입자는 가입자 중 직장가입자와 그 피부양자를 제외한 자를 말한다.
2) 병역법의 규정에 의한 현역병은 직장가입자에 속하지 않는다.
3) 선거에 의하여 취임하는 공무원은 직장 가입자이다.
4) 1일 미만의 기간 동안 고용되는 일용근로자는 직장가입자에 속하지 않는다.
5) 대통령령으로 정하는 사업장의 근로자 및 사용자와 공무원 및 교직원은 직장가입자에 속하지 않는다.

| 해설 | **제6조(가입자의 종류)**

② 모든 사업장의 근로자 및 사용자와 공무원 및 교직원은 직장가입자가 된다. 다만, 다음 각 호의 어느 하나에 해당하는 사람은 제외한다.
1. 고용기간이 1개월 미만인 일용근로자
2. 「병역법」에 따른 현역병(지원에 의하지 아니하고 임용된 하사를 포함한다), 전환복무된 사람 및 군간부후보생
3. 선거에 당선되어 취임하는 공무원으로서 매월 보수 또는 보수에 준하는 급료를 받지 아니하는 사람
4. 그 밖에 사업장의 특성, 고용형태 및 사업의 종류 등을 고려하여 대통령령으로 정하는 사업장의 근로자 및 사용자와 공무원 및 교직원

답 3)

10 다음 중 국민건강보험법에서 제시하는 국민건강보험법의 목적으로 옳은 것은?

1) 보건의료가 발전할 수 있도록 한다.
2) 모든 국민이 수준 높은 의료혜택을 받도록 한다.
3) 국민보건 향상과 사회보장 증진에 이바지한다.
4) 국민의 보건 및 복지의 증진을 꾀한다.
5) 보건행정을 합리적으로 조직·운영하기 위함이다.

| 해설 | **제1조(목적)**

- 이 법은 국민의 질병·부상에 대한 예방·진단·치료·재활과 출산·사망 및 건강증진에 대하여 보험급여를 실시함으로써 국민보건 향상과 사회보장 증진에 이바지함을 목적으로 한다.

답 3)

11 다음 중 국민건강보험법에서 정의하는 '근로자'에 해당하는 자는?

1) 국회 도서관장
2) 동사무소 직원
3) 기업의 이사
4) 사립 고등학교 교사
5) 시장

| 해설 | **제3조(용어의 정의)**

- "근로자"란 직업의 종류와 관계없이 근로의 대가로 보수를 받아 생활하는 사람(법인의 이사 그 밖의 임원을 포함한다)으로서 공무원 및 교직원을 제외한 사람을 말한다.

답 3)

12 건강보험정책심의위원회의 구성에 대한 설명 중 옳지 않은 것은?

1) 건강보험에 관한 학식과 경험이 풍부한 사람 중에서 부위원장을 할 수 있다.
2) 심의위원회의 위원장은 보건복지부 장관이다.
3) 심의위원회는 위원장 1인과 부위원장 1인을 포함한 25인의 위원으로 구성된다.
4) 심의위원회 위원의 임기는 3년이다.
5) 위원의 사임 등으로 새로 위촉된 위원의 임기는 전임위원 임기의 남은 기간으로 한다.

| 해설 | **제4조(건강보험정책심의위원회)**

② 심의위원회는 위원장 1인과 부위원장 1인을 포함하여 25명의 위원으로 구성한다.
③ 심의위원회의 위원장은 보건복지부차관이 되고, 부위원장은 제4항제4호의 위원 중에서 위원장이 지명하는 사람이 된다.
④ 심의위원회의 위원은 다음 각 호에 해당하는 사람을 보건복지부장관이 임명 또는 위촉한다.
  1. 근로자단체 및 사용자단체가 추천하는 각 2명
  2. 시민단체(비영리민간단체), 소비자단체, 농어업인단체 및 자영업자단체가 추천하는 각 1명
  3. 의료계를 대표하는 단체 및 약업계를 대표하는 단체가 추천하는 8명
  4. 다음 각 목에 해당하는 8명
    가. 대통령령으로 정하는 중앙행정기관 소속 공무원 2명
    나. 국민건강보험공단의 이사장 및 건강보험심사평가원의 원장이 추천하는 각 1명
    다. 건강보험에 관한 학식과 경험이 풍부한 4명
⑤ 심의위원회 위원(제4항제4호가목에 따른 위원은 제외한다)의 임기는 3년으로 한다. 다만, 위원의 사임 등으로 새로 위촉된 위원의 임기는 전임위원 임기의 남은 기간으로 한다.
⑥ 심의위원회의 운영 등에 필요한 사항은 대통령령으로 정한다.

답 2)

13 국민건강보험법에 의해 보험급여를 받을 수 있는 사항으로 적절하지 않은 것은?

1) 치아미용치료　2) 부상 예방　3) 재활
4) 질병 치료　5) 출산

| 해설 | 제1조(목적)

- 이 법은 국민의 질병·부상에 대한 예방·진단·치료·재활과 출산·사망 및 건강증진에 대하여 보험급여를 실시함으로써 국민보건 향상과 사회보장 증진에 이바지함을 목적으로 한다.

답 1)

14 다음 중 피부양자에 속하지 않는 자는?

1) 직장가입자의 동생　2) 직장가입자의 삼촌
3) 지역가입자의 어머니　4) 지역가입자의 배우자
5) 직장가입자의 배우자의 어머니

| 해설 | 제5조(적용 대상 등)

② 제1항의 피부양자는 다음 각 호의 어느 하나에 해당하는 사람 중 직장가입자에게 주로 생계를 의존하는 사람으로서 소득 및 재산이 보건복지부령으로 정하는 기준 이하에 해당하는 사람을 말한다.
1. 직장가입자의 배우자
2. 직장가입자의 직계존속(배우자의 직계존속을 포함한다)
3. 직장가입자의 직계비속(배우자의 직계비속을 포함한다)과 그 배우자
4. 직장가입자의 형제·자매

답 2)

15 다음 중 국민건강보험법의 목적으로 가장 옳은 것은?

1) 국민의 질병, 부상, 분만 또는 사망의 예방
2) 계층 간 소득 재분배 제공
3) 근로자의 보험료 부담 경감
4) 농어민의 의료서비스 질 향상
5) 보험급여를 통한 국민보건 향상 및 사회보장 증진

| 해설 | 제1조(목적)

- 국민의 질병·부상에 대한 예방·진단·치료·재활과 출산·사망 및 건강증진에 대하여 보험급여를 실시함으로써 국민보건 향상과 사회보장 증진에 이바지함을 목적으로 함

답 5)

16 의료기관이 국민건강보험법에 의한 요양급여비용의 지급을 최초로 청구하는 경우 당해 의료기관의 시설, 장비, 인력 등에 대한 요양기관 현황신고서를 제출해야 하는 기관은?

1) 국민건강보험공단　2) 한국보건산업진흥원
3) 건강보험심사평가원　4) 한국보건의료연구원
5) 한국보건복지정보개발원

| 해설 |

- 의료기관이 요양급여비용 지급을 최초로 청구하는 경우에는 먼저 요양기관 현황신고서를 건강보험심사평가원에 제출해야 함

답 3)

17 직장가입자의 피부양자이었던 정씨가 자격을 취득하게 되는 시기는?

1) 피부양자의 자격을 잃은 날
2) 피부양자의 자격을 잃은 다음 날
3) 피부양자의 자격을 잃은 7일 후
4) 다시 피부양자가 되는 날
5) 다시 피부양자가 되는 다음 날

| 해설 | **제8조(자격의 취득 시기 등)**

① 가입자는 국내에 거주하게 된 날에 직장가입자 또는 지역가입자의 자격을 얻는다. 다만, 다음 각 호의 어느 하나에 해당하는 사람은 그 해당되는 날에 각각 자격을 얻는다.
1. 수급권자이었던 사람은 그 대상자에서 제외된 날
2. 직장가입자의 피부양자이었던 사람이 그 자격을 잃은 날
3. 유공자등 의료보호대상자이었던 사람은 그 대상자에서 제외된 날
4. 제5조제1항제2호가목에 따라 보험자에게 건강보험의 적용을 신청한 유공자등 의료보호대상자는 그 신청한 날

답 1)

18 다음 중 국민건강보험법에서의 사용자에 해당하는 자는?

1) 법인의 이사
2) 공무원
3) 사립학교 교직원
4) 근로자가 소속되어 있는 사업장의 사업주
5) 기업의 상무

| 해설 | **제3조(용어의 정의)**

• "사용자"란 다음 각목의 어느 하나에 해당하는 자를 말한다.
- 근로자가 소속되어 있는 사업장의 사업주
- 공무원이 소속되어 있는 기관의 장으로서 대통령령으로 정하는 사람
- 교직원이 소속되어 있는 사립학교(「사립학교교직원연금법」 제3조에 규정된 사립학교를 말한다. 이하 이 조에서 같다)를 설립·운영하는 자

답 4)

19 다음 중 건강보험의 가입자에 대한 내용으로 옳은 것은?

1) 의료급여를 받는 자
2) 유공자 등의 의료보호 대상자 중 건강보험의 적용을 보험자에게 신청하지 아니한 자
3) 건강보험을 적용받던 자가 유공자등 의료보호 대상자로 되었으나 건강보험의 적용 배제신청을 보험자에게 하지 아니한 자
4) 의료보호를 받는 자
5) 유공자 등의 의료보호 대상자

| 해설 | **제5조(적용 대상 등)**

① 국내에 거주하는 국민은 건강보험의 가입자(이하 "가입자"라 한다) 또는 피부양자가 된다. 다만, 다음 각 호의 어느 하나에 해당하는 사람은 제외한다.
1. 「의료급여법」에 따라 의료급여를 받는 사람(이하 "수급권자"라 한다)
2. 「독립유공자예우에 관한 법률」 및 「국가유공자 등 예우 및 지원에 관한 법률」에 따라 의료보호를 받는 사람(이하 "유공자등 의료보호대상자"라 한다). 다만, 다음 각 목의 어느 하나에 해당하는 사람은 가입자 또는 피부양자가 된다.
가. 유공자등 의료보호대상자 중 건강보험의 적용을 보험자에게 신청한 사람
나. 건강보험을 적용받고 있던 사람이 유공자등 의료보호대상자로 되었으나 건강보험의 적용배제신청을 보험자에게 하지 아니한 사람

답 3)

20 다음 중 자격변동 신고에 대한 사항 중 잘못된 것은?

1) 지역가입자가 적용대상사업자의 사용자가 되면 사용자는 보험자에게 신고해야 한다.
2) 자격이 변동된 날로부터 10일 이내에 보험자에게 신고하여야 한다.
3) 지역가입자가 다른 세대로 전입한 날 지역가입자의 세대주는 보험자에게 신고하여야 한다.
4) 직장가입자가 다른 적용대상사업장의 사용자가 된 날 사용자는 보험자에게 신고해야 한다.
5) 직장가입자인 근로자가 그 사용관계가 종료된 날의 다음 날 지역가입자의 세대주는 보험자에게 신고하여야 한다.

| 해설 | 제9조(자격의 변동 시기 등)

② 제1항에 따라 자격이 변동된 경우 직장가입자의 사용자와 지역가입자의 세대주는 다음 각 호의 구분에 따라 그 명세를 보건복지부령으로 정하는 바에 따라 자격이 변동된 날부터 14일 이내에 보험자에게 신고하여야 한다.
1. 제1항제1호 및 제2호에 따라 자격이 변동된 경우 : 직장가입자의 사용자
2. 제1항제3호부터 제5호까지의 규정에 따라 자격이 변동된 경우 : 지역가입자의 세대주

답 2)

21 국민건강보험 가입자 중 생계 유지를 위한 보수 및 소득이 없는 자로서 피부양자가 되는 자는?

1) 지역가입자의 배우자
2) 직장가입자의 배우자의 직계존속
3) 지역가입자의 직계존속
4) 직장가입자의 친인척
5) 지역가입자의 형제·자매

| 해설 | 제5조(적용 대상 등)

② 제1항의 피부양자는 다음 각 호의 어느 하나에 해당하는 사람 중 직장가입자에게 주로 생계를 의존하는 사람으로서 소득 및 재산이 보건복지부령으로 정하는 기준 이하에 해당하는 사람을 말한다.
1. 직장가입자의 배우자
2. 직장가입자의 직계존속(배우자의 직계존속을 포함한다)
3. 직장가입자의 직계비속(배우자의 직계비속을 포함한다)과 그 배우자
4. 직장가입자의 형제·자매

답 2)

22 다음 제시한 자격 변동의 시기 중 국민건강보험법에 근거하여 그 변동 시기가 옳지 않은 것은?

1) 직장가입자인 사용자의 사업장에 폐업이 발생한 날
2) 지역가입자가 적용대상사업장의 사용자로 된 날
3) 직장가입자인 근로자 등이 그 사용관계가 끝난 날의 다음 날
4) 직장가입자가 다른 적용대상사업장의 근로자가 된 날
5) 지역가입자가 다른 세대로 전입한 날

| 해설 | 제9조(자격의 변동 시기 등)

① 가입자는 다음 각 호의 어느 하나에 해당하게 된 날에 그 자격이 변동된다.
1. 지역가입자가 적용대상사업장의 사용자로 되거나, 근로자·공무원 또는 교직원(이하 "근로자등"이라 한다)으로 사용된 날
2. 직장가입자가 다른 적용대상사업장의 사용자로 되거나 근로자등으로 사용된 날
3. 직장가입자인 근로자등이 그 사용관계가 끝난 날의 다음 날
4. 적용대상사업장에 제7조제2호에 따른 사유가 발생한 날의 다음 날
5. 지역가입자가 다른 세대로 전입한 날

답 1)

23 다음 중 국민건강보험의 보험자로 옳은 것은?

1) 국민건강보험공단
2) 건강보험심사평가원
3) 사업장의 사업주
4) 건강보험정책심의위원회
5) 공무원이 소속되어 있는 기관의 장

| 해설 | **국민건강보험공단 제13조(보험자)**

• 건강보험의 보험자는 국민건강보험공단(이하 "공단"이라 한다)으로 한다.

답 1)

24 다음 중 국민건강보험공단의 업무로 옳지 않은 것은?

1) 보험급여의 관리
2) 의료시설의 운영
3) 요양급여비용의 적정성 평가
4) 가입자의 건강 증진을 위한 예방사업
5) 건강보험에 관한 교육훈련 및 홍보

| 해설 | **제14조(업무 등)**

① 공단은 다음 각 호의 업무를 관장한다.

1. 가입자 및 피부양자의 자격 관리
2. 보험료와 그 밖에 이 법에 따른 징수금의 부과·징수
3. 보험급여의 관리
4. 가입자 및 피부양자의 질병의 조기발견·예방 및 건강관리를 위하여 요양급여 실시 현황과 건강검진 결과 등을 활용하여 실시하는 예방사업으로서 대통령령으로 정하는 사업
5. 보험급여비용의 지급
6. 자산의 관리·운영 및 증식사업
7. 의료시설의 운영
8. 건강보험에 관한 교육훈련 및 홍보
9. 건강보험에 관한 조사연구 및 국제협력
10. 이 법에서 공단의 업무로 정하고 있는 사항
11. 「국민연금법」, 「고용보험 및 산업재해보상보험의 보험료징수 등에 관한 법률」, 「임금채권보장법」 및 「석면피해구제법」(이하 "징수위탁근거법"이라 한다)에 따라 위탁받은 업무
12. 그 밖에 이 법 또는 다른 법령에 의하여 위탁받은 업무
13. 그 밖에 건강보험과 관련하여 보건복지부장관이 필요하다고 인정한 업무

3) 건강보험심사평가원의 업무

답 3)

25 국민건강보험법 상 요양급여를 받을 수 있는 것은?

1) 소아의 정기예방접종
2) 뺑소니 사고에 의한 대퇴부 골절
3) 체형의 교정을 위해 실시하는 지방흡입술
4) 친자 확인을 위한 유전자 검사
5) 시력 교정을 위한 라식수술

| 해설 | **국민건강보험 요양급여의 기준에 관한 규칙 중 비급여로 지정한 경우**

• 업무 또는 일상생활에 지장이 없는 경우
• 신체의 필수 기능 개선 목적이 아닌 경우
• 예방진료로서 질병 및 부상의 진료를 직접목적으로 하지 아니하는 경우
• 급여 시책상 요양급여로 인정하기 어려운 경우
• 건강보험급여원리에 부합하지 아니하는 경우
• 건강보험제도의 여건상 보험급여로 인정하기 어려운 경우

답 2)

26 다음 중 요양기관에 속하지 않는 것은?

1) 의료법에 따라 개설된 의료기관
2) 약사법에 따라 등록된 약국
3) 지역보건법에 따른 보건의료원
4) 농어촌 등 보건의료를 위한 특별조치법에 따른 보건진료소
5) 사회복지사업법에 따라 사회복지시설에 수용된 자의 진료를 주된 목적으로 개설한 의료기관

| 해설 | **제42조(요양기관)**

① 요양급여(간호와 이송은 제외한다)는 다음 각 호의 요양기관에서 실시한다. 이 경우 보건복지부장관은 공익이나 국가정책에 비추어 요양기관으로 적합하지 아니한 대통령령으로 정하는 의료기관 등은 요양기관에서 제외할 수 있다.
1. 「의료법」에 따라 개설된 의료기관
2. 「약사법」에 따라 등록된 약국
3. 「약사법」 제91조에 따라 설립된 한국희귀·필수의약품센터
4. 「지역보건법」에 따른 보건소·보건의료원 및 보건지소
5. 「농어촌 등 보건의료를 위한 특별조치법」에 따라 설치된 보건진료소

답 5)

27 다음 중 요양급여에 해당하는 것은?

1) 장제비
2) 상병수당
3) 외상 환자의 이송
4) 분만 후 산후 관리
5) 65세 이상 노인의 예방접종

| 해설 | **요양급여(제41조)**

- 진찰·검사
- 처치·수술 및 그 밖의 치료
- 입원
- 이송
- 약제(藥劑)·치료재료의 지급
- 예방·재활
- 간호

1), 2), 4) 부가급여

답 3)

28 다음 중 요양급여를 실시할 수 없는 요양기관으로 옳은 것은?

1) 의료법에 따라 개설된 부속 의료기관
2) 의료법에 따라 개설된 의료기관
3) 보건의료원
4) 약사법에 따라 등록된 약국
5) 한국희귀의약품센터

| 해설 | **제42조(요양기관)**

① 요양급여(간호와 이송은 제외한다)는 다음 각 호의 요양기관에서 실시한다. 이 경우 보건복지부장관은 공익이나 국가정책에 비추어 요양기관으로 적합하지 아니한 대통령령으로 정하는 의료기관 등은 요양기관에서 제외할 수 있다.
1. 「의료법」에 따라 개설된 의료기관
2. 「약사법」에 따라 등록된 약국
3. 「약사법」 제91조에 따라 설립된 한국희귀·필수의약품센터
4. 「지역보건법」에 따른 보건소·보건의료원 및 보건지소
5. 「농어촌 등 보건의료를 위한 특별조치법」에 따라 설치된 보건진료소

시행령 제18조(요양기관에서 제외되는 의료기관 등)

① 법 제42조제1항 각 호 외의 부분 후단에서 "대통령령으로 정하는 의료기관 등"이란 다음 각 호의 의료기관 또는 약국을 말한다.
1. 「의료법」 제35조에 따라 개설된 부속 의료기관
2. 「사회복지사업법」 제34조에 따른 사회복지시설에 수용된 사람의 진료를 주된 목적으로 개설된 의료기관

답 1)

29 다음 중 요양급여 지급 대상에 해당하지 않는 것은?

1) 의료법에 따라 개설된 병원
2) 의료법에 따라 개설된 조산원
3) 약사법에 따라 등록된 약국
4) 약사법에 따라 설립된 한국희귀의약품센터
5) 사회복지시설에 수용된 자의 진료를 주된 목적으로 개설한 요양원

| 해설 | **제42조(요양기관)**

① 요양급여(간호와 이송은 제외한다)는 다음 각 호의 요양기관에서 실시한다. 이 경우 보건복지부장관은 공익이나 국가정책에 비추어 요양기관으로 적합하지 아니한 대통령령으로 정하는 의료기관 등은 요양기관에서 제외할 수 있다.
1. 「의료법」에 따라 개설된 의료기관
2. 「약사법」에 따라 등록된 약국
3. 「약사법」 제91조에 따라 설립된 한국희귀·필수의약품센터
4. 「지역보건법」에 따른 보건소·보건의료원 및 보건지소
5. 「농어촌 등 보건의료를 위한 특별조치법」에 따라 설치된 보건진료소

시행령 제18조(요양기관에서 제외되는 의료기관등)

① 법 제42조제1항 각 호 외의 부분 후단에서 "대통령령으로 정하는 의료기관 등"이란 다음 각 호의 의료기관 또는 약국을 말한다.
1. 「의료법」 제35조에 따라 개설된 부속 의료기관
2. 「사회복지사업법」 제34조에 따른 사회복지시설에 수용된 사람의 진료를 주된 목적으로 개설된 의료기관

답 5)

30 요양기관에서 제외되는 의료기관에 대한 설명 중 옳지 않은 것은?

1) 의료법에 따라 설립된 부속의료기관은 제외된다.
2) 업무 정지 또는 과징금처분을 5년 동안에 3회 받은 의료기관은 제외된다.
3) 면허자격정지처분을 5년 동안에 3회 받은 의료기관은 2년 동안 제외된다.
4) 업무정지처분을 받은 의료기관은 제외된다.
5) 업무정지처분의 절차가 진행 중인 의료기관은 제외된다.

| 해설 | **시행령 제18조(요양기관에서 제외되는 의료기관 등)**

3. 제19조제1항에 따른 본인일부부담금을 받지 아니하거나 경감하여 받는 등의 방법으로 가입자나 피부양자를 유인(誘引)하는 행위 또는 이와 관련하여 과잉 진료행위를 하거나 부당하게 많은 진료비를 요구하는 행위를 하여 다음 각 목의 어느 하나에 해당하는 업무정지 처분 등을 받은 의료기관
가. 법 제98조에 따른 업무정지 또는 법 제99조에 따른 과징금 처분을 5년 동안 2회 이상 받은 의료기관
나. 「의료법」 제66조에 따른 면허자격정지 처분을 5년 동안 2회 이상 받은 의료인이 개설·운영하는 의료기관
4. 법 제98조에 따른 업무정지 처분 절차가 진행 중이거나 업무정지 처분을 받은 요양기관의 개설자가 개설한 의료기관 또는 약국

답 3)

31 인공 장기 이식을 받으려는 환자에 대해 의사가 해야 할 일로 틀린 것은?

1) 의사가 근무하는 병원에서 수술이 어려운 경우 수술이 가능한 병원을 소개해 준다.
2) 헌혈증서 제출 시에는 수혈에 대한 비용이 감면된다는 설명을 해준다.
3) 수술 방법과 예후에 대해서 설명한다.
4) 건강보험공단에 요양급여를 청구하면 노동력 상실을 보상받을 수 있다고 설명한다.
5) 인체면역결핍바이러스 검사를 한다.

| 해설 | 4) 노동력 상실에 대한 보상은 요양급여의 대상이 아님

답 4)

32

다음 중 요양급여비용의 청구에 대한 심사를 하는 기관은?

1) 국민 건강 보험 공단
2) 보건소
3) 보험심사청구 위원회
4) 건강보험심사평가원
5) 보건복지부 차관

| 해설 | **제47조(요양급여비용의 청구와 지급 등)**

① 요양기관은 공단에 요양급여비용의 지급을 청구할 수 있다. 이 경우 제2항에 따른 요양급여비용에 대한 심사청구는 공단에 대한 요양급여비용의 청구로 본다.

② 제1항에 따라 요양급여비용을 청구하려는 요양기관은 심사평가원에 요양급여비용의 심사청구를 하여야 하며, 심사청구를 받은 심사평가원은 이를 심사한 후 지체 없이 그 내용을 공단과 요양기관에 알려야 한다.

답 4)

33

국민건강보험법에 의해 요양급여가 가능한 항목은?

1) 영유아 건강검진
2) 미혼모 제왕절개술
3) 근로자 건강검진
4) 65세 이상 인플루엔자 예방접종
5) 소아 국가필수예방접종

| 해설 | 1), 3) 보험급여의 항목 중 건강검진에 속함

4), 5) 요양급여의 대상이 아니고, 보건소에서 무료로 받을 수 있음

답 2)

34

의원에 대한 요양급여비용은 정하는 주체와 계약기간으로 옳은 것은?

1) 국민건강보험관리공단의 이사장, 대한의사협회장, 1년
2) 국민건강보험관리공단의 이사장, 대한의사협회장, 2년
3) 보건복지부장관, 대한의사협회장, 1년
4) 보건복지부장관, 대한의사협회장, 3년
5) 국민건강보험관리공단의 이사장, 보건복지부장관, 2년

| 해설 | **제45조(요양급여비용의 산정 등)**

① 요양급여비용은 공단의 이사장과 대통령령으로 정하는 의약계를 대표하는 사람들의 계약으로 정한다. 이 경우 계약기간은 1년으로 한다.

답 1)

35

국민건강보험 가입자인 사람이 긴급 기타 부득이한 사유로 요양기관으로 지정받지 않은 의료기관에서 진료를 받았을 때, 의료기관이 이 사람에게 교부해야 하는 것으로 옳은 것은?

1) 국민건강보험 보험자 자격취득 신고서
2) 요양기관 지정 신고서
3) 진단서
4) 보험급여 비용심사 청구서
5) 요양의 내역을 기재한 영수증

| 해설 | • 요양을 실시한 기관은 보건복지부장관이 정하는 요양비명세서 또는 요양의 내역을 기재한 영수증을 요양을 받은 자에게 교부하여야 하며, 요양을 받은 자는 이를 공단에 제출하여야 함

답 5)

36 다음 중 국민건강보험법에서 정하는 요양기관이 아닌 것은?

1) 의료법에 의해 개설된 병원
2) 지역보건법에 의한 보건지소
3) 학교 보건법에 의해 설립된 중학교 보건실
4) 농어촌 등 보건의료를 위한 특별조치법에 의해 설치된 보건진료소
5) 약사법에 의하여 등록된 약국

| 해설 | **요양기관(제42조)**

- 요양급여(간호 및 이송을 제외한다)는 다음 각 호의 요양기관에서 실시한다.
  - 「의료법」에 따라 개설된 의료기관
  - 「약사법」에 따라 등록된 약국
  - 「약사법」 제91조에 따라 설립된 한국희귀·필수의약품센터
  - 「지역보건법」에 따른 보건소·보건의료원 및 보건지소
  - 「농어촌 등 보건의료를 위한 특별조치법」에 의하여 설치된 보건진료소

답 3)

37 동지역에 있는 한방병원에서 외래진료를 받은 사람이 부담해야 하는 요양급여 비용은?

1) 진찰료총액+(요양급여비용총액－진찰료총액)
2) 요양급여비용총액 × 50/100
3) 요양급여비용총액 × 45/100
4) 요양급여비용총액 × 40/100
5) 요양급여비용총액 × 30/100

| 해설 | **시행령 제22조 별표 2(본인 부담 요양급여 비용)**

- 외래진료의 경우 및 보건복지부장관이 정하는 의료장비를 이용한 진료의 경우

① 상급종합병원 모든 지역의 일반환자 : 진찰료총액+(요양급여비용총액－진찰료총액) × 60/100
② 종합병원 동지역 일반환자 : 요양급여비용총액 × 50/100
③ 종합병원 읍면지역 일반환자 : 요양급여비용총액 × 45/100
④ 병원, 치과병원, 한방병원, 요양병원, 정신병원 동지역 일반환자 : 요양급여비용총액 × 40/100
⑤ 병원, 치과병원, 한방병원, 요양병원, 정신병원 읍면지역 일반환자 : 요양급여비용총액 × 35/100
⑥ 의원, 치과의원, 한의원, 보건의료원 모든지역 : (요양급여비용 총액 － 약값 총액) × 30/100
⑦ 보건소, 보건지소, 보건진료소 모든 지역 : 요양급여비용총액 × 30/100

답 4)

38 국민건강보험 가입자가 요양기관과 유사한 기능을 수행하는 기관에서 요양을 받은 경우, 요양을 실시한 기관이 요양을 받은 자에게 교부하여야 할 것은?

1) 의료기관 개설 허가증
2) 진료기록 요약본
3) 본인부담금 영수증
4) 진단서
5) 요양비명세서

| 해설 | **제49조(요양비)**

- 준요양기관은 보건복지부장관이 정하는 요양비명세서나 요양 명세를 적은 영수증을 요양을 받은 사람에게 내주어야 하며, 요양을 받은 사람은 이를 공단에 제출하여야 한다.

3) 본인부담금 영수증은 공단에서 환자에게 주는 것임

답 5)

39 요양급여 비용의 청구와 지급에 관한 내용으로 옳지 않은 것은?

1) 요양기관은 요양급여의 비용의 지급을 공단에 청구할 수 있다.
2) 심사청구를 받은 건강보험심사평가원은 심사 후 7일 이내 심사 내용을 공단과 요양기관에 통보한다.
3) 심사의 내용을 통보받은 공단은 지체없이 요양급여비용을 지급한다.
4) 납부한 본인부담금이 통보된 금액보다 과다한 경우 이 금액을 공제하여 가입자에게 지급한다.
5) 평가결과에 따른 요양급여비용의 가감지급의 기준은 보건복지부령으로 정한다.

| 해설 | 제47조(요양급여비용의 청구와 지급 등)

2) 1항에 따라 요양급여비용을 청구하려는 요양기관은 심사평가원에 요양급여비용의 심사청구를 하여야 하며, 심사청구를 받은 심사평가원은 이를 심사한 후 지체 없이 그 내용을 공단과 요양기관에 알려야 한다.

답 2)

40 산모가 요양기관 이외의 장소에서 출산하였을 때 받을 수 있는 것은?

1) 출산진료비
2) 요양급여
3) 요양비
4) 부가급여
5) 상병수당

| 해설 | 제49조(요양비)

① 공단은 가입자나 피부양자가 보건복지부령으로 정하는 긴급하거나 그 밖의 부득이한 사유로 요양기관과 비슷한 기능을 하는 기관으로서 보건복지부령으로 정하는 기관(제98조제1항에 따라 업무정지기간 중인 요양기관을 포함한다. 이하 "준요양기관"이라 한다)에서 질병·부상·출산 등에 대하여 요양을 받거나 요양기관이 아닌 장소에서 출산한 경우에는 그 요양급여에 상당하는 금액을 보건복지부령으로 정하는 바에 따라 가입자나 피부양자에게 요양비로 지급한다.

답 3)

41 가입자 또는 피부양자에게 요양비를 지급하는 사유 중 "보건복지부령이 정하는 긴급 기타 부득이한 사유"에 해당하지 않는 경우는?

1) 요양기관을 이용할 수 없거나 요양기관이 없는 경우
2) 만성신부전증환자가 의사의 처방전에 의하여 복막관류액에 사용되는 소모성 재료를 의약품판매업소에서 구입한 경우
3) 산소치료를 필요로 하는 환자가 의사의 처방전에 의하여 보건복지부장관이 정하여 고시하는 방법으로 가정에서 산소치료를 받는 경우
4) 장애인이나 부양자가 장구나 보조기구 등을 구입하는 경우
5) 제 1형 당뇨병환자가 의사의 처방전에 의하여 혈당검사에 사용되는 소모성 재료를 의료기기판매업소에서 구입한 경우

| 해설 | 제49조(요양비)

① 공단은 가입자나 피부양자가 보건복지부령으로 정하는 긴급하거나 그 밖의 부득이한 사유로 요양기관과 비슷한 기능을 하는 기관으로서 보건복지부령으로 정하는 기관에서 질병·부상·출산 등에 대하여 요양을 받거나 요양기관이 아닌 장소에서 출산한 경우에는 그 요양급여에 상당하는 금액을 보건복지부령으로 정하는 바에 따라 가입자나 피부양자에게 요양비로 지급한다.
1. 요양기관을 이용할 수 없거나 요양기관이 없는 경우
2. 만성신부전증환자가 의사의 처방전에 의하여 복막관류액 또는 자동복막투석에 사용되는 소모성 재료를 요양기관외의 의약품판매업소에서 구입·사용한 경우
3. 산소치료를 필요로 하는 환자가 의사의 산소치료처방전에 의하여 보건복지부장관이 정하여 고시하는 방법으로 가정에서 산소치료를 받는 경우
4. 제1형 당뇨병환자가 의사의 처방전에 의하여 혈당검사에 사용되는 소모성 재료를 요양기관 외의 의료기기판매업소에서 구입·사용한 경우

답 4)

42 국민건강보험법에서 정하고 있는 요양비 지급에 대한 사항으로 옳은 것은?

1) 업무정지처분기간중인 요양기관은 제외된다.
2) 긴급 기타 부득이한 사유로 요양기관과 유사한 기능을 수행하는 기관에서 요양을 받을 경우 요양비를 지급하여야 한다.
3) 요양을 실시한 기관은 요양을 받은 자에게 영수증을 교부하지 않아도 된다.
4) 요양기관 외의 장소에서 출산을 한 때에는 요양급여를 받을 수 없다.
5) 요양을 받은 사람은 그 명세서나 영수증은 건강보험심사평가원에 제출하여야 한다.

| 해설 | **제49조(요양비)**

① 공단은 가입자나 피부양자가 보건복지부령으로 정하는 긴급하거나 그 밖의 부득이한 사유로 요양기관과 비슷한 기능을 하는 기관으로서 보건복지부령으로 정하는 기관(제98조제1항에 따라 업무정지기간 중인 요양기관을 포함한다)에서 질병·부상·출산 등에 대하여 요양을 받거나 요양기관이 아닌 장소에서 출산한 경우에는 그 요양급여에 상당하는 금액을 보건복지부령으로 정하는 바에 따라 가입자나 피부양자에게 요양비로 지급한다.
② 준요양기관은 보건복지부장관이 정하는 요양비 명세서나 요양 명세를 적은 영수증을 요양을 받은 사람에게 내주어야 하며, 요양을 받은 사람은 그 명세서나 영수증을 공단에 제출하여야 한다.

답 2)

43 부가급여에 대한 설명으로 옳지 않은 것은?

1) 출산 진료비는 지정된 요양기관에서 받는 출산과 관련된 진료에 드는 비용으로 한다.
2) 지급액은 하나의 태아를 임신한 경우 50만원의 범위에서 가입자가 실제 부담한 금액으로 한다.
3) 부가급여에 대한 사항은 요양기관이 직접 공단에 신청하여야 한다.
4) 공단은 임신한 가입자 또는 피부양자에게 이용권을 발급하여야 한다.
5) 이용권은 분만예정일로부터 60일 후에는 사용할 수 없다.

| 해설 | **시행령 제23조(부가급여)**

① 법 제50조에 따른 부가급여는 임신·출산(유산 및 사산을 포함한다. 이하 같다) 진료비로 한다.
② 제1항의 임신·출산 진료비 지원 대상은 다음 각 호와 같다.
 1. 임신·출산한 가입자 또는 피부양자
 2. 1세 미만인 가입자 또는 피부양자(이하 "1세 미만 영유아"라 한다)의 법정대리인(출산한 가입자 또는 피부양자가 사망한 경우에 한정한다)
③ 공단은 제2항 각 호의 어느 하나에 해당하는 사람에게 다음 각 호의 구분에 따른 비용을 결제할 수 있는 임신·출산 진료비 이용권(이하 "이용권"이라 한다)을 발급할 수 있다.
 1. 임신·출산과 관련된 진료에 드는 비용
 2. 임신·출산과 관련하여 처방된 약제·치료재료의 구입에 드는 비용
 3. 1세 미만 영유아의 진료에 드는 비용
 4. 1세 미만 영유아에게 처방된 약제·치료재료의 구입에 드는 비용
④ 이용권을 발급받으려는 사람(이하 이 조에서 "신청인"이라 한다)은 보건복지부령으로 정하는 발급 신청서에 제2항 각 호의 어느 하나에 해당한다는 사실을 확인할 수 있는 증명서를 첨부해 공단에 제출해야 한다.
⑤ 제4항에 따라 이용권 발급 신청을 받은 공단은 신청인이 제2항 각 호의 어느 하나에 해당하는지를 확인한 후 신청인에게 이용권을 발급해야 한다.
⑥ 이용권을 사용할 수 있는 기간은 제5항에 따라 이용권을 발급받은 날부터 다음 각 호의 구분에 따른 날까지로 한다.
 - 임신·출산한 가입자 또는 피부양자 : 출산일(유산 및 사산의 경우 그 해당일)부터 1년이 되는 날
 - 1세 미만 영유아의 법정대리인 : 1세 미만 영유아의 출생일로부터 1년이 되는 날
⑦ 이용권으로 결제할 수 있는 금액의 상한은 다음 각 호의 구분에 따른다. 다만, 보건복지부장관이 필요하다고 인정하여 고시하는 경우에는 다음 각 호의 상한을 초과하여 결제할 수 있다.
 - 하나의 태아를 임신·출산한 경우 : 60만원
 - 둘 이상의 태아를 임신·출산한 경우 : 100만원
⑧ 제2항부터 제7항까지에서 규정한 사항 외에 임신·출산 진료비의 지급 절차와 방법, 이용권의 발급과 사용 등에 필요한 사항은 보건복지부령으로 정함

답 3)

44 입원한 환자의 요양급여비용총액에 200만원이라면 식대를 제외한 본인 부담금은 얼마인가?

1) 20만원 2) 40만원 3) 60만원
4) 80만원 5) 100만원

| 해설 | **시행령 제22조 별표 2(본인 부담 요양급여 비용)**

- 입원진료 및 보건복지부 장관이 정하는 요양급여를 받은 경우는 다음의 구분에 따라 계산한 금액

① 요양급여비용총액의 20/100에 <삭제> 입원기간 중 식대의 50/100에 해당하는 금액을 더한 금액
② 「의료법」 제3조제2항제3호라목에 따른 요양병원에서 입원진료를 받는 사람 중 입원치료보다는 요양시설이나 외래진료를 받는 것이 적합한 환자로서 보건복지부장관이 정하여 고시하는 환자군에 해당하는 경우에는 요양급여비용총액의 40/100에 <삭제> 입원기간 중 식대의 50/100에 <삭제> 더한 금액

답 2)

45 병원에서 산전 진찰을 정기적으로 받아오던 산모가 병원이 아닌 곳에서 출산하였다. 국민건강보험공단에서 이 산모에게 지급할 것은?

1) 상병수당 2) 건강검진 비용 3) 부가급여
4) 요양비 5) 요양급여

| 해설 | **요양비(제49조)**

① 공단은 가입자나 피부양자가 보건복지부령으로 정하는 긴급하거나 그 밖의 부득이한 사유로 요양기관과 비슷한 기능을 하는 기관으로서 보건복지부령으로 정하는 기관(제98조제1항에 따라 업무정지기간 중인 요양기관을 포함한다. 이하 "준요양기관"이라 한다)에서 질병·부상·출산 등에 대하여 요양을 받거나 요양기관이 아닌 장소에서 출산한 경우에는 그 요양급여에 상당하는 금액을 보건복지부령으로 정하는 바에 따라 가입자나 피부양자에게 요양비로 지급한다.

답 4)

46 국민건강보험법에 따라 요양비를 지급받을 수 있는 경우로 옳은 것은?

1) 진단용 단순 방사선 촬영 2) 분만 후 산후 조리
3) 자택에서 출산 4) 입원한 환자의 건강식품 구입
5) 장애인복지법에 등록된 장애인이 보장구를 구입하는 경우

| 해설 | **요양비(제49조)**

① 공단은 가입자나 피부양자가 보건복지부령으로 정하는 긴급하거나 그 밖의 부득이한 사유로 요양기관과 비슷한 기능을 하는 기관으로서 보건복지부령으로 정하는 기관(제98조제1항에 따라 업무정지기간 중인 요양기관을 포함한다. 이하 "준요양기관"이라 한다)에서 질병·부상·출산 등에 대하여 요양을 받거나 요양기관이 아닌 장소에서 출산한 경우에는 그 요양급여에 상당하는 금액을 보건복지부령으로 정하는 바에 따라 가입자나 피부양자에게 요양비로 지급한다.

답 4)

47 공단에서 지급하는 부가급여에 속하는 것으로 옳은 것은?

1) 건강검진 비용 2) 본인 부담금 3) 상병수당
4) 요양급여 5) 요양비

| 해설 | **제50조(부가급여)**

- 공단은 이 법에서 정한 요양급여 외에 대통령령으로 정하는 바에 따라 임신·출산 진료비, 장제비, 상병수당, 그 밖의 급여를 실시할 수 있다.

답 3)

48

공무원 김모씨는 휴일에 발생한 사고로 상지를 절단하였다. 이에 병원에서 치료를 받고 장애인복지법에 의해 장애인으로 등록한 뒤 병원에서 의수를 했다. 그렇다면 의수는 국민건강보험법상 어떻게 처리하는 것이 맞는가?

1) 의족은 보험급여의 대상이 아니므로 본인이 부담한다.
2) 공무원은 국민건강보험의 대상이 아니므로 보험급여를 할 수 없다.
3) 근무시간 외에 발생한 사고이므로 보험급여를 할 수 없다.
4) 의족의 값은 환자가 부담하고, 병원의 진료비는 급여를 받는다.
5) 장애인복지법에 의해 등록한 장애인이므로 국민건강보험의 보험급여를 받는다.

| 해설 | **장애인에 대한 특례(제51조)**

① 공단은 「장애인복지법」에 따라 등록한 장애인인 가입자 및 피부양자에게는 「장애인·노인 등을 위한 보조기기 지원 및 활용촉진에 관한 법률」 제3조제2호에 따른 보조기기(이하 이 조에서 "보조기기"라 한다)에 대하여 보험급여를 할 수 있다.
③ 제1항에 따른 보조기기에 대한 보험급여의 범위·방법·절차, 제2항에 따른 보조기기 판매업자의 보험급여 청구, 공단의 적정성 심사 및 그 밖에 필요한 사항은 보건복지부령으로 정한다.

답 5)

49

다음 중 보험급여를 하는 경우로 옳은 것은?

1) 범죄행위에 그 원인이 있거나 고의로 사고를 일으킨 때
2) 고의로 요양기관의 요양에 관한 지시를 따르지 않은 때
3) 업무 또는 공무로 생긴 질병, 부상, 재해로 인하여 다른 법령에 따른 보험급여를 받게 되는 경우
4) 직장가입자의 피부양자가 요양기관이 아닌 곳에서 출산하게 된 때
5) 과실로 보험급여에 관한 문서와 그 밖의 물건을 제출하라는 지시에 따르지 않은 때

| 해설 | **제53조(급여의 제한)**

① 공단은 보험급여를 받을 수 있는 사람이 다음 각 호의 어느 하나에 해당하면 보험급여를 하지 아니한다.
1. 고의 또는 중대한 과실로 인한 범죄행위에 그 원인이 있거나 고의로 사고를 일으킨 경우
2. 고의 또는 중대한 과실로 공단이나 요양기관의 요양에 관한 지시에 따르지 아니한 경우
3. 고의 또는 중대한 과실로 제55조에 따른 문서와 그 밖의 물건의 제출을 거부하거나 질문 또는 진단을 기피한 경우
4. 업무 또는 공무로 생긴 질병·부상·재해로 다른 법령에 따른 보험급여나 보상(報償) 또는 보상(補償)을 받게 되는 경우

답 4)

50

건강검진의 통보에 대한 설명으로 옳지 않은 것은?

1) 직장가입자에게 실시하는 건강검진의 경우 소속사용자에게 결과를 통보한다.
2) 직장가입자의 피부양자에게 실시하는 건강검진의 경우 검진 대상자에게 통보한다.
3) 지역가입자인 영유아에게 실시하는 건강검진의 경우에는 소속 세대주에게 통보한다.
4) 건강검진을 실시한 검진기관은 공단에 건강검진의 결과를 통보하여야 한다.
5) 검진기관이 검진 대상자에게 결과를 통보한 경우에도 공단은 검진 대상자에게 결과를 통보하여야 한다.

| 해설 | **시행령 제25조(건강검진)**

④ 건강검진을 실시한 검진기관은 공단에 건강검진의 결과를 통보하여야 하며, 공단은 이를 건강검진을 받은 사람에게 통보하여야 한다. 다만, 검진기관이 건강검진을 받은 사람에게 직접 통보한 경우에는 공단은 그 통보를 생략할 수 있다.

답 5)

51 다음 중 요양급여비용의 심사 및 요양급여의 적정성에 대한 평가와 관련된 교육 및 홍보를 하는 기관은 무엇인가?

1) 보건복지부 2) 국정홍보처 3) 건강보험심사평가원
4) 국민건강보험공단 5) 병원협회

| 해설 | **업무 등(제63조)**

① 심사평가원은 다음 각 호의 업무를 관장한다.
1. 요양급여비용의 심사
2. 요양급여의 적정성 평가
3. 심사기준 및 평가기준의 개발
4. 제1호부터 제3호까지의 규정에 따른 업무와 관련된 조사연구 및 국제협력
5. 다른 법률에 따라 지급되는 급여비용의 심사 또는 의료의 적정성 평가에 관하여 위탁받은 업무
6. 건강보험과 관련하여 보건복지부장관이 필요하다고 인정한 업무
7. 그 밖에 보험급여 비용의 심사와 보험급여의 적정성 평가와 관련하여 대통령령으로 정하는 업무

업무(시행령 제28조)

① 법 제63조제1항제7호에서 "대통령령으로 정하는 업무"란 다음 각 호의 업무를 말한다.
1. 법 제47조에 따른 요양급여비용의 심사청구와 관련된 소프트웨어의 개발·공급·검사 등 전산 관리
2. 법 제49조제1항에 따라 지급되는 요양비 중 보건복지부령으로 정하는 기관에서 받은 요양비에 대한 심사
3. 법 제63조제1항제2호에 따른 요양급여의 적정성 평가 결과의 공개
4. 법 제63조제1항제1호부터 제6호까지 및 이 항 제1호부터 제3호까지의 업무를 수행하기 위한 환자 분류체계의 개발·관리
5. 법 제63조제1항제1호부터 제6호까지 및 이 항 제1호부터 제4호까지의 업무와 관련된 교육·홍보

3) 요양급여비용의 심사나 요양급여의 적정성에 대한 평가를 하는 기관이 아닌 그런 업무에 대한 교육, 홍보를 하는 기관은 심사평가원에서 하는 일임

답 3)

52 다음 중 보험급여 지급이 제한되는 경우로 옳은 것은?

1) 실수로 인한 화상 2) 자살시도로 인한 약물중독
3) 제왕절개 분만 4) 낙상으로 인한 골절
5) 일상생활에 제한을 주는 질환

| 해설 | **제53조(급여의 제한)**

① 공단은 보험급여를 받을 수 있는 사람이 다음 각 호의 어느 하나에 해당하면 보험급여를 하지 아니한다.
1. 고의 또는 중대한 과실로 인한 범죄행위에 그 원인이 있거나 고의로 사고를 일으킨 경우
2. 고의 또는 중대한 과실로 공단이나 요양기관의 요양에 관한 지시에 따르지 아니한 경우
3. 고의 또는 중대한 과실로 제55조에 따른 문서와 그 밖의 물건의 제출을 거부하거나 질문 또는 진단을 기피한 경우
4. 업무 또는 공무로 생긴 질병·부상·재해로 다른 법령에 따른 보험급여나 보상 또는 보상을 받게 되는 경우

답 2)

53 국민건강보험법에 의해 보험급여를 받을 수 있는 사람이 일정 기간 동안 보험급여가 정지되는 경우는?

1) 국내의 외국계 회사에 근무하는 경우 2) 병역법에 의한 현역병인 경우
3) 기초생활수급자가 된 경우 4) 건강검진을 5회 이상 받지 아니한 경우
5) 장애인이 된 경우

| 해설 | **급여의 정지(제54조)**

• 국외에 체류하는 경우, <삭제>, 현역병, 교도소, 그 밖에 준하는 시설에 수용되어 있는 경우

답 2)

54 다음 중 건강검진 기관에서 실시하는 건강검진에 대한 설명으로 적절하지 않은 것은?

1) 일반건강검진은 직장가입자, 세대주인 지역가입자 등이 받을 수 있다.
2) 영유아건강검진은 6세 미만의 가입자 및 피부양자가 받을 수 있다.
3) 건강검진은 일반적으로 2년마다 1회 이상 실시한다.
4) 영유아건강검진은 연령을 고려하여 검진 횟수를 정한다.
5) 암검진은 40세 이상 지역가입자와 직장가입자 모두를 대상으로 매년 실시한다.

| 해설 | 시행령 제25조(건강검진)

① 법 제52조에 따른 건강검진(이하 "건강검진"이라 한다)은 2년마다 1회 이상 실시하되, 사무직에 종사하지 않는 직장가입자에 대해서는 1년에 1회 실시한다.
② 건강검진은 「건강검진기본법」 제14조에 따라 지정된 건강검진기관(이하 "검진기관"이라 한다)에서 실시해야 한다.
③ 공단은 건강검진을 실시하려면 건강검진의 실시에 관한 사항을 다음 각 호의 구분에 따라 통보해야 한다.
1. 일반건강검진 및 암검진 : 직장가입자에게 실시하는 건강검진의 경우에는 해당 사용자에게, 직장가입자의 피부양자 및 지역가입자에게 실시하는 건강검진의 경우에는 검진을 받는 사람에게 통보
2. 영유아건강검진 : 직장가입자의 피부양자인 영유아에게 실시하는 건강검진의 경우에는 그 직장가입자에게, 지역가입자인 영유아에게 실시하는 건강검진의 경우에는 해당 세대주에게 통보

답 5)

55 다음 중 국민건강 보험공단이 갖는 구상권에 대한 설명으로 가장 옳은 것은?

1) 가입자의 고의성을 판별할 수 있을 때 가입자에게 보험급여를 하지 않는다.
2) 가입자가 보험료를 계속 체납시킬 때 압류를 할 수 있다.
3) 요양기관이 급여 청구를 허위로 한 경우 보험급여를 하지 않는다.
4) 제3자의 행위로 보험급여사유가 생겨 보험급여 한 경우 그 급여비용의 한도에서 제3자에 대한 손해배상 청구를 할 수 있다.
5) 다른 법령에 의하여 의료급여를 받게 되는 가입자에게 더 이상 보험급여를 하지 않아도 된다.

| 해설 | 제58조(구상권)

① 공단은 제3자의 행위로 보험급여사유가 생겨 가입자 또는 피부양자에게 보험급여를 한 경우에는 그 급여에 들어간 비용 한도에서 그 제3자에게 손해배상을 청구할 권리를 얻는다.
② 제1항에 따라 보험급여를 받은 사람이 제3자로부터 이미 손해배상을 받은 경우에는 공단은 그 배상액 한도에서 보험급여를 하지 아니한다.

답 4)

56 다음 중 보험료 징수에 대한 설명으로 옳지 않은 것은?

1) 공단은 건강보험사업에 소요되는 비용을 충당하기 위하여 보험료의 납부의무자로부터 보험료를 징수한다.
2) 15일에 가입자의 자격이 변동되었을 경우 변동된 달의 보험료는 변동된 자격 기준으로 징수한다.
3) 가입자가 자격을 취득한 날이 속한 달의 다음 달부터 보험료를 징수한다.
4) 직장가입자의 보수월액 보험료는 산정 보수월액에 보험료율을 곱하여 얻은 금액으로 한다.
5) 지역가입자의 월별 보험료액은 세대단위로 산정한다.

| 해설 | 제69조(보험료)

③ 제1항 및 제2항에 따라 보험료를 징수할 때 가입자의 자격이 변동된 경우에는 변동된 날이 속하는 달의 보험료는 변동되기 전의 자격을 기준으로 징수한다. 다만, 가입자의 자격이 매월 1일에 변동된 경우에는 변동된 자격을 기준으로 징수한다.

답 2)

57 건강보험심사평가원의 업무로 맞는 것은 무엇인가?

1) 건강보험가입자의 자격 평가
2) 요양급여 비용의 계약
3) 요양급여의 적정성에 대한 평가
4) 보험급여 비용의 지급
5) 건강보험에 관한 조사연구

| 해설 | **제63조(업무 등)**

① 심사평가원은 다음 각 호의 업무를 관장한다.
1. 요양급여비용의 심사
2. 요양급여의 적정성 평가
3. 심사기준 및 평가기준의 개발
4. 제1호부터 제3호까지의 규정에 따른 업무와 관련된 조사연구 및 국제협력
5. 다른 법률에 따라 지급되는 급여비용의 심사 또는 의료의 적정성 평가에 관하여 위탁받은 업무
6. 건강보험과 관련하여 보건복지부장관이 필요하다고 인정한 업무
7. 그 밖에 보험급여 비용의 심사와 보험급여의 적정성 평가와 관련하여 대통령령으로 정하는 업무

답 3)

58 의료기관이 공단에 청구하는 요양급여가 적정한지 판단하는 기관은 무엇인가?

1) 건강보험심사평가원
2) 대한의사협회
3) 국민건강보험공단
4) 병원협회
5) 보건복지부

| 해설 | **업무 등(제63조)**

① 심사평가원은 다음 각 호의 업무를 관장한다.
1. 요양급여비용의 심사
2. 요양급여의 적정성 평가
3. 심사기준 및 평가기준의 개발
4. 제1호부터 제3호까지의 규정에 따른 업무와 관련된 조사연구 및 국제협력
5. 다른 법률에 따라 지급되는 급여비용의 심사 또는 의료의 적정성 평가에 관하여 위탁받은 업무
6. 건강보험과 관련하여 보건복지부장관이 필요하다고 인정한 업무
7. 그 밖에 보험급여 비용의 심사와 보험급여의 적정성 평가와 관련하여 대통령령으로 정하는 업무

답 1)

59 다음 중 건강보험심사평가원의 업무로 옳지 않은 것은?

1) 보험급여의 적정성에 대한 평가
2) 의료 행위 범위의 결정
3) 요양급여비용의 심사
4) 요양급여 심사 기준의 개발
5) 심사 및 평가 기준의 개발과 관련된 조사연구

| 해설 | **업무 등(제63조)**

① 심사평가원은 다음 각 호의 업무를 관장한다.
1. 요양급여비용의 심사
2. 요양급여의 적정성 평가
3. 심사기준 및 평가기준의 개발
4. 제1호부터 제3호까지의 규정에 따른 업무와 관련된 조사연구 및 국제협력
5. 다른 법률에 따라 지급되는 급여비용의 심사 또는 의료의 적정성 평가에 관하여 위탁받은 업무
6. 건강보험과 관련하여 보건복지부장관이 필요하다고 인정한 업무
7. 그 밖에 보험급여 비용의 심사와 보험급여의 적정성 평가와 관련하여 대통령령으로 정하는 업무

답 2)

60 의료기관이 청구하는 요양 급여가 적절한지 평가하는 곳은?

1) 건강보험심의조정위원회
2) 국민건강보험공단 재정위원회
3) 보건복지부 보험급여과
4) 국민건강보험공단 심사부
5) 건강보험심사평가원

| 해설 | 설립(제62조)

• 요양급여비용을 심사하고 요양급여의 적정성을 평가하기 위하여 건강보험심사평가원을 설립한다.

답 5)

61 요양기관의 요양급여비용 심사청구는 어디에 하여야 하는가?

1) 국민의료보험조합
2) 시·도
3) 건강보험심사평가원
4) 보건복지부
5) 노동부

| 해설 | 제62조(건강보험심사평가원 설립)

• 요양급여비용을 심사하고 요양급여의 적정성을 평가하기 위하여 건강보험심사평가원을 설립한다.

답 3)

62 다음 중 심사평가원의 업무로 적절하지 않은 것은?

1) 요양급여비용 지급
2) 요양급여비용의 심사
3) 요양급여비용의 적정성 평가
4) 심사 및 평가 기준 개발
5) 요양급여비용 심사와 관련한 조사연구

| 해설 | 제63조(업무 등)

① 심사평가원은 다음 각 호의 업무를 관장한다.

1. 요양급여비용의 심사
2. 요양급여의 적정성 평가
3. 심사기준 및 평가기준의 개발
4. 제1호부터 제3호까지의 규정에 따른 업무와 관련된 조사연구 및 국제협력
5. 다른 법률에 따라 지급되는 급여비용의 심사 또는 의료의 적정성 평가에 관하여 위탁받은 업무
6. 건강보험과 관련하여 보건복지부장관이 필요하다고 인정한 업무
7. 그 밖에 보험급여 비용의 심사와 보험급여의 적정성 평가와 관련하여 대통령령으로 정하는 업무

답 1)

63 직장가입자의 보수월액보험료를 결정하는 기준으로 옳은 것은?

1) 표준소득액
2) 연간총수입
3) 산정한 보수월액
4) 부과표준소득
5) 재산총액

| 해설 | 제69조(보험료)

④ 직장가입자의 월별 보험료액은 다음 각 호에 따라 산정한 금액으로 한다.

1. 보수월액보험료 : 제70조에 따라 산정한 보수월액에 제73조제1항 또는 제2항에 따른 보험료율을 곱하여 얻은 금액
2. 소득월액보험료 : 제71조에 따라 산정한 소득월액에 제73조제1항 또는 제2항에 따른 보험료율을 곱하여 얻은 금액

답 3)

64 국민건강보험 요양급여의 적정성 평가에 대한 이의 신청을 받는 기관은?

1) 국민건강보험공단
2) 분쟁조정위원회
3) 보건복지부
4) 건강보험심사평가원
5) 건강보험분쟁조정위원회

| 해설 | 제87조(이의신청)

① 가입자 및 피부양자의 자격, 보험료등, 보험급여, 보험급여 비용에 관한 공단의 처분에 이의가 있는 자는 공단에 이의신청을 할 수 있다.
② 요양급여비용 및 요양급여의 적정성 평가 등에 관한 심사평가원의 처분에 이의가 있는 공단, 요양기관 또는 그 밖의 자는 심사평가원에 이의신청을 할 수 있다.

답 4)

65 다음 중 국민건강보험법에 의한 보험료의 경감을 받을 수 없는 자는?

1) 휴직자
2) 65세인 자
3) 국가유공자
4) 퇴직자
5) 대통령령으로 정하는 농어촌에 거주하는 자

| 해설 | 제75조(보험료의 경감)

① 다음 각 호의 어느 하나에 해당하는 가입자 중 보건복지부령으로 정하는 가입자에 대하여는 그 가입자 또는 그 가입자가 속한 세대의 보험료의 일부를 경감할 수 있다.
1. 섬·벽지·농어촌 등 대통령령으로 정하는 지역에 거주하는 사람
2. 65세 이상인 사람
3. 「장애인복지법」에 따라 등록한 장애인
4. 「국가유공자 등 예우 및 지원에 관한 법률」 제4조제1항제4호, 제6호, 제12호, 제15호 및 제17호에 따른 국가유공자
5. 휴직자
6. 그 밖에 생활이 어렵거나 천재지변 등의 사유로 보험료를 경감할 필요가 있다고 보건복지부장관이 정하여 고시하는 사람

답 4)

66 다음 중 국민건강보험법에서 명시한 이의 신청과 관련하여 적절하지 않은 내용은?

1) 가입자는 보험급여비용에 대한 공단의 처분에 이의가 있을 때 공단에 이의를 신청할 수 있다.
2) 이의신청은 처분이 있음을 안 날로부터 90일 이내에 문서로 하여야 한다.
3) 요양기관이 심사평가원의 이의신청을 하는 경우 통보받은 날로부터 30일 이내로 하여야 한다.
4) 이의신청의 방법 및 결정의 통지 등에 관한 사항은 대통령령으로 정한다.
5) 요양기관이 심사평가원의 확인에 대하여 이의신청을 하려면 통보받은 날부터 14일 이내에 하여야 한다.

| 해설 | 제87조(이의신청)

① 가입자 및 피부양자의 자격, 보험료등, 보험급여, 보험급여 비용에 관한 공단의 처분에 이의가 있는 자는 공단에 이의신청을 할 수 있다.
② 요양급여비용 및 요양급여의 적정성 평가 등에 관한 심사평가원의 처분에 이의가 있는 공단, 요양기관 또는 그 밖의 자는 심사평가원에 이의신청을 할 수 있다.
③ 제1항 및 제2항에 따른 이의신청(이하 "이의신청"이라 한다)은 처분이 있음을 안 날부터 90일 이내에 문서(전자문서를 포함한다)로 하여야 하며 처분이 있은 날부터 180일을 지나면 제기하지 못한다. 다만, 정당한 사유로 그 기간에 이의신청을 할 수 없었음을 소명한 경우에는 그러하지 아니하다.
④ 제3항 본문에도 불구하고 요양기관이 제48조에 따른 심사평가원의 확인에 대하여 이의신청을 하려면 같은 조 제2항에 따라 통보받은 날부터 30일 이내에 하여야 한다.
⑤ 제1항부터 제4항까지에서 규정한 사항 외에 이의신청의 방법·결정 및 그 결정의 통지 등에 필요한 사항은 대통령령으로 정한다.

답 5)

67 국민건강보험법 상 요양비용에 관한 처분에 이의가 있는 의사가 할 수 있는 일은?

1) 보건복지부에 심사를 요청한다.
2) 환자에게 직접 비용을 청구한다.
3) 요양기관지정을 거부한다.
4) 즉시 법원에 소(訴)를 제기한다.
5) 심사평가원에 이의신청을 한다.

| 해설 | 이의신청(제87조)

① 가입자 및 피부양자의 자격, 보험료등, 보험급여, 보험급여 비용에 관한 공단의 처분에 이의가 있는 자는 공단에 이의신청을 할 수 있다.
② 요양급여비용 및 요양급여의 적정성 평가 등에 관한 심사평가원의 처분에 이의가 있는 공단, 요양기관 또는 그 밖의 자는 심사평가원에 이의신청을 할 수 있다.

5) 요양급여비용 및 요양급여는 심사평가원에, 보험료 등에 관해서는 공단에 이의신청을 해야 함. 의료기관이나 의사는 요양급여를 받는 것이므로 심사평가원에 이의 신청을 하게 되며, 국민들은 자신이 내는 보험료에 대해서 이의가 있는 경우 공단에 이의신청을 함

답 5)

68 다음 중 분쟁조정위원회에 대한 설명으로 옳은 것은?

1) 심판청구를 심리·의결하기 위하여 건강보험심사평가원에 건강보험분쟁조정위원회를 둔다.
2) 분쟁조정위원회를 실무적으로 지원하기 위하여 분쟁조정위원회에 사무국을 둔다.
3) 분쟁조정위원회의 회의는 총 10명으로 구성한다.
4) 분쟁조정위원회의 위원장을 제외한 위원 중 2명은 당연직위원으로 한다.
5) 분쟁조정위원회는 50명 이내의 위원으로 구성된다.

| 해설 | 제89조(건강보험분쟁조정위원회)

① 제88조에 따른 심판청구를 심리·의결하기 위하여 보건복지부에 건강보험분쟁조정위원회(이하 "분쟁조정위원회"라 한다)를 둔다.
② 분쟁조정위원회는 위원장을 포함하여 60명 이내의 위원으로 구성하고, 위원장을 제외한 위원 중 1명은 당연직위원으로 한다.
③ 분쟁조정위원회의 회의는 위원장, 당연직위원 및 위원장이 매 회의마다 지정하는 7명의 위원을 포함하여 총 9명으로 구성하되, 공무원이 아닌 위원이 과반수가 되도록 하여야 한다.
④ 분쟁조정위원회는 제3항에 따른 구성원 과반수의 출석과 출석위원 과반수의 찬성으로 의결한다.
⑤ 분쟁조정위원회를 실무적으로 지원하기 위하여 분쟁조정위원회에 사무국을 둔다.
⑥ 제1항부터 제5항까지에서 규정한 사항 외에 분쟁조정위원회 및 사무국의 구성 및 운영 등에 필요한 사항은 대통령령으로 정한다.

답 2)

69 다음 중 요양기관의 업무정지에 관한 설명으로 옳지 않은 것은?

1) 요양기관의 업무정지 기간은 3년의 범위에서 명할 수 있다.
2) 속임수로 가입자에게 요양급여 비용을 부담하게 했을 때 업무정지를 명할 수 있다.
3) 보험급여에 관한 보고 또는 서류 제출 명령을 위반하는 경우 업무정지를 명할 수 있다.
4) 거짓으로 보고하는 경우 업무정지를 명할 수 있다.
5) 소속 공무원의 검사 또는 질문을 방해하는 경우 업무정지를 명할 수 있다.

| 해설 | 제98조(업무정지)

① 보건복지부장관은 요양기관이 다음 각 호의 어느 하나에 해당하면 그 요양기관에 대하여 1년의 범위에서 기간을 정하여 업무정지를 명할 수 있다.
  1. 속임수나 그 밖의 부당한 방법으로 보험자·가입자 및 피부양자에게 요양급여비용을 부담하게 한 경우
  2. 제97조제2항에 따른 명령에 위반하거나 거짓 보고를 하거나 거짓 서류를 제출하거나, 소속 공무원의 검사 또는 질문을 거부·방해 또는 기피한 경우

답 1)

70 심판청구에 관한 사항으로 옳지 않은 것은?

1) 건강보험심사평가원에 심판청구를 할 수 있다.
2) 심판청구를 하고자 하는 자는 대통령령으로 정하는 심판청구서를 제출해야 한다.
3) 심판청구의 결정에 관한 필요한 사항은 대통령령으로 정한다.
4) 심판청구에 대한 결정에 불복이 있는 자는 행정소송을 제기할 수 있다.
5) 분쟁조정위원회는 보건복지부 소속 하에 둔다.

| 해설 | **제88조(심판청구)**

① 이의신청에 대한 결정에 불복하는 자는 제89조에 따른 건강보험분쟁조정위원회에 심판청구를 할 수 있다. 이 경우 심판청구의 제기기간 및 제기방법에 관하여는 제87조제3항을 준용한다.
② 제1항에 따라 심판청구를 하려는 자는 대통령령으로 정하는 심판청구서를 제87조제1항 또는 제2항에 따른 처분을 한 공단 또는 심사평가원에 제출하거나 제89조에 따른 건강보험분쟁조정위원회에 제출하여야 한다.
③ 제1항 및 제2항에서 규정한 사항 외에 심판청구의 절차·방법·결정 및 그 결정의 통지 등에 필요한 사항은 대통령령으로 정한다.

제90조(행정소송)

- 공단 또는 심사평가원의 처분에 이의가 있는 자와 제87조에 따른 이의신청 또는 제88조에 따른 심판청구에 대한 결정에 불복하는 자는 「행정소송법」에서 정하는 바에 따라 행정소송을 제기할 수 있다.

답 1)

71 국민건강보험법에서 제시하는 시효에 대한 설명으로 옳지 않은 것은?

1) 보험급여를 받을 권리는 3년 동안이다.
2) 보험료연체금을 징수할 권리는 5년 동안이다.
3) 보험료의 고지 또는 독촉을 할 경우 시효가 중단된다.
4) 보험급여 또는 보험급여 비용의 청구 시 시효가 중단된다.
5) 소멸시효기간, 시효 중단 및 시효 정지에 관하여 이 법에서 정한 사항 외에는 민법에 따른다.

| 해설 | **제91조(시효)**

① 다음 각 호의 권리는 3년간 행사하지 아니하면 소멸시효가 완성된다.
  1. 보험료·연체금 및 가산금을 징수할 권리
  2. 보험료·연체금 및 가산금으로 과오납부한 금액을 환급받을 권리
  3. 보험급여를 받을 권리
  4. 보험급여 비용을 받을 권리
  5. 제47조제3항 후단에 따라 과다납부된 본인일부부담금을 돌려받을 권리
  6. 제61조에 따른 근로복지공단의 권리
② 제1항에 따른 시효는 다음 각 호의 어느 하나의 사유로 중단된다.
  1. 보험료의 고지 또는 독촉
  2. 보험급여 또는 보험급여비용의 청구
③ 휴직자등의 보수월액보험료를 징수할 권리의 소멸시효는 제79조제5항에 따라 고지가 유예된 경우 휴직 등의 사유가 끝날 때까지 진행하지 아니한다.
④ 제1항에 따른 소멸시효기간, 제2항에 따른 시효 중단 및 제3항에 따른 시효 정지에 관하여 이 법에서 정한 사항 외에는 「민법」에 따른다.

답 2)

72 국민건강보험법에서 정의한 과징금에 대한 설명으로 옳지 않은 것은?

1) 업무정지처분으로 인해 기관 이용자에게 심한 불편을 줄 때 적용된다.
2) 보건복지부 장관이 정하는 특별한 사유가 있을 때 적용할 수 있다.
3) 부당한 방법으로 부담하게 한 10배 이하의 금액을 과징금으로 부과할 수 있다.
4) 보건복지부 장관은 12개월의 범위 안에서 분할 납부 하게 할 수 있다.
5) 과징금을 기한까지 납부하지 않은 경우 국세 체납처분의 예에 따른다.

| 해설 | 제99조(과징금)

① 보건복지부장관은 요양기관이 제98조제1항제1호 또는 제3호에 해당하여 업무정지 처분을 하여야 하는 경우로서 그 업무정지 처분이 해당 요양기관을 이용하는 사람에게 심한 불편을 주거나 보건복지부장관이 정하는 특별한 사유가 있다고 인정되면 업무정지 처분을 갈음하여 속임수나 그 밖의 부당한 방법으로 부담하게 한 금액의 5배 이하의 금액을 과징금으로 부과·징수할 수 있다. 이 경우 보건복지부장관은 12개월의 범위에서 분할납부를 하게 할 수 있다.
② 보건복지부장관은 제41조의2제3항에 따라 약제를 요양급여에서 적용 정지하는 경우 국민 건강에 심각한 위험을 초래할 것이 예상되는 등 특별한 사유가 있다고 인정되는 때에는 요양급여의 적용 정지에 갈음하여 대통령령으로 정하는 바에 따라 해당 약제에 대한 요양급여비용 총액의 100분의 60을 넘지 아니하는 범위에서 과징금을 부과·징수할 수 있다. 이 경우 보건복지부장관은 12개월의 범위에서 분할납부를 하게 할 수 있다.
③ 보건복지부장관은 제2항 전단에 따라 과징금 부과 대상이 된 약제가 과징금이 부과된 날부터 5년의 범위에서 대통령령으로 정하는 기간 내에 다시 제2항 전단에 따른 과징금 부과 대상이 되는 경우에는 대통령령으로 정하는 바에 따라 해당 약제에 대한 요양급여비용 총액의 100분의 100을 넘지 아니하는 범위에서 과징금을 부과·징수할 수 있다.
④ 제2항 및 제3항에 따라 대통령령으로 해당 약제에 대한 요양급여비용 총액을 정할 때에는 그 약제의 과거 요양급여 실적 등을 고려하여 1년간의 요양급여 총액을 넘지 않는 범위에서 정하여야 한다.
⑤ 보건복지부장관은 제1항에 따른 과징금을 납부하여야 할 자가 납부기한까지 이를 내지 아니하면 대통령령으로 정하는 절차에 따라 그 과징금 부과 처분을 취소하고 제98조제1항에 따른 업무정지 처분을 하거나 국세 체납처분의 예에 따라 이를 징수한다. 다만, 요양기관의 폐업 등으로 제98조제1항에 따른 업무정지 처분을 할 수 없으면 국세 체납처분의 예에 따라 징수한다.
⑥ 보건복지부장관은 제2항 또는 제3항에 따른 과징금을 납부하여야 할 자가 납부기한까지 이를 내지 아니하면 국세 체납처분의 예에 따라 징수한다.
⑦ 보건복지부장관은 과징금을 징수하기 위하여 필요하면 다음 각 호의 사항을 적은 문서로 관할 세무관서의 장 또는 지방자치단체의 장에게 과세정보의 제공을 요청할 수 있다(1. 납세자의 인적사항, 2. 사용 목적, 3. 과징금 부과 사유 및 부과 기준).
⑧ 제1항부터 제3항까지의 규정에 따라 징수한 과징금은 다음 각 호 외의 용도로는 사용할 수 없다.
1. 제47조제3항에 따라 공단이 요양급여비용으로 지급하는 자금
2. 「응급의료에 관한 법률」에 따른 응급의료기금의 지원
3. 「재난적의료비 지원에 관한 법률」에 따른 재난적의료비 지원사업에 대한 지원
⑨ 제1항부터 제3항까지의 규정에 따른 과징금의 금액과 그 납부에 필요한 사항 및 제8항에 따른 과징금의 용도별 지원 규모, 사용 절차 등에 필요한 사항은 대통령령으로 정한다.

답 3)

EXPLANATION

국민건강보험법

1. 총칙

제1조(목적) 국민의 질병·부상에 대한 예방·진단·치료·재활과 출산·사망 및 건강증진에 대하여 보험급여를 실시함으로써 국민보건 향상과 사회보장 증진에 이바지

제3조(정의)

구분	내용
근로자	직업의 종류와 관계없이 근로의 대가로 보수를 받아 생활하는 사람(법인의 이사 기타 임원을 포함)으로서 공무원과 교직원을 제외한 사람
사용자	가. 근로자가 소속되어 있는 사업장의 사업주 나. 공무원이 소속되어 있는 기관의 장으로서 대통령령으로 정하는 사람 다. 교직원이 소속되어 있는 사립학교를 설립·운영하는 자
사업장	사업소나 사무소
공무원	국가나 지방자치단체에서 상시 공무에 종사하는 사람
교직원	사립학교나 사립학교의 경영기관에서 근무하는 교원과 직원

제3조의2(국민건강보험종합계획의 수립 등) ① 보건복지부장관은 이 법에 따른 건강보험의 건전한 운영을 위하여 제4조에 따른 건강보험정책심의위원회의 심의를 거쳐 5년마다 국민건강보험종합계획을 수립하여야 한다. 수립된 종합계획을 변경할 때도 또한 같다.

② 종합계획에는 다음 각 호의 사항

1. 건강보험정책의 기본목표 및 추진방향
2. 건강보험 보장성 강화의 추진계획 및 추진방법
3. 건강보험의 중장기 재정 전망 및 운영
4. 보험료 부과체계에 관한 사항
5. 요양급여비용에 관한 사항
6. 건강증진 사업에 관한 사항
7. 취약계층 지원에 관한 사항
8. 건강보험에 관한 통계 및 정보의 관리에 관한 사항
9. 그 밖에 건강보험의 개선을 위하여 필요한 사항으로 대통령령으로 정하는 사항

③ 보건복지부장관은 종합계획에 따라 매년 연도별 시행계획(이하 "시행계획"이라 한다)을 건강보험정책심의위원회의 심의를 거쳐 수립·시행하여야 함

④ 보건복지부장관은 매년 시행계획에 따른 추진실적을 평가하여야 함

⑤ 보건복지부장관은 다음 각 호의 사유가 발생한 경우 관련 사항에 대한 보고서를 작성하여 지체 없이 국회 소관 상임위원회에 보고하여야 함

1. 제1항에 따른 종합계획의 수립 및 변경

2. 제3항에 따른 시행계획의 수립
3. 제4항에 따른 시행계획에 따른 추진실적의 평가

⑥ 보건복지부장관은 종합계획의 수립, 시행계획의 수립·시행 및 시행계획에 따른 추진실적의 평가를 위하여 필요하다고 인정하는 경우 관계 기관의 장에게 자료의 제출을 요구할 수 있음. 이 경우 자료의 제출을 요구받은 자는 특별한 사유가 없으면 이에 따라야 함

⑦ 그 밖에 제1항에 따른 종합계획의 수립 및 변경, 제3항에 따른 시행계획의 수립·시행 및 제4항에 따른 시행계획에 따른 추진실적의 평가 등에 필요한 사항은 대통령령으로 정함

제4조(건강보험정책심의위원회) ① 다음 각 호의 사항을 심의·의결하기 위하여 보건복지부장관 소속으로 건강보험정책심의위원회를 둠

1. 종합계획 및 시행계획에 관한 사항
2. 요양급여의 기준
3. 요양급여비용에 관한 사항
4. 직장가입자의 보험료율
5. 지역가입자의 보험료부과점수당 금액
6. 그 밖에 건강보험에 관한 주요 사항으로서 대통령령으로 정하는 사항

② 심의위원회는 위원장 1인과 부위원장 1인을 포함하여 25인의 위원으로 구성

③ 심의위원회의 위원장은 보건복지부차관이 되고, 부위원장은 제4항제4호의 위원 중에서 위원장이 지명하는 사람이 됨

④ 심의위원회의 위원은 다음 각 호에 해당하는 사람을 보건복지부장관이 임명 또는 위촉

1. 근로자단체 및 사용자단체가 추천하는 각 2명
2. 시민단체, 소비자단체, 농어업인단체 및 자영업자단체가 추천하는 각 1명
3. 의료계를 대표하는 단체 및 약업계를 대표하는 단체가 추천하는 8명
4. 다음 각 목에 해당하는 8명
   가. 대통령령으로 정하는 중앙행정기관 소속 공무원 2명
   나. 국민건강보험공단의 이사장 및 건강보험심사평가원의 원장이 추천하는 각 1명
   다. 건강보험에 관한 학식과 경험이 풍부한 4명

⑤ 심의위원회 위원의 임기는 3년. 다만, 위원의 사임 등으로 새로 위촉된 위원의 임기는 전임위원 임기의 남은 기간으로 함

⑥ 심의위원회의 운영 등에 필요한 사항은 대통령령으로 정함

2. 가입자

제5조(건강보험 적용대상) ① 국내에 거주하는 국민은 건강보험의 가입자 또는 피부양자가 됨. 다만 각 호의 어느 하나에 해당하는 사람은 제외

1. 「의료급여법」에 따라 의료급여를 받는 수급권자
2. 「독립유공자예우에 관한 법률」 및 「국가유공자 등 예우 및 지원에 관한 법률」에 따라 의료보호를 받는 사람. 다만, 다음 각목의 어느 하나에 해당하는 사람은 가입자 또는 피부양자가 됨

가. 유공자등 의료보호대상자 중 건강보험의 적용을 보험자에게 신청한 사람

나. 건강보험을 적용받고 있던 사람이 유공자등 의료보호대상자로 되었으나 건강보험의 적용배제신청을 보험자에게 하지 아니한 사람

② 제1항의 피부양자는 다음 각 호의 어느 하나에 해당하는 사람 중 직장가입자에게 주로 생계를 유지하는 사람으로서 소득 및 재산이 보건복지부령으로 정하는 기준 이하에 해당하는 사람을 말함

1. 직장가입자의 배우자
2. 직장가입자의 직계존속(배우자의 직계존속을 포함)
3. 직장가입자의 직계비속(배우자의 직계비속을 포함)과 그 배우자
4. 직장가입자의 형제·자매

③ 피부양자 자격의 인정기준, 취득·상실시기 기타 필요한 사항은 보건복지부령으로 정함

제6조(가입자의 종류) ① 가입자는 직장가입자 및 지역가입자로 구분

② 모든 사업장의 근로자 및 사용자와 공무원 및 교직원은 직장가입자가 됨. 다만, 다음 각 호의 어느 하나에 해당하는 사람은 제외

1. 고용기간이 1개월 미만인 일용근로자
2. 「병역법」에 따른 현역병, 전환복무된 사람 및 무관후보생
3. 선거에 당선되어 취임하는 공무원으로서 매월 보수 또는 보수에 준하는 급료를 받지 아니하는 자
4. 그 밖에 사업장의 특성, 고용형태 및 사업의 종류 등을 고려하여 대통령령으로 정하는 사업장의 근로자 및 사용자와 공무원 및 교직원

③ 지역가입자는 직장가입자와 그 피부양자를 제외한 자를 말함

제8조(자격의 취득 시기) ① 가입자는 국내에 거주하게 된 날에 직장가입자 또는 지역가입자의 자격을 얻음. 다만, 다음 각 호의 어느 하나에 해당하는 사람은 그 해당되는 날에 각각 자격을 얻음

1. 수급권자이었던 사람은 그 대상자에서 제외된 날
2. 직장가입자의 피부양자이었던 사람이 그 자격을 잃은 날
3. 유공자 등 의료보호 대상자이었던 사람은 그 대상자에서 제외된 날
4. 보험자에게 건강보험의 적용을 신청한 유공자 등 의료보호 대상자는 그 신청한 날

② 제 1항에 따라 자격을 얻은 경우 그 직장가입자의 사용자 및 지역가입자의 세대주는 그 명세를 보건복지부령으로 정하는 바에 따라 자격을 취득한 날부터 14일 이내에 보험자에게 신고

제9조(자격의 변동 시기) ① 가입자는 다음 각 호의 어느 하나에 해당하게 된 날에 그 자격이 변동됨

1. 지역가입자가 적용대상사업장의 사용자로 되거나, 근로자·공무원 또는 교직원으로 사용된 날
2. 직장가입자가 다른 적용대상사업장의 사용자로 되거나 근로자등으로 사용된 날
3. 직장가입자인 근로자등이 그 사용관계가 끝난 날의 다음 날
4. 적용대상사업장에 휴업, 폐업 등에 따른 사유가 발생한 날의 다음 날
5. 지역가입자가 다른 세대로 전입한 날

② 제1항에 따라 자격이 변동된 경우 직장가입자의 사용자와 지역가입자의 세대주는 다음 각 호의 구분에 따라 그 명세를 자격이 변동된 날부터 14일 이내에 보험자에게 신고

1. 제1항제1호 및 제2호에 따라 자격이 변동된 경우 : 직장가입자의 사용자
2. 제1항제3호부터 제5호까지의 규정에 따라 자격이 변동된 경우 : 지역가입자의 세대주

③ 법무부장관 및 국방부장관은 직장가입자나 지역가입자가 현역병, 전환복무자, 무관후보생이 되거나 교도소에 수용되는 경우에 해당하면 보건복지부령으로 정하는 바에 따라 그 사유에 해당된 날부터 1개월 이내에 보험자에게 알려야 함

제10조(자격의 상실 시기) ① 가입자는 다음 각 호의 어느 하나에 해당하게 된 날에 그 자격을 잃음

1. 사망한 날의 다음 날
2. 국적을 잃은 날의 다음 날
3. 국내에 거주하지 아니하게 된 날의 다음 날
4. 직장가입자의 피부양자가 된 날
5. 수급권자가 된 날
6. 건강보험을 적용받고 있던 사람이 유공자등 의료보호대상자가 되어 건강보험의 적용배제신청을 한 날

② 제1항의 규정에 따라 자격을 잃은 경우 직장가입자의 사용자와 지역가입자의 세대주는 그 명세를 보건복지부령으로 정하는 바에 따라 자격을 잃은 날부터 14일 이내에 보험자에게 신고

3. 국민건강보험공단

제14조(업무) ① 공단은 다음 각 호의 업무를 관장

1. 가입자 및 피부양자의 자격관리
2. 보험료와 그 밖에 이 법에 따른 징수금의 부과·징수
3. 보험급여의 관리
4. 가입자 및 피부양자의 질병의 조기발견·예방 및 건강관리를 위하여 요양급여 실시 현황과 건강검진 결과 등을 활용하여 실시하는 예방사업으로서 대통령령으로 정하는 사업
5. 보험급여비용의 지급
6. 자산의 관리·운영 및 증식사업
7. 의료시설의 운영
8. 건강보험에 관한 교육훈련 및 홍보
9. 건강보험에 관한 조사연구 및 국제협력
10. 이 법에서 공단의 업무로 정하고 있는 사항
11. 「국민연금법」, 「고용보험 및 산업재해보상보험의 보험료징수 등에 관한 법률」, 「임금채권보장법」 및 「석면피해구제법」에 따라 위탁받은 업무
12. 그 밖에 이 법 또는 다른 법령에 의하여 위탁받은 업무
13. 그 밖에 건강보험과 관련하여 보건복지부장관이 필요하다고 인정한 업무

② 제1항제6호에 따른 자산의 관리·운영 및 증식사업은 안정성과 수익성을 고려하여 다음 각 호의 방법으로 함
  1. 체신관서 또는 「은행법」에 따른 은행에의 예입 또는 신탁
  2. 국가·지방자치단체 또는 「은행법」에 따른 은행이 직접 발행하거나 채무이행을 보증하는 유가증권의 매입
  3. 특별법에 따라 설립된 법인이 발행하는 유가증권의 매입
  4. 「자본시장과 금융투자업에 관한 법률」에 따른 신탁업자가 발행하거나 같은 법에 따른 집합투자업자가 발행하는 수익증권의 매입
  5. 공단의 업무에 사용되는 부동산의 취득 및 일부 임대
  6. 그 밖에 공단 자산의 증식을 위하여 대통령령으로 정하는 사업
③ 공단은 특정인을 위하여 업무를 제공하거나 공단의 시설을 이용하게 할 경우 공단의 정관으로 정하는 바에 따라 업무의 제공 또는 시설의 이용에 대한 수수료와 사용료를 징수
④ 공단은 「공공기관의 정보공개에 관한 법률」에 따라 건강보험과 관련하여 보유·관리하고 있는 정보를 공개

4. 요양급여

제41조(요양급여) ① 가입자와 피부양자의 질병·부상·출산 등에 대하여 다음 각 호의 요양급여를 실시
  1. 진찰·검사
  2. 약제·치료재료의 지급
  3. 처치·수술 및 그 밖의 치료
  4. 예방·재활
  5. 입원
  6. 간호
  7. 이송
② 요양급여의 <삭제> 범위는 다음 각 호와 같다.
  1. 요양급여 : 제4항에 따라 보건복지부장관이 비급여대상으로 정한 것을 제외한 일체의 것
  2. 약제 : 제41조의3에 따라 요양급여대상으로 보건복지부장관이 결정하여 고시한 것
③ 요양급여의 방법·절차·범위·상한 등의 기준은 보건복지부령으로 정함
④ 보건복지부장관은 제3항에 따라 요양급여의 기준을 정할 때 업무나 일상생활에 지장이 없는 질환에 대한 치료 등 보건복지부령으로 정하는 사항은 요양급여대상에서 제외되는 사항으로 정할 수 있음

제42조(요양기관) ① 요양급여(간호 및 이송은 제외)는 다음 각 호의 요양기관에서 실시. 이 경우 보건복지부장관은 공익이나 국가정책에 비추어 요양기관으로 적합하지 아니한 대통령령으로 정하는 의료기관 등은 요양기관에서 제외 가능
  1. 「의료법」에 따라 개설된 의료기관
  2. 「약사법」에 따라 등록된 약국

3. 「약사법」 제 91조에 따라 설립된 한국희귀·필수의약품센터
4. 「지역보건법」에 따른 보건소·보건의료원 및 보건지소
5. 「농어촌 등 보건의료를 위한 특별조치법」에 따라 설치된 보건진료소

② 보건복지부장관은 효율적인 요양급여를 위하여 필요하면 보건복지부령으로 정하는 바에 따라 시설·장비·인력 및 진료과목 등 보건복지부령으로 정하는 기준에 해당하는 요양기관을 전문요양기관으로 인정하고 이 경우 해당 전문요양기관에 인정서를 발급

③ 보건복지부장관은 제2항에 따라 인정받은 <삭제>요양기관이 다음 각 호의 어느 하나에 해당하는 경우에는 그 인정을 취소

1. 제2항 전단에 따른 인정기준에 미달하게 된 경우
2. 제2항 후단에 따라 발급받은 인정서를 반납한 경우

④ 제2항에 따라 전문요양기관으로 인정된 요양기관 또는 「의료법」 제3조의4에 따른 상급종합병원에 대하여는 제41조제3항에 따른 요양급여의 절차 및 제45조에 따른 요양급여비용을 다른 요양기관과 달리 함

⑤ 제1항·제2항 및 제4항에 따른 요양기관은 정당한 이유 없이 요양급여를 거부하지 못함

>>> 영 **제19조**

별표 2(요양급여 비용 중 본인부담률 및 부담액)

1. 가입자 또는 피부양자는 요양급여비용 중 다음 각 목의 어느 하나에 해당하는 금액(100원 미만의 금액은 제외)을 부담. 다만, 입원진료의 경우에는 100원 미만의 금액도 부담
   가. 입원진료 및 보건복지부장관이 정하는 요양급여를 받은 경우는 다음의 구분에 따라 계산한 금액
      1) 요양급여비용 총액(보건복지부장관이 정하여 고시하는 식대를 제외한 금액)의 100분의 20에 입원기간 중 식대의 100분의 50에 해당하는 금액을 더한 금액
      2) 「의료법」 제3조제2항제3호라목에 따른 요양병원에서 입원진료를 받는 사람 중 입원치료보다는 요양시설이나 외래진료를 받는 것이 적합한 환자로서 보건복지부장관이 정하여 고시하는 환자군에 해당하는 경우에는 요양급여비용 총액의 100분의 40에 해당하는 금액에 입원기간 중 식대의 100분의 50에 해당하는 금액을 더한 금액
   나. 외래진료의 경우 및 보건복지부장관이 정하는 의료장비·치료재료를 이용한 진료의 경우에는 다음 표의 구분에 따라 계산한 금액

기관종별	소재지	환자구분	본인부담액
상급종합병원	모든 지역	일반환자	진찰료총액+(요양급여비용급액－진찰료총액) × 60/100
종합병원	동지역	일반환자	요양급여비용총액 × 50/100
	읍·면지역	일반환자	요양급여비용총액 × 45/100
병원, 치과병원, 한방병원, 요양병원	동지역	일반환자	요양급여비용총액 × 40/100
	읍·면지역	일반환자	요양급여비용총액 × 35/100
의원, 치과의원, 한의원, 보건 의료원	모든 지역		요양급여비용총액 × 30/100(다만, 요양급여를 받는 자가 65세 이상이면서 해당 요양급여비용 총액이 보건복지부령으로 정하는 금액을 넘지 않으면 보건복지부령으로 정하는 금액을 본인일부부담금으로 함.)
보건소, 보건지소, 보건 진료소	모든 지역		요양급여비용총액 × 30/100(다만, 요양급여비용총액이 보건복지부령으로 정하는 금액을 넘지 않으면 보건복지부령으로 정하는 금액을 본인일부부담금으로 함.)

제45조(요양급여비용의 비용산정 등) ① 요양급여비용은 공단의 이사장과 대통령령으로 정하는 의약계를 대표하는 사람들의 계약으로 정하고 이 경우 계약기간은 1년으로 함

② 제1항에 따라 계약이 체결되면 그 계약은 공단과 각 요양기관 사이에 체결

③ 제1항에 따른 계약은 그 직전 계약기간 만료일이 속하는 연도의 5월 31일까지 체결하여야 하며, 그 기한까지 계약이 체결되지 아니하는 경우 보건복지부장관이 그 직전 계약기간 만료일이 속하는 연도의 6월 30일까지 심의위원회의 의결을 거쳐 요양급여비용을 정함

④ 제1항 또는 제3항에 따라 요양급여비용이 정해지면 보건복지부장관은 그 요양급여비용의 명세를 지체없이 고시히여야 함

⑤ 공단의 이사장은 제33조에 따른 재정운영위원회의 심의·의결을 거쳐 제1항에 따른 계약을 체결

⑥ 심사평가원은 공단의 이사장이 제1항에 따른 계약을 체결하기 위하여 필요한 자료를 요청하면 그 요청에 성실히 따라야 함

⑦ 제1항에 따른 계약의 내용과 그 밖에 필요한 사항은 대통령령으로 정함

제47조(요양급여 비용청구와 지급) ① 요양기관은 공단에 요양급여비용의 지급을 청구할 수 있고 이 경우 제2항에 따른 요양급여비용에 대한 심사청구는 공단에 대한 요양급여비용의 청구로 봄

② 제1항에 따라 요양급여비용을 청구하려는 요양기관은 심사평가원에 요양급여비용의 심사청구를 하여야 하며, 심사청구를 받은 심사평가원은 이를 심사 후 지체없이 그 내용을 공단과 요양기관에 알림

③ 제2항에 따라 심사 내용을 통보받은 공단은 지체없이 그 내용에 따라 요양급여비용을 요양기관에 지급. 이 경우 이미 낸 본인일부부담금이 제2항에 따라 통보된 금액보다 더 많으면 요양기관에 지급할 금액에서 더 많이 낸 금액을 공제하여 해당 가입자에게 지급

④ 공단은 제3항에 따라 가입자에게 지급하여야 하는 금액을 그 가입자가 내야 하는 보험료와 그 밖에 이 법에 따른 징수금과 상계할 수 있음

⑤ 공단은 심사평가원이 제63조에 따른 요양급여의 적정성을 평가하여 공단에 통보하면 그 평가 결과에 따라 요양급여비용을 가산하거나 감액 조정하여 지급. 이 경우 평가 결과에 따라 요양급여비용을 가산하거나 감액하여 지급하는 기준은 보건복지부령으로 정함

⑥ 요양기관은 제2항에 따른 심사청구를 다음 각 호의 단체가 요양기관의 심사청구 대행 가능

1. 「의료법」 제28조제1항에 따른 의사회·치과의사회·한의사회·조산사회 또는 각각의 지부 및 분회
2. 「의료법」 제52조에 따른 의료기관 단체
3. 「약사법」 제11조에 따른 약사회 또는 같은법 제14조에 따라 신고한 지부 및 분회

⑦ 제1항부터 제6항까지의 규정에 따른 요양급여비용의 청구·심사·지급 등의 방법과 절차에 필요한 사항은 보건복지부령으로 정함

제49조(요양비) ① 공단은 가입자나 피부양자가 보건복지부령으로 정하는 긴급하거나 그 밖의 부득이한 사유로 요양기관과 비슷한 기능을 하는 기관으로서 보건복지부령으로 정하는 기관(제98조제1항에 따라 업무정지기간 중인 요양기관을 포함한다. 이하 "준요양기관"이라 한다)에서 질병·부상·출산 등에 대하여 요양을 받거나 요양기관이 아닌 장소에서 요양을 받거나 출산을 한 경우에는 그 요양급여에 상당하는 금액을 보건복지부령으로 정하는 바에 따라 가입자나 피부양자에게 요양비로 지급

② 준요양기관은 보건복지부장관이 정하는 요양비 명세서나 요양 명세를 적은 영수증을 요양을 받은 사람에게 내주어야 하며, 요양을 받은 사람은 그 명세서나 영수증을 공단에 제출

③ 제1항 및 제2항에도 불구하고 준요양기관은 요양을 받은 가입자나 피부양자의 위임이 있는 경우 공단에 요양비의 지급을 직접 청구할 수 있다. 이 경우 공단은 지급이 청구된 내용의 적정성을 심사하여 준요양기관에 요양비를 지급할 수 있다.

④ 제3항에 따른 준요양기관의 요양비 지급 청구, 공단의 적정성 심사 등에 필요한 사항은 보건복지부령으로 정한다.

제50조(부가급여) 공단은 이 법에서 정한 요양급여 외에 대통령령으로 정하는 바에 따라 임신·출산 진료비, 장제비, 상병수당, 그 밖의 급여를 실시할 수 있음

>>> 영 **제23조(부가급여)** ① 국민건강보험법 제50조에 따른 부가급여는 임신·출산 진료비로 함

② 제1항에 따른 임신·출산 진료비 지원 대상은 다음 각 호와 같다.

1. 임신·출산한 가입자 또는 피부양자
2. 1세 미만인 가입자 또는 피부양자(이하 "1세 미만 영유아"라 한다)의 법정대리인(출산한 가입자 또는 피부양자가 사망한 경우에 한정한다)

③ 공단은 제2항 각 호의 어느 하나에 해당하는 사람에게 다음 각 호의 구분에 따른 비용을 결제할 수 있는 임신·출산 진료비 이용권(이하 "이용권"이라 한다)을 발급할 수 있다.

1. 임신·출산과 관련된 진료에 드는 비용
2. 임신·출산과 관련하여 처방된 약제·치료재료의 구입에 드는 비용
3. 1세 미만 영유아의 진료에 드는 비용
4. 1세 미만 영유아에게 처방된 약제·치료재료의 구입에 드는 비용

④ 이용권을 발급받으려는 사람(이하 이 조에서 “신청인”이라 한다)은 보건복지부령으로 정하는 발급 신청서에 제2항 각 호의 어느 하나에 해당한다는 사실을 확인할 수 있는 증명서를 첨부해 공단에 제출해야 한다.

⑤ 제4항에 따라 이용권 발급 신청을 받은 공단은 신청인이 제2항 각 호의 어느 하나에 해당하는지를 확인한 후 신청인에게 이용권을 발급해야 한다.

⑥ 이용권을 사용할 수 있는 기간은 제5항에 따라 이용권을 발급받은 날부터 다음 각 호의 구분에 따른 날까지로 한다.

1. 임신·출산한 가입자 또는 피부양자 : 출산일(유산 및 사산의 경우 그 해당일)부터 1년이 되는 날
2. 1세 미만 영유아의 법정대리인 : 1세 미만 영유아의 출생일부터 1년이 되는 날

⑦ 이용권으로 결제할 수 있는 금액의 상한은 다음 각 호의 구분에 따른다. 다만, 보건복지부장관이 필요하다고 인정하여 고시하는 경우에는 다음 각 호의 상한을 초과하여 결제할 수 있다.

1. 하나의 태아를 임신·출산한 경우 : 60만원
2. 둘 이상의 태아를 임신·출산한 경우 : 100만원

⑧ 제2항부터 제7항까지에서 규정한 사항 외에 임신·출산 진료비의 지급 절차와 방법, 이용권의 발급과 사용 등에 필요한 사항은 보건복지부령으로 정한다.

>>> 영 **제25조(건강검진)** ① 법 제52조에 따른 건강검진(이하 “건강검진”이라 한다)은 2년마다 1회 이상 실시하되, 사무직에 종사하지 않는 직장가입자에 대해서는 1년에 1회 실시한다. 다만, 암검진은 「암관리법 시행령」에서 정한 바에 따르며, 영유아건강검진은 영유아의 나이 등을 고려하여 보건복지부장관이 정하여 고시하는 바에 따라 검진주기와 검진횟수를 다르게 할 수 있다.

② 건강검진은 「건강검진기본법」 제14조에 따라 지정된 건강검진기관(이하 “검진기관”이라 한다)에서 실시해야 한다.

③ 공단은 건강검진을 실시하려면 건강검진의 실시에 관한 사항을 다음 각 호의 구분에 따라 통보해야 한다.

일반건강검진 및 암검진	직장가입자에게 실시하는 건강검진의 경우에는 해당 사용자에게, 직장가입자의 피부양자 및 지역가입자에게 실시하는 건강검진의 경우에는 검진을 받는 사람에게 통보
영유아건강검진	직장가입자의 피부양자인 영유아에게 실시하는 건강검진의 경우에는 그 직장가입자에게, 지역가입자인 영유아에게 실시하는 건강검진의 경우에는 해당 세대주에게 통보

④ 건강검진을 실시한 검진기관은 공단에 건강검진의 결과를 통보해야 하며, 공단은 이를 건강검진을 받은 사람에게 통보해야 한다. 다만, 검진기관이 건강검진을 받은 사람에게 직접 통보한 경우에는 공단은 그 통보를 생략할 수 있다.

⑤ 건강검진의 검사항목, 방법, 그에 드는 비용, 건강검진 결과 등의 통보 절차, 그 밖에 건강검진을 실시하는 데 필요한 사항은 보건복지부장관이 정하여 고시한다.

제53조(급여의 제한) ① 공단은 보험급여를 받을 수 있는 사람이 다음 각 호의 어느 하나에 해당하면 보험급여를 하지 아니함

1. 고의 또는 중대한 과실로 인한 범죄행위에 그 원인이 있거나 고의로 사고를 일으킨 경우
2. 고의 또는 중대한 과실로 공단이나 요양기관의 요양에 관한 지시에 따르지 아니한 경우
3. 고의 또는 중대한 과실로 제55조의 규정(급여의 확인)에 따른 문서와 그 밖의 물건의 제출을 거부하거나 질문 또는 진단을 기피한 경우
4. 업무 또는 공무로 생긴 질병·부상·재해로 다른 법령에 따른 보험급여나 보상(報償) 또는 보상(補償)을 받게 되는 경우

② 공단은 보험급여를 받을 수 있는 사람이 다른 법령에 따라 국가나 지방자치단체로부터 보험급여에 상당하는 급여를 받거나 보험급여에 상당하는 비용을 지급받게 되는 경우에는 그 한도에서 보험급여를 하지 아니함

③ 공단은 가입자가 대통령령으로 정하는 기간 이상 다음 각 호의 보험료를 체납한 경우 그 체납한 보험료를 완납할 때까지 그 가입자 및 피부양자에 대하여 보험급여를 실시하지 아니할 수 있다. 다만, 월별 보험료의 총체납횟수(이미 납부된 체납보험료는 총체납횟수에서 제외하며, 보험료의 체납기간은 고려하지 아니한다)가 대통령령으로 정하는 횟수(6회) 미만이거나 가입자 및 피부양자의 소득·재산 등이 대통령령으로 정하는 기준 미만인 경우에는 그러하지 아니함

1. 제69조제4항제2호에 따른 소득월액보험료
2. 제69조제5항에 따른 세대단위의 보험료

④ 공단은 제77조제1항제1호에 따라 납부의무를 부담하는 사용자가 제69조제4항제1호에 따른 보수월액보험료를 체납한 경우에는 그 체납에 대하여 직장가입자 본인에게 귀책사유가 있는 경우에 한하여 제3항의 규정을 적용한다. 이 경우 해당 직장가입자의 피부양자에게도 제3항의 규정을 적용함

⑤ 제3항 및 제4항에도 불구하고 제82조에 따라 공단으로부터 분할납부 승인을 받고 그 승인된 보험료를 1회 이상 낸 경우에는 보험급여를 할 수 있음. 다만, 제82조에 따른 분할납부 승인을 받은 사람이 정당한 사유 없이 5회(같은 조 제1항에 따라 승인받은 분할납부 횟수가 5회 미만인 경우에는 해당 분할납부 횟수를 말한다. 이하 이 조에서 같다) 이상 그 승인된 보험료를 내지 아니한 경우에는 그러하지 아니함

⑥ 제3항 및 제4항에 따라 보험급여를 하지 아니하는 급여제한기간에 받은 보험급여는 다음 각 호의 어느 하나에 해당하는 경우에만 보험급여로 인정

1. 공단이 급여제한기간에 보험급여를 받은 사실이 있음을 가입자에게 통지한 날부터 2개월이 지난날이 속한 달의 납부기한 이내에 체납된 보험료를 완납한 경우
2. 공단이 급여제한기간에 보험급여를 받은 사실이 있음을 가입자에게 통지한 날부터 2개월이 지난날이 속한 달의 납부기한 이내에 제82조에 따라 분할납부 승인을 받은 체납보험료를 1회 이상 낸 경우. 다만, 제82조에 따른 분할납부 승인을 받은 사람이 정당한 사유 없이 5회 이상 그 승인된 보험료를 내지 아니한 경우에는 그러하지 아니함

제54조(급여정지) 보험급여를 받을 수 있는 사람이 다음 각 호의 어느 하나에 해당하게 되면 그 기간에는 보험급여를 하지 아니함 다만, 제3호 및 제4호의 경우에는 제60조에 따른 요양급여를 실시한다.

1. <삭제>
2. 국외에 체류하는 경우
3. 현역병, 전환복무자, 무관후보생에 해당하게 된 경우
4. 교도소, 그 밖에 이에 준하는 시설에 수용되어 있는 경우

제58조(구상권) ① 공단은 제3자의 행위로 보험급여사유가 생겨 가입자 또는 피부양자에게 보험급여를 한 경우에는 그 급여에 들어간 비용 한도에서 그 제3자에게 손해배상을 청구할 권리를 가짐

② 제1항에 따라 보험급여를 받은 사람이 제3자로부터 이미 손해배상을 받은 경우에는 공단은 그 배상액 한도에서 보험급여를 하지 아니함

5. 건강보험심사평가원

제62조(설립) 요양급여비용을 심사하고 요양급여의 적정성을 평가하기 위하여 건강보험심사평가원을 설립

제63조(업무) ① 심사평가원은 다음 각 호의 업무를 관장

1. 요양급여비용의 심사
2. 요양급여의 적정성 평가
3. 심사기준 및 평가 기준의 개발
4. 제1호부터 제3호까지의 규정에 따른 업무와 관련된 조사연구 및 국제협력
5. 다른 법률에 따라 지급되는 급여비용의 심사 또는 의료의 적정성 평가에 관하여 위탁받은 업무
6. 건강보험과 관련하여 보건복지부장관이 필요하다고 인정한 업무
7. 그 밖에 보험급여 비용의 심사와 보험급여의 적정성 평가와 관련하여 대통령령으로 정하는 업무

② 제1항제2호 및 제7호에 따른 요양급여 등의 적정성 평가에 관한 기준·절차·방법 기타 필요한 사항은 보건복지부장관이 정하여 고시한다.

6. 보험료

제69조(보험료) ① 공단은 건강보험사업에 드는 비용에 충당하기 위하여 제77호에 따른 보험료의 납부의무자로부터 보험료를 징수

② 제1항에 따른 보험료는 가입자의 자격을 취득한 날이 속하는 달의 다음 달부터 가입자의 자격을 잃은 날의 전날이 속하는 달까지 징수. 다만, 가입자의 자격을 매월 1일에 취득한 경우 또는 제5조제1항제2호가목에 따른 건강보험 적용 신청으로 가입자의 자격을 취득하는 경우에는 그 달부터 징수

③ 제1항 및 제2항에 따라 보험료를 징수할 때 가입자의 자격이 변동된 경우에는 변동된 날이 속하는 달의 보험료는 변동되기 전의 자격을 기준으로 징수. 다만, 가입자의 자격이 매월 1일에 변동된 경우에는 변동된 자격을 기준으로 징수

④ 직장가입자의 월별 보험료액 : 다음 각 호에 따라 산정한 금액

1. 보수월액보험료 : 제70조에 따라 산정한 보수월액에 제73조제1항 또는 제2항에 따른 보험료율을 곱하여 얻은 금액
2. 소득월액보험료 : 제71조에 따라 산정한 소득월액에 제73조제1항 또는 제2항에 따른 보험료율을 곱하여 얻은 금액

⑤ 지역가입자의 월별 보험료액은 세대 단위로 산정하되, 지역가입자가 속한 세대의 월별 보험료액은 제72조에 따라 산정한 보험료부과점수에 제73조제3항에 따른 보험료부과점수당 금액을 곱한 금액으로 함

⑥ 제4항 및 제5항에 따른 월별 보험료액은 가입자의 보험료 평균액의 일정비율에 해당하는 금액을 고려하여 대통령령으로 정하는 기준에 따라 상한 및 하한을 정한다.

제72조(보험료 부과점수) ① 제69조제5항에 따른 보험료부과점수는 지역가입자의 소득 및 재산을 기준으로 산정한다.

② 제1항에 따라 보험료부과점수의 산정방법과 산정기준을 정할 때 법령에 따라 재산권의 행사가 제한되는 재산에 대하여는 다른 재산과 달리 정할 수 있다.

③ 보험료부과점수의 산정방법·산정기준 등에 필요한 사항은 대통령령으로 정한다.

제75조(보험료의 경감) ① 다음 각 호의 어느 하나에 해당하는 가입자 중 보건복지부령으로 정하는 가입자에 대하여는 그 가입자 또는 그 가입자가 속한 세대의 보험료의 일부를 경감할 수 있음

1. 섬·벽지·농어촌 등 대통령령으로 정하는 지역에 거주하는 사람
2. 65세 이상인 사람
3. 「장애인복지법」에 따라 등록한 장애인
4. 「국가유공자 등 예우 및 지원에 관한 법률」 제4조제1항제4호, 제6호, 제12호, 제15호 및 제17호에 따른 국가유공자
5. 휴직자
6. 그 밖에 생활이 어렵거나 천재지변 등의 사유로 보험료를 경감할 필요가 있다고 보건복지부장관이 정하여 고시하는 사람

② 제77조에 따른 보험료 납부의무자가 다음 각 호의 어느 하나에 해당하는 경우에는 대통령령으로 정하는 바에 따라 보험료를 감액하는 등 재산상의 이익을 제공 <신설 2013.5.22>

1. 제79조제2항에 따라 보험료의 납입 고지를 전자문서로 받는 경우
2. 보험료를 계좌 또는 신용카드 자동<삭제>이체의 방법으로 내는 경우

③ 제1항에 따른 보험료 경감의 방법·절차 등에 필요한 사항은 보건복지부장관이 정함

7. 이의신청 및 심사청구 등

제87조(이의신청) ① 가입자 및 피부양자의 자격, 보험료등, 보험급여, 보험급여 비용에 관한 공단의 처분에 이의가 있는 자는 공단에 이의신청을 할 수 있음

② 요양급여비용 및 요양급여의 적정성 평가 등에 관한 심사평가원의 처분에 이의가 있는 공단·요양기관 또는 그 밖의 자는 심사평가원에 이의신청을 할 수 있음
③ 제1항 및 제2항에 따른 이의신청은 처분이 있음을 안 날부터 90일 이내에 문서로 하여야 하며 처분이 있은 날부터 180일을 지나면 이를 제기하지 못함. 다만, 정당한 사유로 그 기간 내에 이의신청을 할 수 없었음을 소명한 경우에는 이의신청 가능
④ 제3항 본문에도 불구하고 요양기관이 제48조(급여의 제한)에 따른 심사평가원의 확인에 대하여 이의신청을 하려면 같은 조 제2항에 따라 통보받은 날부터 30일 이내에 하여야 함
⑤ 제1항부터 제4항까지에서 규정한 사항 외에 이의신청의 방법·결정 및 그 결정의 통지 등에 필요한 사항은 대통령령으로 정함

제88조(심판청구) ① 이의신청에 대한 결정에 불복하는 자는 제89조에 따른 건강보험분쟁조정위원회에 심판청구를 할 수 있음. 이 경우 심판청구의 제기기간 및 제기방법에 관하여는 제87조제3항을 준용한다.
② 제1항에 따라 심판청구를 하려는 자는 대통령령으로 정하는 심판청구서를 제87조제1항 또는 제2항에 따른 처분을 한 공단 또는 심사평가원에 제출하거나 제89조에 따른 건강보험분쟁조정위원회에 제출하여야 함
③ 제1항 및 제2항에서 규정한 사항 외에 심판청구의 절차·방법·결정 및 그 결정의 통지 등에 필요한 사항은 대통령령으로 정함

제89조(건강보험분쟁조정위원회) ① 제88조에 따른 심판청구를 심리·의결하기 위하여 보건복지부에 건강보험분쟁조정위원회를 둠
② 분쟁조정위원회는 위원장을 포함하여 60명 이내의 위원으로 구성하고, 위원장을 제외한 위원 중 1명은 당연직위원으로 함. 이 경우 공무원이 아닌 위원이 전체 위원의 과반수가 되도록 하여야 함
③ 분쟁조정위원회의 회의는 위원장, 당연직위원 및 위원장이 매 회의마다 지정하는 7인의 위원을 포함하여 총 9명으로 구성하되, 공무원이 아닌 위원이 과반수가 되도록 하여야 함
④ 분쟁조정위원회는 제3항에 따른 구성원 과반수의 출석과 출석위원 과반수의 찬성으로 의결
⑤ 분쟁조정위원회를 실무적으로 지원하기 위하여 분쟁조정위원회에 사무국을 둠 <신설 2014.1.1>
⑥ 제1항부터 제5항까지에서 규정한 사항 외에 분쟁조정위원회 및 사무국의 구성 및 운영 등에 필요한 사항은 대통령령으로 정함
⑦ 분쟁조정위원회의 위원 중 공무원이 아닌 사람은 「형법」 제129조부터 제132조까지의 규정을 적용할 때 공무원으로 본다.

제90조(행정소송) 공단 또는 심사평가원의 처분에 이의가 있는 자와 제87조에 따른 이의신청 또는 제88조에 따른 심판청구에 대한 결정에 불복하는 자는 「행정소송법」에서 정하는 바에 따라 행정소송을 제기할 수 있음

8. 보 칙

제91조(시효) ① 다음 각 호의 권리는 3년 동안 행사하지 아니하면 소멸시효가 완성

1. 보험료·연체금을 징수할 권리
2. 보험료·연체금 및 가산금으로 과오납부한 금액을 환급받을 권리
3. 보험급여를 받을 권리
4. 보험급여비용을 받을 권리
5. 제47조제3항 후단에 따라 과다납부된 본인일부부담금을 돌려받을 권리
6. 제61조에 따른 근로복지공단의 권리

② 제1항에 따른 시효는 다음 각 호의 어느 하나의 사유로 중단

1. 보험료의 고지 또는 독촉
2. 보험급여 또는 보험급여비용의 청구

③ 휴직자등의 보수월액보험료를 징수할 권리의 소멸시효는 제79조제5항에 따라 고지가 유예된 경우 휴직 등의 사유가 끝날 때까지 진행하지 아니함

④ 제1항에 따른 소멸시효기간, 제2항에 따른 시효 중단 및 제3항에 따른 시효 정지에 관하여 이 법에서 정한 사항 외에는 「민법」을 따름

제97조(보고와 검사) ① 보건복지부장관은 사용자, 직장가입자 또는 세대주에게 가입자의 이동·보수·소득이나 그 밖에 필요한 사항에 관한 보고 또는 서류 제출을 명하거나, 소속 공무원이 관계인에게 질문하게 하거나 관계 서류를 검사하게 할 수 있음

② 보건복지부장관은 요양기관에 대하여 요양·약제의 지급 등 보험급여에 관하여 보고 또는 서류 제출을 명하거나, 소속 공무원이 관계인에게 질문하게 하거나 관계 서류를 검사하게 할 수 있음

③ 보건복지부장관은 보험급여를 받은 자에게 해당 보험급여의 내용에 관하여 보고하게 하거나, 소속 공무원이 질문하게 할 수 있음

④ 보건복지부장관은 제47조제6항에 따라 요양급여비용의 심사청구를 대행하는 단체에 필요한 자료의 제출을 명하거나, 소속 공무원이 대행청구에 관한 자료 등을 조사·확인하게 할 수 있음

⑤ 보건복지부장관은 제41조의2에 따른 약제에 대한 요양급여비용 상한금액의 감액 및 요양급여의 적용 정지를 위하여 필요한 경우에는 「약사법」 제47조제2항에 따른 의약품공급자에 대하여 금전, 물품, 편익, 노무, 향응, 그 밖의 경제적 이익등 제공으로 인한 의약품 판매 질서 위반 행위에 관한 보고 또는 서류 제출을 명하거나, 소속 공무원이 관계인에게 질문하게 하거나 관계 서류를 검사하게 할 수 있음

⑥ 제1항부터 제5항까지의 규정에 따라 질문·검사·조사 또는 확인을 하는 소속 공무원은 그 권한을 표시하는 증표를 지니고 관계인에게 보여주어야 함

제98조(업무정지) ① 보건복지부장관은 요양기관이 다음 각 호의 어느 하나에 해당하면 그 요양기관에 대하여 1년의 범위에서 기간을 정하여 업무정지를 명할 수 있음

1. 속임수나 그 밖의 부당한 방법으로 보험자·가입자 및 피부양자에게 요양급여비용을 부담하게 한 경우

2. 제97조제2항에 따른 명령에 위반하거나 거짓 보고를 하거나 거짓 서류를 제출하거나, 소속 공무원의 검사 또는 질문을 거부·방해 또는 기피한 경우
3. 정당한 사유 없이 요양기관이 제41조의3제1항에 따른 결정을 신청하지 아니하고 속임수나 그 밖의 부당한 방법으로 행위·치료재료를 가입자 또는 피부양자에게 실시 또는 사용하고 비용을 부담시킨 경우

② 제1항에 따라 업무정지 처분을 받은 자는 해당 업무정지기간 중에는 요양급여를 하지 못함
③ 제1항에 따른 업무정지 처분의 효과는 그 처분이 확정된 요양기관을 양수한 자 또는 합병 후 존속하는 법인이나 합병으로 설립되는 법인에 승계되고, 업무정지 처분의 절차가 진행 중인 때에는 양수인 또는 합병 후 존속하는 법인이나 합병으로 설립되는 법인에 대하여 그 절차를 계속 진행할 수 있음. 다만, 양수인 또는 합병 후 존속하는 법인이나 합병으로 설립되는 법인이 그 처분 또는 위반사실을 알지 못하였음을 증명하는 경우에는 그러하지 아니함
④ 제1항에 따른 업무정지 처분을 받았거나 업무정지 처분의 절차가 진행 중인 자는 행정처분을 받은 사실 또는 행정처분절차가 진행 중인 사실을 보건복지부령으로 정하는 바에 따라 양수인 또는 합병 후 존속하는 법인이나 합병으로 설립되는 법인에 지체없이 알려야 함
⑤ 제1항에 따른 업무정지를 부과하는 위반행위의 종류, 위반 정도 등에 따른 행정처분기준이나 그 밖에 필요한 사항은 대통령령으로 정함

제99조(과징금) ① 보건복지부장관은 요양기관이 제98조제1항제1호 또는 제3호에 해당하여 업무정지 처분을 하여야 하는 경우로서 그 업무정지 처분이 해당 요양기관을 이용하는 사람에게 심한 불편을 주거나 보건복지부장관이 정하는 특별한 사유가 있다고 인정되면 업무정지 처분을 갈음하여 속임수나 그 밖의 부당한 방법으로 부담하게 한 금액의 5배 이하의 금액을 과징금으로 부과·징수할 수 있다. 이 경우 보건복지부장관은 <삭제> 12개월의 범위에서 분할납부를 하게 할 수 있음
② 보건복지부장관은 제41조의제2제3항에 따라 약제를 요양급여에서 적용 정지하는 경우 국민 건강에 심각한 위험을 초래할 것이 예상되는 등 특별한 사유가 있다고 인정되는 때에는 요양급여의 적용 정지에 갈음하여 대통령령으로 정하는 바에 따라 해당 약제에 대한 요양급여비용 총액의 100분의 60을 넘지 아니하는 범위에서 과징금을 부과·징수할 수 있다. 이 경우 보건복지부장관은 <삭제> 12개월의 범위에서 분할납부를 하게 할 수 있음
③ 보건복지부장관은 제2항 전단에 따라 과징금 부과 대상이 된 약제가 과징금이 부과된 날부터 5년의 범위에서 대통령령으로 정하는 기간 내에 다시 제2항 전단에 따른 과징금 부과 대상이 되는 경우에는 대통령령으로 정하는 바에 따라 해당 약제에 대한 요양급여비용 총액의 100분의 100을 넘지 아니하는 범위에서 과징금을 부과·징수할 수 있음
④ 제2항 및 제3항에 따라 대통령령으로 해당 약제에 대한 요양급여비용 총액을 정할 때에는 그 약제의 과거 요양급여 실적 등을 고려하여 1년간의 요양급여 총액을 넘지 않는 범위에서 정하여야 함
⑤ 보건복지부장관은 제1항에 따른 과징금을 납부하여야 할 자가 납부기한까지 이를 내지 아니하면 대통령령으로 정하는 절차에 따라 그 과징금 부과 처분을 취소하고 제98조제1항에 따른 업무정지 처분을 하거나 국세 체납처분의 예에 따라 이를 징수한다. 다만, 요양기관의 폐업 등으로 제98조제1항에 따른 업무정지 처분을 할 수 없으면 국세 체납처분의 예에 따라 징수함

⑥ 보건복지부장관은 제2항 또는 제3항에 따른 과징금을 납부하여야 할 자가 납부기한까지 이를 내지 아니하면 국세 체납처분의 예에 따라 징수함

⑦ 보건복지부장관은 과징금을 징수하기 위하여 필요하면 다음 각 호의 사항을 적은 문서로 관할 세무관서의 장 또는 지방자치단체의 장에게 과세정보의 제공을 요청할 수 있음

1. 납세자의 인적사항
2. 사용 목적
3. 과징금 부과 사유 및 부과 기준

⑧ 제1항부터 제3항까지의 규정에 따라 징수한 과징금은 다음 각 호 외의 용도로는 사용할 수 없음

1. 제47조제3항 에 따라 공단이 요양급여비용으로 지급하는 자금
2. 「응급의료에 관한 법률」에 따른 응급의료기금의 지원
3. 「재난적의료비 지원에 관한 법률」에 따른 재난적의료비 지원사업에 대한 지원

⑨ 제1항부터 제3항까지의 규정에 따른 과징금의 금액과 그 납부에 필요한 사항 및 제8항에 따른 과징금의 용도별 지원 규모, 사용 절차 등에 필요한 사항은 대통령령으로 정함

PHYSICAL THERAPY

공중보건학

PUBLIC HEALTH

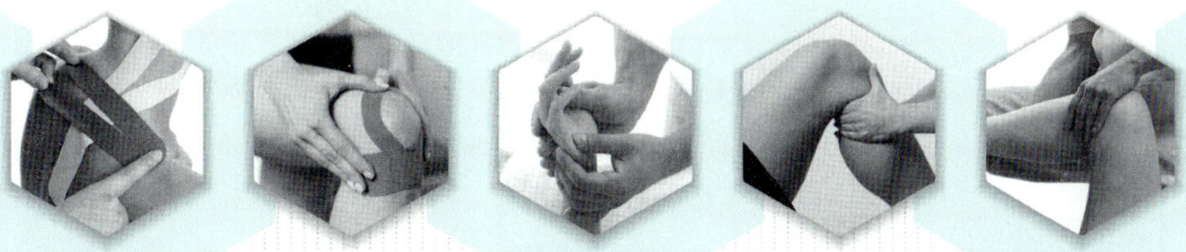

P H Y S I C A L T H E R A P Y

PHYSICAL THERAPY

공중보건학의 개념

★★
01 레이벨(Leavell)과 클라크(Clark)가 제시한 질병예방 개념에서 1차 예방단계는?

1) 재활의학적 예방활동
2) 질병의 조기치료
3) 질병의 조기발견
4) 생활환경 개선
5) 치료의학적 예방활동질병의 재발방지 대책 수립

| 해설 | **공중보건학적 접근방법**

- 1차 예방
  - 비병원성기, 초기병원성기, 질병발생억제 단계
  - 환경개선, 예방접종, 건강증진, 특수예방

1) 3차적 예방
2) 2차적 예방
3) 2차적 예방
5) 3차 예방

답 4)

★
02 레이벨과 클라크(Leavel & Clark)가 제시한 질병의 자연사 단계 중 재활 및 사회복귀의 예방활동이 필요한 시기는?

1) 1단계(비병원성기)
2) 2단계(초기 병원성기)
3) 3단계(불현성 감염기)
4) 4단계(발현성 감염기)
5) 5단계(회복기)

| 해설 |
1) 환경위생 및 건강증진의 예방활동이 필요함
2) 특수예방 및 예방접종의 예방활동이 필요함
3) 집단정기검진의 예방활동이 필요함
4) 적절한 진단과 치료와 같은 의료 활동이 필요함

답 5)

03 공중보건학의 발달순서가 바르게 연결된 것은?

1) 고대기－중세기－여명기－확립기－발전기
2) 중세기－여명기－요람기－발전기－확립기
3) 여명기－고대기－중세기－확립기－발전기
4) 여명기－고대기－요람기－발전기－확립기
5) 고대기－중세기－여명기－발전기－확립기

답 1)

04

공중보건사업 수행 방법상 가장 중요한 것은?

1) 보건행정 2) 보건교육 3) 보건관계법
4) 보건조직 5) 강제집행

답 2)

05

지역사회의 보건수준을 평가하기 위한 가장 대표적인 지표는?

1) 질병유병률 2) 모성사망률 3) 영아사망률
4) 평균수명 5) 조사망률

답 3)

06

공중보건학의 목적으로 거리가 먼 것은?

1) 질병예방 2) 수명연장 3) 신체적 효율증진
4) 정신적 효율증진 5) 질병치료 기술개발

답 5)

07

공중보건의 3대 접근방법에 해당하는 것은?

1) 병인, 숙주, 환경 2) 예방, 치료, 재활 3) 통제, 봉사, 교육
4) 행정, 환경, 교육 5) 정부, 주민, 가정

답 3)

08

공중보건의 목적을 달성할 수 있는 수단은?

1) 생명연장 2) 질병예방
3) 신체적·정신적 효율증진 4) 조직적인 지역사회노력
5) 질병치료 기술 발달

답 4)

09

국민이 당면하고 있는 현대의료의 문제 중 가장 큰 사항은?

1) 의료의 고급화 2) 의료보험수가 하락 3) 제한된 의료자원
4) 의료비의 급상승 5) 의료수요의 증가

답 4)

10

공중보건사업 성격으로 보아 가장 우선적으로 관리를 해야 하는 사업은?

1) 결핵관리사업 2) 성인병관리사업 3) 심장병환자치료
4) 암치료사업 5) 유전병관리

답 1)

11 공중보건학의 정의는?

1) 질병예방, 수명연장, 건강증진의 기술과학
2) 수명연장, 건강증진, 조기발견의 기술과학
3) 조기치료, 수명연장, 건간증진의 기술과학
4) 조기치료, 질병예방, 건강증진의 기술과학
5) 조기치료, 조기발견, 건강증진의 기술과학

답 1)

12 건강의 정의를 가장 잘 설명한 것은?

1) 허약하지 않은 상태
2) 징병이 없고 육체적으로 건강한 상태
3) 정신적·육체적·경제적으로 안녕한 상태
4) 정신적·경제적·사회적으로 건강한 상태
5) 육체적·정신적·사회적 안녕이 완전한 상태

답 5)

13 공중보건학과 임상의학의 차이점에 대한 설명으로 옳지 않은 것은?

1) 공중보건학은 능동적이고 임상의학은 수동적인 성격이다.
2) 공중보건학과 임상의학 모두 인간집단을 대상으로 한다.
3) 공중보건학은 질병의 예방차원이고 임상의학은 질병의 치료차원이다.
4) 공중보건학은 지역사회의 질병을, 임상의학은 개인의 질병을 대상으로 한다.
5) 공중보건학은 생물·사회적 기능을, 임상의학은 생물학적 기능을 회복시킨다.

답 2)

14 공중보건사업은 누구의 주도에 의하여 이룩되어야 가장 바람직스러운가?

1) 보건소장
2) 보건복지부의 의료사업
3) 국회의 의결
4) 정부의 주도
5) 지역사회의 조직을 통한 주민의 공동노력

답 5)

15 세계 최초로 위생학 강좌를 개설한 나라는?

1) 영국
2) 미국
3) 독일
4) 일본
5) 프랑스

답 3)

16 공중보건사업의 최소단위는?

1) 직장
2) 가족
3) 개인
4) 지역사회
5) 인구 10만 명

답 4)

17 건강증진사업의 일차적 대상은?

1) 질병이 없는 사람
2) 질병에 걸려있는 사람
3) 질병에 걸려 있지만 증상이 없는 사람
4) 만성퇴행성질환자
5) 모든 지역사회주민

답 1)

18 레벨과 클락의 예방단계에 대한 설명 중 1차 예방에 속하는 것은?

1) 조기진단
2) 집단검진
3) 환경개선
4) 조기치료
5) 재활치료

답 3)

19 일차보건의료(primary health care)가 대두하게 된 배경 설명과 거리가 먼 것은?

1) 모든 질병에 대하여 의료조직이 산만하게 분표되어 있다.
2) 의료조직과 기술이 일부층에 국한되어 있다.
3) 의료의 비인간화 및 지속적인 의료에 어려움이 많다.
4) 건강한 사람과 건강을 누리지 못하는 사람의 격차가 증가된다.
5) 지역사회보건의료 요구의 80～90%가 일차보건의료영역이다.

답 1)

20 세계보건기구에서 보건수준을 나타내는데 권장하는 3대 종합지표인 것은?

1) 평균수명, 사인별 사망률, 비례사망지수
2) 평균수명, 보통사망률, 비례사망지수
3) 질병이환율, 사인별 사망률, 국세조사
4) 질병이환율, 보통사망률, 국세조사
5) 영아사망률, 모성사망률, 보통출생률

답 2)

21 영아사망률을 계산할 때 분자에 해당되는 것은?

1) 생후 1주일 이내 사망자수
2) 생후 4주일 이내 사망자수
3) 생후 4주 이후 1년 이내 사망자수
4) 생후 6개월 이내 사망자수
5) 생후 1년 미만의 사망자수

답 5)

22 알마아타(Alma-Ata)선언을 하였던 철학적 배경은?

1) 환경권
2) 인권
3) 일조권
4) 여권신장
5) 건강권

답 5)

23 '사회적 안녕'이 지니고 있는 의미와 가장 가까운 것은?

1) 준법정신이 높아서 사회질서가 잘 지켜지고 있는 상태
2) 사회복지제도가 잘 되어 있는 상태
3) 개인이 자기 역할을 충분히 수행할 수 있는 상태
4) 국민 생활수준이 높은 상태
5) 사회보장제도가 잘 운영되는 상태

답 3)

24 포괄보건의료의 개념은?

1) 환자의 치료
2) 질병의 예방
3) 건강증진 활동
4) 재활의학적 활동
5) 이상 모두를 포함한 활동

답 5)

25 일차보건의료에 개념에 대함 설명 중 거리가 먼 것은?

1) 가장 기본적이고 필수적인 보건의료활동이다.
2) 지역사회에서 흔한 질병관리부터 우선한다.
3) 보건의료요원과 주민의 적극적인 참여로 이루어지는 보건의료활동이다.
4) 질병예방, 질병치료, 건강증진, 재활 등의 포괄적인 활동이다.
5) 의료기관에서 전문의에 의한 입원서비스를 말한다.

답 5)

26 포괄적인 보건의료란?

1) 출생에서 사망시까지 전 생애에 걸친 의료를 말한다.
2) 국가가 전적으로 책임지는 의료를 말한다.
3) 질병치료는 물론이고, 예방·재활·건강증진 및 건강보호까지 포함한 전 인간적 의료를 말한다.
4) 임상의사에 의해서 이루어지는 종합적인 의료를 말한다.
5) 보건의료인력에 의해 이루어지는 총체적인 의료를 말한다.

답 3)

27 연결이 잘못된 것은?

1) Ramazzini — 직업병의 저술
2) Frank — 결핵균 발견
3) Chadwick — 위생보고서
4) Koch — 결핵균 발견
5) Pettenkofer — 위생학교실 창립

답 2)

28 포괄적 보건의료개념의 보건사업과 관련성이 없는 것은?

1) 질병의 예방사업
2) 재활사업 및 회복자 사회복귀사업
3) 건강증진 및 건강보호사업
4) 외과적 수술의 기술향상사업
5) 예방의학과 치료의학을 통합한 종합적 보건의료사업

답 4)

29 평균여명과 평균수명의 관계는?

1) 평균수명과 평균여명은 동의어이다.
2) 평균수명과 평균여명은 전혀 관련성이 없다.
3) 평균수명은 0세의 평균여명과 같다.
4) 평균수명은 각 연령의 평균여명의 평균치이다.
5) 평균여명은 평균수명 이상의 생존자 평균수명이다.

답 3)

30 공중보건이 처음 제정된 시기이며 일명 요람기라고도 하는 시기는?

1) 고대기
2) 중세기
3) 여명기
4) 확립기
5) 발전기

답 3)

31 건강을 개인의 문제에서 문제로 인식하기 시작한 시기는?

1) 장기기
2) 고대기
3) 중세기
4) 산업혁명 이후
5) WHO설립 이후

답 4)

32 국가 간의 보건수준을 비교할 때 사용하는 지표와 거리가 먼 것은?

1) 영아사망률
2) 조사망률
3) 비례사망지수
4) 평균수명
5) 조출생률

답 5)

33 C.E.A Winslow가 정의한 공중보건의 내용은?

1) 질병예방, 생명연장, 신체적·정신적 능률의 증진
2) 질병예방, 사고예방, 신체적·정신적 능률의 증진
3) 질병치교, 생명연장, 신체적·정신적 능률의 증진
4) 질병치료, 사고예방, 신체적·정신적 능률의 증진
5) 질병예방 및 치료, 신체적·정신적 능률의 증진

답 1)

34 **병원체 발견과 백신개발 등으로 질병예방의 기틀을 확립한 시기는?**

1) 건강증진기 2) 중세기 3) 여명기
4) 확립기 5) 발전기

답 4)

35 **다음 중 3차 보건의료에 관한 것은?**

1) 환경개선 2) 급성감염병관리 3) 노인건강관리
4) 모자보건사업 5) 예방접종

답 3)

36 **건강의 현대적 개념은?**

1) 신체개념 2) 정신개념 3) 정신, 신체개념
4) 생활개념 5) 생리적 개념

답 4)

37 **공중보건에 관한 단독법을 최초로 정한 나라는?**

1) 영국 2) 이탈리아 3) 미국
4) 독일 5) 스웨덴

답 1)

38 **우리나라의 농촌지역에서 시행해야 할 보건사업은?**

1) 만성질환관리 2) 결핵관리 3) 수질관리
4) 직업병관리 5) 가족계획관리

답 3)

역학 및 질병관리

역학 및 감염병 관리

★★
01 질병발생이 수십 년을 주기로 유행되는 시간적 현상은?

1) 단기 변화
2) 주기 변화
3) 계절적 변화
4) 추세 변화
5) 불규칙 변화

| 해설 |
1) 시간별, 날짜별 또는 주 단위로 질병양상이 변하는 것을 말함. 주로 급성 전염병의 집단 발생
2) 질병발생 빈도가 수년 간격으로 일정한 간격을 두고 반복되는 경우
예로 홍역(2~3년), 백일해(2~4년), 인플루엔자 A형(2~3년)
3) 질병발생 분포가 1년을 주기로 발생이 많은 달이나 계절이 있을 때를 말함
급성 호흡기질환은 주로 겨울철, 소화기성 식중독은 여름철, 유행성 출혈열은 6월말과 11월 말에 발생빈도 높음
5) 어떤 질병이 일시적으로 국한된 지역에 발생될 때의 현상임. 주로 수인성 전염병, 호흡기질환, 외래 전염병, 대기오염 및 수질오염 등에 의한 질병발생

답 4)

★★
02 수인성 감염병의 유행 특성에 관한 설명으로 옳은 것은?

1) 2차 환자 감염률이 높음
2) 발병률과 치명률이 높음
3) 환자발생은 급수구역 외에 퍼져있음
4) 우유계 감염병에 비해 잠복기가 짧음
5) 환자가 2~3일 내에 폭발적으로 발생함

| 해설 |
수인성 감염병의 유행 특성
- 환자의 발생은 폭발적이어서 2~3일 내에 환자 발생이 급증하며, 2차 감염자가 적음
- 연령, 성병, 직업, 빈부의 차 등에 의해서 이환율의 차가 없고, 이환률과 치명률은 낮음
- 환자 발생은 급수구역 내에 한정되어 있고, 급수시설에 오염이 있음
- 계절과 관계없이 발생하고, 가족 집적성은 일반적으로 낮음

우유계 전염병의 유행특성
- 환자발생이 우유의 배달지역과 일치
- 잠복기가 짧음
- 발병률과 치명률이 높음

답 5)

★★
03 질병발생의 위험도 측정에서 비교(상대)위험도에 관한 설명으로 옳은 것은?

1) 어떤 요인에 노출된 사람의 발병률과 노출되지 않은 사람의 발병률을 조사하는 방법
2) 다른 연구 결과와 비교하여 위험도를 조사하는 방법
3) 같은 환경에서 발병률과 질병이 발생되지 않는 사람의 비율을 조사하는 방법
4) 노출군의 질병발생률에서 비노출군의 질병발생률을 뺀 조사방법
5) 비노출군의 질병발생률에서 노출군의 질병발생률을 뺀 조사방법

| 해설 | **비교(상대)위험도**
- 비교위험도 = 위험요인에 폭로된 군에서의 질병발병률 / 위험요인에 폭로되지 않은 군에서의 질병발병률

답 1)

★
04 감염병의 발생 모델과 유행현상을 수리적으로 분석하여 유행법칙이나 현상을 수식화하는 3단계 역학은?

1) 작전역학
2) 이론역학
3) 분석역학
4) 실험역학
5) 기술역학

| 해설 |
1) 보건서비스를 포함한 지역사회 서비스의 운영에 관한 계통적 연구임
3) 기술역학의 결과를 바탕으로 질병발생에 대한 가설을 설정하게 되면, 가설에 대한 "Why"를 규명하려는 2단계 역학임
4) 질병발생의 원인을 실험적으로 규명하려는 역학으로 분석역학적인 2단계 역학임
5) 집단의 특성에 따라 사실적 현상 그대로 기록하는 1단계 역학임

답 2)

★
05 들쥐에 기생하는 털진드기에 의해 전파되는 가을철 급성 발열성 감염병은?

1) 탄저병
2) 공수병
3) 말라리아
4) 쯔쯔가무시병
5) 신증후군출혈열

| 해설 |
1) 가축의 경우 오염된 토양에서 포자를 흡입하여 발생하며, 사람의 경우 감염된 동물에 피부접촉하거나 감염동물의 섭식, 포자흡입에 의해 감염됨
2) 공수병 바이러스에 감염된 개에게 물림으로써 타액이 있는 병원체로부터 감염됨
3) 원충에 감염된 중국얼룩날개모기가 사람의 혈액을 흡열할 때 전파되어 감염됨
5) 들쥐에 있는 바이러스 병원체가 배설물과 들쥐에 기생하는 좀진드기에 의해 전파되어 감염됨

답 4)

06 지리적으로 주로 유행하는 감염병은?

1) 이질
2) 홍역
3) 일본뇌염
4) 페디스토마
5) 장티푸스

답 4)

07 토양에 의해 감염될 수 있는 감염병은?

1) 일본뇌염
2) 파상풍
3) 결핵
4) 나병
5) 유행성이하선염

답 2)

08

우리나라 제2군 법정 감염병이 아닌 것은?

1) 홍역
2) 일본뇌염
3) 세균성 이질
4) 유행성이하선염
5) 풍진

답 2)

09

감염병의 발생요인 중 환경이란 개념을 가장 잘 설명한 것은?

1) 사회적, 생물학적, 문화적 환경을 의미한다.
2) 생물학적, 물리학적인 환경을 의미한다.
3) 생물학적, 문화적인 환경을 의미한다.
4) 생물학적, 물리적, 사회적, 문화적 환경 전부를 뜻한다.
5) 생물학적, 물리화학적, 사회적인 인간환경을 의미한다.

답 4)

10

우리나라 감염병 중 제1군 감염병은 모두 몇 종인가?

1) 5종
2) 6종
3) 9종
4) 17종
5) 33종

답 4)

11

조기집단 조기치료는 감염병 관리상 다음 어디에 속하는가?

1) 1차예방
2) 2차예방
3) 3차예방
4) 재활
5) 회복

답 2)

12

기술역학의 인구학적 특성에 대한 설명으로 옳지 않은 것은?

1) 연령별 보통 사망률은 10~14세에서 가장 높다.
2) 홍역의 발생률은 5세 미만에서 가장 높다.
3) 독신녀는 기혼녀에 비해 유방암 발생률이 높다.
4) 고혈압, 뇌졸중은 노인이 많이 발생한다.
5) 고소득층은 저소득층에 비해 감염성 질환이 많다.

답 5)

13

감염병을 앓고 난 후 성립되는 면역은?

1) 자연능동면역
2) 자연수동면역
3) 인공능동면역
4) 인공수동면역
5) 선천면역

답 1)

14

법정 제4군감염병의 특성에 관한 설명으로 옳은 것은?

1) 전염속도가 빨라 환자 발생 즉시 예방대책이 요구되는 감염병
2) 유행여부를 조사하기 위하여 표본 감시활동이 필요한 감염병
3) 간헐적 유행가능성이 있어 지속적 감시와 방역대책 수립이 요구되는 감염병
4) 예방접종으로 전파예방 또는 관리가 가능한 예방접종대상 감염병
5) 감염병 유행여부의 조사를 위하여 감시활동이 필요하다고 인정되어 보건복지부장관이 지정하는 감염병

답 2)

15

수동면역과 관련이 없는 것은?

1) 태반면역
2) toxoid
3) antitoxin
4) r-globulin
5) 모유면역

답 2)

16

감염병 발생에 관여하는 6가지 요소의 순서가 올바른 것은?

1) 병원체 — 전파 — 병원소 — 병원소로부터 탈출 — 신숙주에의 침입 — 신숙주의 감수성 및 면역
2) 병원소 — 병원소로부터 탈출 — 전파 — 신숙주의 감수성 및 면역 — 신숙주에의 침입
3) 병원체 — 병원소 — 병원소로부터 탈출 — 전파 — 신숙주에의 침입 — 신숙주의 감수성 및 면역
4) 병원소 — 전파 — 신숙주에의 침입 — 신숙주의 감수성 및 면역 — 병원소에서 탈출 — 병원체
5) 병원체 — 병원소 — 전파 — 병원소로부터 탈출 — 신숙주에의 침입 — 신숙주의 감수성 및 면역

답 3)

17

우리나라 농촌에서 가장 높은 사망 원인은?

1) 뇌졸중
2) 자살
3) 악성 신생물
4) 노쇠사
5) 당뇨병

답 1)

18

다음 중 동물과 관계가 있는 감염병들의 연결이 틀린 것은?

1) 소 — 결핵
2) 돼지 — 일본뇌염
3) 양 — 탄저
4) 개 — 광견병
5) 쥐 — 톡소플라스마증

답 5)

19

요즈음 청소년층에 증가하고 있는 사인은?

1) 소화기질환
2) 비뇨기질환
3) 신경계질환
4) 재해
5) 비만

답 4)

20 **생균백신, 사균백신, 순화독소(toxoid) 등을 사용하여 얻어지는 면역은?**

1) 자연능동면역　2) 인공능동면역　3) 자연수동면역
4) 인공수동면역　5) 감염면역

답 2)

21 **보균자가 감염병 관리상 어려운 이유와 거리가 먼 것은?**

1) 보균자의 활동영역이 넓다.　2) 보균자 색출이 불가능하다.
3) 격리가 불가능하다.　4) 치료가 불가능하다.
5) 감시가 불가능하다.

답 4)

22 **홍역과 같이 2~3년을 주기로 유행하는 특성을 지닌 것은?**

1) 추세변화　2) 순환변화　3) 단기변화
4) 계절적 변화　5) 불규칙 변화

답 2)

23 **질병발생이 수십년을 주기로 대유행하는 것은?**

1) 추세변화　2) 순환변화　3) 단기변화
4) 계절적 변화　5) 불규칙 변화

답 1)

24 **감염병 발생의 6가지 요인 중 환경요인에 속하는 것은?**

1) 병원체　2) 병원소　3) 전파
4) 감수성　5) 면역력

답 3)

25 **감마글로불린과 혈청제제 등의 접종으로 얻게 되는 면역은?**

1) 인공능동면역　2) 인공수동면역　3) 자연능동면역
4) 자연수동면역　5) 선천적 면역

답 2)

26 **감염병 환자를 격리 입원시킬 때 주의할 점이라고 할 수 없는 것은?**

1) 환자의 모든 소지품 소각　2) 소독가능한 소지품만 지참
3) 보호자의 환자접촉 금지　4) 환자 전용체온기, 식기 사용
5) 이상 모두

답 1)

27 보균자에 대한 설명으로 옳지 않은 것은?

1) 활동능력이 넓다.
2) 전염원이 되지 않는다.
3) 자·타의 경계심이 없다.
4) 환자의 색출이 곤란하다.
5) 임상증상이 나타나기 전에 균을 배출한다.

답 2)

28 병원체가 세균이 아닌 감염병은?

1) 홍역
2) 콜레라
3) 장티푸스
4) 매독
5) 파상풍

답 1)

29 보건관리가 가장 어려운 보균자는?

1) 회복기 보균자
2) 잠복기 보균자
3) 건강 보균자
4) 발병전 보균자
5) 병후 보균자

답 3)

30 장티푸스균의 병원소라고 할 수 없는 것은?

1) 담낭
2) 위
3) 장
4) 신장
5) 누관

답 2)

31 감마 글로불린과 혈청제제 등의 접종으로 얻어지는 면역은?

1) 인공능동면역
2) 인공수동면역
3) 자연능동면역
4) 자연수동면역
5) 선천적면역

답 2)

32 감염병 관리가 가장 어려운 대상자는?

1) 건강보균자
2) 현성환자
3) 회복기보균자
4) 재발환자
5) 잠복기보균자

답 1)

33 병원소에서 병원체의 탈출경로와 관계없는 것은?

1) 소화기계
2) 호흡기계
3) 비뇨생식기계
4) 신경계
5) 개방병소

답 4)

34 환경 병원소는?

1) 환자 2) 공기 3) 식기
4) 장난감 5) 토양

답 5)

35 병원체가 병원소로부터 탈출할 때 기계적 탈출을 하는 감염병이라고 할 수 없는 것은?

1) 홍역 2) 뇌염 3) 황열
4) 매독 5) AIDS

답 1)

36 어떤 감염병의 유행이 3~4년을 주기로 반복된다면 이런 변화는?

1) 장기변화(추세변화) 2) 주기적 변화(순환변화)
3) 불규칙 변화 4) 계절적 변화
5) 돌연유행성 변화

답 2)

37 병원체가 숙주에 침입하여 다른 숙주에 전염에 가장 많이 일으킬 때까지를 무슨 기간이라고 하는가?

1) 잠복기 2) 전염기간 3) 세대기
4) 이환기 5) 발병기

답 3)

38 감염병 발생의 3대 요인인 것은?

1) 병인, 환경, 숙주 2) 유전, 병인, 환경 3) 감염, 유전, 병인
4) 환경, 감염, 유전 5) 병인, 전파, 감염

답 1)

39 병원체가 숙주를 감염시킨 후 질병을 유발시키는 능력은?

1) 특이성(specificity) 2) 항원성(antigenicity) 3) 감염력(infectivity)
4) 발병력(pathogenicity) 5) 독력(virulence)

답 4)

40 병원소 관리로 옳지 않은 것은?

1) 가축의 도살 2) 장티푸스 환자의 담낭 제거
3) 환자격리 4) 검역
5) 환경개선

답 5)

41
쯔쯔가무시병(Tsutsugamushi disease)을 매개하는 매개체는?

1) 파리 2) 털진드기 3) 등에
4) 참진드기 5) 모기

답 2)

42
일본뇌염에 대한 설명으로 옳지 않은 것은?

1) 주로 초봄에 발생한다.
2) 호흡기에 의해 감염된다.
3) 병원체는 seoul virus이다.
4) 보균쥐에 배설물에 의해 전염된다.
5) 합병증으로 폐렴, 뇌출혈이 있다.

답 1)

43
비활성 전파체 중 개달물(fomites)이라고 할 수 없는 것은?

1) 흙 2) 옷 3) 책
4) 침구 5) 완구

답 2)

44
일본뇌염이 병원소로부터의 탈출방법은?

1) 호흡기탈출 2) 소화기계탈출 3) 비뇨기계탈출
4) 개방성탈출 5) 기계적탈출

답 5)

45
잠복기보균자가 병원소 역할을 하지 않는 것은?

1) 홍역 2) 백일해 3) 장티푸스
4) 디프테리아 5) 성홍열

답 3)

46
말라리아를 옮기는 모기는?

1) 빨간집모기 2) 토고숲모기 3) 등에모기
4) 중국얼룩날개모기 5) 작은빨간집모기

답 4)

47
잠복기보다 세대기가 짧아 전염력이 높은 감염병은?

1) 홍역 2) 일본뇌염 3) 결핵
4) 장티푸스 5) 발진티푸스

답 1)

48 수인성 감염병의 역학적 특성으로 옳지 않은 것은?

1) 치명률이 높다.
2) 계절에 관계가 없다.
3) 환자발생이 폭발적이다.
4) 급구시설이 오염원이다.
5) 연령, 성별의 구별이 없다.

답 1)

49 DPT의 기본접종은 생후 2개월부터 몇 개월 간격으로 실시하는가?

1) 1~2개월 간격으로 2회
2) 2개월 간격으로 3회
3) 2~3개월 간격으로 2회
4) 3개월 간격으로 3회
5) 2~3개월 간격으로 4회

답 2)

50 불현성 감염이 잘되는 질병은?

1) 디프테리아, 일본뇌염, 폴리오
2) 두창, 백일해, 디프테리아
3) 홍역, 디프테리아, 결핵
4) 광견병, 홍역, 폴리오
5) 홍역, 두창, 폴리오

답 1)

51 질병 발생기전을 환경이란 저울 받침대의 양쪽 끝에 병원체와 숙주라는 추가 놓인 저울대에 비유하여 설명한 자는?

1) Gordon
2) Anderson
3) Clark
4) Omran
5) Pasteur

답 1)

52 한국에서 9~10월, 습한 지역에서 쥐, 소, 돼지 등에 감염되는데 특히 쥐가 중요한 병원소인 질환은?

1) Lestospirosis(렙토스피라증)
2) 장티푸스
3) 세균성이질
4) 유행성출혈열
5) 콜레라

답 1)

53 수인성 질병의 특징 설명으로 옳지 않은 것은?

1) 환자발생이 폭발적이다.
2) 동일 음용수 사용 금지로 감염병은 감소한다.
3) 잠복기가 길고, 2차 발병률이 낮다.
4) 계절과 관계없이 발생한다.
5) 가족집적성이 높게 나타난다.

답 5)

54 사상충병의 매개체가 되는 것은?

1) 모기　2) 파리　3) 진드기
4) 이　5) 벼룩

답 1)

55 혈청검사에서 일본뇌염 항체를 발견할 수 없는 동물은?

1) 말　2) 소　3) 돼지
4) 닭　5) 사람

답 4)

56 일본뇌염의 중간숙주가 되는 것은?

1) 소　2) 말　3) 개
4) 돼지　5) 양

답 4)

57 예방접종에 의한 면역은?

1) 자연능동　2) 인공능동　3) 자연수동
4) 인공수동　5) 선천

답 2)

58 다음 백신(vaccine) 중 사균 백신은?

1) 결핵　2) 두창　3) 풍진
4) 일본뇌염　5) 탄저

답 4)

59 현성 감염보다 불현성 감염이 더 많다고 알려진 질병은?

1) 말라리아　2) 공수병　3) 디프테리아
4) 홍역　5) 일본뇌염

답 5)

60 다음 중 사회적 현상과 감염병의 유행양식이 잘못 짝지어진 것은?

1) 인구 밀도가 높은 도시 : 성홍열　2) 위생 환경이 나쁜 농어촌 : 호흡기계통 감염병
3) 빈민층 : 결핵　4) 부유층 : 당뇨병
5) 농촌 : 소화기 감염병

답 2)

61

일본뇌염의 경우 바이러스가 병원소로부터 탈출하는 방법은?

1) 호흡기계 탈출
2) 장관탈출
3) 기계적 탈출
4) 개방병소로 탈출
5) 비뇨기계 탈출

답 3)

62

BCG접종 후 면역획득 여부를 확인하는 투베르쿨린 반응 검사는 언제 실시하는가?

1) 즉시
2) 6개월 후
3) 1년 후
4) 2년 후
5) 5년 후

답 2)

63

DPT 기본접종의 주사 횟수와 기간은?

1) 1개월 간격 3회
2) 1개월 간격 2회
3) 2개월 간격 3회
4) 3개월 간격 2회
5) 6개월 간격 2회

답 3)

64

감염병이 특정지역에 풍토병과 같이 유행하는 현상을 무엇이라 하는가?

1) 범세계적 유행
2) 전국적 유행
3) 지방적 유행
4) 산발적 유행
5) 일반적 유행

답 3)

65

생물학적 전파를 하는 절족동물은?

1) 파리
2) 모기
3) 바퀴
4) 쥐벼룩
5) 진드기

답 2)

66

영아시기에 예방접종을 하지 않아도 되는 감염병은?

1) 디프테리아
2) 결핵
3) 파상풍
4) 백일해
5) 유행성이하선염

답 5)

67

다음 중 파상열을 일으키는 인수공통감염병은 어느 것인가?

1) Baccillus anthracis
2) Virus
3) Brucella 균군
4) Tularemia
5) Tuberculosis

답 3)

68 다음 중 인수공통감염병이 아닌 것은?

1) 결핵, 탄저
2) 파상열, 야토병
3) 성홍열, 이질
4) 돼지단독, Q열
5) Listeria, Brucellosis

답 3)

69 PPD 주사의 목적은?

1) 결핵예방
2) 결핵치료
3) 결핵진행
4) 결핵감염 여부 진단
5) 백일해, 파상풍, 디프테리아 예방

답 4)

70 역학 또는 감염병의 4대 유행 양식이라고 할 수 없는 것은?

1) 시간적 현상
2) 지리적 현상
3) 사회적 현상
4) 생화학적 현상
5) 생물학적 현상

답 4)

71 DDT의 잔류효과 기간은?

1) 3개월
2) 6개월
3) 12개월
4) 1년 6개월
5) 10년

답 1)

72 콜레라에 대한 역학연구를 한 사람은?

1) Goldberger
2) Doll
3) Aristoteles
4) Snow
5) Hippocrates

답 4)

73 생후 최초로 실시되는 예방접종 질병은?

1) 폴리오
2) 일본뇌염
3) 결핵
4) B형간염
5) 풍진

답 4)

74 환경위생관리로 예방되기 어려운 감염병은?

1) 백일해
2) 폴리오
3) 세균성이질
4) 콜레라
5) 장출혈성 대장균감염증

답 1)

75

감염병 유행양식 중에서 순환변화와 관련이 없는 질환은?

1) 백일해
2) 콜레라
3) 홍역
4) 유행성 뇌염
5) 인플루엔자

답 2)

76

인수공통감염병 중 세균성이 아닌 것은 어느 것인가?

1) 탄저병
2) 돼지단독
3) 결핵
4) 야토병
5) 두창

답 5)

77

콜레라의 역학적 특성 설명으로 거리가 먼 것은?

1) 주로 도시 소아에게 다발한다.
2) 2차 감염자는 극소수이다.
3) 주로 음식물을 통하여 전파한다.
4) 치병률은 약 10% 미만이다.
5) 주로 상수원에서의 감염확률이 높다.

답 1)

78

콜레라의 특징 및 관리에 대한 설명으로 옳지 않은 것은?

1) 토착감염병으로 여름에 많이 발생하며, 자연능동면역이 생긴다.
2) 건강격리기간은 5일이다.
3) 심한 설사와 탈수가 일어날 수 있다.
4) 환자의 분변에 오염된 음식물로 감염된다.
5) 예방대책은 환경위생관리이다.

답 1)

79

다음 중 콜레라에 대한 설명이 틀린 것은?

1) 동남아시아 등에서 전염된다.
2) 어패류의 생식을 금하여야 한다.
3) 해항, 공항의 검역을 엄중히 하여야 한다.
4) 유행할 때는 생균왁친을 접종한다.
5) 해수, 음료수, 식품, 어패류를 오염하고 경구전염을 한다.

답 4)

80

검역감염병에 접촉된 환자의 검역기간은?

1) 임상증상이 나타날 때까지
2) 그 감염병 유행이 끝날 때까지
3) 접촉자에 예방접종을 실시할 때까지
4) 그 감염병의 최장 잠복기까지
5) 그 감염병이 완전소멸 할 때까지

답 4)

81 인수공통병이 아닌 것은?

1) 광견병 2) 결핵 3) 소아마비
4) 앵무병 5) 탄저

답 3)

82 검역감염병인 것으로 연결된 것은?

1) 콜레라 · 페스트 · 황열
2) 콜레라 · 디프테리아 · AIDS
3) 장티푸스 · 페스트 · 폴리오
4) 두창 · AIDS · 말라리아
5) 일본뇌염 · 백일해 · 파라티푸스

답 1)

83 병인성과 병독성이 모두 높은 감염병은?

1) 결핵 2) 광견병 3) 홍역
4) 콜레라 5) 장티푸스

답 2)

84 다음 중 돼지와 관계없는 질병은?

1) 선모충 2) 일본뇌염 3) 유구조충
4) 톡소플라스마 5) 발진티푸스

답 5)

85 환경위생 개선 사업과 관련이 없는 것은?

1) 상 · 하수 처리 2) 대기오염방지 3) 예방접종 실시
4) 구충 · 구서 5) 쓰레기장 복토

답 3)

86 현성 감염에 의한 면역효과가 가장 큰 것은?

1) 말라리아 2) 결핵 3) 매독
4) 콜레라 5) 세균성 이질

답 4)

87 검역감염병 중 콜레라의 감시기간은?

1) 120시간 2) 144시간 3) 244시간
4) 336시간 5) 360시간

답 1)

88

인형결핵균인 것은 어느 것인가?

1) Mycobacterium bovine
2) Mycobacterium avin
3) Mycobacterium tuberculosis
4) Pasteurella tularensis
5) Bacillus anthracis

답 3)

89

영아에게 가장 먼저 실시하는 예방접종은?

1) 폴리오
2) 결핵
3) 파상풍
4) 홍역
5) AIDS

답 2)

90

병인성과 병독성이 모두 낮은 감염병은?

1) 홍역
2) AIDS
3) 결핵
4) 광견병
5) 매독

답 3)

91

감염병에 감염된 환자에 대한 조치로 옳지 못한 것은?

1) Vaccine 접종
2) 치료약 투여
3) 성인 혈청
4) 잠복기 혈청
5) 유아 혈청

답 1)

92

개방성 폐결핵 환자의 최종적인 확인방법으로 적합한 것은?

1) 객담검사
2) 조직검사
3) TTC검사
4) X-ray 직찰
5) X-ray 간찰

답 1)

93

제3급감염병으로 구성된 것은?

1) 결핵, 매독, 페스트
2) 결핵, 페스트, 수두
3) 파상풍, 매독, 유행성이하선염
4) 야토병, 성홍열, 파상풍
5) B형간염, 뎅기열, 일본뇌염

답 5)

94

우리나라 감염병의 예방 및 관리에 관한 법률에서 제2군감염병이 아닌 것은?

1) 일본뇌염
2) 홍역
3) 한센병
4) 수두
5) 결핵

답 1)

95 외래감염병의 국내침입을 방지하는 가장 좋은 대책은?

1) 검역강화 2) 예방접종 실시 3) 환경개선
4) 환자치료 5) 식생활 개선

답 1)

96 들쥐에서 문제가 되어 초기는 감기 증상을 일으키는 나선균 병원체인 질병은?

1) 렙토스피라증 2) 황열 3) 탄저병
4) 양충병 5) 발진티푸스

답 1)

97 근육경련, 중추신경계 손상이 주증상인 감염병은?

1) 콜레라 2) 장티푸스 3) 발진티푸스
4) 폴리오 5) 홍역

답 4)

98 초등학생들에 대한 결핵관리방법으로 가장 적절한 것은?

1) 집단검진 및 BCG 접종 2) 이환아동 색출 및 휴교조치
3) 학부형들에 대한 보건교육 4) 학동들에 대한 시청각 교육
5) 보건교육 전문가를 통한 상담

답 1)

99 다음 중 결핵에 대한 감수성이 가장 높은 연령층은?

1) 영아기 2) 유아기 3) 학동기
4) 사춘기 5) 장년기

답 1)

100 성인의 폐결핵 집단검진순서로 옳은 것은?

1) 간접촬영 — 직접촬영 — 배양검사 2) 직접촬영 — 간접촬영 — 배양검사
3) 배양검사 — 간접촬영 — 직접촬영 4) 배양검사 — 직접촬영 — 간접촬영
5) 객담검사 — 간접촬영 — 직접촬영

답 3)

101 어린이(유아와 학동기)의 폐결핵 검진시 가장 먼저 실시하는 검진은?

1) 투베르쿨린 테스트 2) 직접촬영 3) 간접촬영
4) 결핵균검사 5) BCG접종

답 1)

102 소화기계 감염병은?

1) 디프테리아
2) 발진티푸스
3) 광견병
4) 폴리오
5) 백일해

답 4)

103 다음 중 세균성 설사증을 일으키는 이질균에 대하여 틀린 것은?

1) Gram 음성간균
2) 법정감염병
3) 이질균이 분변으로 배출
4) 인체의 잠복기는 2~7일이다.
5) 예방으로 항생물질을 내복하는 것이 좋다.

답 5)

104 소아에 있어서 폐결핵의 집단검진 순서는?

1) 투베르쿨린 반응검사 — 직접촬영 — 간접촬영
2) 투베르쿨린 반응검사 — 직접촬영 — 객담검사
3) 간접촬영 — 직접촬영 — 객담검사
4) 객담검사 — 직접촬영 — 간접촬영
5) 객담검사 — 간접촬영 — 직접촬영

답 2)

105 다음 백신 중 생균 백신은?

1) 백일해
2) 발진티푸스
3) 폴리오
4) 일본뇌염
5) 장티푸스

답 3)

106 호흡기계 감염병이 아닌 것은?

1) 백일해
2) 결핵
3) 디프테리아
4) 두창
5) 폴리오

답 5)

107 세균성이질(bacillary dysentery)에 관한 설명으로 잘못된 것은?

1) 심한 복통과 함께 설사가 특징적인 급성세균성 질환이다.
2) 주로 위생상태가 나쁘고 인구가 조밀한 지역에서 발생한다.
3) 소화기계 급성감염병으로 제3군감염병이다.
4) 세균성이질균은 아포를 형성하지 않는다.
5) 예방대책은 안전한 음료수 제공과 분뇨의 위생적 처리이다.

답 3)

108 다음(　　)에 들어가 내용은?

병이 있는 사람을 병이 있다고 판정할 수 있는 확률 (　　)
병이 없는 사람을 병이 없다고 판정할 수 있는 확률 (　　)

1) 감수성(sensitivity, 민감도), 특이성(specificity, 특이도)
2) 예측도(predictability), 타당성(validity)
3) 감수성(sensitivity, 민감도), 타당성(validity)
4) 감수성(sensitivity, 민감도), 예측도(predictability)
5) 예측도(predictability), 특이성(specificity, 특이도)

답 1)

109 바이러스성 백신은?

1) 콜레라　2) 결핵　3) 폴리오
4) 장티푸스　5) 백일해

답 3)

110 감염지수(또는 접촉지수)가 가장 낮은 것은?

1) 디프테리아　2) 홍역　3) 폴리오
4) 성홍열　5) 백일해

답 3)

111 환경개선으로 효과가 있는 감염병은?

1) 홍역　2) 인플루엔자　3) 장티푸스
4) 결핵　5) 풍진

답 3)

112 폴리오의 유행을 예방하기 위하여 예방접종을 받아야 할 전체 인구 중 최소한의 인구는?

1) 20%　2) 40%　3) 60%
4) 80%　5) 0.1%

답 4)

113 감수성지수가 큰 것부터 차례로 나열된 것은?

1) 홍역 – 백일해 – 성홍열 – 디프테리아 – 폴리오
2) 홍역 – 디프테리아 – 성홍열 – 백일해 – 폴리오
3) 홍역 – 디프테리아 – 백일해 – 폴리오 – 성홍열
4) 천연두 – 홍역 – 백일해 – 폴리오 – 디프테리아
5) 천연두 – 백일해 – 디프테리아 – 성홍열 – 폴리오

답 1)

114 급성 감염병(장티푸스) 관리의 3대 관리원칙이라고 할 수 없는 것은?

1) 감염병 대책 2) 전염경로 대책 3) 감수성 숙주 대책
4) 환자 치료 대책 5) 병원소 대책

답 4)

115 다음 중 식품위생 개선과 관계가 적은 것은?

1) 콜레라 2) 장티푸스 3) 이질
4) 결핵 5) 유행성출혈열

답 5)

116 세균성 감염병에 해당하는 것은?

1) 백일해, 일본뇌염, 페스트
2) 디프테리아, 백일해, 홍역
3) 발진티푸스, 두창, 결핵
4) 장티푸스, 파라티푸스, 콜레라
5) 페스트, 콜레라, 풍진

답 4)

117 장티푸스의 발생이 높은 지역사회에서 장티푸스 관리 목적상 가장 우선해야 할 사업은?

1) 예방접종 실시 2) 환자격리 및 수용 3) 보건교육 실시
4) 환경위생 개선 5) 접촉자 색출

답 4)

118 파라티푸스의 설명으로 잘못된 것은?

1) 일반적으로 남자에게 많이 발병한다.
2) 장티푸스와 비슷한 증세이나 가벼운 편이다.
3) A, B, C의 세 가지 균형이 있다.
4) 여름철에 많이 발생한다.
5) 포자가 있으므로, 장시간 가열하여야 균이 사멸한다.

답 5)

119 경구감염병의 병원체가 아닌 것은 어느 것인가?

1) 세균 2) 바이러스 3) 원생동물
4) 솔라닌 5) Gram 음성간균

답 4)

120 호흡기계통 감염병이 아닌 것은?

1) 천연두 2) 한센병 3) 홍역
4) 파라티푸스 5) 백일해

답 4)

121 **파라티푸스(paratyphoid fever)와 관계가 없는 것은?**

1) 제1군 법정감염병이다.
2) 치명률은 장티푸스보다 낮다.
3) 경증으로 인지되지 않는 경우가 많다.
4) 장티푸스와 잠복기간이 비슷하다.
5) A형은 청장년층 B형은 청소년들에게 다발한다.

답 4)

122 **장티푸스의 감염경로는?**

1) 경구감염
2) 피부감염
3) 비말감염
4) 경피감염
5) 호흡기감염

답 1)

123 **특정 시점에 질병을 조사하여 질병과 그 대상집단이 가지고 있는 속성과의 관련성을 구명하는 역학조사 방법은?**

1) 단면조사연구
2) 코호트연구
3) 환자-대조군연구
4) 병력별연구
5) 기왕연구

답 1)

124 **다음 중 정기 예방접종 대상 질환이 아닌 것은?**

1) 디프테리아
2) 결핵
3) 파상풍
4) 장티푸스
5) 폴리오

답 4)

125 **파라티푸스의 가장 좋은 예방대책은?**

1) 예방접종
2) 전염원 관리
3) 환경위생 개선
4) 환자격리 수용
5) 접촉자 색출

답 3)

126 **감염병 관리상 환경위생의 개선으로 가장 효과를 거둘 수 있는 질환은?**

1) 말라리아
2) 장티푸스
3) 두창
4) 파상풍
5) 백일해

답 2)

127 **공기로 전파되는 감염병은?**

1) 장티푸스
2) 발진티푸스
3) 백일해
4) 광견병
5) 일본뇌염

답 3)

128 집단급식을 통하여 전염될 가능성이 적은 것은?

1) 유행성이하선염
2) 세균성이질
3) 폴리오
4) 콜레라
5) 장티푸스

답 1)

129 Influenza가 세계적으로 유행을 일으키는 질병이 된 이유로 맞는 것은?

1) 소아가 가장 걸리기 쉽기 때문
2) 잠복기간이 비교적 길기 때문
3) 치료약이 없기 때문
4) 특별한 예방접종약이 없기 때문
5) 바이러스의 돌연변이이기 때문

답 5)

130 아메바성 이질의 설명으로 틀린 것은?

1) 병원체는 세균이다.
2) 잠복기는 보통 3~4주일이다.
3) 설사와 점혈변이 주증상이다.
4) 원충은 저항력이 약해서 배설된 후 12시간 이내에 죽는다.
5) 물속에서 1개월 정도 생존한다.

답 1)

131 이환 후에 면역이 가장 약한 질병은?

1) 이질
2) 장티푸스
3) 일본뇌염
4) 결핵
5) 유행성 이하선염

답 1)

132 감염병의 유행기간이 짧은 때의 역학적 특성은?

1) 발생률과 유병률이 모두 낮다.
2) 발생률과 유병률이 모두 높다.
3) 발생률은 낮고 유병률은 높다.
4) 발생률은 높고 유병률은 낮다.
5) 발생률과 유병률이 거의 같다.

답 5)

133 세균성 이질과 관련이 없는 사항은?

1) 파리와 인분비료 사용
2) 제1군 법정감염병
3) 영구보균자가 극히 드물다.
4) 동물병원소의 존재
5) Shigella boydii

답 4)

134 **홍역, 백일해 등과 같이 수년을 주기로 유행이 반복되는 역학 현상은?**

1) 추세변화
2) 불규칙 변화
3) 장기변화
4) 순환변화
5) 계절적 변화

답 4)

135 **예방접종 실시로 효과가 있는 감염병은?**

1) 콜레라
2) 장티푸스
3) 파라티푸스
4) 백일해
5) 세균성 이질

답 4)

136 **바이러스성 질환에 속하지 않는 것은?**

1) 인플루엔자, 홍역
2) 폴리오, 풍진
3) 황열, 유행성이하선염
4) 콜레라, 이질, 말라리아
5) 유행성 간염, 일본뇌염

답 4)

137 **인공수동면역에 대한 설명으로 옳지 않은 것은?**

1) 수동면역은 다른 숙제에 형성된 면역체를 받는 것이다.
2) 인공수동면역으로는 주로 혈청제제를 접종한다.
3) 인공수동면역은 인공능동면역에 비해 효력이 늦게 나타난다.
4) 인공수동면역은 인공능동면역에 비해 효력지속기간이 짧다.
5) 면역혈청이나 감마글로불린(γ-globulin)을 주사하여 얻는다.

답 3)

138 **한 지역에 어떤 종류의 악성종양이 가장 많은가를 알기 위하여 한 시점에서 집단 검진을 일률적으로 실시하였다. 이것은 다음 역학조사방법 중 어디에 해당하는가?**

1) 실험연구
2) 전향성 연구
3) 코호트 연구
4) 후향성 연구
5) 단면조사연구

답 5)

139 **역학적 분석과 관계가 없는 것은?**

1) 코호트 조사(전향성 조사)
2) 후향성 조사(환자－대조군 조사)
3) 비교위험도 측정
4) 확률 추출법
5) 병역별 조사

답 4)

140 이환 후 면역이 가장 약한 질병은?

1) 이질　2) 장티푸스　3) 일본뇌염
4) 결핵　5) 유행성이하선염

답 1)

141 Schick test와 관계가 있는 질환은?

1) 백일해　2) 디프테리아　3) 파상풍
4) 성홍열　5) 장티푸스

답 1)

142 인간면역결핍 바이러스(HIV)가 병원체인 질병은?

1) 매독　2) 임질　3) 연성하감
4) 후천성면역결핍증　5) 쯔쯔가무시병

답 4)

143 어머니의 모유를 통하여 형성되는 면역은?

1) 인공능동면역　2) 인공수동면역　3) 자연능동면역
4) 자연수동면역　5) 자연면역

답 4)

144 건강격리(quarantine)의 기간은?

1) 이환기간　2) 최대잠복기간 동안　3) 최소잠복기간
4) 세대기간　5) 현성감염

답 2)

145 후천성 면역결핍증의 HIV를 발견하지 못한 곳은?

1) 혈액　2) 정액　3) 질분비물
4) 땀　5) 타액

답 4)

146 후천성 면역결핍증의 전파경로가 아닌 것은?

1) 수혈　2) 성 접촉　3) 분만 시 수직감염
4) 피부접촉　5) 주사기

답 4)

147 **환자의 격리를 어렵게 하는 대상이 아닌 것은?**

1) 간과환자
2) 은닉환자
3) 건강보균자
4) 현성환자
5) 잠복기보균자

답 4)

148 **인공능동면역과 인공피동면역의 차이를 가장 잘 설명한 것은?**

1) 인공능동면역은 면역성이 긴 데 비해 인공피동면역은 면역성이 짧다.
2) 인공능동면역은 인공피동면역보다 개인에 대한 항체 저항이 없다.
3) 인공능동면역이나 인공피동면역은 둘 다 면역성이 길다.
4) 인공능동면역은 면역성이 짧은 데 비해 인공피동면역은 면역성이 길다.
5) 인공능동면역과 인공피동면역은 둘 다 면역성이 짧다.

답 1)

149 **예방접종 백신을 통하여 형성되는 면역은?**

1) 선천면역
2) 자연수동면역
3) 자연능동면역
4) 인공수동면역
5) 인공능동면역

답 5)

150 **잠복기는 감염병관리상 어떻게 이용되는가?**

1) 격리기간 결정
2) 건강격리기간 결정
3) 환자격리기간 결정
4) 방역방법 결정
5) 격리수용기간 결정

답 2)

151 **공기로 전염되는 질병이 아닌 것은?**

1) 독감
2) 결핵
3) 폐암
4) 폐렴
5) 백일해

답 3)

152 **인간의 질병 원인규명에 있어서 실험역학적 조사가 어렵다고 하는 가장 중요한 이유는?**

1) 인도적·윤리적으로 어렵기 때문에
2) 조사에 따른 조사인원이 부족하기 때문에
3) 실험적으로 결론을 얻기가 어렵기 때문에
4) 실험시설 설비가 부족하기 때문에
5) 실험비용이 과다하게 소요되기 때문에

답 1)

153 **활성 전파체에 의한 전파방법과 감염병의 연결이 옳지 않은 것은?**

1) 증식형 — 황열, 페스트, 뎅귀열
2) 배설형 — 발진열·페스트
3) 발육증식형 — 말라리아, 수면병
4) 발육형 — 사상충증, 로아로아
5) 경란형 — 재귀열, 뎅귀열

답 5)

154 **De Rudder의 감염지수가 가장 높은 것은?**

1) 홍역
2) 성홍열
3) 백일해
4) 폴리오
5) 디프테리아

답 1)

155 **매개곤충이 체표면이나 다리에 병원체를 묻혀 음식물에 오염 시키는 전파형태는?**

1) 생물학적 전파
2) 기계적 전파
3) 증식형 전파
4) 발육형 전파
5) 경란형 전파

답 2)

156 **역학적 연구에 있어서 2단계 역학이란?**

1) 기술역학
2) 분석역학
3) 임상역학
4) 이론역학
5) 혈청역학

답 2)

157 **역학적으로 환경적 인자와 관계없는 것은?**

1) 기후
2) 인종
3) 지형
4) 전파체
5) 주택

답 1)

158 **이·미용업소에서 수건 등 개달물을 통하여 전파될 수 있는 질병은?**

1) 홍역
2) 콜레라
3) 장티푸스
4) 트라코마
5) 임질

답 4)

159 **과거 20년간 우리나라에서 가장 많이 발생했던 감염병은?**

1) 디프테리아
2) 백일해
3) 홍역
4) 장티푸스
5) 폴리오

답 3)

160 접촉 감염지수(contagious index)가 가장 높은 것은?

1) 소아마비 2) 홍역 3) 성홍열
4) 백일해 5) 디프테리아

답 2)

161 사스(SARS)와 같은 감염병이 돌연 국내에 들어와 유행하는 현상을 무엇이라 하는가?

1) 추세변화 2) 주기변화 3) 단기변화
4) 계절변화 5) 불규칙변화

답 5)

162 법정감염병의 연결이 틀린 것은?

1) 1군감염병 — 콜레라, 파라티푸스
2) 2군감염병 — 홍역, 디프테리아
3) 3군감염병 — 탄저, 풍진
4) 4군감염병 — 황열, 에볼라열
5) 지정감염병 — A형간염, C형간염

답 2)

163 법정감염병 중 체체파리가 매개하는 원충성 질환은?

1) 라싸열 2) 아프리카수면병 3) 발진열
4) 일본뇌염 5) 쯔쯔가무시증

답 2)

164 역학적 분석에서 귀속위험도의 산출방법은?

1) 폭로군의 발병률 ÷ 비폭로군의 발병률
2) 비폭로군의 발병률 ÷ 폭로군의 발병률
3) 폭로군의 발병률 − 비폭로군의 발병률
4) 비폭로군의 발병률 − 폭로군의 발병률
5) 폭로군의 발병률 × 비폭로군의 발병률

답 3)

165 카다르기, 발진기, 해열기의 증상을 나타내는 감염병은?

1) 백일해 2) 천연두 3) 홍역
4) 디프테리아 5) 매독

답 3)

166 비말감염(Droplet infection)이 잘되는 조건은?

1) 환경불량 2) 군집 3) 영양실조
4) 상처 5) 피로

답 2)

167 현성감염자보다 보균자가 역학적으로 더 중요한 이유는 무엇인가?

1) 발견하기 쉽기 때문에
2) 관리가 용이하기 때문
3) 전파의 우려가 높기 때문
4) 재감염의 우려가 높기 때문
5) 증상이 심하기 때문

답 3)

168 홍역 경과 중 전염성이 가장 큰 시기는?

1) 회복기
2) 잠복기
3) 회복 후
4) 발병기
5) 후유기

답 2)

169 중증급성호흡기증후군(SARS)이 외국에서 유입되어 유행하였다면 이러한 유행 향상은?

1) 추세변화
2) 순환변화
3) 불규칙변화
4) 계절변화
5) 단기변화

답 3)

170 만성감염병의 역학적 특성은?

1) 발생률이 낮고 유병률이 높다.
2) 발생률이 높고 유병률이 낮다.
3) 발생률과 유병률이 다 높다.
4) 발생률과 유병률이 다 낮다.
5) 발생률과 유병률이 항상 같다.

답 1)

171 홍역에 대한 설명으로 옳지 않는 것은?

1) 급성호흡기계 감염병이다.
2) 1~2세에 다발한다.
3) 자연능동면역으로 일시면역이 된다.
4) 전신발진과 열이 있다.
5) 폐렴, 중이염, 뇌염 등의 합병증이 있다.

답 3)

172 역학에서 말하는 2차적 예방(secondary prevention)이란?

1) 환자에 대한 격리치료를 말한다.
2) 환자에 대한 화학약품요법을 말한다.
3) 환자에 대한 조기발견, 조기치료를 말한다.
4) 1차예방접종 후 차차 보강접종 하는 것을 말한다.
5) 이상 모두

답 3)

173 **우리나라에서 신증후군출혈열(유행성 출혈열)의 유행계절은?**

1) 늦봄과 초여름 2) 늦봄과 초가을 3) 늦여름과 초가을
4) 늦가을과 겨울 5) 사계절 모두

답 2)

174 **BCG접종으로 예방 효과가 있는 감염병은?**

1) 한센병 2) 홍역 3) 말라리아
4) 장티푸스 5) 풍진

답 1)

175 **SARS(중증 급성 호흡기증후군)와 관련이 없는 것은?**

1) 비말로 전염된다. 2) 제4군 감염병이다.
3) 재채기나 고열 등의 증상이 주로 발생한다. 4) 50년 주기로 유행한다.
5) 발생 시 즉시 신고해야 하는 감염병이다.

답 1)

176 **가을철 주로 쥐가 매개하는 감염병은?**

1) 천연두 2) 렙토스피라증 3) 트라코마
4) 재귀열 5) 발진티푸스

답 2)

177 **역학의 궁극적 목표는?**

1) 질병의 치료 2) 감염병 관리
3) 감염병의 전파양식 파악 4) 공중보건학의 발전
5) 질병 발생예방과 질병의 근절

답 1)

178 **비말감염이 잘 되지 않는 감염병은?**

1) 디프테리아 2) 성홍열 3) 인플루엔자
4) 유행성 출혈열 5) 백일해

답 4)

179 **현재 세계적으로 박멸된 것으로 알려진 감염병은?**

1) 결핵 2) 두창 3) 홍역
4) 파상풍 5) 백일해

답 2)

180 감염병의 유행 기간이 짧을 때의 역학적 특성은?

1) 발생률과 유병률이 모두 낮다.
2) 발생률과 유병률이 모두 높다.
3) 발생률은 낮고 유병률은 높다.
4) 발생률은 높고 유병률은 낮다.
5) 발생률과 유병률이 거의 같다.

답 5)

181 들쥐로부터 전염이 되며 초기는 감기증상을 일으키는 나선균이 병원체인 질병은?

1) 렙토스피라증
2) 황열
3) 탄저병
4) 양충병
5) 유행성 출혈열

답 1)

182 파상풍의 병원소에 해당하는 것은?

1) 현성 감염자
2) 불현성 감염자
3) 보균자
4) 소, 돼지
5) 흙

답 5)

183 체외독소를 분비하는 호흡기계 감염병은?

1) 파상풍
2) 두창
3) 홍역
4) 풍진
5) 공수병

답 1)

184 역학의 개념과 비교적 거리가 먼 것은?

1) 인간집단에서 발생하는 질병의 양상 규명
2) 질병의 치료
3) 질병의 원인규명 및 예방
4) 의학이나 보건학의 연구 개발
5) 질병의 자연사 연구

답 2)

185 임신 초기에 이환되면 태아에게 영향을 주는 질병은?

1) 홍역
2) 풍진
3) 수두
4) B형간염
5) 디프테리아

답 2)

186 역학의 조사방법 중 분석역학과 거리 먼 것은?

1) 단면조사연구
2) 환자－대조군연구
3) 후향성 조사
4) 기술적 조사
5) 코호트 연구

답 1)

187 **질병의 발생설의 시대별 순서는?**

1) 신벌설－점성설－장기설－감염설－미생물설
2) 신벌설－장기설－점성설－감염설－미생물설
3) 신벌설－점성설－장기설－미생물설－감염설
4) 장기설－감염설－미생물설－신벌설－점성설
5) 미생물설－신벌설－점성설－장기설－감염설

답 1)

188 **한센병의 가장 효과적인 예방법은?**

1) 초기 환자를 반드시 격리 수용시킨다.
2) 한센균의 매개체를 없애주는 것이 가장 중요하다.
3) 한센병 이환의 위험성이 높은 사람에게 DDS나 BCG 백신을 사용한다.
4) 예방법은 없다.
5) 한센병 환자와의 접촉을 절대 금지한다.

답 1)

189 **성병에 관한 설명 중 틀린 것은?**

1) 임질은 병후 면역력이 강해진다.
2) 임산부 임질은 유아 맹인의 직접원인이 될 수 있다.
3) 매독은 잠복기가 임질보다 길다.
4) 성병관리는 환자 색출이 가장 중요하다.
5) 매독은 사람에게만 감염된다.

답 1)

190 **인간집단에서 발생하는 질병발생, 분포, 경향양상을 파악하기 위하여 그 집단의 특성을 조사하는 역학은?**

1) 기술역학 2) 분석역학 3) 이론역학
4) 실험역학 5) 작전역학

답 1)

191 **발생률과 유병률이 거의 같은 경우는 다음 중 언제인가?**

1) 질병의 이환기간이 길 때 2) 질병의 이환기간이 짧을 때
3) 한 지역에 많은 질병이 발생할 때 4) 치명률이 낮을 때
5) 만성감염병이 유행할 때

답 1)

192 역학적 연구에 있어서 2단계 역학이란?

1) 기술역학 2) 분석역학 3) 임상역학
4) 이론역학 5) 혈청역학

답 2)

193 역학의 역할이라고 볼 수 없는 것은?

1) 질병관리 방법과 그 결과를 평가 2) 질병발생의 원인 규명
3) 질병의 자연사 연기술 4) 질병의 치료방법 개발
5) 질병의 임상연구에 기여

답 4)

194 질병과 검사방법의 연결이 바르지 못한 것은?

1) 결핵 — PPD test 2) 한센병 — Lepromin
3) 장티푸스 — Widal test 4) 디프테리아 — Dick test
5) 발진티푸스 — Weil-Felix test

답 4)

195 흡연과 폐암의 원인적 관련성을 조사하기 위하여 코호트 조사를 실시하였다. 비흡연자 10,000명 중 12명의 폐암환자가 발생하고, 흡연자 10,000명 중 52명의 폐암환자가 발생하였다면 이 연구에서 흡연이 폐암에 미치는 귀속위험도는 얼마인가?

1) 인구 10,000명당 40명 2) 인구 10,000명당 48명
3) 인구 10,000명당 50명 4) 인구 10,000명당 55명
5) 인구 10,000명당 64명

답 1)

196 다음 중 세계적으로 가장 많이 발생하는 성병은?

1) 매독 2) 임질 3) 임파육아종
4) 트리코모나스 5) 연성하감

답 2)

197 디프테리아의 진단에 쓰이는 반응은?

1) 투베르쿨린 테스트(Tuberculin test) 2) 위달 테스트(Widal test)
3) 딕크 테스트(Dick test) 4) 쉭크 테스트(Schick test)
5) 와일－펠릭스 테스트(Weil-Felix test)

답 4)

198 측정기간 동안에 일정한 인구집단에서 새로 발병한 환자수의 크기의 비율은?

1) 발생률 2) 유병률 3) 평균유병률
4) 시점유병률 5) 기간유병률

답 1)

199 일부 지역에 특수하게 질병이 발생하는 경우로 낙동강 유역에 간디스토마의 유행현상을 무엇이라고 하는가?

1) pandemic 2) epidemic 3) endemic
4) sporadic 5) spread

답 3)

200 임질의 설명으로 옳지 않는 것은?

1) 그람 음성의 쌍구균이다.
2) 능동, 피동 면역방법은 모두 없다.
3) 이환 후의 면역은 어느 정도 있다.
4) 배양 온도는 36℃로 24시간 배양한다.
5) 생식기를 침범하여 불임증이 될 수 있다.

답 3)

201 전향성 코호트조사로 다음과 같은 결과를 얻었을 때 흡연에 의한 폐암 발생의 비교위험도와 귀속위험도는?

구분	폐암환자	건강한 자
흡연자	10	990
비흡연자	10	1,990
합계	20	2,980

1) 비교위험도 1배, 귀속위험도 30%
2) 비교위험도 2배, 귀속위험도 50%
3) 비교위험도 3배, 귀속위험도 60%
4) 비교위험도 4배, 귀속위험도 70%
5) 비교위험도 5배, 귀속위험도 80%

답 2)

202 어느 시점에서 일정한 집단 안에 질병에 걸려 있는 모든 환자의 비율은?

1) 발병률 2) 발생률 3) 유병률
4) 2차 발생률 5) 평균발병률

답 3)

203 다음 질병 중 지방병적 유행을 하는 것은?

1) 홍역 2) 장티푸스 3) 일본뇌염
4) 간디스토마 5) 성홍열

답 4)

204 SMR에 대한 설명 중 틀린 것은?

1) SMR은 $\frac{\text{어느 인구집단에서의 실제 사망자 총수}}{\text{같은 인구집단에서의 예상 사망자 총수}}$ 이다.
2) 직접정정법의 근거가 된다.
3) 알고 싶어하는 그룹의 사망률이 표준화된 지역보다 SMR배 만큼 높다는 뜻이다.
4) 두 집단의 연령별 특수율이 알려져 있지 않거나, 예상수가 적어 신빙성이 없는 경우에 사용한다.
5) SMR이 1보다 크면 표준인구에서 보다 비교하고자 하는 대상인구에서 사망이 더 많다.

답 2)

205 연령별로 사망률이 가장 높은 시기는?

1) 청년기 2) 장년기 3) 소아기
4) 유아기 5) 영아기

답 5)

206 흡연이 폐암과 관련이 있다는 가설이 확정되는 과정을 바르게 연결한 것은?

1) 단면적 연구 → 후향성 연구 → 전향성 연구
2) 단면적 연구 → 코호트 연구 → 임상적 인상
3) 임상적 인상 → 환자-대조군 연구 → 전향성 연구
4) 후향성 연구 → 임상적 인상 → 전향성 연구
5) 전향성 연구 → 후향성 연구 → 임상적 인상

답 3)

207 Index case를 잘 설명한 것은?

1) 질병 발생의 순서를 말한다.
2) 어떤 질병이 발생했을 때 첫 환자를 말한다.
3) 증세에 있어 가장 대표적인 환자를 말한다.
4) 첫 환자가 아니더라도 그 집단에서 가장 먼저 보고된 환자를 말한다.
5) 영아사망지수를 말한다.

답 4)

208 의사 또는 한의사가 탄저 환자를 진단하였을 때의 신고는?

1) 즉시 2) 5일 이내 3) 6일 이내
4) 7일 이내 5) 8일 이내

답 1)

209 페스트(plague)에 관한 설명으로 잘못된 것은?

1) 급성감염병으로 선페스트와 페페스트로 분류된다.
2) 림프선종, 폐염, 패혈증을 일으킨다.
3) 전파는 감염된 쥐를 흡혈한 모기에 의한다.
4) 병원소는 야생설치류, 집쥐, 환자이다.
5) 예방관리는 구서작업과 검역이 효과적이다.

답 3)

210 질 편모충(Trichomonas vaginalis)과 가장 관계가 깊은 것은?

1) 대하증
2) 방광염
3) 남자에게는 기생하지 않는다.
4) 성병이 아니다.
5) 악취는 없다.

답 1)

211 남자보다 여자에서 암 발생률이 높은 부위는?

1) 위
2) 신장
3) 담낭
4) 뼈
5) 간

답 3)

212 쯔쯔가무시증(Tsutsugamushi disease)을 매개하는 vector는?

1) 모기
2) 참진드기(tick)
3) 작은진드기(mite)
4) 파리
5) 이

답 3)

213 우리나라 10대 사망원인이 아닌 것은?

1) 심장질환
2) 사고
3) 뇌혈관 질환
4) 결핵
5) 신장병

답 5)

214 Tuberculin test 결과 양성인 사람은?

1) BCG를 맞아야 한다.
2) 정상상태에서는 절대로 음성으로 되지 않는다.
3) 양성이 된 수 12개월 이내로 치료하면 음성이 될 수도 있다.
4) 만약 이 사람이 음성으로 되면 Tuberculin 반응도 음성이 된다.
5) 모두 활동성 결핵 환자이다.

답 3)

215 순화독소(toxoid)를 접종하여 얻은 면역은?

1) 자연능동면역 2) 인공능동면역 3) 자연수동면역
4) 인공수동면역 5) 감염면역

답 2)

216 먹지 않고 가장 오래 견디는 위생곤충은?

1) 파리 2) 모기 3) 빈대
4) 몸 이 5) 머리 이

답 3)

217 생균백신이 아닌 접종약은?

1) BCG 2) Sabin 3) Salk
4) 탄저 5) 풍진

답 3)

218 살서제 중 2차 독성이 가장 심한 것은?

1) 후마린 2) 1080(sodium fluoroacetate)
3) 와파린 4) 인화아연
5) 파이발

답 2)

219 격리를 방해하는 요소라고 볼 수 없는 것은?

1) 보균자 2) 은닉환자 3) 무증상감염자
4) 간과환자 5) 현성환자

답 5)

220 바퀴를 구제하기 위하여 냉장고 뒤에 살충제를 사용하였다. 다음 중 어느 것이 가장 적당한가?

1) 수화제 2) 유제 3) 용제
4) 분제 5) 입제

답 4)

221 Salmonellosis를 일으키는데 관련이 있는 것은?

1) 물 2) 우유 3) 공기
4) 개달물 5) 토양

답 1)

222 Malaria는 mal(나쁜)+aria(공기)에서 유래 되었다. 이 질병 발생과 관련있는 학설은?

1) 종교설 2) 점성술 3) 미생물병인론
4) 장기설 5) 접촉전염설

답 4)

223 어떤 감염병의 유행에 있어서 연령에 따라 유행양상이 달라진다고 한다면 이런 유행현상을 무엇이라고 하는가?

1) 지리적 현상 2) 사회적 현상 3) 생물학적 현상
4) 시간적 현상 5) 시대적 현상

답 3)

224 훈증법에 의하여 구서하고자 할 때 사용되는 것은?

1) 아비산 2) 암모니아 가스 3) 아황산가스
4) 황산 제제 5) 탄산가스

답 3)

225 환자-대조군조사의 장점이라고 할 수 없는 것은?

1) 시간, 경비, 노력이 적게 든다. 2) 대상자 수가 적다.
3) 대조군 선정이 용이하다. 4) 희귀한 질병의 조사에 적합하다.
5) 기존 자료의 활용이 가능하다.

답 3)

226 정확도를 측정하는 지표가 아닌 것은?

1) 상대위험도 2) 민감도 3) 특이도
4) 양성예측도 5) 음성예측도

답 1)

227 곤충은 어느 기관으로 듣는가?

1) 복안 2) 단안 3) 촉각
4) 하순빈 5) 소악빈

답 3)

228 바퀴의 특성이 아닌 것은?

1) 군거성 2) 질주성 3) 야행성
4) 주광성 5) 잡식성

답 4)

229 이중맹검법의 목적으로 옳은 것은?

1) 환자군과 대조군의 비교가 가능하다.
2) 추출에 의한 오차를 감소시킬 수 있다.
3) 관찰자와 피검사에 의한 편견을 제거할 수 있다.
4) 관찰자에 의한 편견 및 추출에 의한 오차를 제거할 수 있다.
5) 피검자에 의한 편견 및 추출에 의한 오차를 제거할 수 있다.

답 3)

230 감염지수가 큰 순서대로 옳게 나열된 것은?

1) 천연두 – 백일해 – 디프테리아 – 성홍열 – 소아마비
2) 홍역 – 디프테리아 – 성홍열 – 백일해 – 소아마비
3) 홍역 – 디프테리아 – 백일해 – 소아마비 – 성홍열
4) 천연두 – 홍역 – 백일해 – 소아마비 – 디프테리아
5) 홍역 – 백일해 – 성홍열 – 디프테리아 – 소아마비

답 5)

231 여러 가지 원인이 서로 관련되어 있고, 반드시 선행되는 요소가 거미줄처럼 복잡하게 얽혀 있음으로써 어떤 질병이 발생된다는 설은?

1) 원인망모형설
2) 수레바퀴 모형설
3) 삼각형모형설
4) 3대요인설
5) 다요인설

답 1)

232 질병 발생의 3대요소로 옳은 것은?

1) 환경, 소질, 감수성
2) 병인, 숙주, 환경
3) 병인, 환경, 소질
4) 병인, 숙주, 유전
5) 숙주, 환경, 감염

답 2)

233 30~50년마다 질병이 유행하는 양상은?

1) 순환변화
2) 추세변화
3) 계절적 변화
4) 시간변화
5) 불규칙 변화

답 2)

234 우유 매개성 감염병이 아닌 것은?

1) 결핵
2) 장티푸스
3) 디프테리아
4) 브루셀라증
5) 장염 비브리오

답 5)

235 **어떤 지방에 질병이 계속적으로 존재하면서 그 지방 주민에게 영향을 주는 것은?**

1) 산발성(sporadic)
2) 유행성(epidemic)
3) 범발성(pandemic)
4) 지방병성(endemic)
5) 감염(infection)

답 4)

236 **코호트 조사(Cohort study)의 장점이 아닌 것은?**

1) 요인에 편견이 개입될 여지가 없다.
2) 다른 질병과의 관계를 파악할 수 있다.
3) 조사 결과를 모집단에 적용할 수 있다.
4) 희귀한 질병의 조사에 적합하다.
5) 조사가 정확하다.

답 4)

237 **리케차(rickettsia)성 질환은?**

1) 페스트
2) 발진티푸스
3) 파상풍
4) 임질
5) 콜레라

답 2)

238 **건강격리를 하는 기간 및 기준은?**

1) 자각 증상 소실기까지
2) 타각 증상 소실기까지
3) 그 질병의 잠복기간
4) 검사 소견은 없어도 된다.
5) 환자 격리기간 결정

답 3)

239 **전향성 조사의 장점이라 할 수 있는 것은?**

1) 조사경비가 많이 든다.
2) 위험도(Risk)의 산출이 가능하다.
3) 장기간의 관찰이 필요하다.
4) 후향성 조사에 비해서 노력이 많이 든다.
5) 대상자가 많이 탈락한다.

답 2)

240 **질병발생의 3대 요인은?**

1) 병원체, 유전, 환경
2) 흡연, 숙주, 환경
3) 병원체, 숙주, 환경
4) 병원소, 스트레스, 환경
5) 병원체, 숙주, 운동부족

답 3)

241 파리로부터 전염될 가능성이 큰 질환은?

1) 백일해
2) 소아마비
3) 디프테리아
4) 홍역
5) 사상충병

답 2)

242 감염력, 독력 발생률의 정의에 관한 설명으로 틀린 것은?

1) 병원력 : 각종 약체에 저항하는 병원체의 저항력
2) 독력(독성) : 증상을 발현한 사람들 중에서 매우 심각한 임상증상이나 장애를 초래하게 하는 정도
3) 감염력 : 병원체가 숙주 내에 침입 증식하여 숙주에 질병 혹은 면역 등의 반응을 일으키게 하는 정도
4) 2차 발병률 : 발단자에 폭로된 사람 중에서 폭로 후 발병된 전염되는 사람의 비율
5) 병원력 : 병원체가 감염된 숙주에게 현성질환을 일으키는 능력

답 1)

243 알레르기성 피부염의 진단법은 다음 중 어느 것인가?

1) Dick test
2) 색소변성시험
3) Widal 반응시험
4) Schick test
5) 첩포시험(patch test)

답 5)

244 이환되어도 약한 면역만 형성되는 질병은?

1) 페스트
2) 장티푸스
3) 결핵
4) 매독
5) 디프테리아

답 5)

245 전파양식과 전파체의 연결이 옳지 않은 것은?

1) 활성전파 — 바퀴, 모기
2) 비활성전파 — 물, 식품
3) 기계적전파 — 파리, 바퀴
4) 생물학적전파 — 파리
5) 직접전파 — 비말, 포말

답 4)

246 불현성 감염의 특징으로 옳지 않은 것은?

1) 전염력이 있다.
2) 면역력이 있다.
3) 규모, 발생양식의 파악이 쉽다.
4) 질병관리면에서 대단히 중요하다.
5) 현성, 불현성의 비는 질병마다 다르다.

답 3)

247 다음 중 혈청학적 Widal 반응시험으로 진단하는 질병은?

1) Typhoid fever 2) Diphtheria 3) Scalet fever
4) Tuberculosis 5) 성홍열

답 1)

248 질병의 유행현상에서 시간적 변화 중 장기변화에 해당하는 것은?

1) 추세변화 2) 순환변화 3) 불규칙 변화
4) 계절적 변화 5) 단기적 변화

답 1)

249 어느 감염병의 치명률이 높다는 의미는?

1) 병원체의 감염량이 낮다. 2) 병원체의 병독성이 높다.
3) 질병의 유행기간이 길다. 4) 그 지역 사람의 면역성이 높다.
5) 그 지역 사람의 건강상태가 나쁘다.

답 2)

250 환자군 중 유해요인노출군을 A·비노출군을 C, 대조군 중 유해요인노출군을 B·비노출군을 D라한다. 다음 중 OR(Odds Ratio, 교차비)의 계산공식은?

1) AB/CD 2) AC/BD 3) CD/AB
4) AD/BC 5) BC/AD

답 1)

251 불현성감염 : 현성감염의 비율이 약 1,000 : 1 정도 되는 질병은?

1) 소아마비 2) 성홍열 3) 홍역
4) 디프테리아 5) 백일해

답 1)

252 당뇨병의 증상으로 옳지 않은 것은?

1) 다식 2) 다뇨 3) 다갈
4) 체중감소 5) 이상출혈

답 1)

253 수건의 공동사용으로 감염 가능성이 큰 감염병은?

1) 홍역 2) 콜레라 3) AIDS
4) 바이러스 간염 5) 트리코마

답 5)

254 인공능동면역과 인공수동면역에 대한 설명으로 옳지 않은 것은?

1) 인공능동면역은 효력의 발효시간이 늦다.
2) 인공능동면역은 효력이 지속적이다.
3) 인공수동면역은 예방주사에 의한 면역이다.
4) 인공수도면역은 면역효력이 빠르다.
5) 인공수동면역은 효력의 지속시간이 짧다.

답 3)

255 감염병 발생에 관여하는 6가지 요소의 순서가 올바른 것은?

1) 병원체 — 전파 — 병원소로부터 탈출 — 신숙주에의 침입 — 신숙주의 감염
2) 병원소 — 병원소로부터 탈출 — 전파 — 신숙주의 감염 — 신숙주에의 침입
3) 병원체 — 병원소 — 병원소로부터 탈출 — 신숙주에의 침입 — 신숙주의 감염
4) 병원소 — 전파 — 신숙주에의 침입 — 신숙주의 감염 — 병원소로부터 탈출 — 병원체
5) 병원체 — 전파 — 병원소로부터 탈출 — 신숙주의 감염 — 신숙주에의 침입 — 병원소

답 3)

기생충질환 관리

01 제1중간숙주가 왜우렁이고 제2중간숙주인 담수어를 생식하여 생기는 기생충은?

1) 광절열두조충
2) 요코가와흡충
3) 아니사키스
4) 간디스토마
5) 폐디스토마

답 4)

02 다음은 기생충 질환과 중간숙주의 연결이다. 틀린 것은?

1) 간흡충 — 민물고기
2) 유구조충 — 돼지
3) 말라리아 — 돼지
4) 폐흡충 — 가재
5) 무구조충 — 소

답 3)

03 채독증의 원인이 되는 기생충은 어느 것인가?

1) 편충
2) 십이지장충(구충)
3) 회충
4) 선모충
5) 요충

답 2)

04 자가감염의 가능성이 많은 기생충은?

1) 회충
2) 폐흡충
3) 간흡충
4) 요충
5) 십이지장충

답 4)

05 우리나라에서 감염률이 가장 높은 기생충 질병은?

1) 간흡충증 2) 십이지장충 3) 유구조충증
4) 무구조충증 5) 회충

답 1)

06 제1중간숙주가 물벼룩이고, 제2중간숙주인 송어, 연어의 생식으로 생기는 기생충은?

1) 광절열두조충 2) 간디스토마 3) 폐디스토마
4) 요코가와흡충 5) 아니사키스

답 1)

07 현재 기생충 감염률이 줄어든 이유와 관계가 없는 것은?

1) 환경개선 2) 화장실 개량 3) 식습관의 변화
4) 수질오염 증가 5) 영농방법의 개선

답 4)

08 기생충과 중간숙주의 연결이 잘못된 것은?

1) 폐디스토마 — 가재, 게 2) 사상충 — 모기
3) 말라리아 — 사람 4) 십이지장충 — 모기
5) 무구조충 — 소

답 4)

09 야채류를 통해서 매개되는 기생충은?

1) 동양모양선충 2) 폐디스토마 3) 유구조충
4) 간디스토마 5) 광절열두조충

답 1)

10 다음 중 채소를 매개로 하는 기생충인 것은?

1) 무구조충 2) 십이지장충 3) 폐디스토마
4) 유구조충 5) 선모충

답 2)

11 채소로부터 감염되는 기생충이 아닌 것은 어느 것인가?

1) 회충 2) 십이지장충 3) 무구조충
4) 동양모양선충 5) 편충

답 3)

12 유구조충과 무구조충을 구별할 때 필요하지 않은 것은?

1) 충란형태　2) 액취의 유무　3) 중간숙주
4) 자궁측지수　5) 소극

답 1)

13 채독증을 일으키는 기생충은?

1) 화충　2) 동양모양선충　3) 십이지장충
4) 편충　5) 요충

답 3)

14 바다생선회를 생식할 때 감염될 수 있는 기생충은?

1) 선모충　2) 사상충　3) 간흡충류
4) 아니사키스류　5) 유구조충

답 4)

15 채소류로부터 감염되는 기생충은?

1) 무구조충　2) 유구조충　3) 선모충
4) 톡소플라스마　5) 회충

답 5)

16 무구조충의 감염은 다음 어느 식품으로부터인가?

1) 어패류　2) 우육(소고기)　3) 야채류
4) 돈육(돼지고기)　5) 과일류

답 2)

17 무구조충에 대한 설명으로 옳지 않은 것은?

1) 두부에 4개의 흡반이 있다.　2) 중간 숙주는 돼지이다.
3) 1,200~1,300 마디가 있다.　4) 소장에 기생한다.
5) 항문 소양증이 있다.

답 2)

18 잉어가 중간숙주인 기생충은?

1) 회충　2) 간디스토마　3) 선모충
4) 일본주혈흡충　5) 폐디스토마

답 2)

19

폐흡충증의 제2중간숙주는?

1) 가재
2) 다슬기
3) 쇠우렁
4) 참붕어
5) 송어, 연어

답 1)

20

간디스토마의 제2중간숙주는?

1) 가재
2) 담수어
3) 우렁이
4) 다슬기
5) 은어

답 2)

21

민물고기 생식이 감염원이 될 수 있는 기생충은?

1) 폐디스토마
2) 간디스토마
3) 일본주혈흡충
4) 아니사키스증
5) 스팔가눔

답 2)

22

우리나라에서 간디스토마가 가장 많이 유행하는 지역은?

1) 한강 상류
2) 한강 하류
3) 낙동강 유역
4) 섬진강 유역
5) 금강 유역

답 3)

23

항분소양증과 관계없는 기생충질환은?

1) 요충
2) 간디스토마
3) 광절요두조충
4) 유구조충
5) 무구조충

답 2)

24

바다생선회를 생식함으로써 감염될 수 있는 기생충은?

1) 간흡충류
2) 요코가와흡충
3) 아니사키스류
4) 선모충
5) 스팔가눔

답 3)

25

오염된 밭에서 맨발로 작업시 감염되는 기생충은?

1) 회충
2) 십이지장충
3) 선모충
4) 무구조충
5) 사상충

답 2)

26 페디스토마의 제1중간숙주는?

1) 왜우렁 2) 다슬기 3) 물벼룩
4) 쇠우렁 5) 크릴새우

답 2)

27 페디스토마의 1, 2중간 숙주로 맞게 짝지어진 것은?

1) 다슬기 : 쇠우렁 2) 다슬기 : 담수어 3) 물벼룩 : 가재
4) 쇠우렁 : 게 5) 다슬기 : 가재

답 5)

28 야채류를 통해서 매개되는 기생충은?

1) 동양모양선충 2) 페디스토마 3) 광절열두조충
4) 간디스토마 5) 유구조충

답 1)

29 다음 중 페디스토마의 진단방법은?

1) 타액검사 2) Scotch tape 검사 3) 혈액검사
4) 객담검사 5) 조직검사

답 4)

30 간디스토마의 기생 부위는?

1) 간 2) 소장 3) 담도
4) 십이지장 5) 비장

답 3)

31 민물고기를 날로 먹을 때 감염되는 기생충 질환은?

1) 요충 2) 유구조충 3) 페디스토마
4) 간디스토마 5) 회충

답 4)

32 페디스토마의 충란이 게나 가제에 침입하여 마지막으로 변태한 감염 형태는?

1) 유충 2) 레디아 3) 피낭유충
4) 유미유충 5) 포자낭충

답 3)

33 빛을 싫어하는 곤충은?

1) 모기 2) 파리 3) 바퀴
4) 빈대 5) 바퀴와 빈대

답 5)

34 기생충과 중간숙주의 연결이 틀린 것은?

1) 폐흡충 — 가재, 게 2) 구충 — 채소 3) 사상충 — 모기
4) 유구조충 — 돼지 5) 무구조충 — 소

답 2)

35 회충에 관한 설명 중 틀린 것은?

1) 충란을 사멸시키기 위해선 분변의 부숙기간을 여름 1개월, 겨울 3개월로 한다.
2) 장내 군거생활을 하며, 충란은 70℃로 가열하면 사멸된다.
3) 성충은 암수 구별이 가능하지만 충란은 불가능하다.
4) 충란은 산란과 동시에 감염력이 있다.
5) 태양은 회충란의 사멸능력이 있다.

답 4)

36 성충의 모양이 말채와 같이 생긴 기생충은?

1) 회충 2) 편충 3) 요충
4) 십이지장충 5) 사상충

답 2)

37 구충에 관한 설명 중 틀린 것은?

1) 유충은 간상유충의 감염형 사상유충으로 된다.
2) 충란은 자연조건에서 2주일이면 부화되어 수개월까지도 생존한다.
3) 구충의 검사법으로는 황산아연부유법이 있다.
4) 십이지장충은 림프관에 기생된다.
5) 성충은 빈혈과 소화기장애를 일으킨다.

답 4)

38 자웅동체 기생충이 아닌 것은?

1) 유구조충 2) 무구조충 3) 간흡충
4) 회충 5) 광절열두조충

답 4)

공중보건학

39 장관 기생 원충류 중 병원성을 갖는 아메바는?

1) 왜소아메바 2) 대장아메바 3) 요오드아메바
4) 이질아메바 5) 이상 모두

답 4)

40 오염된 흙에서 맨발로 작업할 때 감염될 수 있는 기생충은?

1) 회충 2) 구충 3) 스파르가눔
4) 선모충 5) 사상충

답 2)

41 유충이 담도폐쇄를 일으킬 수 있는 기생충은?

1) 간디스토마 2) 회충 3) 폐디스토마
4) 요충 5) 동양모양 선충

답 1)

42 다음 중 바르게 연결된 것은?

1) 유구조충 – 돼지고기 – 낭미충
2) anisakis자충 – 게 – 붕어
3) 광절열두조충 – 물벼룩 – 게
4) 간디스토마 – 왜우렁 – 소
5) 페디스토마 – 다슬기 – 담수어

답 1)

43 회충란의 사멸에 좋은 조건인 것은?

1) 고온 2) 고습 3) 고압
4) 일광 5) 건조

답 4)

44 산란과 동시에 감염능력을 갖는 기생충은?

1) 회충 2) 요충 3) 구충
4) 간흡충 5) 편충

답 2)

45 자가감염, 집단감염의 가능성이 큰 기생충은?

1) 회충 2) 요충 3) 십이지장충
4) 편충 5) 분선충

답 2)

46 **기생충의 인체침입경로라고 할 수 없는 것은?**

1) 경구침입 2) 경피침입 3) 호흡기계 침입
4) 매개체에 의한 침입 5) 이상 모두

답 3)

47 **장관 기생 원충류 중 병원성을 갖는 아메바는?**

1) 왜소아메바 2) 대장아메바 3) 요오드아메바
4) 이질아메바 5) 이상 모두

답 4)

48 **소변에서 검출될 가능성이 있는 기생충은?**

1) 무구촌충 2) 빌할쯔주혈흡충 3) 폐흡충
4) 아메리카구충 5) 유구조

답 2)

49 **야채를 생식함으로써 감염될 수 없는 기생충은?**

1) 요충 2) 광절열두조충 3) 유구낭충증
4) 동양모양선충 5) 십이지장충

답 2)

50 **사상충의 인체 내 주로 기생하는 부위는?**

1) 혈액 2) 림프류 3) 근육
4) 장관 5) 신경

답 2)

51 **생선이 중간 숙주인 기생충은?**

1) 간흡충 2) 폐흡충 3) 광절열두조충
4) 일본주혈흡충 5) 조충

답 3)

52 **다음 중 간흡충에 감염될 수 있는 경우는?**

1) 접촉감염 2) 우육(소고기)
3) 가재, 게의 생식 4) 민물고기를 요리한 기구나 식기를 통해서
5) 돼지고기

답 4)

53 **십이지장충에 관한 설명이다. 틀린 것은?**

1) 감염경로는 유충 폐, 인후, 식도 십이지장벽에 기생한다.
2) 증상은 소화장애, 복통, 빈혈 등이 나타난다.
3) 구충의 크기는 수컷이 8~11mm, 암컷은 10~15mm 정도이다.
4) 성충의 피해로는 빈혈과 채독증(ground itch)을 일으킨다.
5) 경피감염으로 인체에 감염될 수 있다.

답 4)

54 **십이지장충란 검사 중 가장 좋은 방법은?**

1) 포화식염부유법 2) 침전법 3) 도말법
4) 화학응고법 5) 포화식염침전법

답 1)

55 **Anisakis자충의 제2중간숙주는?**

1) 야채류 2) 육류 3) 해산어류
4) 담수어류 5) 갑각류

답 3)

56 **야채를 생식함으로써 감염될 수 없는 기생충은?**

1) 요충 2) 광절열두조충 3) 유구낭충증
4) 동양모양선충 5) 십이지장충

답 2)

57 **요코가와흡충의 감염경로는?**

1) 다슬기－은어－소장 2) 왜우렁이－붕어－간
3) 다슬기－게－폐 4) 물벼룩－농어－소장
5) 물벼룩－게－소장

답 1)

58 **다음 중 빈대의 생활사와 습성으로 맞지 않는 것은?**

1) 완전변태를 한다. 2) 자충은 5령기를 거쳐 성충이 된다.
3) 자충의 시기에도 흡혈을 한다. 4) 주로 야간에 활동한다.
5) 자충은 5회 탈피한다.

답 1)

59

혈액검사로 확인되는 것은?

1) 주혈흡충　　2) 일본뇌염　　3) 페디스토마
4) 무구조충　　5) 유구조충

답 2)

60

십이지장충의 효과적인 검사방법은?

1) 침전법　　2) 화학응고법　　3) 포화식염부유법
4) 도말법　　5) 이상 모두

답 3)

61

자웅이체인 기생충은?

1) 간디스토마　　2) 페디스토마　　3) 유구조충
4) 광절열두조충　　5) 일본주혈흡충

답 5)

62

기생충의 인체침입경로라고 할 수 없는 것은?

1) 경구침입　　2) 경피침입　　3) 호흡기계 침입
4) 매개체에 의한 침입　　5) 이상 모두

답 3)

63

Scotch tape method란?

1) 결핵진단법　　2) 요충란 감별법　　3) 간디스토마 충란 감별법
4) 성병 검진법　　5) AIDS 검진법

답 2)

64

말라리아 원충의 life cycle에서 유성생식이 이루어지는 곳은?

1) 인체내의 혈류　　2) 모기의 위 내　　3) 인체내 간, 신장
4) 모기의 타액선　　5) 모기의 담낭

답 2)

65

수인성 질병의 기계적 전파자는?

1) 진드기　　2) 벼룩　　3) 모기
4) 집파리　　5) 이

답 4)

공중보건학

66 구충에 관한 설명 중 틀린 것은?

1) 유충은 간상유충의 감염형 사상유충으로 된다.
2) 충란은 자연조건에서 2주일이면 부화되어 수개월까지도 생존한다.
3) 구충의 검사법으로는 황산아연부유법이 있다.
4) 성충은 빈혈과 소화기장애를 일으킨다.
5) 십이지장충은 림프관에 기생된다.

답 5)

67 다음 중 증식형에 속하지 않는 것은?

1) 재귀열　2) 수면병　3) 뇌염
4) 흑사병　5) 발진열

답 2)

68 기계적 전파에 속하는 것은?

1) 발진열　2) 장티푸스　3) 재귀열
4) 옴　5) 사상충

답 2)

69 십이지장충란 검사 중 가장 좋은 방법은?

1) 포화식염부유법　2) 침전법
3) 도말법　4) 화학응고법
5) 포화식염침전법

답 1)

70 다음 중 자가감염과 집단감염의 가능성이 큰 기생충은?

1) 십이지장충　2) 요충　3) 회충
4) 편충　5) 선모충

답 2)

71 토고숲모기(Aedes togoi)에 의해 매개되는 질병은?

1) 일본뇌염　2) 사상충　3) 말라리아
4) 황열　5) 유행성간염

답 2)

환경보건

환경위생

★★
01

다음의 특징이 있는 소독약은?

- 냄새가 강하다.
- 바이러스보다 세균 소독에 효과가 높다.
- 비누액으로 만들어 사용되며, 손·오물·객담의 소독에 사용된다.

1) 승홍
2) 생석회
3) 석탄산
4) 크레졸
5) 역성비누

| 해설 | 1) 승홍 : 살균력은 대단히 강하나 맹독성이어서 식기류나 피부소독에 적합하지 않음
2) 생석회 : 공기 중에 오래 노출되면 소독력이 약해지며, 하수·오수·오물·분변·토사물등 습기가 있는 곳의 소독에 적당함
3) 석탄산 : 의학상 최초로 사용된 소독제로서 조직에 독성을 나타내고, 저농도에서는 효소계를 저해하고 고농도에서는 단백질의 응고나 변성, 세포 용해등에 의해 소독 작용함
5) 역성비누 : 자극성이나 독성이 약하고 강한 살균력을 지니고 있어서 식품소독 및 조리·식기구 소독에 사용됨

답 4)

★★
02

유엔환경계획(UNEP)의 역할은?

1) 감염병 질환의 감시 활동환경위생
2) 환경위생 개선 사업 활동
3) 환경관련 국제 협력 및 조정
4) 국가 간의 감염병 검역 대책 활동
5) 개발도상국 사회개발 사업 원조 활동

| 해설 | **유엔환경계획의 역할**

- 유엔의 환경관련 정책수립
- 지구환경의 감시
- 환경관련 국제 협력 및 조정
- 환경관련 지식발전 등

답 3)

★ 03

정수법 중 완속사여과법의 특성으로 옳은 것은?

1) 좁은 면적에서도 가능하다.
2) 세균제거율이 95~98%이다.
3) 건설비가 많이 들고 경상비는 적게 든다.
4) 역류세척으로 생물막을 제거한다.
5) 탁도, 색도가 높은 물 처리에 좋다.

| 해설 |
1) 광대한 면적이 필요함
2) 세균제거율이 98~99%임
4) 사면 대치법으로 생물막을 제거함
5) 탁도, 색도가 높은 물 처리에 불리함

답 3)

★ 04

실내 공기의 오탁도 판정기준으로 사용되는 무색, 무취의 비독성 가스는?

1) 오존
2) 질소
3) 일산화탄소
4) 이산화질소
5) 이산화탄소

| 해설 |
1) 상온 대기압에서는 푸른빛의 기체, 영하 112도 이하에서는 검푸른 액체이며 특징적인 냄새가 있음
2) 무색, 무미, 무취인 기체이며 잠수작업이나 잠함작업과 같은 고압환경에서 중추신경계의 마취작용을 함
3) 무색, 무취, 무자극성이고 비중이 가벼운 기체로 불완전 연소할 때 많이 발생함
4) 독성이 있는 적갈색의 기체임

답 5)

05

기생충을 관리하기 위한 재래식변소의 형태는?

1) 메탄가스발생식
2) 분뇨처리식
3) 물통식
4) 수조식
5) 수세식

답 2)

06

하수도의 복개로 예상되는 가장 큰 문제점은?

1) 조류 증가
2) pH 증가
3) 메탄가스 증가
4) 대장균 증가
5) 이산화탄소 증가

답 3)

07

하수도 복개로 인한 문제점은?

1) 대장균 증가
2) 메탄가스 증가
3) 도로의 활용도 증가
4) pH 증가
5) 이산화탄소 증가

답 2)

08

하수처리의 본처리 방법으로 옳지 않은 것은?

1) 살수여과법
2) 침전법
3) 산화지법
4) 활성오니법
5) 접촉여상법

답 2)

09 하수처리의 2대 방법은?

1) 살수여과법, 접촉여상법
2) 산화지법, 활성오니법
3) 접촉여상법, 활성오니법
4) 살수여과법, 임호프탱크법
5) 활성오니법, 살수여과법

답 5)

10 하수도의 맨홀을 설치하는 이유와 관계가 없는 것은?

1) 하수도 수리 편리
2) 하수도 청소 편리
3) 메탄가스 발생 촉진
4) 하수도 악취확산방지
5) 하수도 이물질 투입방지

답 3)

11 상수도의 약품 침전에 있어서 사용되는 응집제로서 가장 적당한 것은?

1) 황산알루미늄
2) 황산칼륨
3) 표백분
4) 염소
5) 황산동

답 1)

12 합류식 하수도의 장점이 아닌 것은?

1) 시설비가 적게 든다.
2) 우수에 의해 하수관이 자연청소가 된다.
3) 수리와 검사가 쉽다.
4) 천수를 별도로 이용할 수 있다.
5) 하수관 청소가 쉽다.

답 4)

13 상수도 정수시 올바른 순서는?

1) 여과 – 침전 – 소독
2) 침전 – 여과 – 소독
3) 소독 – 여과 – 침전
4) 소독 – 침전 – 여과
5) 침전 – 소독 – 여과

답 2)

14 하수처리의 순서를 바르게 연결한 것은?

1) 예비처리 – 오니처리 – 본처리
2) 예비처리 – 본처리 – 오니처리
3) 본처리 – 예비처리 – 오니처리
4) 오니처리 – 예비처리 – 본처리
5) 오니처리 – 본처리 – 예비처리

답 2)

15

하수의 호기성 분해로 가장 많이 발생되는 가스는?

1) CO
2) CO_2
3) CH_4
4) H_2S
5) SO_2

답 2)

16

자가 정화 처리의 올바른 순서는?

1) 부패 – 여과 – 소독 – 산화
2) 부패 – 소독 – 여과 – 산화
3) 부패 – 산화 – 소독 – 여과
4) 부패 – 여과 – 산화 – 소독
5) 소독 – 부패 – 여과 – 산화

답 4)

17

하수도 설치시 man hole을 설치하는 이유로 옳지 않은 것은?

1) 보수 관리 용이성
2) 예비여과 효과
3) 청소용이
4) 메탄가스 발생촉진
5) 공사의 편리성

답 4)

18

합류식 하수구의 장점으로 옳지 않은 것은?

1) 시설비용이 적다.
2) 청소가 용이하다.
3) 우기에 처리용량이 많다.
4) 비에 의해 자연청소 된다.
5) 검사수리비가 적다.

답 3)

19

하수처리 과정에서 본처리 중 호기성처리에 해당하는 것은?

1) 사상건조법
2) 퇴비법
3) 활성오니법
4) 소화법
5) 임호프탱크법

답 3)

20

화장실 소독에 효과가 있는 소독약은?

1) 석탄산
2) 크레졸
3) 생석회
4) 역성 비누
5) 승홍

답 3)

21

변소 소독제로 많이 사용하는 것은?

1) 생석회
2) 크레졸
3) 석탄산
4) 표백분
5) 승홍

답 1)

22 자가 정화조의 유지관리와 관계가 없는 것은?

1) 가능한 세척수를 많게 한다.
2) 부패조 sludge 축적을 많게 한다.
3) 연1회 청소한다.
4) 방류수는 정화 후 방출한다.
5) 부패조, 여과조, 산화조, 소독조를 구비한다.

답 2)

23 우리나라에 쓰레기 종량제가 시행된 연도는?

1) 1989
2) 1992
3) 1993
4) 1995
5) 1997

답 4)

24 하수처리법 중 호기성 처리법이 아닌 것은?

1) 활성오니법
2) 사상건조법
3) 접촉상법
4) 관개법
5) 산화지법

답 2)

25 도시 지역에 있어서 쥐 먹이의 주요 출처는?

1) 집정원
2) 저장곡물
3) 건조풀
4) 부엌 쓰레기
5) 창고

답 4)

26 위생적인 쓰레기 매립법의 진개 및 최종복토는?

1) 진개 1m, 복토 1m
2) 진개 2m, 복토 1m
3) 진개 1m, 복토 2m
4) 진개 2m, 복토 2m
5) 진개 3m, 복토 1m

답 2)

27 분뇨정화조의 구조로 바른 순서는?

1) 부패조 – 산화조 – 소독조
2) 산화조 – 부패조 – 소독조
3) 소독조 – 산화조 – 부패조
4) 부패조 – 소독조 – 산화조
5) 산화조 – 소독조 – 부패조

답 1)

28 하수의 오니처리 방법이 아닌 것은?

1) 산화지법
2) 매물법
3) 소각법
4) 해양투기법
5) 사상건조법

답 1)

29 **호기성 처리방법 중 하수처리의 2대 방법은?**

1) 활성오니법, 산화지법
2) 활성오니법, 접촉여상법
3) 활성오니법, 살수여과법
4) 활성오니법, septic tank
5) 활성오니법, imhoff tank

답 3)

30 **혐기성처리 방법의 단점은?**

1) 관리비가 적게 든다.
2) 기생충이 사멸한다.
3) 오니 발생량이 적다.
4) 유기물질 제거율이 낮다.
5) 산소공급이 불필요하다.

답 4)

31 **상수의 잔류염소량은?**

1) 물의 염소요구량
2) 물에 주입한 염소의 총량
3) 불연속점 이상의 염소량
4) 수중의 유기물질 산화에 필요한 염소의 총량
5) 불연속점 이전의 투입 염소량

답 3)

32 **상수처리법의 올바른 순서는?**

1) 염소소독 → 여과 → 침전 → 급수
2) 침사 → 여과 → 침전 → 염소소독 → 급수
3) 침전 → 침사 → 여과 → 염소소독 → 급수
4) 침사 → 침전 → 여과 → 염소소독 → 급수
5) 침전 → 침사 → 염소소독 → 여과 → 급수

답 4)

33 **쓰레기 소각처리의 장점이 아닌 것은?**

1) 처리가 용이하다.
2) 소각열을 이용한다.
3) 위생적이다.
4) 기후영향을 안 받는다.
5) 운송비가 적게 든다.

답 1)

34 **소각로에 의한 진개소각법의 장점이라고 볼 수 없는 것은?**

1) 기후에 영향을 받지 않는다.
2) 소각열을 이용할 수 있다.
3) 처리방법이 불쾌하지 않다.
4) 숙련공이 필요하다.
5) 처리장소가 좁아도 된다.

답 4)

35 도량이나 기타 지역에 쓰레기를 3m 이내로 쌓고 복토를 60cm로 덮어 주민의 건강이나 안전에 해가 됨이 없도록 쓰레기를 매립하는 방법은?

1) 위생매립 2) 계곡매립 3) 경사매립
4) 도량매립 5) 지역매립

답 1)

36 불연성 진개로 올바른 것은?

1) 나무 2) 피혁 3) 초자류
4) 고무 5) 플라스틱

답 3)

37 물속에 NH_3가 많다는 것은 무엇을 의미하는가?

1) 비가 많이 왔다. 2) 함질소성 유기물이 많다.
3) 혐기성세균이 많다. 4) 지층에 암모니아성 광물이 많다.
5) 이상 모두

답 2)

38 쓰레기 매립처리시 문제점은?

1) 악취 2) 위생해충 3) 대기오염
4) 수질오염 5) 처리비용

답 4)

39 감염병 관리상 병원 쓰레기의 가장 안전한 처리법은?

1) 소각법 2) 매립법 3) 해양투기법
4) 퇴비화법 5) 소화처리법

답 1)

40 병원쓰레기 처리법 중 가장 안전한 것은?

1) 매몰처리 2) 방기처분 3) 소각처리
4) 비료화 5) 가축사료

답 3)

41 특정폐기물에 혼합된 기름과 물을 처리하는 방법은?

1) 소각처리 2) 에멀전처리 3) 중화처리
4) 독성제거처리 5) 매립처리

답 2)

42 임호프조(Imhoff tank)에서 일어나는 정화작용은?

1) 고체와 액체의 분리 및 산화작용
2) 고체와 액체의 분리 및 부패작용
3) 액체의 산화작용, 고체의 부패작용
4) 고체의 산화작용, 액체의 부패작용
5) 액체와 고체의 부패작용

답 2)

43 음용수 소독과정 중 THM(Trihalomethane)의 생성기전으로 맞는 것은?

1) 염소가 오염된 암모니아와 반응에 의하여 생성된다.
2) 염소가 오염된 세균을 멸살할 때 대사산물에 의하여 생성된다.
3) 염소와 오염된 합성세제 성분과의 반응에 의하여 생성된다.
4) 염소와 오염된 부패 유기물질과의 반응에 의하여 생성된다.
5) 염소와 오염된 중금속류와의 반응에 의하여 생성된다.

답 4)

44 물을 소독시키는 이유는?

1) 병원균제거
2) 병원균사멸
3) 중금속제거
4) 경도유지
5) 탁도유지

답 2)

45 다음은 정화조의 일반적인 구조이다. 처리 순서가 맞게 된 것은?

1) 부패조 → 예비여과조 → 산화조 → 소독조
2) 부패조 → 예비여과조 → 소독조 → 산화조
3) 예비여과조 → 산화조 → 소독조 → 부패조
4) 예비여과조 → 산화조 → 부패조 → 소독조
5) 소독조 → 부패조 → 예비여과조 → 산화조

답 1)

46 하수의 본처리에서 호기성 분해 처리방법이 아닌 것은?

1) 살수여상법
2) 임호프조
3) 활성오니법
4) 산화지법
5) 관계법, 회전원판법

답 2)

47 위생적인 일반폐기물 처리 방법은?

1) 소각법
2) 매립법
3) 퇴비화방법
4) 투기법
5) 마쇄법

답 1)

48 다음 여과법과 관계가 없는 것으로 연결된 것은 어느 것인가?

1) 급속여과법 — 역류세척법
2) 급속여과법 — 약품침전법
3) 완속여과법 — 사면대치법
4) 완속여과법 — American filter
5) 급속여과법 — 미국식 여과법

답 4)

49 상수 소독시 Chloramine이 유리염소보다 좋은 점은?

1) 냄새가 많다.
2) 소독력이 강하다.
3) 맛이 없다.
4) 독성이 매우 적다.
5) 잔류효과가 뛰어나다.

답 5)

50 상수에 맛과 냄새를 제거하고 조류를 자라지 못하게 하는 가장 이상적인 것은?

1) 명반
2) 붕산
3) 유산동
4) 황산동
5) 석회석

답 4)

51 다음 중 충치 예방책으로 상수도에 넣는 불소의 양으로 적당한 것은?

1) 1.5ppm을 넘지 아니할 것
2) 2.5ppm을 넘지 아니할 것
3) 2～3ppm
4) 3ppm
5) 4～5ppm

답 1)

52 음료수의 대장균군의 검출 의의는?

1) 바이러스의 존재 여부를 파악하기 위하여
2) 대장균 자체가 병원균이므로
3) 분변의 오염 여부를 파악하기 위하여
4) 대장균의 생존 여부로 다른 병원균의 존재 여부를 확인할 수 있다.
5) 대장균의 존재는 유독물질이 없다는 것을 증명하므로

답 4)

53 위생적 음료수란?

1) 물리적·화학적으로 오염이 없는 물
2) 물리적으로 오염이 없는 물
3) 부패하지 않은 물
4) 깨끗하게 보이는 물
5) 물리적·화학적·생물학적으로 오염이 없는 물

답 5)

54

Mills-Reincke 현상과 관계되는 것은?

1) 하수처리
2) 상수처리
3) 폐수처리
4) 분뇨처리
5) 곤충박멸

답 2)

55

상수도의 공급과정으로 옳은 것은?

1) 수원지 – 배수지 – 정수장 – 가정
2) 수원지 – 정수장 – 배수장 – 가정
3) 정수장 – 수원지 – 배수장 – 가정
4) 정수장 – 배수지 – 수원지 – 가정
5) 배수장 – 수원지 – 정수장 – 가정

답 2)

56

상수의 정수과정에 해당되지 않는 것은?

1) 침전법
2) 여과법
3) 폭기법
4) 희석법
5) 소독

답 4)

57

다음 중 수질오염의 생물학적 지표로 사용되는 것은?

1) 탁도
2) 경도
3) 대장균수
4) 병원 미생물수
5) 용존산소량

답 3)

58

상수의 염소소독에서 모든 조건이 같다면 다음 중 살균력이 가장 큰 것은 어느 것인가?

1) NH_2Cl
2) $NHCl_2$
3) HCO_2
4) HOCl
5) 클로라민

답 4)

59

수도법에 의한 음용수의 수질기준 중 대장균군에 대한 기준은?

1) 1mL 중에 검출되지 아니할 것
2) 10mL 중에 검출되지 아니할 것
3) 100mL 중에 검출되지 아니할 것
4) 1mL 중에 10 이하일 것
5) 1mL 중에 100 이하일 것

답 3)

60

도시의 분뇨처리법이 아닌 것은?

1) 소화법
2) 퇴비법
3) 온열처리법
4) 비료법
5) 수세식 처리법

답 5)

61 **분변 소독에 가장 적당한 방법은?**

1) 자비소독
2) 크레졸 소독
3) 포르마린 소독
4) 승홍수 소독
5) 생석회 소독

답 5)

62 **하수 중의 DO에 관한 기술 중 옳은 것은?**

1) 깨끗한 물의 DO를 지배하는 주요 인자는 대기압이다.
2) 어류는 DO가 5ppm 이상일 때 부상한다.
3) 오염도가 높을수록 DO는 낮다.
4) 오염도가 높을수록 DO도 높다.
5) 유속이 빠르고 수면이 출렁이면 DO가 낮아진다.

답 3)

63 **먹는물 수질기준에 해당하지 않는 것은?**

1) 미생물에 관한 기준
2) 유해영양 무기물질에 관한 기준
3) 심미적 영향물질에 관한 기준
4) 소독부산물에 관한 기준
5) 방사선물질에 관한 기준

답 5)

64 **부패조·변소의 분변에서 기생충란이 완전사멸되는 데 필요한 부숙기간은?**

1) 겨울, 여름 1개월 이상
2) 겨울 2개월, 여름 1개월 이상
3) 겨울 3개월, 여름 1개월 이상
4) 겨울, 여름 3개월 이상
5) 겨울, 여름 6개월 이상

답 3)

65 **분뇨종말처리시설의 방류하수의 BOD 허용기준은?**

1) 5ppm 이하
2) 10ppm 이하
3) 20ppm 이하
4) 30ppm 이하
5) 40ppm 이하

답 4)

66 **수도 전에 유리잔류염소가 필요한 이유로 옳지 않은 것은?**

1) 송수과정의 오염에 대비
2) 급수과정의 오염에 대비
3) 사용과정의 오염에 대비
4) 급수과정의 오염에 대비
5) 상수원으로부터 도수과정의 오염에 대비

답 5)

67 **물의 자정작용으로 옳지 않은 것은?**

1) 침전작용 2) 희석작용 3) 산화작용
4) 세정작용 5) 살균작용

답 4)

68 **음용수 수질기준 시험결과 카바닐이 기준치 이상이었다. 그 의미로 맞는 것은?**

1) 농약오염이다.
2) 분뇨오염이다.
3) 심미적 영향기준 이상이다.
4) 유해영향 무기물질이 기준치 이상이다.
5) 미생물오염이다.

답 1)

69 **상수의 수질검사에서 과망간산칼륨 소비량으로 추정할 수 있는 것은?**

1) 유기물 종류 2) 미생물 오염 3) 용존산소량
4) 유기물 오염 5) 물의 경도

답 4)

70 **다음 내용은 수원지에서부터 가정까지의 급수계통을 나타내었다. 옳은 것은?**

1) 취수 → 도수 → 정수 → 송수 → 배수 → 급수
2) 취수 → 도수 → 송수 → 정수 → 배수 → 급수
3) 취수 → 도수 → 소독 → 정수 → 배수 → 급수
4) 취수 → 송수 → 정수 → 도수 → 배수 → 급수
5) 취수 → 도수 → 정수 → 배수 → 송수 → 급수

답 1)

71 **정수과정에서 폭기의 가장 중요한 의미는?**

1) 부유물의 응집 촉진
2) 부유물의 부상 촉진
3) 미생물의 제거
4) pH의 중화
5) 냄새와 맛 제거

답 5)

72 **우물검사에서 최확수(MPN)가 100이라는 뜻은?**

1) 물 1mL 중의 총 균수가 100이라는 뜻
2) 물 10mL 중의 총 균수가 100이라는 뜻
3) 물 100mL 중의 총 균수가 100이라는 뜻
4) 물 1mL 중의 대장균수가 100이라는 뜻
5) 물 100mL 중의 대장균수가 100이라는 뜻

답 5)

73 **수돗물의 수질기준항목이 아닌 것은?**

1) 칼슘 2) 카드뮴 3) 색도
4) 증발잔류물 5) 질산성 질소

답 1)

74 **수영장의 표백분 표면살포법의 적당한 실시 간격(분)은?**

1) 30 2) 60 3) 90
4) 120 5) 180

답 2)

75 **상수의 수질검사항목에서 암모니아성 질소의 검출의미는?**

1) 병원균 오염이 발생했다.
2) 중금속물질 오염이 발생했다.
3) 유기물 오염이 발생하지 않았다.
4) 유기물 오염이 발생한지 얼마 되지 않았다.
5) 분변오염이 발생한지 오래되었다.

답 4)

76 **수질검사에서 과망간산칼륨($KMnO_4$) 소모량이 많다는 것은?**

1) 물이 깨끗하다.
2) 대장균이 많다.
3) 유기성 오염물이 많다.
4) 염기성 부패가 일어나고 있다.
5) 산화되고 있다.

답 3)

77 **상수의 정수작용으로 옳지 않은 것은?**

1) 침사 2) 침전 3) 살균
4) 여과 5) 소독

답 3)

78 **음료수의 염소소독에서 가장 소독력이 강한 상태는?**

1) OCl^- 2) HOCl 3) HCl
4) NHCl 5) H^+

답 2)

79 **수영장의 적당한 유리잔류염소량은?**

1) 0.2ppm 2) 0.4ppm 3) 2ppm
4) 4ppm 5) 6ppm

답 2)

공중보건학

80 먹는 물의 대장균군에 대한 수질기준은?

1) 1mL 중 100을 넘지 아니할 것
2) 1mL 중 50을 넘지 아니할 것
3) 50mL 중에서 검출되지 아니할 것
4) 100mL 중에서 검출되지 아니할 것
5) 전혀 검출되지 아니할 것

답 4)

81 물의 자정작용이 아닌 것은?

1) 분해작용
2) 살균작용
3) 세정작용
4) 산화작용
5) 희석, 여과, 침전작용

답 3)

82 평상시 수도꼭지에서의 유리 잔류염소량은?

1) 0.1ppm
2) 0.2ppm
3) 0.4ppm
4) 0.5ppm
5) 1.0ppm

답 2)

83 물의 철분제거 시에 가장 적합한 방법은?

1) 염소소독
2) 여과법
3) 약품침전법
4) 폭기법
5) 황산동 소독법

답 4)

84 수질검사의 항목에서 대장균검사의 의의는?

1) 독성이 크기 때문이다.
2) 번식성이 크기 때문이다.
3) 대장균은 우리 몸에 존재하기 때문이다.
4) 질병발생의 직접원인이 되기 때문이다.
5) 병원성 세균의 존재를 간접시사 하기 때문이다.

답 5)

85 음료수 중에 너무 많이 함유되면 반상치를 일으키는 물질은?

1) 염소
2) 불소
3) 질소
4) 규소
5) 인

답 2)

86 물 100L를 0.2ppm으로 염소소독 하고자 할 때 유효성분 50%의 표백분의 주입량은?

1) 0.2mg
2) 2mg
3) 20mg
4) 40mg
5) 80mg

답 4)

87

수질검사 중 과망간산칼륨 소비량의 측정과 관계가 밀접한 것은?

1) 경도 2) 탁도 3) 세균수
4) 유기물질 5) 대장균

답 4)

88

1ppm과 같은 농도는 다음 중 어느 것인가?

1) 1μg/L 2) 1g/L 3) 1mg/kL
4) 1mg/ton 5) 1mg/L

답 5)

89

A급 수영장이란 대장균의 MPN이 얼마 이하일 때를 말하는가?

1) 10 이하 2) 50 이하 3) 100 이하
4) 500 이하 5) 1,000 이하

답 2)

90

포기조(활성오니법)에서 포기량을 결정하는 중요한 요인은?

1) 유기물질량 2) 무기물질량 3) 폐수용량
4) 활성슬러지양 5) 용존산소량

답 4)

91

수심 50m에서 인체가 받는 절대압력은?

1) 3기압 2) 4기압 3) 5기압
4) 6기압 5) 10기압

답 4)

92

수질검사 중 MPN은 어느 검사에 사용되는가?

1) 탁도검사 2) 색도검사 3) 세균검사
4) 불소검사 5) 염소검사

답 3)

93

하수처리법 중 호기성 분해처리법이 아닌 것은?

1) 활성오니법 2) 산화지법 3) 살수여상법
4) 관개법 5) 소화법

답 5)

94

활성오니법과 살수여상법에 대한 비교 설명이 틀린 것은?

1) 활성오니법은 처리면적이 작아도 가능하다.
2) 활성오니법은 고도로 숙련된 기술을 필요로 한다.
3) 활성오니법은 해충의 발생이 많다.
4) 살수여상법은 높은 수압이 필요하다.
5) 살수여상법은 하수량의 변화에도 조치가 쉽다.

답 3)

95

공장 화학물질의 폐수오염을 측정할 때 쓰이게 되는 대표적 지표는?

1) 화학적 산소요구량
2) 대장균검사
3) 용존산소량
4) 일반세균검사
5) 부유물질량

답 1)

96

다음의 내용 중에서 살수여상에 관한 설명 중 틀린 것은?

1) 유지관리가 용이하다.
2) BOD 및 SS 제거율은 활성오니법보다 높다.
3) 포기에 동력이 필요 없다.
4) 고도의 소화된 처리수가 얻어진다.
5) 유입하수의 농도변동에 대해 비교적 강하다.

답 2)

97

활성오니법(포기조)에서 슬러지일령(sludge-age)이란?

1) 슬러지체류시간
2) 부유물질농도
3) BOD부하량
4) 부유물질부하량
5) 폐수의 평균시간

답 1)

98

염소 소독법의 불연속점 염소처리에 대한 설명으로 옳은 것은?

1) 일정간격을 두고 주입하는 염소처리
2) 일정량을 정하여 주입하는 염소량의 주입
3) 잔류염소의 최저점 이상으로 주입되는 염소처리
4) 대장균을 사멸할 수 있는 만큼 주입하는 염소량의 처리
5) 잔류 염소량이 검출되지 않는 만큼 주입하는 염소량의 처리

답 3)

99

하수, 오물, 변소 소독에 이용하는 소독약품은?

1) 석탄산
2) 크레졸
3) 승홍
4) 생석회
5) 알코올

답 4)

100 불연속점 염소처리란?

1) 잔류염소의 최상승점까지의 염소처리
2) 잔류염소량이 0.2ppm이 될 때까지의 염소처리
3) 수중 유기물질이 0이 될 때까지 산화처리하는 염소처리
4) 결합형 잔류염소로서 유지될 수 있도록 처리되는 염소처리
5) 일정한 간격을 두고 처리되는 염소처리

답 3)

101 오물 중 기생충란이 단시간 내에 사멸할 수 있는 최저온도는?

1) 40℃ 2) 60℃ 3) 70℃
4) 100℃ 5) 120℃

답 3)

102 하수 중의 용존산소(DO)는 온도가 하강함에 따라 어떻게 변화하는가?

1) 감소한다. 2) 증가한다. 3) 동일하다.
4) 온도와 관계없다. 5) 유기물과 관계없다.

답 2)

103 불연속점처리(break point chlorination)의 설명 중 옳은 것은?

1) 잔류염소의 최상승점까지의 염소처리
2) 유기물질 존재시 잔류염소량이 증가되는 현상
3) 간격을 두고 처리되는 염소처리
4) 연속적으로 잔류염소를 첨가하는 현상
5) 잔류염소의 최하강점이상 처리되는 염소처리

답 5)

104 하수운반시설에서 분류식 처리시설에 비해 합류식 처리시설의 가장 큰 문제점은?

1) 시설비가 많이 소요된다.
2) 수리, 검사 등 관리가 불편하다.
3) 악취발생, 하수범람이 일어난다.
4) 하수의 희석이 이루어지지 않는다.
5) 자연청소가 이루어 지지 않는다.

답 3)

105 자비소독에 대한 설명으로 옳지 않은 것은?

1) 포자형성균에 효과가 있다.
2) 습열멸균법이라고도 한다.
3) 식기, 도자가, 의류 등을 소독한다.
4) 100℃에서 15~20분간 처리한다.
5) 석탄산 5%를 첨가하면 효과가 증대된다.

답 1)

106 하수 중의 생화학적 산소요구량(BOD)을 정량할 때 기준온도와 측정기간은?

1) 5℃에서 24시간
2) 5℃에서 5일간
3) 20℃에서 3일간
4) 20℃에서 5일간
5) 20℃에서 7일간

답 4)

107 열에 대한 저항력이 커서 자비소독으로는 사멸되지 않는 병원체는?

1) 유행성간염
2) 급성회백수염
3) 아메바성이질
4) 전염성하리
5) 결핵

답 1)

108 악취 방지법에 해당되지 않는 것은?

1) 희석
2) 중화
3) 흡수 및 위장
4) 통풍
5) 소독

답 5)

109 하수의 호기성 처리과정에서 주로 발생하는 가스성분은?

1) CO
2) CO_2
3) SO_2
4) CH_4
5) NH_2

답 2)

110 도시 하수의 오염발생시 그 지표에 대한 설명으로 옳지 않은 것은?

1) BOD가 증가한다.
2) COD가 증가한다.
3) pH가 증가한다.
4) DO가 증가한다.
5) 부유물질량이 증가한다.

답 4)

111 염소 소독을 한 음료수에서 심한 악취(Iodoform taste)가 난다. 그 원인물질은?

1) 중성세제
2) 농약
3) 분뇨
4) 인산염
5) 페놀화합물

답 5)

112 아포형성균의 멸균에 가장 좋은 소독방법은?

1) 건열멸균법
2) 저온멸균법
3) 고압증기멸균법
4) 자외선멸균법
5) 초고온살균법

답 3)

113 **고압증기멸균법의 압력과 처리시간은?**

1) 10Lbs에서 1시간　2) 15Lbs에서 2시간　3) 20Lbs에서 15분간
4) 40Lbs에서 30분간　5) 60Lbs에서 30분간

답 3)

114 **열섬효과와 관련이 없는 사항은?**

1) 포장률　2) 인구　3) 산업폐수
4) 빌딩　5) 자동차

답 3)

115 **자비소독으로 효과를 볼 수 없는 세균은?**

1) 살모넬라균　2) 포자형성균　3) 장티푸스균
4) 결핵균　5) 폴리오바이러스

답 2)

116 **결핵환자의 객담을 소독하고자 할 때 가장 좋은 방법은?**

1) 소각법　2) 일광소독　3) 매립법
4) 크레졸소독　5) 저온소독

답 1)

117 **인체배설물 소독방법으로 가장 위생적인 방법은?**

1) 자비법　2) 소각법　3) 알코올
4) 과산화수소　5) 승홍

답 2)

118 **크레졸 소독제에 대한 설명으로 옳지 않은 것은?**

1) 물에 잘 녹지 않는다.　2) 3% 비누액으로 사용한다.
3) 유기물의 접촉에도 안정되어 있다.　4) 석탄산 계수는 0.5 정도이다.
5) 손이나 오물 소독에 이용된다.

답 4)

119 **에틸알코올의 소독력이 가장 높은 농도는?**

1) 60%　2) 70%　3) 75%
4) 99%　5) 100%

답 2)

공중보건학

120 **소독약의 살균력 측정시험의 지표로 사용되는 것은?**

1) 승홍수 2) 크레졸 3) 알코올
4) 석탄산 5) 과산화수소

답 4)

121 **피부소독에 많이 이용되나 금속의 부식성이 있어 주의를 요하는 소독약은?**

1) 석탄산 2) 크레졸 3) 승홍
4) 과산화수소 5) 70% 에틸알코올

답 3)

122 **다음 중 화학약품의 살균기전이 잘못 짝지어진 것은?**

1) 산화작용 – 과산화수소, 오존
2) 가수분해작용 – 강산, 중금속염
3) 균체단백응고작용 – 산, 알카리, 중금속염
4) 균체효소불활작용 – 알코올, 중금속염
5) 염의 형성작용 – 중금속염

답 2)

123 **소독방법을 결정할 때 고려되어야 할 사항으로 옳지 않은 것은?**

1) 감염병의 전파양식
2) 감염병을 전파하는 곤충의 종류
3) 병원체의 종류
4) 소독대상물의 종류
5) 소독담당자의 성별

답 5)

124 **소독제의 구비조건이 아닌 것은?**

1) 살균력이 강할 것
2) 부식성이 없을 것
3) 표백성이 없을 것
4) 용해성이 낮을 것
5) 경제적이고 사용법이 간편할 것

답 4)

125 **석탄산계수를 바르게 설명한 것은?**

1) 각종 미생물을 사멸시키는 데 필요한 석탄산의 농도이다.
2) 소독제의 분자량을 석탄산 분자량으로 나눈 값이다.
3) 석탄산과 같은 살균력을 보이는 소독제의 희석도를 석탄산의 희석도로 나눈 값이다.
4) 석탄산의 독성을 1로 하여 소독제의 독성과 비교한 값이다.
5) 석탄산의 희석도를 소독제의 희석도로 나눈 값이다.

답 3)

126 식품 소독에 가장 적당한 소독제는?

1) 과산화수소 2) 약용비누 3) 역성비누
4) 에틸알코올 5) 승홍

답 3)

127 생물학적인 하수처리법의 원리는?

1) 부유물을 공기부상법으로 제거한다.
2) 불용성의 부유물을 중력으로 침전시킨다.
3) 용해성의 무기물을 유기물로 바꾸어 침전시킨다.
4) 용해성의 유기물을 미생물로 바꾸어 침전시킨다.
5) 불용성의 유기물을 미생물로 바꾸어 부상법으로 제거한다.

답 4)

128 소독제로 석탄산을 사용할 때 적당한 농도는?

1) 1～2% 2) 3～5% 3) 5～7%
4) 7～9% 5) 9～10%

답 2)

129 균체의 단백응고작용을 하는 소독약이 아닌 것은?

1) 알코올 2) 크레졸 3) 산, 알칼리
4) 과산화수소 5) 석탄산

답 4)

130 살수여상법에서 여상표면에 주로 자라는 세균 종류는?

1) 호기성 세균 2) 혐기성 세균 3) 호염균
4) 곰팡이류 5) 이끼류

답 1)

131 활성슬러지법과 살수여과법의 비교 설명으로 옳지 않은 것은?

1) 활성슬러지법은 시설의 설치면적이 작아도 가능하다.
2) 활성슬러지법은 조작에 고도의 숙련이 필요하다.
3) 활성슬러지법은 해충이 많이 발생한다.
4) 살수여과법은 높은 수압이 필요하다.
5) 살수여과법은 하수량의 변화에 쉽게 적응할 수 있다.

답 3)

132 공기의 조성 중 가장 많은 것은?

1) CO_2 2) Ar 3) O_2
4) N_2 5) H_2

답 1)

133 세균의 발육을 저해시킬 수 있는 formaldehyde의 최소량은?

1) 0.01% 2) 0.002% 3) 0.05%
4) 0.1% 5) 0.5%

답 2)

134 활성탄으로 잘 제거되지 않는 물질은?

1) 맛 2) 냄새 3) 색도
4) CN 5) ABS

답 4)

135 활성슬러지법에 의한 하수처리는 무엇을 이용한 것인가?

1) 산화 2) 부패 3) 희석
4) 여과 5) 침전

답 1)

136 다음 중 경수를 연수화하는 방법은?

1) 석회소다법 2) 열처리 3) 활성탄
4) 중화 5) 알칼리염소법

답 1)

137 살균에 적당한 자외선의 파장은?

1) 1,800∼2,000 Å 2) 2,000∼2,300 Å 3) 2,300∼2,500 Å
4) 2,500∼2,600 Å 5) 2,700∼2,800 Å

답 4)

138 소각처리를 할 때 환경위생상 가장 큰 문제점이 되는 것은?

1) 화재 발생 2) 대기오염 3) 악취 발생
4) 쥐의 서식 5) 먼지 비산

답 2)

139 대기권의 기온의 변화를 바르게 설명한 것은?

1) 성층권의 기온은 고도에 관계없이 일정하다.
2) 성층권의 기온은 고도에 따라 기온이 낮아진다.
3) 대류권의 기온은 고도에 따라 기온이 점점 낮아진다.
4) 대류권의 기온은 고도에 관계없이 일정하다.
5) 대류권의 기온은 고도에 따라 온도가 상승한다.

답 3)

140 일산화탄소 중독 시 환자에게 고압산소요법을 이용하는 이유는?

1) COHb의 반응이완 2) CO의 감소 3) COHb의 가역반응 촉진
4) CO의 증가 5) O_2의 증가

답 3)

141 공기의 자정작용에 관여하는 인자와 무관한 것은?

1) 세정작용 2) 산화, 환원작용 3) 살균작용
4) 교환작용 5) 희석작용

답 2)

142 탄산가스를 실내의 공기오염지표로 사용되는 이유는?

1) 산소량과 반비례하기 때문이다.
2) 미량이라도 유해한 기체이다.
3) 공기 오염의 전반적인 상태를 추측할 수 있다.
4) 일산화탄소로 변화하여 중독가스가 될 수 있다.
5) 이상 모두

답 3)

143 생물화학적 산소요구량을 가장 잘 나타낸 것은?

1) 하수 중의 용존산소량 2) 수중생물의 서식에 필요한 산소량
3) 하수 중의 조류제거에 필요한 산소량 4) 20℃에서 5일 동안 하수에 용존되는 산소량
5) 하수의 유기물을 산화하는 데 소모되는 산소량

답 5)

144 다음 중 공기의 자정작용과 관계가 없는 것은 어느 것인가?

1) 희석작용 2) 세정작용 3) 태양광선에 의한 살균작용
4) 여과작용 5) 산화작용

답 4)

145 이산화탄소량을 공기오염도의 측정기준으로 사용하는 이유는?

1) 미량이라도 인체에 해가 되기 때문에
2) 이산화탄소가 일산화탄소로 변하기 때문에
3) 공기오염의 전반적인 상태를 알 수 있기 때문에
4) 산소량이 감소되기 때문에
5) 이산화탄소량이 공기오염을 좌우하기 때문에

답 3)

146 실내의 1인당 적당한 공기의 체적기준은?

1) $2m^3$ 2) $3m^2$ 3) $4m^2$
4) $5m^3$ 5) $10m^3$

답 5)

147 실내공기의 이산화탄소 농도의 위생학적 한계는?

1) 0.02%(200ppm) 2) 0.1%(1,000ppm) 3) 0.4%(4,000ppm)
4) 1%(10,000ppm) 5) 4%(40,000ppm)

답 2)

148 성인이 1시간에 배출하는 이산화탄소의 양은 얼마인가?

1) 4L 2) 7L 3) 15L
4) 21L 5) 26L

답 4)

149 CO 중독 시 안정상태에서 임상적 증상이 나타나는 혈중의 COHb 포화도는?

1) 0.1% 2) 1% 3) 10%
4) 20% 5) 30%

답 4)

150 공기의 자정작용으로 옳지 않은 것은?

1) 공기의 희석작용
2) 일광의 자외선에 의한 살균작용
3) 산소, 오전 및 과산화수소 등에 의한 환원작용
4) 강우의 세정작용에 의한 용해성 가스나 먼지의 세정작용
5) 식물의 탄소동화작용에 의한 탄산가스와 산소의 교환작용

답 3)

151 일산화탄소(CO)에 대한 설명으로 옳지 않은 것은?

1) 비독성이다.
2) 서한도는 0.01%이다.
3) 무색, 무미, 무취이다.
4) O_2에 비해 Hb 결합력이 210~300배이다.
5) 공기 중 농도가 0.1% 이상은 생명이 위험하다.

답 1)

152 작업환경에 있어서 일산화탄소의 최대 허용량은?

1) 50ppm
2) 60ppm
3) 80ppm
4) 100ppm
5) 120ppm

답 1)

153 고산지대에서 발생할 수 있는 질병은 무엇인가?

1) 산소중독증
2) 잠함병
3) 군집독
4) 저산소증
5) 일산화탄소 중독

답 4)

154 연탄에서 발생되는 일산화탄소는 혈색소와의 친화력이 산소보다 약 몇 배가 높은가?

1) 50배
2) 100배
3) 130배
4) 150배
5) 250배

답 5)

155 대기 중에서 가장 일정한 농도를 유지하는 것은?

1) SO_2
2) NO_2
3) NH_2
4) O_2
5) O_2

답 4)

156 저산소 상태에서 발생되는 질병은?

1) CO중독
2) 군집독
3) 산소중독
4) 잠함병
5) 저산소증

답 5)

157 일산화탄소 중독의 후유증으로 옳지 않은 것은?

1) 뇌 장애
2) 소화기능 장애
3) 신경 장애
4) 시야 협소
5) 지각기능 장애

답 2)

158 대기오염에 대한 설명으로 옳지 않은 것은?

1) 인간과 동물에 피해를 줄 때
2) 국가나 지역에 재산상의 피해를 줄 때
3) 일부 주민에 불쾌감을 줄 때
4) 자연을 즐길 수 있는 권리가 방해 될 때
5) 자동차, 취사, 난방이 주 오염원이다.

답 3)

159 CO와 혈색소의 결합력은 산소에 비해 얼마나 강한가?

1) 5～20배
2) 30～60배
3) 100～150배
4) 250～300배
5) 400～500배

답 4)

160 호기시 탄산가스-산소의 조성 성분은?

1) 4～21%
2) 5～79%
3) 4～17%
4) 0.03～21%
5) 0.03～17%

답 3)

161 공기 중의 일반적 산소 변동범위는?

1) 10～15%
2) 15～27%
3) 27～39%
4) 39～43%
5) 40～70%

답 2)

162 저산소상태에서 생활할 때 발생할 수 있는 질병은?

1) Hypoxia
2) Oxygen poison
3) Casion desease
4) Crowd poison
5) C5dip

답 1)

163 실내에서 1～2시간에 생명에 위험을 줄 수 있는 CO의 농도(ppm)는?

1) 10
2) 50
3) 100
4) 500
5) 1,000

답 5)

164 함기량이 가장 높은 옷감은?

1) 모직
2) 모피
3) 면직
4) 마직
5) 화섬

답 2)

165 **공기 중 질소화합물의 부작용이 아닌 것은?**

1) 비강자극 2) 폐결핵 3) 호흡불량
4) 폐부종 5) 급성 호흡곤란

답 2)

166 **급속여과식 정수방법에 대한 설명으로 옳지 않은 것은?**

1) 넓은 부지면적 소요
2) 역류세척으로 여과막 세정
3) 약품침전에 의한 전처리
4) 처리유속 50~200m/day
5) 많은 유지비 소요

답 1)

167 **상수처리방법의 순서가 바르게 된 것은?**

1) 여과－침전－소독
2) 침전－폭기－소독
3) 폭기－여과－소독
4) 폭기－침전－소독
5) 침전－여과－소독

답 5)

168 **상수의 냄새와 맛에 이상을 주는 조류를 자라지 못하게 하는 데 가장 좋은 약품은?**

1) 명반 2) 석회 3) 황산동
4) 붕산 5) 생석회

답 3)

169 **실내에서 호흡곤란을 초래하는 산소농도는 몇 % 이하인가?**

1) 10% 2) 25% 3) 40%
4) 50% 5) 70%

답 1)

170 **안정상태에서 성인의 경우, 하루 산소소비량은?**

1) 10~15L 2) 50~100L 3) 150~200L
4) 300~450L 5) 520~650L

답 5)

171 **연탄을 새로 갈 때 나오는 자극성 가스는?**

1) CO 2) CO_2 3) SO_2
4) CS_2 5) H_2S

답 3)

172 실내의 자연환기가 잘 일어나려면 중성대가 어느 곳에 형성되는 것이 좋은가?

1) 바닥 가까이
2) 천장 가까이
3) 바닥과 천장 중간에
4) 좌측 벽면 가까이
5) 우측 벽면 가까이

답 2)

173 분뇨의 기생충란 사멸에 필요한 부숙기간은 얼마 이상이 좋은가?

1) 여름, 겨울 모두 1개월
2) 여름, 겨울 모두 2개월
3) 여름, 겨울 모두 3개월
4) 여름 15일, 겨울 1개월
5) 여름 1개월, 겨울 3개월

답 5)

174 상수도 급속여과에서 사용하는 약품은?

1) 옥소
2) 생석회
3) 표백분
4) 액체염소
5) 황산반토

답 5)

175 열에 대한 저항력이 커 자비소독으로 사멸되지 않는 병원체는?

1) 아메바성 이질
2) 장티푸스
3) 세균성이질
4) 살모넬라균
5) 오포형성균

답 5)

176 성인의 1일 공기 흡입량(kL)은?

1) 0.3
2) 3
3) 13
4) 23
5) 33

답 3)

177 유기물의 부패과정에서 질소의 최종 산물은?

1) 질산성 질소
2) 아질산성 질소
3) 암모니아성 질소
4) 요소
5) 아미노산

답 1)

178 방한화의 적당한 무게는?

1) 1.5kg 이하
2) 2.0kg 이하
3) 2.5kg 이하
4) 3kg 이하
5) 5kg 이하

답 1)

179 Imhoff tank에서 일어나는 작용은?

1) 액체 고체의 분리 및 소독작용
2) 액체 고체의 분리 및 산화작용
3) 액체 고체의 분리 및 부패작용
4) 액체의 소독 및 고체의 부패작용
5) 액체 고체의 분리 및 환원작용

답 3)

180 불연속점 염소소독의 의미는?

1) 잔류염소의 최상승점까지 염소주입
2) 잔류염소 소실의 최하강점 이후까지 염소주입
3) 간격을 두고 염소주입
4) 유기물 많을수록 잔류염소량이 많이 존재
5) 염소를 불연속적으로 주입

답 2)

181 분뇨의 비위생적 처리로 발병 가능한 감염병이 아닌 것은?

1) 회충
2) 장티푸스
3) 세균성이질
4) 말라리아
5) 폐흡충

답 4)

182 겨울철 의복에 대한 설명으로 옳지 않은 것은?

1) 환기량이 높을 것
2) 부드럽고 가벼울 것
3) CLO가 높을 것
4) 흡수성이 낮을 것
5) 열전도율이 높을 것

답 5)

183 우리나라의 의상은 어느 계통에 속하는가?

1) 남방식
2) 북방식
3) 혼합식
4) 동방식
5) 서양식

답 2)

184 보온력을 높이기 위하여 의복이 갖추어야 할 물리적 성질은?

1) 흡수성이 커야 한다.
2) 함기성이 커야 한다.
3) 열전도가 커야 한다.
4) 통기성이 커야 한다.
5) 이상 모두

답 2)

185 열전도성이 큰 피복재료는?

1) 마직
2) 견직
3) 무명
4) 모직
5) 모피

답 1)

186 안정시 기습 50±10%, 기류 0.1m/sec에서 가장 쾌적한 의복기후는?

1) 18±2℃ 2) 20±2℃ 3) 32±1℃
4) 36±1℃ 5) 37±1℃

답 3)

187 가장 쾌적한 의복기후는?

1) 10℃ 2) 18℃ 3) 26℃
4) 33℃ 5) 37℃

답 4)

188 실내기류 측정용인 Kata 온도계의 최상부 온도의 눈금(°F)은?

1) 108 2) 85 3) 95
4) 212 5) 100

답 5)

189 위생매립장에서 최종복토층의 상층부로부터 순서는?

1) 식생대층－배수층－차단층－가스배제층
2) 식생대층－가스배제층－차단층－배수층
3) 배수층－차단층－가스배제층－식생대층
4) 차단층－배수층－가스배제층－식생대층
5) 차단층－가스배제층－배수층－식생대층

답 1)

190 열차단력이 아주 좋은 방안복의 CLO는?

1) 0.5CLO 2) 1CLO 3) 2CLO
4) 3CLO 5) 4CLO

답 5)

191 실외에서 기온의 측정은 지상 몇 m에서 실시하는가?

1) 0.5m 2) 1.0m 3) 1.5m
4) 2.0m 5) 2.5m

답 3)

192 함기량이 가장 좋은 것은?

1) 마직 2) 목면 3) 모직
4) 모피 5) 견직

답 4)

193 의복 내 기류와 관계가 있는 것은?

1) 방열작용 2) 호흡작용 3) 신진대사
4) 보온작용 5) 흡수작용

답 4)

194 정신작업을 하는 근로자가 근육작업을 하는 사람에 비해 고온을 요한다. 이는 최호적 감각온도조건 중 어디에 속하는가?

1) 주관적 최호적 감각온도 2) 생산적 최호적 감각온도
3) 생리적 최호적 감각온도 4) 물리적 최호적 감각온도
5) 정신적 최호적 감각온도

답 2)

195 병실의 가장 적합한 온도는?

1) 16~20℃ 2) 20~22℃ 3) 22~24℃
4) 27~28℃ 5) 1~15℃

답 2)

196 침실의 가장 적당한 보건학적 온도는?

1) 10~14℃ 2) 14~16℃ 3) 17~19℃
4) 18~21℃ 5) 20~22℃

답 2)

197 가장 적합한 실내외의 온도차는?

1) 5~8℃ 2) 7~10℃ 3) 9~12℃
4) 10~14℃ 5) 20℃ 내외

답 1)

198 다음 중 거의 모든 사람이 쾌적함을 느낄 수 있는 겨울철의 최호적 감각온도는?

1) 60°F 2) 64°F 3) 66°F
4) 71°F 5) 80°F

답 3)

199 다음 중 인체의 체온조절에 영향을 주는 4대 요소가 아닌 것은?

1) 기온 2) 습도 3) 기압
4) 기류 5) 복사열

답 3)

200 감각온도는 어떤 상태의 온도를 말한 것인가?

1) 무풍이고 습도가 100%일 때
2) 무풍이고 습도가 40∼70%일 때
3) 공기속도 0.5/s, 습도가 100%일 때
4) 공기속도 0.5/s, 습도가 40∼70%일 때
5) 무풍, 습도 40∼70%, 공기속도 0.5/s일 때

답 1)

201 침구에서 나체시 적당한 피부온도?

1) 27 ± 1℃
2) 30 ± 1℃
3) 33 ± 1℃
4) 36 ± 1℃
5) 39 ± 1℃

답 3)

202 무풍상태에서 건구온도가 18℃이고 습도가 100% 일 때의 감각온도는 몇 ℃인가?

1) 0℃
2) 10℃
3) 18℃
4) 20℃
5) 50℃

답 3)

203 수은온도계로 온도를 측정할 때 그 측정시간은?

1) 2분
2) 3분
3) 5분
4) 10분
5) 15분

답 1)

204 병실의 최적온도(보건적온도)는(℃)?

1) 15 ± 2
2) 18 ± 2
3) 21 ± 2
4) 24 ± 2
5) 27 ± 2

답 3)

205 불쾌지수(discomfort index) 측정에 필요한 기후요소는?

1) 기온, 풍속
2) 기습, 기압
3) 기온, 복사열
4) 기온, 냉각력
5) 습구온도, 건구온도

답 5)

206 실내·외의 가장 적당한 온도차(℃)는?

1) 0∼2
2) 2∼4
3) 5∼7
4) 7∼9
5) 10 이상

답 3)

207 습식 카다(Kata)온도계로 측정하는 것은?

1) 대류와 증발에 기인하는 냉각력
2) 복사와 증발에 기인하는 냉각력
3) 공기의 냉각력
4) 복사와 대류에 기인하는 온도변화
5) 복사, 대류, 증발에 기인하는 냉각력

답 5)

208 실내에서 거의 모든 사람이 불쾌감을 느끼는 온습지수는?

1) 60
2) 65
3) 70
4) 75
5) 80

답 5)

209 Yaglou & Drinker의 최적감각온도는?

1) 여름철 54°F, 겨울철 48°F
2) 여름철 60°F, 겨울철 55°F
3) 여름철 71°F, 겨울철 66°F
4) 여름철 78°F, 겨울철 73°F
5) 여름철 86°F, 겨울철 77°F

답 3)

210 온열인자 4요소를 모두 반영하는 종합지수는?

1) 감각온도
2) 불쾌지수
3) 쾌감지수
4) 수정감각온도
5) 지적온도

답 4)

211 실내의 적당한 지적온도 및 습도는?

1) 18±2℃, 40～70%
2) 20±2℃, 30～60%
3) 20±2℃, 60～80%
4) 22±2℃, 60～80%
5) 15±2℃, 40～70%

답 1)

212 중앙난방방법이 아닌 것은?

1) 공기조절법
2) 온수난방법
3) 증기난방법
4) 지역난방법
5) 난로난방법

답 5)

213 보건학적으로 가장 적합한 습도는?

1) 30～40%
2) 40～70%
3) 60～80%
4) 70～85%
5) 90% 이상

답 2)

214 실내온도가 몇 ℃ 이상일 때 냉방이 필요한가?

1) 11℃
2) 15℃
3) 18℃
4) 20℃
5) 26℃

답 5)

215 공기의 자정작용과 관련이 없는 것은?

1) 자외선에 의한 살균작용
2) 바람에 의한 희석작용
3) 강우에 의한 세정작용
4) 식물의 탄소동화작용에 의한 교환작용
5) 기습에 의한 세척작용

답 5)

216 무풍상태에서 습도가 100%이고 건구온도가 20℃일 때 감각온도는?

1) 0℃
2) 2℃
3) 20℃
4) 80℃
5) 100℃

답 3)

217 습도가 낮으면 걸리기 쉬운 질병은?

1) 호흡기계 감염병
2) 피부계 감염병
3) 기생충질환
4) 절지동물 감염병
5) 수인성 감염병

답 1)

218 불쾌지수 공식은?

1) DI = [건구온도(℃) + 습구온도(℃)] × 40.6 + 0.72
2) DI = [건구온도(℃) + 습구온도(℃)] × 0.72 + 40.6
3) DI = [건구온도(℃) + 감각온도(℃)] × 40.6 + 0.72
4) DI = [건구온도(℃) + 감각온도(℃)] × 0.72 + 40.6
5) DI = [건구온도(℃) + 절대온도(℃)] × 40.6 + 0.72

답 2)

219 기후의 3대 요소로 짝지어진 것은?

1) 기온, 기습, 기압
2) 기류, 기압, 일조량
3) 기온, 기습, 기류
4) 기온, 기압, 복사량
5) 기후, 복사량, 일조량

답 3)

220 대류권에서 고도 100m 상승에 따른 기온감률은?

1) 0.1～0.2℃ 2) 0.3～0.5℃ 3) 0.6～1.0℃
4) 1.0～2.0℃ 5) 2.0～3.0℃

답 3)

221 피부가 순응할 수 있는 온도 범위는?

1) 10～30℃ 2) 15～45℃ 3) 15～35℃
4) 10～35℃ 5) 10～40℃

답 5)

222 반 이상의 사람이 불쾌하게 느끼기 시작하는 불쾌지수는?

1) 70 이하 2) 70 이상 3) 75
4) 99 5) 80

답 3)

223 일교차가 큰 지역은?

1) 해안지역 2) 산림지역 3) 내륙지역
4) 호수지역 5) 구릉지역

답 3)

224 일교차가 큰 순서로 이루어진 것은?

1) 내륙＞해안＞산림지역 2) 해안＞내륙＞산림지역
3) 내륙＞산림지역＞해안 4) 해안＞산림지역＞내륙
5) 산림지역＞내륙＞해안

답 1)

225 일교차가 가장 큰 지역은?

1) 해안지역 2) 내륙지역 3) 산림지역
4) 아열대지역 5) 적도지방

답 2)

226 군집독을 제거하기 위한 예방적 조치는?

1) 습도조절 2) 소독 3) 환기
4) 환경위생 5) 조도를 밝게

답 3)

227 주거지역을 선택할 때 올바르지 못한 것은?

1) 일광이 잘 들고 통풍이 잘 될 것
2) 점토 퇴적층이 쌓여 있을 것
3) 악취나 유해가스가 없을 것
4) 배수가 잘되고 교통이 편리할 것
5) 남향 또는 남동향일 것

답 2)

228 불감기류에 해당하는 것은?

1) 0.1m/sec
2) 0.5m/sec
3) 1m/sec
4) 5m/sec
5) 10m/sec

답 2)

229 주택의 바람직한 채광방향은?

1) 동향, 동남향 6°
2) 서향, 동서향 6°
3) 남향, 동남향 6°
4) 북향, 동북향 6°
5) 서향, 남서향 6°

답 3)

230 실내의 자연환기에 영향을 미치지 않는 것은?

1) 기체확산력
2) 옥외의 풍속
3) 실내외의 습도
4) 실내외의 기온차
5) 중성대

답 3)

231 실내 자연환기의 원동력이 되는 것은?

1) 기압차
2) 기습차
3) 기온차
4) 불감기류차
5) 포화습도차

답 3)

232 야외작업장 운동장 등 넓은 장소의 조명에 주로 사용되는 것은?

1) 백열등
2) 형광등
3) 수은등
4) 나트륨등
5) 네온등

답 3)

233 가장 좋은 조명방법은?

1) 직접조명
2) 간접조명
3) 반간접조명
4) 국소조명
5) 중복조명

답 2)

234 간접조명의 단점은?

1) 눈의 피로 2) 빛의 불균형 3) 음영
4) 조도 효율의 저하 5) 저가

답 4)

235 자외선의 생물학적 영향에 대한 설명 중 옳지 않은 것은?

1) 온열작용에 의한 일사병유발 2) 피부침착, 피부암, 백내장 발생
3) 신진대사와 적혈구생성 촉진 4) 체내 비타민 D 형성
5) 피부결핵 및 관절염 치료

답 1)

236 창문을 통한 채광효과를 높이기 위한 조건은?

1) 입사각=개각 2) 입사각>개각 3) 개각>입사각
4) 개각과는 관계없음 5) 창문모양과 관계없음

답 2)

237 자연채광을 위한 최소한의 입사각과 개각은?

1) 입사각 27°, 개각 4° 2) 입사각 17°, 개각 8° 3) 입사각 27°, 개각 4°
4) 입사각 27°, 개각 8° 5) 입사각 27°, 개각 17°

답 3)

238 자외선 중 건강선이라고 불리는 Dorno선의 파장은?

1) 10~4,000Å 2) 2,800~3,200Å 3) 3,200~4,000Å
4) 4,000~4,800Å 5) 4,800~7,800Å

답 2)

239 작업장의 조명이 부적당할 때 발생되는 것이 아닌 것은?

1) 안구진탕증 2) 안정피로 3) 전광성안염
4) 녹내장과 작업능률 저하 5) 재해발생

답 4)

240 눈의 보호에 좋은 조명방법은?

1) 직접조명 2) 반직접조명 3) 반간접조명
4) 간접조명 5) 측면조명

답 4)

241 조명을 할 때 눈의 보호를 위하여 가장 좋은 방법은?

1) 직접조명 2) 간접조명 3) 반직접조명
4) 반간접조명 5) 백열조명

답 2)

242 태양복사에너지 중에서 온열감을 주는 광선은?

1) 엑스선 2) 자외선 3) 적외선
4) 가시광선 5) 마이크로파

답 3)

243 정밀작업시 시야중심과 주변과의 관계는?

1) 주변이 낮아야 한다. 2) 중심부가 낮아야 한다. 3) 같아야 한다.
4) 압축성이 커야 한다. 5) 주변이 높아야 한다.

답 1)

244 실내의 자연채광효과를 높이는 조건으로 옳지 않은 것은?

1) 창의 개각은 4~5° 이상 2) 창의 입사각은 28° 이상
3) 창의 면적은 바닥면적의 50% 이상 4) 거실 안쪽길이는 창틀 상단높이의 1.5배 이내
5) 창은 남향에 위치할 것

답 3)

245 다음 중 복사열 측정에 이용되는 기구는 어느 것인가?

1) 열선풍속계 2) 흑구온도계
3) 카타온도계 4) 아시만 통풍건습계
5) 아우구스트 건습계

답 2)

246 채광 및 온열관리를 위해 거실의 창문면적은 실내 바닥면적의 몇 %로 하는 것이 적당한가?

1) 80 2) 70 3) 50
4) 30 5) 20

답 5)

247 동일 면적과 동일 방향의 창문으로 채광 및 환기량을 높일 수 있는 조건은?

1) 창의 폭이 넓을 것 2) 창의 위치가 낮을 것 3) 창의 수가 많을 것
4) 창의 위치가 높을 것 5) 창이 좌우로 길 것

답 4)

248 자외선의 살균력이 가장 큰 범위는?

1) 1,500～1,800Å 2) 1,800～2,300Å 3) 2,500～2,800Å
4) 2,800～3,200Å 5) 3,500～4,000Å

답 3)

249 온열조건이 아닌 것은?

1) 기온 2) 습도 3) 기류
4) 복사열 5) 기온역전

답 5)

250 자연채광의 경우 실평 면적에 대한 창의 유효 면적은?

1) 1/1～1/3 2) 1/4～1/6 3) 1/7～1/9
4) 1/8～1/12 5) 1/13～1/15

답 2)

251 정밀작업이 요구되는 공간에서 가장 적당한 조도는?

1) 50Lux 2) 100Lux 3) 150Lux
4) 200Lux 5) 700Lux

답 5)

252 눈의 보호를 위한 가장 좋은 조명방법은?

1) 직접조명 2) 간접조명 3) 반간접조명
4) 반직접조명 5) 측면조명

답 2)

253 잠함병을 발생하게 하는 인자는?

1) 기습 2) 기온 3) 기압
4) 기류 5) 복사열

답 3)

254 상온하에서 인체의 열발산은 어떤 비율로 이루어지는가?

1) 복사 1/5, 전도 2/5, 대류 2/5
2) 복사 2/5, 전도 2/5, 대류 1/5
3) 복사 3/5, 전도 1/5, 대류 1/5
4) 복사 2/5, 전도 1/5, 대류 2/5
5) 복사 1/5, 전도 3/5, 대류 1/5

답 2)

255 **체열을 가장 많이 방산하는 곳은?**

1) 간 2) 폐 3) 피부
4) 호흡 5) 배설물

답 3)

256 **벼룩이 옮기는 감염병은?**

1) 장티푸스 2) 유행성출혈열 3) 황열
4) 페스트 5) 발진티푸스

답 4)

257 **모기의 흡혈에 관한 설명 중 틀린 것은?**

1) 수컷이 흡혈한다.
2) 암컷이 흡혈한다.
3) 산란 전에 흡혈한다.
4) 기호동물은 모기의 종류에 따라 다르다.
5) 모기의 종류에 따라 흡혈시간이 다르다.

답 1)

258 **열방산에 가장 많이 관여하는 부위는?**

1) 소·대변 2) 호기 3) 폐포 증발
4) 피부 증발 5) 피부의 복사, 전도

답 5)

259 **복사열 측정에 이용되는 기구는 어느 것인가?**

1) 흑구온도계 2) 카타온도계 3) 열선풍속계
4) 아스만통풍건습계 5) 아우구스트건습계

답 1)

260 **다음 중 바퀴가 옮기는 질병이 아닌 것은?**

1) 결핵 2) 소화기 질환 3) 소아마비
4) 화농성 질환 5) 일본뇌염

답 5)

261 **곤충 구제시 물리적 방법이 아닌 것은?**

1) 유문등 설치 2) 불임웅충 방사 3) 웅덩이 제거
4) 모기장 및 방충망 설치 5) 방사선 이용

답 2)

262 급성살서제가 아닌 것은?

1) strichnine　　2) vacor(RH 787)　　3) 인화아연
4) warfarin　　5) red squil

답 4)

263 주가성 바퀴의 습성 중 틀린 것은?

1) 주간활동성　　2) 잡식성　　3) 질주성
4) 군거성　　5) 생활사가 길다.

답 1)

264 모기가 옮기는 질병이 아닌 것은?

1) 사상충증　　2) 뎅기열　　3) 발진열
4) 황열　　5) 일본뇌염

답 3)

265 여름에 발생하는 계절병이 아닌 것은?

1) 일본뇌염　　2) 장티푸스　　3) 홍역
4) 이질　　5) 장염

답 3)

266 2차 독성(second poisoning)이란?

1) 한 번 사용한 쥐약을 다시 사용하여도 독성이 있다는 뜻이다.
2) 죽은 쥐를 다른 동물이 섭취했을 때의 독성을 말한다.
3) 만성 쥐약의 성질이다.
4) 쥐약이 2일이 지나야 효과가 있다는 뜻이다.
5) 모든 쥐약이 가지고 있는 성질이다.

답 2)

267 대장균군의 추정시험과 확정시험의 조건은?

1) 추정 32℃에서 24시간 배양, 확정 24시간 배양
2) 추정 32℃에서 24시간 배양, 확정 48시간 배양
3) 추정 32℃에서 48시간 배양, 확정 48시간 배양
4) 추정 37℃에서 24시간 배양, 확정 48시간 배양
5) 추정 37℃에서 48시간 배양, 확정 48시간 배양

답 4)

268 완속사여과법과 관계가 없는 사항은?

1) 광대한 면적이 필요하다.
2) 건설비가 많이 든다.
3) 여과속도가 3m/day이다.
4) 세균제거율이 98~99%이다.
5) 역류세척을 한다.

답 5)

269 불완전변태에서 볼 수 있는 발육단계는?

1) 알-자충-성충
2) 알-자충-번데기
3) 알-유충-번데기-성충
4) 알-성충-유충
5) 알-유충-자충-성충

답 1)

270 구충, 구서의 가장 근본적인 방법은?

1) 생물학적 방법
2) 화학적 방법
3) 환경적 방법
4) 물리적 방법
5) 천적 이용

답 3)

271 "LD50"이라고 하는 것은?

1) 공시동물의 50%를 치사시킬 수 있는 살충제(원제)의 양
2) 살충제의 인축독성을 비교하기 위하여 사용된 공시동물이 50이라는 뜻
3) 살충제의 희석농도가 50이라는 뜻
4) 살충제의 원제 사용량이 50%라는 뜻
5) 공시동물 50%를 치사시킬 수 있는 살충제 농도

답 1)

272 극미량 연무(ultra low volume)의 장점이 아닌 것은?

1) 고농도 살충제의 원액을 그대로 연무한다.
2) 작업시간과 운행경비가 절감된다.
3) 열에 의해 상당량의 살충제가 파괴된다.
4) 연막에 의한 교통사고의 위험이 적다.
5) 석유나 경유와 같은 희석용매가 필요 없어 경비가 절약된다.

답 3)

273 급속사 여과법과 관계가 없는 사항은?

1) 약품침전법을 사용한다.
2) 건설비가 적게 든다.
3) 수면이 동결되기 쉬운 장소에서 적당하다.
4) 탁도와 색도가 높을 때 좋다.
5) 사면대치를 한다.

답 5)

274 **수인성 감염병이 아닌 것은?**

1) 유행성 간염 2) 장티푸스 3) 세균성 이질
4) 발진티푸스 5) 콜레라

답 4)

275 **석탄산의 설명 중 틀린 것은?**

1) 3% 수용액으로 하여 사용한다.
2) 온도가 높을수록 효과가 크다.
3) 아포형성 세균의 소독에는 효과가 약하다.
4) 유기물이 있을 때 살균력이 강화된다.
5) 피부점막에 자극을 준다.

답 4)

276 **구서의 이상적인 방법은?**

1) 쥐약 2) 천적 고양이 이용 3) 서식처 제거
4) 쥐덫 5) 새끼박멸

답 3)

277 **탁도의 수질기준은?**

1) 1ITU 2) 2ITU 3) 3ITU
4) 4ITU 5) 5ITU

답 1)

278 **쥐가 전파하는 감염병이 아닌 것은?**

1) 유행성 출혈열 2) 랩토스피라증 3) 쯔쯔가무시병
4) 페스트 5) 디프테리아

답 5)

279 **바퀴가 옮기는 질병이 아닌 것은?**

1) 콜레라 2) 장티푸스 3) 소아마비
4) 살모넬라증 5) 발진열

답 5)

280 **파리에 의해 전파될 가능성이 가장 적은 질환은?**

1) 파라티푸스 2) 디프테리아 3) 장티푸스
4) 결핵 5) 황열

답 5)

281 감압병(decompression sickness)을 일으키는 원인 물질은?

1) 산소 기포
2) 수소 기포
3) 질소 기포
4) 일산화탄소 기포
5) 헬륨 기포

답 3)

282 DDT의 살충제로서의 특징은?

1) 접촉법
2) 호흡독
3) 신경계로 전파
4) 지속적 잔류효과
5) 피부로 흡수

답 4)

283 균체의 단백응고작용을 하는 소독약이 아닌 것은?

1) 석탄산
2) 크레졸
3) 알코올
4) 승홍
5) 염소

답 5)

284 다음 중 지표수의 특징이 아닌 것은?

1) 미생물과 세균 번식이 활발하다.
2) 부유성 유기물이 많다.
3) 경도가 높다.
4) 수온 변화가 심하다.
5) 용존산소를 많이 함유하고 있다.

답 3)

285 수인성감염병(水因性感染病)이 아닌 것은?

1) 발진티푸스
2) 장티푸스
3) 파라티푸스
4) 콜레라
5) 세균성이질

답 1)

286 구내염이나 입안 세척용으로 가장 적당한 소독약은?

1) 약용비누
2) 머큐로크롬
3) 과산화수소
4) 승홍
5) 생석회

답 3)

287 잠함병을 유발하는 질소가스의 용해가 잘 되는 순서는?

1) 혈액 > 물 > 지방
2) 혈액 > 지방 > 물
3) 물 > 지방 > 혈액
4) 지방 > 혈액 > 물
5) 지방 > 물 > 혈액

답 5)

288 조리기구 소독에 쓰이는 역성비누는 일반적으로 어느 정도의 농도로 사용하는가?

1) 0.01～0.1% 용액
2) 0.5～1.0% 용액
3) 1～5% 용액
4) 5～10% 용액
5) 25～50% 용액

답 1)

289 다음 중 부영양화 현상을 유발하는 원인 물질은?

1) 살충제
2) 인산염, 질산염
3) 대장균군
4) 철, 망간
5) 황화수소, 염화수소

답 2)

290 채소류나 과실류에 적당한 소독방법은?

1) 일광 소독
2) 과산화수소 소독
3) 크레졸 소독
4) 클로르갈크 소독
5) 포르말린수 소독

답 4)

291 부영양화(Eutrophication)를 발생시키는 요인과 관계가 없는 것은?

1) 정체성수역
2) 화학비료(인산비료)
3) 합성세제
4) 경도
5) 분뇨

답 4)

292 급속여과법에 대한 설명으로 옳지 않은 것은?

1) 영국식 여과법으로 비용이 적게 든다.
2) 전처리가 필요하며 좁은 면적에 유리하다.
3) 여과속도는 120m/일이다.
4) 약품침전법이며 역류세척방법이다.
5) 탁도, 색도, 조류가 심할 때 유리하다.

답 1)

293 표준 생물화학적 사노요구량(BOD)이라 함은 몇 도에서 얼마동안 저장한 후 측정한 값인가?

1) 20℃, 5일간
2) 15℃, 5일간
3) 20℃, 7일간
4) 15℃, 3일간
5) 10℃, 1일간

답 1)

294 바퀴의 특성으로 옳지 않은 것은?

1) 육식성
2) 가주성
3) 군거성
4) 야행성
5) 질주성

답 1)

295 **입자성물질에 의한 폐의 독성작용과 관계가 없는 것은?**

1) 호흡기의 정화기전 방해
2) 자극성 가스분자의 흡입
3) 독성입자의 직접투입
4) 종양 및 만성질환으로의 발전
5) 5.0μm 이상의 것이 폐포침착

답 5)

296 **이가 전파하는 질병은?**

1) 일본뇌염
2) 장티푸스
3) 파상풍
4) 발진티푸스
5) 유행성출혈열

답 4)

297 **지표수의 특징이 아닌 것은?**

1) 부유성 유기물이 적다.
2) 수온, 탁도의 변화가 심하다.
3) 경도가 낮다.
4) 미생물과 세균번식이 활발하다.
5) 용존산소를 많이 함유하고 있다.

답 1)

298 **천적을 이용한 위생해충의 구제방법은?**

1) 물리적
2) 환경적
3) 생물학적
4) 화학적
5) 성충구제

답 3)

299 **단백질 계통의 오염물질에 심하게 오염된 하수를 혐기성 처리했을 때 주로 발생하는 가스성분은?**

1) 메탄
2) 이산화탄소
3) 암모니아
4) 황화수소
5) 일산화탄소

답 3)

300 **생명선(Å)이란?**

1) 2,500～2,800
2) 2,900～3,200
3) 3,200～3,600
4) 3,600～4,000
5) 4,000～4,400

답 2)

301 **지표수보다 지하수에서 높은 함유량을 나타내는 것은?**

1) 탁도
2) 색도
3) 경도
4) 대장균수
5) 일반세균수

답 3)

302 쥐가 매개하는 질병과 연결이 옳지 않은 것은?

1) 세균성 — 페스트
2) 리케차 — 발진열
3) 바이러스성 — 쯔쯔가무시병
4) 기생충 — 선모충증
5) 세균성 — 렙토스피라증

답 3)

303 만성살서제에 대한 설명으로 옳지 않은 것은?

1) 항응혈성 살서제이다.
2) 미끼기피 현상을 방지할 수 있다.
3) 사전미끼를 사용해야 한다.
4) 급성살서제에 비해 안정성이 높다.
5) 저농도로 4~5회 중복투여 한다.

답 3)

304 이타이이타이병과 미나마타병의 원인 유독물질이 맞게 짝지어진 것은?

1) 메틸수은 : 비소
2) 메틸수은 : 카드뮴
3) 카드뮴 : 구리
4) 카드뮴 : 메틸수은
5) 구리 : 카드뮴

답 4)

305 유리잔류염소 0.2ppm으로 사멸되지 않은 것은?

1) 장티푸스균
2) 콜레라균
3) 이질균
4) 대장균
5) 바이러스 및 포낭형 원충

답 5)

306 일본뇌염의 매개 모기는?

1) 중국얼룩날개모기(Anopheles)
2) 작은빨간집모기(Culex triaeniorhynchus)
3) 토고숲모기(Aades togoi)
4) 에집트모기(Aedes aegypti)
5) 이상 모두

답 2)

307 최확수(MPN)의 측정은?

1) 대장균수/1mL
2) 대장균수/10mL
3) 대장균수/100mL
4) 대장균수/1,000mL
5) 대장균수/10L

답 3)

308 구서작업의 이상적인 시기는?

1) 봄
2) 여름
3) 가을
4) 늦가을
5) 겨울

답 5)

309 쥐에 특성에 관한 설명으로 옳지 않은 것은?

1) 잡식성이다.
2) 감각기가 발달되어 있다.
3) 수명은 10년이다.
4) 생후 4주에 독립한다.
5) 1회에 8~12마리를 분만한다.

답 3)

310 미강유 PCB의 혼입이 문제가 된 사건은?

1) 뮤즈벨리사건
2) 가네미사건
3) 이타이이타이병
4) 미나마타병
5) 런던스모그

답 1)

311 바퀴의 구제 방법으로 옳지 않은 것은?

1) 접착제
2) 독이법
3) 열탕수 분무법
4) 살충제 분무법
5) 정답 없음

답 5)

312 파리나 바퀴가 저나할 가능성이 가장 낮은 감염병은?

1) 장티푸스
2) 홍역
3) 세균성이질
4) 콜레라
5) 파라티푸스

답 2)

313 약품침전에서 사용하는 응집제가 아닌 것은?

1) 황산알루미늄
2) 황산동
3) 황산제2철
4) 황산제1철
5) 염화제2철

답 2)

314 가주성 파리 중 가장 흔한 것은?

1) 집파리
2) 큰집파리
3) 공주집파리
4) 금파리
5) 쉬파리

답 1)

315 파리가 매개할 가능성이 없는 감염병은?

1) 아메바성이질
2) 회충, 편충
3) 장티푸스
4) 신증후군출혈열
5) 폴리오

답 4)

316 우리나라에서 일본뇌염을 매개하는 대표적인 모기는?

1) 중국얼룩날개모기 2) 작은빨간집모기 3) 토고숲모기
4) 빨간집모기 5) 한국얼룩날개모기

답 2)

317 우리나라에서 일본뇌염의 관리 방법이 될 수 없는 것은?

1) 동물 병원소 제거 2) 예방 접종 실시
3) 모기에 물리지 않게 주의 4) 화장실 소독
5) 모기 관리

답 4)

318 모기가 매개하는 기생충은?

1) 간흡충 2) 말라리아원충 3) 유구조충
4) 평충 5) 요충

답 2)

319 모기의 흡혈에 관한 설명 중 틀린 것은?

1) 수놈이 흡혈한다. 2) 암놈이 흡혈한다.
3) 산란 전에 흡혈한다. 4) 기호동물은 모기 종류에 따라 다르다.
5) 모기의 종류에 따라 흡혈시간이 다르다.

답 1)

320 모기의 구제방법으로 가장 효과적인 것은?

1) 유충구제 2) 성충구제 3) 발생원 제거
4) 살충제 사용 5) 생물학적 구제

답 3)

321 일본뇌염을 전파시키는 모기의 종류는?

1) Anopheles 2) Aedes 3) Aegypti
4) Culex 5) Rickettsia

답 4)

322 말라리아를 매개하는 모기는?

1) 중국얼룩날개모기 2) 빨간집모기 3) 작은빨간집모기
4) 토고숲모기 5) 등애모기

답 1)

323 최근 DDT를 사용하지 않는 가장 중요한 이유는?

1) 잔류효과가 없으므로
2) 속효성 효과가 없으므로
3) 살충효과가 없으므로
4) 잔류독성에 의한 피해 때문에
5) 사용이 불편하기 때문에

답 4)

324 화학적 소독용액의 농도 표시에서 소독용액 100㎖ 중에 포함되어 있는 소독약(㎖)의 양을 나타내는 단위는?

1) 퍼센트(%)
2) 밀리그램(mg)
3) 퍼밀리(‰)
4) 피피앰(ppm)
5) 피피비(ppb)

답 1)

325 이가 매개하는 감염병은?

1) 장티푸스
2) 파라티푸스
3) 발진티푸스
4) 황열
5) 파상풍

답 3)

326 쥐벼룩이 매개하는 감염병은 무엇인가?

1) 페스트
2) 콜레라
3) 장티푸스
4) 발진티푸스
5) 디프테리아

답 1)

327 바퀴벌레가 전파할 수 있는 감염병은?

1) 일본뇌염
2) 사상충증
3) 장티푸스
4) 황열
5) 발진티푸스

답 3)

328 쥐의 구제를 위한 훈증법에 이용되는 것은?

1) 붕산
2) 초산
3) 아황산가스
4) 아비산
5) 디디티(DDT)

답 3)

329 결핵환자의 객담을 소독하는 방법으로 가장 좋은 것은?

1) 석탄산
2) 크레졸
3) 알코올
4) 소각
5) 매립

답 4)

330 **감각온도는 어떤 때를 기준으로 하는가?**

1) 무풍이고 습도가 40～70% 일 때
2) 기동이 0.5m/sec, 습도가 100% 일 때
3) 기류는 관계없이 습도가 100% 일 때
4) 무기류 상태에서 습도가 100% 일 때
5) 온도가 18℃이고 습도가 40～70% 일 때

답 4)

331 **피복의 목적과 관계가 없는 것은?**

1) 체온조절
2) 신체보호
3) 사회생활 표시
4) 호흡촉진
5) 신체청결

답 4)

332 **함기량이 가장 큰 직물은?**

1) 모피
2) 모직
3) 면직
4) 마직
5) 견직

답 1)

333 **의복의 착용으로 체온조절이 가능한 기온은?**

1) 0～15℃
2) 5～20℃
3) 10～26℃
4) 10～36℃
5) 10～40℃

답 3)

334 **발진열(typhus fever)의 매개체는?**

1) 모기
2) 벼룩
3) 이
4) 진드기
5) 파리

답 2)

335 **방한복의 이상적인 CLO는?**

1) 1
2) 2
3) 2.5
4) 3
5) 4

답 5)

336 **함기성이 큰 피복재료는?**

1) 마직
2) 견직
3) 무명
4) 모직
5) 모피

답 5)

337 기후의 3대 요소는?

1) 기온, 강수, 기류　2) 기온, 기류, 일사　3) 기온, 기습, 강수
4) 기온, 기습, 기류　5) 기온, 기습, 일사

답 4)

338 짝이 잘못 이루어진 것은?

1) 무풍 : 0.1m 이하/초　2) 최적기류 : 1m/초　3) 불감기류 : 2～5m/초
4) 강풍 : 10～15m/초　5) 태풍 : 29m/초

답 3)

339 승홍수를 사용할 때 적당하지 않은 그릇은?

1) 유리　2) 에나멜　3) 사기
4) 금속　5) 도자기

답 4)

340 불감기류란?

1) 0.2m/s 이하　2) 0.2～0.5m/s　3) 1m/s
4) 1m/s 이상　5) 0.1m/s

답 2)

341 병실의 가장 적당한 온도는?

1) 13～15℃　2) 14～16℃　3) 15～17℃
4) 20～22℃　5) 24～27℃

답 4)

342 기후 순화기전 중에서 자극에 의하여 저하된 기능을 정상으로 회복시키는 것은?

1) 수동적 순응　2) 자동적 순응　3) 자극적 순응
4) 대상적 순응　5) 감각적 순응

답 3)

343 석탄산 계수란?

1) 소독약의 희석배수 / 승홍의 희석배수　2) 소독약의 희석배수 / 크레졸의 희석배수
3) 소독약의 희석배수 / 알코올의 희석배수　4) 소독약의 희석배수 / 석탄산의 희석배수
5) 소독약의 희석배수 / 과산화수소의 희석배수

답 4)

344 석탄산 희석 배수란?

1) 어떤 균주를 20℃에서 5분에 살균할 수 있는 석탄산의 희석 배수
2) 어떤 균주를 20℃에서 10분에 살균할 수 있는 석탄산의 희석 배수
3) 어떤 균주를 20℃에서 5분에 살균할 수 있는 알코올 희석 배수
4) 어떤 균주를 20℃에서 10분에 살균할 수 있는 알코올 희석 배수
5) 어떤 균주를 20℃에서 5분에 살균할 수 있는 승홍의 희석 배수

답 2)

345 다음의 수식이 맞는 것은?

1) ℃=5/9(°F−32)
2) ℃=5/9(32−°F)
3) ℃=9/5(°F−32)
4) ℃=9/5(32−°F)
5) ℃=9/5(°F−42)

답 1)

346 남성의 경우 이상적인 베개의 높이(cm)는?

1) 5 이하
2) 7~9
3) 12~14
4) 16~18
5) 20~22

답 2)

347 대상적 순응현상을 설명한 것은?

1) 민족별로 새로운 환경에 적응하는 현상
2) 세포 또는 기관이 새로운 환경에 적응하는 현상
3) 약한 개체가 최적의 환경조건을 찾아 적응하는 현상
4) 종족 또는 국가별 특성에 따라 새로운 환경이 적응하는 현상
5) 저하된 기능이 새로운 환경자극에 의하여 정상으로 회복하는 현상

답 2)

348 우유, 포도주의 멸균처리법은?

1) 습열 멸균법
2) 저온 멸균법
3) 건열 멸균법
4) 화염 멸균법
5) 고압증기 멸균법

답 2)

349 크레졸에 대한 설명으로 옳지 않은 것은?

1) 3%용액으로 사용한다.
2) 손세척, 오물소독에 사용한다.
3) 유기물에 약화되지 않는다.
4) 석탄산계수는 2이다.
5) 크레졸 비누액으로 사용할 수 없다.

답 5)

공중보건학

350 수술장, 제약실, 무균실 등에서 이용되는 소독법은?

1) 자비소독
2) 소각소독
3) 알코올 소독
4) 자외선 멸균
5) 초음파 멸균

답 4)

351 냉동법의 목적은?

1) 살균작용
2) 미생물의 멸균
3) 미생물의 증식억제
4) 아포형성균 파괴
5) 소독효과

답 3)

352 채소 및 과실류에 사용하는 소독법은?

1) 크레졸
2) 알코올
3) 열탕
4) 승홍
5) 크로르칼키

답 5)

353 알코올의 최대 살균력을 나타내는 농도(%)는?

1) 55
2) 65
3) 75
4) 85
5) 95

답 3)

354 포자형성균의 효과적인 소독법은?

1) 자비소독
2) 건열소독
3) 고압증기멸균
4) 저온멸균
5) 알코올소독

답 3)

355 살서제가 아닌 것은?

1) 훈연제
2) ANTU
3) Warfarin
4) 황인제
5) 염소제

답 5)

356 중앙냉방법에 해당되는 것은?

1) Room cooler
2) 선풍기
3) 환풍기
4) Carrier system
5) Room air conditioner

답 4)

357 Max Von Pettekofer 교수에 대한 설명으로 옳지 않은 것은?

1) 항상성 이론을 제창하였다.
2) 실험위생학 발전에 기여하였다.
3) 의식주 분야에 이화학적 기술을 적용하였다.
4) 독일 뮌헨대학에서 실험위생학교실을 창설하였다.
5) 환경위생학을 근대과학으로 발전시키는데 기여하였다.

답 1)

358 소독력이 가장 좋은 순서대로 나열된 것은?

1) 멸균 > 소독 > 방부 2) 멸균 > 방부 > 소독 3) 소독 > 방부 > 멸균
4) 소독 > 멸균 > 방부 5) 방부 > 소독 > 멸균

답 1)

환경보전

★★
01 만성기관지염 유발, 금속의 부식, 농작물의 성장 방해와 관련 있는 대기오염 물질은?

1) 오존(O_3) 2) 아황산가스(SO_2)
3) 수은(Hg) 4) 일산화탄소(CO)
5) 크롬(Cr)

| 해설 |
1) 오존(O_3) : 자동차나 공장 등의 배기가스 중 이산화질소와 탄화수소가 햇빛과 반응하여 생성. 피부 및 눈을 심하게 자극
3) 수은(Hg) : 대기 중의 NO와 공존해서 광화학반응을 일으켜 총산화성 물질을 발생. 주로 눈, 상기도의 점막에 자극하고 폐기능을 저하시킴
4) 일산화탄소(CO) : 체내의 호흡효소의 결합, 혹은 반응으로 두통, 현기증, 질식 등의 각종 생리기능 장애 발생
5) 크롬(Cr) : 피부염, 피부궤양, 비중격천공, 만성 기관지염, 피부암 발생

답 2)

02 자연적인 대기오염사건은?

1) Meuse valley 2) Yokohama 3) Pozarica
4) Krakatau 5) London

답 4)

03 광화학적 smog는 다음 중 무엇에 의하여 형성되는가?

1) 연기와 안개 2) 연기와 안개 및 광화학적 산화물
3) 연기와 오존 4) 연기와 일산화탄소
5) 이상 모두

답 2)

04

대기오염사건 중에서 오염물질이 주로 자동차 배출가스에 의한 것은?

1) London 사건
2) Donora 사건
3) Los Angeles 사건
4) Meuse Valley 사건
5) Poza Rica 사건

답 3)

05

식물에 의한 대기오염 정도를 판정할 수 있는 오염물질로만 된 것은?

1) SOx, HF
2) O_3, NO_2
3) SOx, HF
4) HCN, HCHO
5) CO, Cl_2

답 1)

06

대기오염과 관계가 없는 것은?

1) 경제적 손실 발생
2) 식물의 고사
3) 호흡기계질환 유발
4) 균집독의 발생
5) 눈과 피부질환 발생

답 4)

07

링겔만 비탁표 3도란 매연농도가 몇 %인가?

1) 3%
2) 20%
3) 60%
4) 90%
5) 40%

답 3)

08

다음 중 보존제는?

1) benzoic acid
2) dibutyl hydroxy toluene
3) butyl hydroxy anisole
4) methanol
5) α-tocopherol

답 1)

09

Los Angeles형 smog의 역전은?

1) 복사성 역전
2) 방사성 역전
3) 지표성 역전
4) 전선성 역전
5) 침강성 역전

답 2)

10

대기오염물질 중에서 대리석부식에 영향을 준다고 규명된 것은?

1) CO
2) CO_2
3) NO_2
4) NH_3
5) HF

답 2)

11 **링겔만비탁표를 이용하여 매연을 측정할 때 그 허용기준은?**

1) 1도 이하　2) 2도 이하　3) 3도 이하
4) 4도 이하　5) 5도 이하

답 2)

12 **London형 스모그의 설명 중 옳지 않은 것은?**

1) 복사성 역전에 의해 발생한다.　2) 습도가 낮고, 낮 동안에 주로 발생한다.
3) 주로 석탄연소에 의한 오염물질로 발생한다.　4) 무풍 상태에서 매연, 황산화물 등이 문제이다.
5) 인체에 대한 영향은 주로 호흡기계 질환이다.

답 2)

13 **굴뚝이 높을수록 대기오탁의 정도는 어떻게 되는가?**

1) 기류가 크면 심하다.　2) 비가 오면 심해진다.
3) 굴뚝의 높이와는 무관하다.　4) 심해진다.
5) 낮아진다.

답 5)

14 **도시에서 배출되는 열에 의하여 도시 지표면 가까이 역전이 생기고 대기오염이 심하게 되는 현상을 무엇이라고 하는가?**

1) Green house effect　2) Fanning　3) Trapping
4) Heat island effect　5) Down wash

답 4)

15 **대기오염의 지표로 사용되는 것은?**

1) CO_2　2) CH_1　3) SO_2
4) NO_3　5) O_3

답 3)

16 **대기의 온실효과는 지구의 온도를 높인다고 한다. 그 이유는?**

1) 대기 중 먼지의 증가로 이 먼지가 복사열을 흡수하기 때문
2) 일산화탄소 증가로 자외선 부근의 복사열을 흡수하기 때문
3) 아황산가스 증가로 적외선 부근의 복사열을 흡수하기 때문
4) 탄산가스의 증가로 적외선 부근의 복사열을 흡수하기 때문
5) 화산폭발로 인한 방사열이 대기 중에 흡수되어 있기 때문

답 4)

17

다음 링겔만 매연농도표(Ringelmann Smoke Chart)에서 2도는 흑선부분의 비율이 몇 %인가?

1) 10%　　2) 40%　　3) 60%
4) 80%　　5) 100%

답 2)

18

Los Angeles형 smog의 원인은 주로(A)에 의한 것이며 (B)가 태양광선의 작용을 받아서 광화학 smog 현상을 발생시켰다고 말하고 있다.

A.	가. 정유 가스	나. 공장의 매연
	다. 가정난방의 매연	라. 자동차 배기가스
B.	가. 질소산화물	나. 질소산화물과탄화수소
	다. 일산화탄소	라. 황산화물과질소화물

1) A－가, B－가　　2) A－나, B－나
3) A－다, B－라　　4) A－라, B－나
5) A－라, B－다

답 4)

19

Rigelmann smoke chart는 무엇을 측정하는 것인가?

1) 먼지량　　2) 검댕량　　3) CO_2량
4) SO_2　　5) O_3량

답 2)

20

링겔만 비탁표(Ringelmann chart)는 어디에 사용하는가?

1) 먼지량 측정　　2) 연기량 측정　　3) 소음 측정
4) SO_2의 검출　　5) CO의 검출

답 2)

21

우리나라 환경정책기본법에 규정된 NO_2의 연평균 대기한경기준은?

1) 0.01ppm 이하　　2) 0.03ppm 이하　　3) 0.05ppm 이하
4) 0.06ppm 이하　　5) 0.1ppm 이하

답 2)

22

다음 대기오염물질 중 광화학적 반응에 의해서 발생하는 물질은?

1) CO_2　　2) SO_2　　3) CH
4) O_3　　5) NO

답 4)

23

폐포에 도달할 수 있는 먼지입자는 0.25~5μm이다. 폐포에 침착률이 가장 높은 입자의 크기는?

1) 0.1μm 전후　　2) 0.5μm 전후　　3) 1.0μm 전후
4) 2.0μm 전후　　5) 3.0μm 전후

답 3)

24

굴뚝이 높을수록 대기오염은 어떻게 되는가?

1) 낮다.　　2) 심하다.
3) 바람이 불 때만 심하다.　　4) 눈·비가 올 때만 심하다.
5) 관계가 없다.

답 1)

25

다음 중 빈칸에 들어갈 말을 순서대로 열거한 것은?

- 자동차 연료의 고온연소 시 생성되는 것은 (　　　)이다.
- 연료가 불완전연소 되면 (　　　)이 발생한다.
- 연료의 불완전 연소에 의해 생성되는 (　　　)은 인체의 헤모글로빈과 결합력이 크다.

1) HC, NO_2,CO　　2) NO, HC, CO　　3) CO_2, H_2O, HC
4) SO_2, CO, NO_2　　5) H_2O, SO_2, CO

답 2)

26

공장·도시의 폐수에 의하여 바닷물에 질소나 인 등의 함량이 증가되면 플랑크톤이 다량 번식하여 용존산소량이 감소되면서 어패류가 폐사하고 유독화현상이 일어난다. 이것을 무엇이라고 하는가?

1) 적조현상　　2) 부영양화현상　　3) 스모그 현상
4) 부유물질 증가 현상　　5) 원형질 분리 현상

답 2)

27

황화수소(H_2S)의 발생과 가장 관계가 깊은 업종은?

1) 도시가스제조업　　2) 요업　　3) 금속정련업
4) 소다공업　　5) 알루미늄 제련

답 1)

28

아황산가스(SO_2)에 대한 설명 중 옳지 않은 것은?

1) 농작물에 큰 피해를 주는 물질이다.　　2) 온실효과를 일으킨다.
3) 대기오염도 측정시 지표가 되는 가스이다.　　4) 석탄이 연소될 때 발생한다.
5) 산성비의 주요 원인이 된다.

답 2)

29

광화학반응의 방아쇠(trigger) 구실을 하는 것은?

1) 오존
2) 질소산화물
3) 탄화수소
4) 햇빛
5) 유기물

답 4)

30

진폐증을 일으키는 먼지의 크기는 다음 중 어느 것인가?

1) 100～500μ
2) 10～20μ
3) 5～10μ
4) 20～100μ
5) 0.5～5μ

답 5)

31

온실효과(greenhose effect)를 일으키는 기체는 어느 것인가?

1) CO_2
2) CO
3) SO_2
4) NO_2
5) O_2

답 1)

32

가스상 대기오염물질은?

1) 산소(O_2)
2) 아황산가스(SO_2)
3) 질소(N_2)
4) 탄산가스(CO_2)
5) 아르곤(Ar)

답 2)

33

대기오염물질 중 2차 대기오염물질로만 구성된 것은?

1) SO_2, Cl_2, NO_2
2) CO, NO, NO_2
3) SO_2, O_3, PAN
4) PAN, O_3, SO_3
5) CO_2, H_2O_2, O_3

답 4)

34

대기오염의 3대 측정지표는?

1) SO_2, NO_2, 분진
2) SO_2, NO_2, 매연
3) SO_2, 분진, 매연
4) SO_2, NO_2, CO
5) SO_2, Ne, CO

답 3)

35

오존경보가 발령되는 오전농도의 기준은?

1) 1시간 평균 0.01ppm 이상
2) 1시간 평균 0.12ppm 이상
3) 1시간 평균 0.15ppm 이상
4) 1시간 평균 0.30ppm 이상
5) 1시간 평균 0.50ppm 이상

답 4)

36

오존경보가 발령되는 주의보의 오존농도는?

1) 시간당 0.001ppm
2) 시간당 0.12ppm
3) 시간당 0.15ppm
4) 시간당 0.3ppm
5) 시간당 0.5ppm

답 2)

37

지구의 온난화 현상과 밀접한 관련이 있는 가스성분은?

1) NO_2
2) SO_2
3) CH_4
4) NO
5) H_2SO_4 mist

답 3)

38

광화학적 오염에 관여하는 물질이 아닌 것은?

1) 질소산화물(NOx)
2) 황산화물(SOx)
3) 유기물
4) 탄화수소(CH)
5) 오존(O_2)

답 2)

39

산성비에 대한 설명으로 옳지 않은 것은?

1) pH 5.6 이하이다.
2) NOx, SOx가 원인이다.
3) 건물, 교량을 부식시킨다.
4) 식물의 수분흡수를 증가시킨다.
5) 토양의 유기물 분해를 방해한다.

답 4)

40

성층권에서 오존층 고갈의 주요원인물질은?

1) H_2S
2) CFCs
3) NOx
4) O_3
5) CO

답 2)

41

비가 내렸을 때 철 부식에 가장 큰 피해를 초래하는 가스성분은?

1) NH_3
2) SO_2
3) CO_2
4) O_3
5) NO_2

답 2)

42

식물에 미치는 영향이 큰 대기오염물질로만 이루어진 것은?

1) SOx, HF
2) CO, Cl_2
3) NO_2, O_3
4) HCN, HCHO
5) NO, CO_2

답 1)

43 수질오염 사건과 관계없는 것은?

1) 미나마타병
2) 이타이이타이병
3) 가네미사건
4) 뮤즈벨리사건
5) 해양적조

답 4)

44 기온역전이란 어떤 상태를 말하는가?

1) 상층기온이 하층기온보다 높을 때
2) 고온 저습일 때
3) 상층기온이 하층보다 낮을 때
4) 저기압일 때
5) 상층기온과 하층기온이 같을 때

답 1)

45 산성비에 관한 내용 중에서 옳지 않은 것은?

1) 호수나 하천의 pH를 크게 상승시킨다.
2) 호소나 하천의 pH를 크게 저하시킨다.
3) 토양을 산성화시킨다.
4) 지상의 구조물이나 조각물을 부식시킨다.
5) 동·식물에 나쁜 영향을 주어 생태계를 파괴한다.

답 1)

46 밤에 지면이 냉각되므로 발생되는 기온역전은?

1) 지상성 역전
2) 침강성 역전
3) 복사성 역전
4) 확산성 역전
5) 기상 역전

답 3)

47 산성비는 호소나 하천을 산성화하여 담수생태계를 파괴하고 농작물과 산림에도 큰 피해를 초래한다. 각종 공장이나 교통기관 및 화력발전소 등에서 배출되는 황산화물과 질소산화물이 산성비를 내리게 하는데 우리나라에서는 pH 얼마 이하를 산성비라고 하는가?

1) 3
2) 4.5
3) 5.0
4) 5.6
5) 6.5

답 4)

48 기온역전이란?

1) 상부기온이 하부기온보다 낮다.
2) 상부기온이 하부기온보다 높다.
3) 상부기온과 하부기온이 같다.
4) 상부기온과 하부기온이 번갈아 높았다 낮았다 한다.
5) 상부기온과 하부기온이 그 중간 기온을 유지한다.

답 2)

49 대기 상층부 온도가 지표면보다 높아서 형성되는 기온역전은?

1) 방사성 역전
2) 침강성 역전
3) 복사성 역전
4) 확산성 역전
5) 기상 역전

답 2)

50 유기물이 다량 함유된 도시하수의 하천 유입에 따른 오염현상으로 옳지 않은 것은?

1) 유기물 오염의 증가
2) 용존산소량의 증가
3) 부유고형물의 증가
4) 화학적 산소요구량의 증가
5) 생화학적 산소요구량의 증가

답 2)

51 도시하수가 하천의 유입되어 발생하는 현상으로 옳지 않은 것은?

1) 오염도가 증가한다.
2) 부유물질이 증가한다.
3) COD가 증가한다.
4) BOD가 증가한다.
5) DO가 증가한다.

답 5)

52 수질검사에 대한 설명으로 옳지 않은 것은?

1) 대장균 검사는 수질 오염을 간접시사한다.
2) 대장균 검사는 10cc검수 5개를 이용한다.
3) BOD가 높으면 수질오염이 심하다는 의미이다.
4) DO가 높으면 수질 오염이 심하다는 의미이다.
5) 미생물이 살 수 없는 수질의 측정은 COD를 이용한다.

답 4)

53 1등급 하천수의 MPN은?

1) 1 이하
2) 50 이하
3) 100 이하
4) 1,000 이하
5) 5,000 이하

답 2)

54 하수오염의 검사 항목이 아닌 것은?

1) DO(용존산소량)
2) BOD(생물화학적 산소요구량)
3) SS(부유물질)
4) COD(화학적 산소요구량)
5) Aw(수분활성도)

답 5)

55 적조현상을 가속화하는 물질은?

1) 가스　2) 열　3) ABS
4) PCB　5) 유류

답 2)

56 직업성 난청을 일으키는 소음의 강도(dB)는?

1) 60～90　2) 90～120　3) 120～150
4) 150～180　5) 180 이상

답 2)

57 산업폐수의 일반적인 처리방법이 아닌 것은?

1) 희석법　2) 생물학적 방법　3) 화학적 방법
4) 공공하수 연결법　5) 여과법

답 5)

58 어린아이가 음용하면 "blue baby"증에 걸리는 것은?

1) Cd　2) NO_3　3) Hg
4) Fe　5) PCB

답 2)

59 해양오염 및 공장폐수의 지표가 되는 것은?

1) DO　2) BOD　3) COD
4) pH　5) MPN

답 3)

60 하천의 수질기준에서 매우 좋은(Ia) 등급에 해당하는 하천수의 BOD는 몇 이하인가?

1) 0.5mg/L　2) 1mg/L　3) 1.5mg/L
4) 3mg/L　5) 6mg/L

답 2)

61 어족보호를 위한 DO, BOD 권장량은?

1) DO 5ppm 이상, BOD 5ppm 이하　2) DO 10ppm 이상, BOD 10ppm 이하
3) DO 5ppm 이하, BOD 5ppm 이상　4) DO 10ppm 이하, BOD 10ppm 이상
5) DO 10ppm 이상, BOD 20ppm 이하

답 1)

62 **소음성 난청은 어느 부위의 장애로 생기는 것인가?**

1) 고막파열 2) 중이(中耳) 장애 3) Corti 기관
4) 전도성 장애 5) 8번째 뇌신경(청신경)

답 3)

63 **일반주거지역에서 낮 시간의 소음의 한계(dB)는?**

1) 20dB 2) 30dB 3) 40dB
4) 50dB 5) 60dB

답 4)

64 **소음을 표시하는 기호의 연결이 잘못된 것은?**

1) Sone — 감각의 크기 2) Phon — 음의 크기
3) dB — 음의 강도 4) NRN — 소리의 강도
5) Hz — 소음의 단위

답 4)

65 **환경보전법 중 환경소음의 단위는?**

1) dB 2) dB(A) 3) NRN
4) Phone 5) 이상 모두 아님

답 2)

66 **A급 수영장의 대장균의 MPN은?**

1) 10 이하 2) 50 이하 3) 100 이하
4) 500 이하 5) 1,000 이하

답 2)

67 **건강인이 들을 수 있는 음역의 범위는?**

1) 20～2,000Hz 2) 50～20,000Hz 3) 20～20,000Hz
4) 100～2,000Hz 5) 4,000～4,500Hz

답 3)

68 **통각을 일으키는 소음의 크기는 몇 dB 이상인가?**

1) 40dB 2) 60dB 3) 80dB
4) 100dB 5) 140dB

답 5)

69 직업성 난청에 대한 설명으로 옳지 않은 것은?

1) 청력손실은 4,000Hz 주변 영역에서 시작된다.
2) 소음성난청은 달팽이관내 기저막 신경말단의 손상에서 올 수 있다.
3) 신경세포의 불가역적인 파괴현상을 난청이라 한다.
4) 청력장애는 폭로기간이 길수록 심해진다.
5) 난청유발 소음의 크기는 보통 140dB(A) 이상이다.

답 4)

70 잔류성과 축적성이 높아 농작물을 통해 인체에 들어와서 건강상의 문제를 일으키는 농약은 어느 것인가?

1) 유기인계 농약
2) 유기염소계 농약
3) 유기수은계 농약
4) 카바메이트계 농약
5) 피레스로이드계 농약

답 2)

71 시신경 염을 유발하는 것은?

1) H_2S
2) SO_2
3) CS_2
4) $CaCl_2$
5) CO_2

답 3)

72 청력장해에 대한 설명으로 옳지 않은 것은?

1) 개인의 감수성과 관계가 있다.
2) 70dB 이상에서 내이변화가 생긴다.
3) 100dB 이상에서 청력손실이 생긴다.
4) 폭로 시간이 길면 장해의 빈도가 높다.
5) 주파수의 강도가 높으면 장해의 빈도가 높다.

답 2)

73 음의 강도 단위는?

1) phone
2) dB
3) Hz
4) cycle
5) mg/cm^3

답 2)

74 C5-dip현상과 가장 관련이 깊은 주파수는 어느 것인가?

1) 2,000Hz
2) 4,000Hz
3) 6,000Hz
4) 8,000Hz
5) 10,000Hz

답 2)

75 식물에 큰 피해를 주는 물질은?

1) CO　2) CO_2　3) CH
4) NO_2　5) SO_2

답 5)

76 PCB 오염으로 나타나는 카네미유증의 대표적인 4대 증상이 아닌 것은?

1) 눈에 눈곱이 낀다.　2) 얼굴에 습진 모양의 발진이 생긴다.
3) 손바닥에 땀이 난다.　4) 손톱이 변색된다.
5) 발이 떨린다.

답 5)

77 레이노드(Raynode) 현상과 관련이 깊은 것은?

1) 소음　2) 진동　3) 압력
4) 조명　5) 유해광선

답 2)

78 식물에 가장 피해가 적은 것은?

1) SO_2　2) NO_2　3) CO_2
4) O_3　5) HF

답 3)

79 환경오염물질이 식품을 통해 인체에 들어와서 나타나는 영향이 아닌 것은?

1) 발암성　2) 돌연변이　3) 기형유발
4) 염색체 이상　5) 정상세포 증식

답 5)

80 이타이이타이병의 원인물질은?

1) 유기수은　2) 카드뮴　3) DDT
4) 메틸수은　5) 납

답 2)

81 양철의 부식에 가장 많은 피해를 주는 물질은?

1) CO　2) CO_2　3) SO_2
4) NO_2　5) HF

답 3)

공중보건학

82

이타이이타이병의 원인 물질은?

1) 유기수은　2) 카드뮴　3) PCB
4) 납　5) 비소

답 2)

83

일본의 가네미창고 주식회사의 미강유 중독사건의 원인은?

1) 경성세제　2) PCB　3) 카드뮴
4) 수은　5) 유기인

답 2)

84

부영양화(eutrophication) 현상을 일으키는 요인으로 볼 수 없는 것은?

1) 정체성 수역　2) 화학비료　3) 합성세제
4) 경도　5) 분뇨

답 4)

85

제3의 오염이란 무엇인가?

1) 대기오염　2) 수질오염　3) 소음 및 진동
4) 고체폐기물오염　5) 토양오염

답 4)

86

석조건물에 가장 피해를 주는 물질은?

1) 산소　2) 질소　3) 이산화탄소
4) 수소　5) 불소

답 3)

식품위생

01

보툴리누스균 식중독에 관한 설명이다. 틀린 것은?

1) 원인물질은 Clostridium botulinum이 생산하는 enterotoxin이다.
2) 신경계 주 증상을 일으키며 사망률이 높다.
3) 잠복기는 평균 하루 정도이다.
4) 원인식품은 밀봉된 식품, 즉 통조림, 소시지 등이다.
5) 원인균은 혐기성 아포형성 세균으로 간균이다.

답 1)

02 치명률이 가장 높은 식중독은?

1) Salmonellosis
2) 장염 Vibrio 식중독
3) Botulinus 식중독
4) Staphylococcus 식중독
5) 병원성 대장균 식중독

답 3)

03 복어중독의 증상 중 처음 일어나는 증상은?

1) 사지의 운동마비
2) 언어장애
3) 구순 및 혀의 지각마비
4) 호흡근마비
5) 소화장애

답 3)

04 WHO의 식품위생의 목적에 해당되지 않는 것은?

1) 안전성
2) 사회성
3) 건전성
4) 완전무결성
5) 영양성

답 2)

05 열에 가장 강한 식중독 원인균은?

1) 포도알균
2) 병원성 대장균
3) 장염 비브리오균
4) 보툴리누스균
5) 살모넬라균

답 4)

06 WHO가 정의한 식품위생의 범위에 해당되지 않는 것은?

1) 생육
2) 제조
3) 섭취
4) 생산
5) 폐기

답 5)

07 Salmonella 식중독 예방을 위한 열처리에 적당한 온도는?

1) 40℃
2) 50℃
3) 55℃
4) 60℃
5) 100℃

답 4)

08 포도알균 식중독의 원인물질은?

1) Exotoxin
2) Enterotoxin
3) Tetrodotoxin
4) Ergotoxin
5) Neurotoxin

답 2)

09

장염 Vibrio 식중독의 원인균은?

1) Salmonella typhimurium
2) Staphylococcus aureus
3) Vibrio cholera
4) Clostridium botulinum
5) Vibrio parahaemolyticus

답 5)

10

식중독 중 열이 가장 심한 것은?

1) Salmonellosis
2) Botulinism
3) Poisonous plant food poisoning
4) Staphylococcus food poioning
5) Streptococcus food poisoning

답 1)

11

가장 심한 발열증상이 있는 식중독은?

1) Salmonella균 식중독
2) Botulinus균 식중독
3) 포도알균 식중독
4) 독버섯 중독
5) 복어 중독

답 1)

12

우리나라에서 식중독 발생률이 가장 높은 식품류는?

1) 육류 및 그 가공품
2) 우유 및 그 가공품
3) 난류 및 그 가공품
4) 어패류 및 그 가공품
5) 곡류 및 그 가공품

답 1)

13

포도알균 식중독에 관한 설명이다. 틀린 것은?

1) 원인물질은 장독소로 120℃에 20분간 처리하면 파괴된다.
2) 증상으로 다른 식중독에 비해 열이 거의 없는 것이 특징이다.
3) 늦은 봄과 가을에 많이 발생한다.
4) 원인식품은 우유 및 유제품, 떡, 김밥, 도시락 등이다.
5) 원인균은 황색포도알균이다.

답 1)

14

세균성 식중독이 소화기계 감염병과 다른 것은?

1) 잠복기가 짧다.
2) 2차 감염이 없다.
3) 균양이 많을 때 발병한다.
4) 면역이 성립되지 않는다.
5) 균이 분비한 병독소로만 발병된다.

답 5)

15 **조개류나 야채 소금절이가 원인식품인 식중독은?**

1) 살모넬라 식중독
2) 장염 비브리오 식중독
3) 병원성 대장균 식중독
4) 포도알균 식중독
5) 웰시균 식중독

답 2)

16 **원인식품이 밀봉식품인 식중독은?**

1) Salmonellosis
2) 병원성 대장균 식중독
3) Botulinus 식중독
4) Staphylococcus 식중독
5) 비브리오 식중독

답 3)

17 **세균성 식중독의 예방법이 아닌 것은?**

1) 식품의 위생에 관한 지식 향상을 도모한다.
2) 가급적이면 음식은 조리 직후에 바로 먹는다.
3) 석사 환자나 화농성 질환이 있는 사람은 식품을 취급하지 못하도록 한다.
4) 식품은 실온에서 잘 보존한다.
5) 식품을 충분히 가열 조리하여 균을 사멸시킨다.

답 4)

18 **유방염에 의해 우유에 오염되어 식중독을 일으키는 독소는?**

1) Afatoxin
2) Amanitatoxin
3) Enterotoxin
4) Neurotoxin
5) Saxitoxin

답 3)

19 **초등학교 학생에게 공급되는 학교급식용 크림빵을 먹고 식중독증상을 일으켰다. 그 원인으로 의심되는 것은?**

1) Botulinus
2) Neurotoxin
3) Salmonella
4) Staphylococcus
5) Vibrio

답 4)

20 **계란이나 샐러드(salad)가 원인식품인 식중독은?**

1) 살모넬라 식중독
2) 장염 비브리오 식중독
3) 병원성 대장균 식중독
4) 포도알균 식중독
5) 보툴리누스균 식중독

답 1)

21 초등학교 학교급식시 특히 주의해야 할 식중독은?

1) 병원성대장균 식중독
2) 포도알균 식중독
3) 보툴리누스균 식중독
4) 장염비브리오 식중독
5) 살모넬라균 식중독

답 1)

22 복어중독의 증상은?

1) 언어장애
2) 사지의 운동마비
3) 호흡곤란
4) 구순 및 혀의 지각마비
5) 소화장애

답 2)

23 식품 중 미생물이 많이 증식되어 있다는 것은 위생상 어떤 의미를 갖는가?

1) 신선하지 않다.
2) 유독물질이 많다.
3) 감염병을 일으킨다.
4) 기생충란이 많다.
5) 독소형 식중독을 일으킨다.

답 1)

24 보툴리누스균 식중독의 원인물질은?

1) Enterotoxin
2) Exotoxin
3) Tetrodotoxin
4) Ergotoxin
5) Cicutoxin

답 2)

25 우리나라에서 세균성 식중독의 발생빈도가 가장 높은 계절은?

1) 봄
2) 여름
3) 가을
4) 겨울
5) 계절에 관계없음

답 2)

26 다음 보기는 어느 식중독균의 특징인가?

- 가열조리한 단백질식품에서 발생한다.
- 혐기성 균으로 아포를 형성한다.
- 동물과 사람의 장내 상재균이다.
- A~F의 6형 중 A형과 F형이 식중독의 원인이다.
- 편모가 없고 비운동성이다.

1) 병원성 대장균
2) 장염 비브리오균
3) 살모넬라균
4) 웰치균
5) 포도알균

답 4)

27 복어독이 가장 많이 함유된 부위는?

1) 위장 2) 간 3) 알
4) 피부 5) 고환

답 3)

28 Welchii형 식중독균의 성상으로 틀린 것은?

1) 아포를 형성한다.
2) Gram 음성 간균이다.
3) 편모가 없다.
4) 편성 혐기성 균이다.
5) 우유 중의 casein을 응고시킨다.

답 2)

29 식중독의 원인식품별 발생건수가 가장 많은 것은?

1) 과자류 2) 어패류 및 가공품 3) 난류 및 가공품
4) 채소류 및 가공품 5) 복합조리식품

답 5)

30 통조림에 의해서 발생되는 세균성 식중독은?

1) Clostridium botulinum
2) Stphylococcus
3) E. coli
4) Vibrio parahaemolyticus
5) Salmonella enteritidis

답 1)

31 복어의 독성분은?

1) venerupin 2) saxitoxin 3) tetrodotoxin
4) temulin 5) neurine

답 3)

32 맥각중독의 원인물질은?

1) Muscarine 2) Ergotoxin 3) Solanine
4) Ricin 5) Amygdalin

답 2)

33 장염 비브리오균 식중독의 주요 원인식품은 어느 것인가?

1) 육류 및 그 가공품 2) 우유 가공품 3) 난류 및 가공품
4) 전분 가공품 5) 어패류 및 그 가공품

답 5)

34 식중독 증상 중 cyanosis현상이 나타나는 어류는?

1) 굴, 바지락
2) 섭조개, 대합
3) 독꼬치
4) 복어
5) 돗돔

답 4)

35 젖소의 유방염에 의해 우유에 오염되어 식중독을 일으키는 것은 어느 것인가?

1) Enterotoxin
2) Aman
3) Aflatoxin
4) Neurotoxin
5) Saxitoxin

답 1)

36 발아한 감자를 먹고 식중독이 발생되었다면 어떤 독소에 의한 것인가?

1) muscarine
2) solanine
3) sepsine
4) temuline
5) ergotoxine

답 2)

37 원인식품이 우유 및 유제품 등으로 가열 처리하여도 식중독을 유발시킬 수 있는 세균은 어느 것인가?

1) Salmonella enteritidis
2) Vibrio 식중독
3) Escherichia coli
4) Staphylococcus aureus
5) Clostridium perfringens

답 4)

38 발병률이 높은 식중독은?

1) 웰치균
2) 보툴리누스
3) 포도알균
4) 장염비브리오
5) 살모넬라

답 5)

39 장염 Vibrio 식중독의 원인균은 어느 것인가?

1) Salmonella
2) Staphylococcus aureus
3) Vibrio cholera
4) Clostridium botulinum
5) Vibrio parahaemolyticus

답 5)

40 보건상 문제가 되지 않는 식중독은?

1) 살모넬라
2) 장염비브리오
3) 포도알균
4) 보툴리누스
5) 웰치균

답 3)

41
화농성 염증을 가진 조리사가 만든 음식을 먹고 식중독을 일으켰다면 다음 중 어느 독소에 의한 것인가?

1) aflatoxin
2) neurotoxin
3) enterotoxin
4) ergometrin
5) endotoxin

답 3)

42
식중독 발생 시 신고는?

1) 보건소장
2) 구청장
3) 서울특별시장
4) 동사무소
5) 담당의사

답 1)

43
버섯중독의 원인물질은?

1) Muscarine
2) Solanine
3) Cicutoxin
4) Ricin
5) Gossypol

답 1)

44
다음 식중독과 원인균이 잘못 연결된 것은 어느 것인가?

1) 살모넬라 식중독 — Salmonella typhi
2) 병원성 대장균 식중독 — E. Coli
3) 황색포도알균 식중독 — Staphylococcus aureus
4) 보툴리누스 식중독 — Clostridium botulinum
5) 가스괴저균 식중독 — Clostridium welchii

답 1)

45
감자 중독의 원인물질은?

1) Muscarine
2) Ergotoxin
3) Solanine
4) Cicutoxin
5) Ricin

답 3)

46
식중독이 발생했을 때 대책으로 옳지 않은 것은?

1) 진단한 의사는 관할 보건소장 또는 지소장에게 신고한다.
2) 주변 환경을 소독한다.
3) 환자의 관리에 철저를 기한다.
4) 원인식품과 원인물질을 제거한다.
5) 검체채취 및 병리학적 조사를 실시한다.

답 2)

47 주로 여름에 발생하는 식중독은?

1) 살모넬라
2) 장염비브리오
3) 포도알균
4) 보툴리누스
5) 웰치균

답 2)

48 자연독 식중독과 병인물질의 연결이 바르게 된 것은?

1) 감자중독 — Sepsin
2) 버섯중독 — Venerupin
3) 조개중독 — Tetrodotoxin
4) 복어중독 — Ergotoxin
5) 독미나리 중독 — Solanine

답 1)

49 치명률이 높은 식중독은?

1) 살모넬라
2) 장염비브리오
3) 포도알균
4) 보툴리누스
5) 웰치균

답 4)

50 다음 중 신선하지 않은 생선과 조개를 덜 익혀 먹을 때 발생하기 쉬운 식중독은?

1) 포도알균 식중독
2) 보툴리누스균 식중독
3) 비브리오균 식중독
4) 살모넬라균 식중독
5) 장구균 식중독

답 3)

51 세균성 식중독이 아닌 것은?

1) 살모넬라
2) 장염비브리오
3) 포도알균
4) 보툴리누스
5) 화학물질

답 5)

52 독소형 식중독은?

1) 살모넬라
2) 장염비브리오
3) 병원성대장균
4) 알레르기성
5) 포도알균

답 5)

53 통·병조림 등 진공포장 식품과 같은 밀봉식품의 부패로 인하여 발생하기 쉬운 식중독은?

1) 살모넬라균 식중독
2) 포도알균 식중독
3) 장염 비브리오균 식중독
4) 보툴리누스균 식중독
5) 웰치형 식중독

답 4)

54 식중독 중 가장 치명적인 것은?

1) 장염비브리오 식중독 2) 살모넬라 식중독 3) 포도알균 식중독
4) 보툴리즘 식중독 5) 장구균 식중독

답 4)

55 곰팡이독 식중독을 일으키는 것은?

1) 맥각 2) 미나리 3) 복어
4) 황변미 5) 버섯

답 4)

56 복어의 독력이 계절적으로 가장 강할 때는?

1) 1~3월 2) 5~7월 3) 8~10월
4) 10~12월 5) 12~2월

답 2)

57 포도알균 식중독의 특징이 아닌 것은?

1) 잠복기는 평균 3시간이다. 2) 치사율은 다른 식중독에 비해 비교적 낮다.
3) 발병하면 39℃ 이상의 발열이 지속된다. 4) 장내독소에 의한 독소형 식중독이다.
5) 급성 위장염 증상을 나타낸다.

답 3)

58 화농성 상처의 조리사 손으로부터 발생 가능한 식중독은?

1) 포도알균 식중독 2) 보툴리즘 식중독 3) 웰치균 식중독
4) 살모넬라 식중독 5) 비브리오 식중독

답 1)

59 Salmonella 식중독을 예방하기 위하여 가열해야 할 온도와 시간은?

1) 40℃에서 20분 2) 50℃에서 45분 3) 55℃에서 10분
4) 60℃에서 20분 5) 60℃에서 5분

답 4)

60 유해성 감미료로서 화학적 식중독을 일으키는 것은?

1) boric acid 2) formaldehyde 3) nitrogen trichloride
4) dulcin 5) rongalit

답 4)

61 세균성 식중독의 예방법이 아닌 것은 어느 것인가?

1) 가급적이면 조리 직후에 먹는다.
2) 식품위생에 관한 지식향상을 도모한다.
3) 설사환자나 화농성 질환이 있는 사람은 식품을 취급하지 못하도록 한다.
4) 식품은 실온에서 잘 보존한다.
5) 충분히 가열조리하여 식중독균을 사멸시킨다.

답 4)

62 Staphylococcus 식중독의 특징과 거리가 먼 것은?

1) 잠복기는 2~6시간이다.
2) 사망자가 거의 발생하지 않는다.
3) 열이 39℃ 이상으로 지속된다.
4) Enterotoxin에 의한 독소형이다.
5) 증상은 구토, 메스꺼움, 설사 등이 나타난다.

답 3)

63 Vibrio parahaemolyticus에 의한 식중독 설명 중 잘못된 것은 어느 것인가?

1) 이 균은 호염성세균이어서 염분의 농도가 3~5% NaCl을 함유한 배지에서 잘자란다.
2) 이 균은 열에 강하여 가열에 의해 영향을 받지 않는다.
3) 원인식품은 주로 어패류이다.
4) 잠복기는 평균 10~18시간이다.
5) 주요 증상은 위장관 장애이다.

답 2)

64 세균성 식중독의 발생빈도가 가장 높은 계절은 언제인가?

1) 봄, 가을
2) 여름
3) 가을
4) 겨울
5) 답이 없다.

답 2)

65 맥각 중독을 일으키는 자연식중독의 원인물질은?

1) Ergotoxin
2) Ochratoxin
3) Phtulin
4) Rubratoxin
5) Venerupin

답 1)

66 식중독이 많이 발생하는 계절은?

1) 봄
2) 여름
3) 가을
4) 겨울
5) 계절 무관

답 2)

67 **소화기계 감염병과 비교하여 세균성 식중독의 특성이 아닌 것은?**

1) 잠복기가 짧다.
2) 면역성이 있다.
3) 2차감염이 적다.
4) 수인성 전파는 드물다.
5) 미량으로 발생하지 않는다.

답 2)

68 **황색포도알균 식중독의 원인독소는?**

1) 베로톡신
2) 엔테로톡신
3) 테트로도톡신
4) 아플라톡신
5) 보툴리누스균

답 2)

69 **화농환자의 음식조리에 의해 발생할 수 있는 식중독은?**

1) 살모넬라
2) 포도알균
3) 장염비브리오
4) 보툴리누스
5) 복어중독

답 2)

70 **Aflatoxin은 다음 중 어느 것이 생성하는 독소인가?**

1) Aspergillus oryzae
2) Aspergillus glaucus
3) Aspergillus niger
4) Aspergillus flavus
5) Claviceps purpurea

답 4)

71 **복어 중독의 주증상이 아닌 것은?**

1) 운동마비
2) 언어장애
3) 호흡마비
4) 지각마비
5) 소화장애

답 5)

72 **Staphylococcus aureus가 생성하는 독소는?**

1) mycotoxin
2) ergotoxin
3) endotoxin
4) enterotxin
5) neurotoxin

답 4)

73 **겨울철에 많이 먹는 복어에 들어 있는 독소는?**

1) tetrodotoxin
2) saxitoxin
3) venerupin
4) mytilotoxin
5) Aconitine

답 1)

74 청매, 은행, 살구씨 등에 함유된 물질로 청산중독을 유발할 수 있는 것은?

1) 리신(ricin) 2) 솔라닌(solanine) 3) 아미그달린(amygdalin)
4) 고시폴(gossypol) 5) 베네루핀(venerupin)

답 3)

75 맥각의 독성분인 것은?

1) enterotoxin 2) ergotamine 3) citrinin
4) aflatoxin 5) amygdalin

답 2)

76 화학성 식중독의 원인물질이라고 볼 수 없는 물질은?

1) 식품 자체에 함유되어 있는 화학물질 2) 방사능 오염물질
3) 제조·가공 과정에서 혼입되는 유해물질 4) 기구나 포장에서 용출되는 유해물질
5) 고의 또는 남용에 의한 유해물질

답 1)

77 복어 중독에 대한 설명으로 옳지 않은 것은?

1) 알칼리성에 약하다. 2) 치사율이 30% 이하이다.
3) 원인독소는 Tetradotoxin 4) 5~7월에 독성이 최고이다.
5) 100℃, 4시간 가열해도 파괴되지 않는다.

답 2)

78 독버섯의 특징이 아닌 것은?

1) 선명한 색채 2) 유즙 3) 규칙적인 찢어짐
4) 악취 5) 은수저 변색

답 3)

79 amygdalin은 다음 중 어떤 식물에서 나타나는 독소인가?

1) 감자 2) 독미나리 3) 독버섯
4) 바꽃(부자, 오두) 5) 청매(덜 익은 매실)

답 5)

80 부패여부를 가장 쉽게 검사하는 방법은?

1) 세균검사 2) 화학적 검사 3) 관능 검사
4) pH 측정 5) 아민측정

답 3)

81 **가장 보편적인 부패 판정법은?**

1) 관능검사
2) 혈청학적검사
3) 생물학적검사
4) 화학적검사
5) 물리적검사

답 1)

82 **식품과 독소의 연결이 옳지 않은 것은?**

1) 버섯 — muscarine
2) 감자 — solanine
3) 은행 — cyan배당제
4) 복어 — ecotoxin
5) 독미나리 — cicutoxin

답 4)

83 **육류가 부패될 경우, 생성되는 물질에 관한 설명 중에서 옳은 것은?**

1) ammonia, indole, skatole만 생성되고, phenol류는 생성되지 않는다.
2) ammonia, indole류만 생성되고, skatole, phenol류는 생성되지 않는다.
3) ammonia, indole, skatole, phenol류가 생성된다.
4) ammonia만 생성된다.
5) ammonia와 amine류만 생성된다.

답 3)

84 **호기성 부패세균을 억제하는 식품보존방법은?**

1) 훈증법
2) 냉동법
3) 소금절임법
4) 통조림법
5) 훈연법

답 4)

85 **부패를 판정하는 방법 중 가장 기초적인 방법은 어느 것인가?**

1) 관능적 방법
2) 미생물학적 방법
3) 휘발성 환원물질 측정
4) Histamine 측정
5) 휘발성 염기질소 측정법

답 1)

86 **다음 중 부패미생물의 생육이 가능한 최저 수분활성치(Aw)의 순서에 맞게 된 것은 어느 것인가?**

1) 세균>곰팡이>효모
2) 세균>효모>곰팡이
3) 곰팡이>효모>세균
4) 효모>곰팡이>세균
5) 효모>세균>곰팡이

답 2)

87 **어류의 사후 변화와 관계가 없는 것은?**

1) 사후경직
2) 경직 해제
3) 자가소화
4) 합성
5) 부패

답 4)

88 **다음 설명 중 틀린 것은?**

1) 부패란 단백질이 변하는 것을 말하며 편의상 육류나, 어패류, 계란류의 변질을 들 수 있다.
2) 편배란 당질이나 지방질이 변하는 것을 말하며 편의상, 주류나 버터 등의 변질 등을 들 수 있다.
3) 어류에서의 변화속도는 고온에서는 느려진다.
4) 자기소화가 끝나면 pH는 중성에 가까워지고 세균이 번식하게 되어 부패된다.
5) 아플라톡신은 곰팡이의 대사산물인 마이코톡신의 일종이다.

답 3)

89 **신선한 어패류를 보존할 때 시간의 경과에 따른 pH 변화는?**

1) 상승한다.
2) 변화가 없다.
3) 저하한다.
4) 중성을 유지한다.
5) 처음에는 저하하다가 다시 상승한다.

답 3)

90 **사용이 허용되어 있는 인공감미료는?**

1) Cyclamate
2) Saccharin
3) Dulcin
4) Ethylene glycol
5) Toluidine

답 2)

91 **어류부패시 비린내를 내는 원인물질은?**

1) Urea
2) Skatol
3) Ch_4
4) Methanol
5) Trimethylamine

답 5)

92 **변패·부패의 원인은?**

1) 유해 미생물의 번식
2) 식품성분의 화학작용
3) 자기소화작용
4) 곤충, 쥐에 의한 손상
5) 이상 모두

답 5)

93 탄수화물을 함유하는 산성식품을 주로 변패시키는 미생물은?

1) 세균 2) 곰팡이 3) 불완전 균류
4) 바이러스 5) 효모

답 5)

94 장내 세균의 식품부패에 관여하는 발육 지적온도는?

1) 15～20℃ 2) 20～25℃ 3) 30～37℃
4) 42～45℃ 5) 50℃ 이상

답 3)

95 식염의 세균에 의한 부패방지의 가장 큰 이유는?

1) 삼투압 2) 탈수작용 3) 산소용해도의 감소
4) 세균의 원형질분리 5) 염소이온의 유독작용

답 2)

96 미생물과 관련이 먼 것은?

1) 부패 2) 발효 3) 변패
4) 자가소화 5) 단백질억제효과

답 4)

97 세균을 멸균하기 위해 화염멸균할 때 그 대상이 되지 않는 것은?

1) 자기제품 2) 금속제품 3) 유리제품
4) 배지 5) 스테인리스 스틸제품

답 4)

98 대장균이 식품 중에서 검출되었다면 존재 가능한 세균은?

1) 디프테리아균 2) 공수병균 3) 백일해균
4) 파상풍균 5) 이질균

답 5)

99 건조식품의 저장시에 피해를 가장 많이 주는 것은?

1) 세균 2) 곰팡이 3) 효모
4) 불완전 균류 5) 바이러스

답 2)

100 황변미 중독은 저장 중인 쌀에 무엇이 증식하기 때문인가?

1) bacteria(세균) 2) fungi(곰팡이) 3) yeast(효모)
4) virus(비루스) 5) fungi imperfecti(불완전 균류)

답 2)

101 다음 중 Mycotoxin의 옳은 설명은 어느 것인가?

1) 효소이다. 2) 세균에 의한 대사산물이다.
3) 곰팡이의 대사산물이다. 4) 패류에 의한 독소이다.
5) 은행중독 성분이다.

답 3)

102 탄수화물 식품이 미생물에 의하여 고유의 성분이 변하는 것을 무엇이라고 하는가?

1) 산패 2) 변패 3) 부패
4) 변성 5) 펩티드 결합의 분해

답 2)

103 쥐에 먹였더니 간암이 발생했던 보고가 있는 발암인공색소는?

1) Auramine 2) Rhodamine B 3) p-nitroaniline
4) Azo 색소 5) Toluidine

답 4)

104 식품을 보전하는 목적과 거리가 먼 것은?

1) 식품의 신선도 유지 2) 미생물의 멸균
3) 식품의 영양가 유지 4) 식품의 유통, 수송, 비축 등 원활
5) 식품의 자기소화억제

답 2)

105 현재 착색료로서 첨가가 허용되는 것이 아닌 것은?

1) 적색 3호 2) 황색 4호 3) 적색 4호
4) 황색 5호 5) 적색 2호

답 3)

106 피혁을 통해서도 전염될 수 있는 인·수 공통감염병은?

1) 결핵 2) 파상열 3) 야토병
4) 돈단독 5) 탄저병

답 5)

107 식품을 냉장고에 보관하는 목적과 관련이 없는 것은?

1) 식품의 신선도 유지
2) 식품의 자기소화 억제
3) 미생물의 멸균
4) 식품의 생화학적 반응 억제
5) 식품의 영양가 유지

답 3)

108 Botulinus균의 독소를 설명한 것이다. 틀린 것은?

1) 혐기성 상태에서 생산된다.
2) 신경독소이다.
3) 열에 강하다.
4) 햇빛에 급속히 불활성화한다.
5) 신경계 급성 중독을 일으킨다.

답 3)

109 납중독증상을 치료하기 위하여 쓰이는 것은?

1) Ca-EDTA
2) Ethanol
3) TEL
4) PAM
5) Atropin

답 1)

110 발암물질로 문제시되는 것은?

1) Formalin
2) Histamine
3) Aflatoxin
4) Methanol
5) Ethanol

답 3)

111 보툴리누스에 대한 설명으로 옳지 않는 것은?

1) 치명률이 65～80%이다.
2) 주증상은 심한설사이다.
3) 혐기성아포형성세균이다.
4) 부패통조림에 의해 발생한다.
5) 신경독소인 Neurotoxin과 관계한다.

답 2)

112 미생물에 있어서 단백 억제 효과란?

1) 미생물의 단백분해작용을 말한다.
2) 탄수화물, 단백질 공존시 미생물이 탄수화물을 먼저 에너지원으로 이용하는 현상을 말한다.
3) 미생물에 의한 단백분해가 아미노산에서 정지되는 현상을 말한다.
4) 미생물에 의한 단백합성 억제를 말한다.
5) 미생물의 단백질을 에너지원으로 이용하지 않을 것을 말한다.

답 4)

113 어육류, 난류 등 저장에 이용되는 가스는?

1) 질소 가스 2) 일산화탄소 3) 산소 가스
4) 이황화탄소 5) 불소 가스

답 1)

114 자연계에서 분해가 늦어져 잔류성이 길어 식품을 통해 인체에 축적되는 대표적인 물질은?

1) 항생물질 2) Cyanate 3) Dieldrin
4) Parathion 5) Peroxide

답 3)

115 과실 또는 과채류의 피막제로 사용이 허가된 물질은?

1) 글리세린 2) 파라핀 3) 메틸 셀룰로오스
4) 아르긴산 나트륨 5) 물포린 지방산염

답 5)

116 수인성 감염병의 병원체를 죽이기 위하여 표준상태에서 최소한 얼마동안 물을 끓여야 하나?

1) 1분 2) 5분 3) 10분
4) 15분 5) 30분

답 4)

117 tar 색소의 사용이 제한되어 있는 식품은?

1) 통조림 2) 소시지 3) 과자류
4) 청량음료수 5) 버터·마가린

답 5)

118 만성적인 어패류의 오염으로 나타날 수 있는 질환은?

1) 파킨슨병 2) 가네미유증 3) 미나마타 질환
4) 조직 호흡장애 5) Nitrosoamine에 의한 발암

답 3)

119 미강유 사건의 원인이 되었던 물질은?

1) Cd 2) As 3) methyl alcohol
4) PCB 5) Pb

답 4)

120 우유의 유통과정 중 이상적인 보관온도는?

1) 0℃ 이하
2) 0~10℃
3) 5℃ 이하
4) 10~15℃
5) 20℃ 이하

답 2)

121 주스 통조림에서 문제가 되는 금속성분은?

1) Fe
2) Ni
3) Pb
4) Sn
5) Zn

답 4)

122 식육제품에 많이 사용되는 보존료는?

1) 소르브산(sorbic acid)
2) 안식향산(benzoic acid)
3) 디히드로초산(dehydreacetic acid)
4) 프로피온산칼슘(calcium propionate)
5) 파라옥시안식향산부틸(butyl-p-hydroxybenzoate)

답 1)

123 식품위생법에 따른 안전한 식품과 관계없는 것은?

1) 부패 또는 변질되지 않은 것
2) 유독 또는 유해물질이 함유되지 않은 것
3) 영양가가 높은 식품
4) 병원 미생물에 오염되어 있지 않은 것
5) 불결한 것이나 이물이 존재하지 않은 것

답 3)

124 Clostridium botulinum의 특성이 아닌 것은?

1) 아포를 형성하며 내열성이 강하다.
2) 주모성 편모를 가지며 활발한 운동성이 있다.
3) 통조림이나 진공포장식품 등에서 잘 번식한다.
4) 호기성의 그람음성 구균이다.
5) 균의 아포는 면역학적으로 A~G의 7가지 형으로 분류된다.

답 4)

125 서로 바르게 연결된 것은?

1) 섭조개 — venerupin
2) 독미나리 — amygdalin
3) 독버섯 — ergotoxin
4) 오색두(버마콩) — phaseolunatin
5) 면실유 — temulin

답 4)

126 사용 허가된 인공감미료는?

1) cyclamzte
2) asccharine sodium
3) dulcin
4) ethylenglycol
5) p-nitro-o-toluidine

답 2)

127 식품위생검사와 관계가 없는 것은?

1) 혈청학적 검사
2) 이화학적 검사
3) 독성검사
4) 관능검사
5) 생물학적 검사

답 1)

128 훈연(smoking) 성분 중 미생물에 대한 방부 살균효과가 가장 큰 것은?

1) ketone
2) formaldehyde
3) ammonia
4) ester
5) creosote

답 2)

129 미생물의 생육을 억제시킬 수 있는 당의 농도는 몇 % 이상이어야 하는가?

1) 20%
2) 30%
3) 50%
4) 70%
5) 10%

답 3)

130 달걀의 신선도 검사법이 아닌 것은?

1) 외관법
2) 비중법
3) 투시법
4) 난황계수 검사
5) 황화수소법

답 5)

131 빵과 생과자에 사용되는 보존료는?

1) DHA
2) 안식향산
3) 소르빈산
4) 살리산
5) 프로피온산나트륨

답 5)

132 식품을 보존하는 방법에 해당되지 않는 것은?

1) 염장법
2) 탈수·건조법
3) 당장법
4) 수장법
5) 농축법, 산저장법

답 4)

133 산소의 존재유무와 상관없이 증식하는 미생물 그룹을 무엇이라 하는가?

1) 호기성균 2) 혐기성균 3) 저온균
4) 편성혐기성균 5) 통성혐기성균

답 5)

134 식품 중의 생균수 안전한계는 얼마인가?

1) 10^2/g 2) 10^3/g 3) 10^{20}/g
4) 10^4/g 5) 10^5/g

답 5)

135 미생물의 생육을 완전히 저지할 수 있는 수분함량과 수분활성(Aw)은?

1) 수분함량 14% 이하, Aw 0.60
2) 수분함량 24% 이하, Aw 0.70
3) 수분함량 34% 이하, Aw 0.85
4) 수분함량 44% 이하, Aw 0.88
5) 수분함량 54% 이하, Aw 0.95

답 1)

136 발효란 식품 중 어떤 물질이 미생물에 의해 분해되는 것을 말하는가?

1) 무기염류 2) 탄수화물 3) 지방질
4) 단백질 5) 비타민

답 2)

137 식품에 사용이 허용된 감미료는?

1) nitrotoluidine 2) cyclamate 3) D-소르비톨
4) ethylene glycol 5) perillartine

답 3)

138 조리 전에 손을 소독할 때 가장 적당한 소독제는?

1) 알코올 2) 역성비누 3) 승홍수
4) 석탄산 5) 크레졸 비누액

답 2)

139 화농성 원인균으로 내열성이 강한 장독소를 가진 식중독은?

1) 포도알균 식중독 2) 살모넬라 식중독 3) 호염균 식중독
4) 보툴리누스 식중독 5) allergy성 식중독

답 1)

140 Neurotoxin에 관한 설명 중 틀린 것은?

1) 체외독소(exotoxin)이다.
2) 120℃에서 30분간에도 파괴되지 않는다.
3) 혐기성 상태에서 생산된다.
4) 생성균은 Clostridium botulinum이다.
5) 신경계 증상을 나타낸다.

답 2)

141 다음 중 맥각 독의 성분은?

1) Solanine
2) Aflatoxin
3) Ergotamine
4) Muscarine
5) Coprin

답 3)

142 다음 중 우유의 살균지표 물질은 어느 것인가?

1) Phosphatase
2) 대장균
3) Reductase
4) Oxidatase
5) Amylase

답 1)

143 식품을 불에 구울 때 생성되며 암을 유발시키는 물질은?

1) HCl
2) benzo(a)pyrene
3) nitrotoluidine
4) THM
5) 사염화탄소

답 2)

144 다음 식품과 독성의 연관이 틀린 것은?

1) 복어 : tetrodotoxin
2) 맥각 : ergotoxin
3) 버섯 : solanine
4) 바지락 : venerupin
5) 홍합 : saxitoxin

답 3)

145 다음 중 모시조개의 독성분은?

1) Solanine
2) Muscarine
3) Aonitine
4) Islanditoxin
5) Venerupin

답 5)

146 알코올 음료의 메틸알코올의 허용치는 얼마 이하인가?

1) 0.001mg/ml
2) 0.01mg/ml
3) 0.05mg/ml
4) 0.1mg/ml
5) 0.5mg/ml

답 5)

147 Clostridium 속의 특징과 거리가 먼 것은?

1) 아포를 형성하며 열에 약하다.
2) 단백질의 분해력이 강하다.
3) 편성 혐기성이며 대부분 간균이다.
4) 식중독과 유관하다.
5) 독소형 식중독을 야기한다.

답 1)

148 다음 중 유기인제 농약에 의한 중독기전은?

1) cytochrome oxidase 저해
2) cholinestrase 저해
3) ATPase 저해
4) FAD oxidase 저해
5) cyanosis 발생

답 2)

149 식물성 자연독 성분이 아닌 것은 어느 것인가?

1) Sepsin
2) Solanine
3) Amygdaline
4) Muscarine
5) Tetrodtoxin

답 5)

150 장티푸스의 원인균은 어느 것인가?

1) Salmonella typhi
2) Salmonlla paratyphi
3) Brucella melitensis
4) Bacillus anthracis
5) Pasteurella tularensis

답 1)

151 식품 가열법에 대한 설명으로 옳지 않은 것은?

1) 미생물의 사멸에 효과가 있다.
2) 120℃, 20분에서 완전 멸균한다.
3) 육류, 어류 등의 식품에 적용할 수 있다.
4) 자기 소화작용을 억제하는 효과가 있다.
5) 80℃, 30분으로 가열하여 아포형성균을 사멸한다.

답 5)

152 염장법의 소금농도(%)는?

1) 0~10
2) 10~20
3) 20~30
4) 30~40
5) 40~50

답 2)

153 건조법의 대상식품이 아닌 것은?

1) 생선 2) 곡류 3) 과일
4) 베이컨 5) 야채

답 4)

154 산장법이란?

1) 소금 절임법 2) 설탕 절임법 3) 식초 절임법
4) 방부제 첨가법 5) 훈연법

답 3)

155 움저장방법을 이용하는 것은?

1) 채소 2) 육류 3) 어류
4) 곡류 5) 두류

답 1)

156 훈연법을 이용한 식품은?

1) 베이컨 2) 과일잼 3) 과자
4) 곡류 5) 주류

답 1)

157 방부제의 구비조건이 아닌 것은?

1) 무독성 2) 내열성 3) 수용성
4) 무미·무취 5) 부식성

답 5)

158 우유의 초고온순간멸균법의 온도는?

1) 100℃, 2초 2) 115℃, 2초 3) 125℃, 2초
4) 135℃, 2초 5) 145℃, 2초

답 4)

159 무해감미료는?

1) Saccharin 2) Dulcin 3) Toluidine
4) Cyclamate 5) Ethl glycol

답 1)

160 냉장보관의 목적이 아닌 것은?

1) 음식물의 자기소화 억제
2) 무해 미생물 번식 증가
3) 식품의 변질억제
4) 신선도 유지
5) 효소분해작용 억제

답 2)

161 우유의 위생관리로 옳지 않은 것은?

1) 젖소의 정기검진
2) 위생적 채취, 집유
3) 저장, 수송의 냉장시설
4) 인위적 가수, 첨가
5) 보관, 배달시 냉장보관

답 4)

162 식품소독에 사용되는 방사선은?

1) α선
2) β선
3) γ선
4) x선
5) 중성자선

답 3)

163 식품첨가물의 사용목적에 대한 설명으로 옳지 않은 것은?

1) 착색제 : 관능의 향상
2) 칼슘제 : 영양강화
3) 방부제 : 색상보호
4) 소맥분 : 품위향상
5) 용해제 : 작업능률향상

답 3)

산업보건

★ 01 청색증과 말초동맥 순환 장애를 초래하는 레이노병(Raynaud's disease)과 관련 있는 작업환경은?

1) 진동작업
2) 저온작업
3) 고온작업
4) 저압작업
5) 고압작업

| 해설 | 레이노병(Raynaud's disease)

- 진동에 의해 발생하며, 간헐적인 창백과 청색증이 나타남

답 1)

02 한국에서 산업안전보건법이 제정·공포된 연도는 언제인가?

1) 1953년
2) 1963년
3) 1977년
4) 1981년
5) 1990년

답 4)

03 산업보건의 목적이 아닌 것은?

1) 모든 노동자의 신체적·정신적·사회적 복지 향상과 건강유지
2) 근로환경으로부터 생기는 건강장애 예방
3) 적성배치
4) 정밀 건강진단
5) 노동자를 노동조건의 위해로부터 보호

답 4)

04 바람직한 작업자세에 해당되지 않는 것은?

1) 작업물체와 눈과의 거리를 20cm 이상 유지한다.
2) 작업에 사용하는 신체부위를 심장 높이에 위치한다.
3) 작업대의 높이와 의자의 높이를 적절하게 배치한다.
4) 정적작업을 되도록 피한다.
5) 불안정한 자세를 피한다.

답 1)

05 산업재해의 역학적 특성에 대한 설명으로 옳지 않은 것은?

1) 여름, 겨울에 많이 발생한다.
2) 오후 1~3시에 많이 발생한다.
3) 저학력층에서 많이 발생한다.
4) 미숙련자에서 많이 발생한다.
5) 20보다 30대에서 많이 발생한다.

답 5)

06 연노동 시간당 손실일수로써 재해분석을 하는 산업재해평가는?

1) 건수율
2) 도수율
3) 강도율
4) 중독률
5) 연백분위율

답 3)

07 다음 중 근로기준법에 규정된 취업 최소연령은?

1) 15세
2) 13세
3) 12세
4) 11세
5) 20세

답 1)

08 우리나라의 근로기준법상 주당 근로시간은?

1) 1일 8시간씩 주당 40시간
2) 1일 8시간씩 주당 44시간
3) 1일 9시간씩 주당 54시간
4) 1일 9시간씩 주당 56시간
5) 1일 9시간씩 주당 60시간

답 1)

09 산업재해 지수가 틀리게 기재된 것은?

1) 강도율 = 재해건수 / 손실작업일수 × 1,000
2) 도수율 = 재해건수 / 연근로시간수 × 1,000,000
3) 건수율 = 재해건수 / 평균실근로자수 × 1,000
4) 평균소실 인수 = 손실작업일수 / 재해건수 × 1,000
5) 연천인율 = 연간재해자수 / 연평균 근로자수 × 1,000

답 1)

10 다음 중 '근로자의 질병'이란 저서를 쓴 최초의 사람은?

1) Ellenberg
2) S. Skockhausen
3) R. Koch
4) B. Ramazzini
5) Walter reed

답 4)

11 여성근로자의 보호를 위해서 고려해야 할 조건 중 틀리는 것은?

1) 주 작업의 근로강도는 RMR 1.0 이하일 것
2) 중량물 취급 업무는 중량을 제한할 것
3) 생리휴가·산전·산후 각 6~8주간의 휴가를 줄 것
4) 서서하는 작업은 연속작업 시간을 제한하고 휴식의 횟수와 그 시간을 고려할 것
5) 손의 과도사용시 작업조건을 개선할 것

답 1)

12 다음 중 산업재해보상에 포함되지 않는 것은?

1) 요양급여
2) 퇴직급여
3) 휴업급여
4) 장애급여
5) 유족급여

답 2)

13 산업재해 발생상황의 표준적지표로 활용하는 것은?

1) 건수율
2) 강도율
3) 도수율
4) 중독률
5) 이환율

답 3)

14 재해발생 시기의 특성에 관한 설명으로 틀린 것은?

1) 더운 여름과 추운 겨울에 많이 발생한다.
2) 토요일에는 감소한다.
3) 목요일과 금요일에 다발한다.
4) 오전은 취업 3시간경에 다발한다.
5) 오후는 업무가 끝날 무렵에 다발한다.

답 5)

15 산업재해 지표의 설명 중 잘못된 것은?

1) 건수율 : 산업재해 발생 상황을 총괄적으로 파악할 수 있는 지표이다.
2) 발생률 : 노동시간이 포함되어 있다.
3) 도수율 : 연작업 시간당 재해발생건수를 백만의 상수로 표시한 것이다.
4) 강도율 : 재해의 상해정도를 알 수 있다.
5) 도수율 : 재해발생 상황을 파악하기 위한 표준적 지표이다.

답 2)

16 피로의 종류를 설명한 것 중 틀리게 설명한 것은?

1) 정신피로란 중추신경계의 피로를 말한다.
2) 보통피로란 하루 자고나면 완전히 회복되는 피로를 말한다.
3) 과로란 피로가 계속 축적된 상태를 말한다.
4) 곤비는 과로상태가 축적된 상태를 말한다.
5) 과로란 다음날까지 피로가 계속되는 상태를 말한다.

답 3)

17 다음 중 직업과 직업병의 연결이 잘못된 것은?

1) 인쇄공 — 진폐증
2) 도료공 — 빈혈
3) 도자기공 — 진폐증
4) 항공기정비사 — 난청
5) 용접공 — 백내장

답 1)

18 Flex-time제를 바르게 설명한 것은?

1) 주 40시간 노동제를 기준으로 주휴 2일제의 노동시간
2) 연 중 3주간의 연차휴가를 정하여 근로자가 원하는 시기에 휴가를 갖는 제도
3) 작업상 전 근로자들이 일하는 중추시간(core time)을 제외한 전후 시간에 있어서 주 40시간의 노동 조건하에서 자유 출퇴근하는 제도
4) 근로자들이 하루 중 자기가 편리한 시간을 정하여 자유 출퇴근하는 제도
5) 근로자들 주 5일을 근무하고, 토·일을 휴무로 하는 제도

답 3)

19 산업재해의 Heinrich 법칙을 설명한 것은?

1) 현성재해 : 불현성재해 : 잠재성재해=1 : 29 : 300
2) 현성재해 : 불현성재해 : 잠재성재해=1 : 300 : 29
3) 현성재해 : 불현성재해 : 잠재성재해=29 : 1 : 300
4) 현성재해 : 불현성재해 : 잠재성재해=300 : 1 : 29
5) 현성재해 : 불현성재해 : 잠재성재해=300 : 29 : 1

답 1)

20 피로 예방대책과 관련이 없는 것은?

1) 정적작업을 동적작업으로 전환할 것
2) 쾌적한 작업환경 정비
3) 충분한 영양섭취
4) 충분한 수면섭취
5) 작업의 합리적 배분

답 3)

21 산업피로의 원인 중 가장 거리가 먼 것은?

1) 수면 부족
2) RMR 2d 이하
3) 책임량 과중
4) 영양상태 불균형
5) 조명 불량과 조도 불균형

답 2)

22 산업피로의 원인과 가장 거리가 먼 것은?

1) 수면 부족
2) 작업환경의 불량
3) 영양상태의 악화
4) 책임량의 과중
5) 조명의 불량과 조도의 불균형

답 5)

23 직업성 중독에 특별히 고려되어야 할 영양이 잘못 짝지어진 것은?

1) 벤젠급성중독 : Vit. B_2
2) 벤젠만성중독 : Vit. B_6
3) 암모니아중독 : Vit. C
4) 일산화탄소중독 : Vit. E
5) 아영중독 : 대두단백

답 4)

24 실질적인 재해 정도를 가장 잘 나타내는 재해지표는 어느 것인가?

1) 중독률
2) 강도율
3) 결근중독률
4) 도수율
5) 건수율

답 4)

공중보건학

25 **작업교대 근무제를 채택하는 이유와 관계가 없는 것은?**

1) 국민생활의 편의를 위하여
2) 각 회사의 생산 실적을 높이기 위하여
3) 생산과정이 주야로 연속되는 산업을 위하여
4) 시설투자의 상각을 조속히 달성하기 위한 생산설비 가동을 위하여
5) 이용자의 편의를 위하여

답 2)

26 **산업재해대책 중 모든 재해에 있어서 예방대책의 기본이 되는 것은?**

1) 안전작업조건유지
2) 안전훈련
3) 재해기록제도
4) 의료구급제도
5) 경영자의 주도

답 1)

27 **산업재해의 역학적 특성에 대한 설명으로 틀린 것은?**

1) 미숙년공에서 많이 발생한다.
2) 20대보다 40대에서 많이 발생한다.
3) 저학력층에서 많이 발생한다.
4) 여름, 겨울에 많이 발생한다.
5) 오후 1~3시에 많이 발생한다.

답 4)

28 **근로기준법에 의한 1일 근로시간과 주당 근로시간은?**

1) 1일 8시간, 주당 42시간
2) 1일 9시간, 주당 56시간
3) 1일 9시간, 주당 54시간
4) 1일 8시간, 주당 44(40)시간
5) 1일 8시간, 주당 36시간

답 4)

29 **근로 기준법상 여성근로자의 보호조건으로 옳지 않은 것은?**

1) 중량물을 제한한다.
2) 주 작업강도는 2.0 이하로 한다.
3) 작업조건과 냉·난방을 고려한다.
4) 도덕적, 보건적 유해작업을 제한한다.
5) 산전, 산후에 6~8주간의 휴가를 갖는다.

답 4)

30 **체온계 제조 공장의 근로자가 극심한 불안감과 수치심을 호소할 때, 작업과정에서 폭로되었을 위험성이 높은 물질은?**

1) 카드뮴
2) 니켈
3) 수은
4) 유기연
5) 무기연

답 3)

31 산업재해 평가통계가 아닌 것은?

1) 건수율 2) 연백분위율 3) 강도율
4) 이환율 5) 도수율

답 4)

32 다음 중 근로기준법에 의한 여성근로자의 보호사항이 아닌 것은?

1) 주 작업강도는 2.0 이하로 한다.
2) 중량물을 제한한다.
3) 산전, 산후에 3개월(90일)의 휴가를 갖는다.
4) 임산부는 도덕적, 보건적 유해한 작업을 제한하지 않는다.
5) 작업조건과 냉·난방을 고려한다.

답 4)

33 신체 부위 중 산업재해가 가장 많이 발생하는 곳은?

1) 수족 2) 체간부 3) 하지부
4) 두부 5) 상지부

답 1)

34 산업재해의 지수로 이용되는 것이 아닌 것은?

1) 도수율 2) 강도율 3) 평균손실일수
4) 건수율 5) 주산기사망률

답 5)

35 산업재해의 예방대책에 기본이 되는 것은?

1) 작업안전 훈련 2) 보호구 차용 3) 작업환경 개선
4) 재해기록 제도 5) 경영자 참여

답 4)

36 고온작업에 있어서 생리적 한계를 설명한 것이다. 틀린 것은?

1) 고온작업의 생리적 한계에서 직장온도는 38.9℃, 맥박수는 160~170beat/min이다.
2) 고온환경에서 심박출량은 1.4lL/min 증가한다.
3) 고온환경에서 작업시 발한량의 상한은 안정시와 작업시 모두 3.9kg/h이다.
4) 고온환경에서 작업시 발한량의 상한은 3.9kg/h이다.
5) 고온환경에서 생리적 한계에서 적정온도는 38.3℃, 맥박수는 125beat/min이다.

답 3)

37 재해건수를 평균근로자수로 나누어 재해지표로 사용하는 것은?

1) 건수율 2) 강도율 3) 도수율
4) 이환율 5) 치사율

답 1)

38 유족보상액은 며칠분인가?

1) 600일 2) 800일 3) 1,300일
4) 1,200일 5) 3,000일

답 3)

39 근로기준법상 보호연령은?

1) 10세 이하 2) 10～15세 3) 13～18세
4) 15～20세 5) 17～21세

답 3)

40 "직업인의 질병"을 출판하여 산업보건학의 기초를 세운 인물은?

1) M.V. Pettenkofer 2) J. Snow 3) R. Koch
4) C.E.A. Winslow 5) B. Ramazzini

답 5)

41 요양급여를 받은 근로자가 요양개시 후 2월이 경과된 날 이후에도 질병이 치료되지 않을 때 받는 급여는?

1) 요양급여 2) 장애급여 3) 휴업급여
4) 상병보상연금 5) 유족급여

답 4)

42 고온 환경에서 육체노동에 종사할 때 순환기계 기능 이상으로 허탈상태에 빠지는 열중증은?

1) heat cramps 2) heat collapse 3) heat retension
4) heat rash 5) heat prostration

답 2)

43 직업병 발생 예방대책이라 할 수 없는 조치는?

1) 보호구 사용 2) 정기적인 예방접종
3) 근고시간의 적정화 4) 정기적인 신체검사
5) 작업환경 개선

답 2)

44 **중노동 에너지 대사율은?**

1) 0~1　　2) 1~2　　3) 2~4
4) 4~7　　5) 2.7~3.5

답 4)

45 **직업병의 연결이 옳지 않은 것은?**

1) 고산병 — 조정사　　2) 열사병 — 제련공　　3) 백내장 — 용접공
4) 잠함병 — 어부　　5) 레이노병 — 진동

답 4)

46 **전리방사선에 대한 신체조직의 감수성이 큰 순서대로 된 것은?**

1) 림프세포 > 상피조직 > 내피세포 > 근육세포 > 신경세포
2) 신경세포 > 림프세포 > 상피세포 > 내피세포 > 근육세포
3) 근육세포 > 림프세포 > 신경세포 > 상피세포 > 내피세포
4) 내피세포 > 신경세포 > 림프세포 > 상피세포 > 근육세포
5) 상피세포 > 신경세포 > 근육세포 > 내피세포 > 림프세포

답 1)

47 **감압병 예방 중 틀린 것은?**

1) 작업시간을 제한한다.　　2) 가급적 빨리 감압시킨다.
3) 순환기장애자는 취업을 금지시킨다.　　4) 가압작업시 헬륨 혼합가스로 호흡한다.
5) 감압이 끝날 무렵 산소가스를 흡입시킨다.

답 2)

48 **직업병 발생의 예방대책으로 옳지 않은 것은?**

1) 작업환경의 개선　　2) 보호구 착용　　3) 작업공정의 변경
4) 정기신체 검사　　5) 연장근무제 도입

답 5)

49 **소음의 허용기준 중 틀린 것은?**

1) 지속음의 폭로한계는 90dB(A)이다.
2) 충격음의 최고음도 폭로한계는 140dB(A)이다.
3) 평생총폭로량은 150dB(A) 이하이다.
4) 지속음의 폭로한계는 140dB(A)이다.
5) 환경법상 대상소음도에서 보정표에 의한 평가소음도는 50dB(A) 이하이다.

답 4)

50 공업중독을 가장 잘 발생시킬 수 있는 인체 침입경로는?

1) 경구침입 2) 경피침입 3) 호흡기계침입
4) 점막침입 5) 신경계침입

답 3)

51 석면에 의한 폐암 호발부위는?

1) 폐상엽 2) 폐하엽 3) 폐중엽
4) 폐전체 5) 폐좌엽

답 2)

52 방열복으로 가장 많이 사용되는 것은?

1) 고무 2) 석면 3) 알루미늄
4) 플라스틱 5) 폐합성비닐

답 3)

53 고온작업으로 비타민 B_1이 결핍되는 열중증은?

1) 열사병 2) 열경련 3) 열신신
4) 열쇠약증 5) 열허탈증

답 4)

54 중노동의 비교에너지 대사량(Relative Metabolic Rate, RMR)은?

1) 0～1 2) 1～2 3) 2～4
4) 4～7 5) 7 이상

답 4)

55 한랭작업의 부적격자가 아닌 것은?

1) 고혈압자 2) 순환기계질환자 3) 심장질환자
4) 안과질환자 5) 호흡기계질환자

답 4)

56 저기압 상태에서 올 수 있는 것은?

1) 잠함병 2) 고산병 3) 신경통
4) 고혈압 5) 저혈압

답 2)

57

귀덮개를 사용할 수 없는 경우가 아닌 것은?

1) 고온작업　2) 좁은 장소　3) 헬멧 착용
4) 귀에 이상　5) 저온작업

답 4)

58

한랭환경에서의 인체 장애현상이 아닌 것은?

1) 동상　2) 침수족　3) 참호족
4) 열피비　5) 동창

답 4)

59

동상에서 수포현상이 나타나면 몇도 동상인가?

1) 1도 동상　2) 2도 동상　3) 3도 동상
4) 4도 동상　5) 10도 동상

답 2)

60

열경련의 가장 중요한 원인은?

1) 체온상승　2) 체내 수분 및 염분의 손실
3) 순환기능의 실조　4) 피부혈관의 확장
5) 중추신경마비

답 2)

61

열경련의 가장 중요한 원인은?

1) 뇌온상승　2) 순환기 부조화　3) 중추신경마비
4) 비타민 B_1 결핍　5) 체내수분 및 혈중의 염분손실

답 5)

62

열중증의 종류가 아닌 것은?

1) 열경련　2) 열허탈증　3) 열쇠약
4) 열병(발열성 감염병 감염)　5) 열사병

답 4)

63

소음 방지 중 기본대책에 들지 않는 것은?

1) 소음원의 제거　2) 소음원의 차단　3) 청력보호구 사용
4) 흡음　5) 차음

답 3)

64 청력검사를 할 때 직업성 난청을 조기발견 할 수 있는 주파수는?

1) 500cps
2) 1,000cps
3) 2,000cps
4) 4,000cps
5) 6,000cps

답 4)

65 작업장의 소음이 원인으로 되지 않는 것은?

1) 구토
2) 피로
3) 난청
4) Raynaud's phenomenon
5) 불쾌감

답 4)

66 1일 8시간 노동을 기준할 때 직업성 난청과 관계가 적은 것은?

1) 95dB
2) C5-dip
3) 7,000Hz
4) Corti씨 기관
5) 영구성 난청

답 3)

67 진동병에서 자명하게 나타나는 증상과 관계가 적은 것은?

1) Raynaud's phenomenon
2) 갑상선기능항진증
3) 사지의 자율신경과 혈관 이상
4) 내장하수증
5) 여성 생식기 위치변경

답 2)

68 건강인이 들을 수 있는 음역의 범위는?

1) 20～20,000Hz
2) 20～2,000Hz
3) 100～2,000Hz
4) 50～20,000Hz
5) 200～20,000Hz

답 1)

69 대화를 방해하는 주파수는?

1) 200Hz 이상
2) 300Hz 이상
3) 400Hz 이상
4) 500Hz 이상
5) 1,000Hz 이상

답 4)

70 인구의 공명은?

1) 5Hz
2) 20～30Hz
3) 60～90Hz
4) 50～60Hz
5) 70～80Hz

답 3)

71 소음에 의한 건강 장애와 관계없는 것은?

1) 소음 폭로시간 2) 소음의 주파수 구성 3) 소음의 방향
4) 소음의 크기 5) 소음의 시간적 변동

답 3)

72 직업성 난청의 최저음(dB)은?

1) 70 2) 90 3) 120
4) 140 5) 150

답 2)

73 진동에 의한 장애는?

1) 열사 2) 레이노병 3) 진폐증
4) 잠함병 5) 난청

답 2)

74 자동차 및 기타 연료의 옥탄가를 향상시켜 녹킹(knocking)을 방지하기 위하여 방지제로 연료에 첨가되는 것은?

1) Benzene 2) Ketone 3) TML
4) TEL 5) Alcohol

답 4)

75 진동과 관련이 있는 질환은?

1) 알츠하이머병 2) 잠함병 3) 안구진탕증
4) 열중증 5) 레이노드병

답 5)

76 백내장을 일으킬 수 있는 작업은?

1) 판금공 2) 초자공 3) 아연 취급
4) 라듐 취급 5) 인쇄공

답 2)

77 다음 중 서로 관계없는 것으로 연결된 것은?

1) 규폐증 — 채석공 2) 연중독 — 축전지 제조
3) 방사선 장애 — X선 촬영기사 4) 직업성 난청 — 농부
5) 석면폐증 — 폐건물공사장 근로자

답 4)

78 규폐증을 일으키는 먼지는?

1) SiC(카보란담) 2) 금강사 3) 탄소
4) SiO_2(유리규산) 5) 석면

답 4)

79 전기의 성질을 잘못 설명한 것은?

1) 직류는 교류보다 4배나 위험하다.
2) 치명상을 초래하는 주파수는 50~80Hz이다.
3) 생체의 교류는 직류보다 4배나 위험하다.
4) 생체의 전기저항은 주로 피부에 의한 것이다.
5) 전압은 200~250V가 가장 많은 중상을 일으킨다.

답 1)

80 레이노씨 현상(Raynaud's phenomenon)과 관련이 깊은 것은?

1) 소음 2) 진동 3) 압력
4) 조명 5) 유해광선

답 2)

81 운전자들의 나이 중 1마일 운전에서 가장 적은 치명적인 우발사건을 갖는 연령은?

1) 16~20세 2) 21~24세 3) 25~29세
4) 30~40세 5) 45~49세

답 5)

82 구강내염을 일으키는 중독은?

1) 납중독 2) 비소중독 3) 수은중독
4) 크롬중독 5) 카드뮴중독

답 3)

83 유해물질 중 1차 자극물질에 해당되지 않는 것은?

1) 암모니아 2) 포스겐 3) 아황산가스
4) 황화수소 5) 할로겐화합물

답 4)

84 기체 및 기화하기 쉬운 공업독물의 농도는 흔히 무슨 단위로 나타내는가?

1) % 2) mg 3) μg
4) ppm 5) g

답 3)

85 방사선에 의한 인간의 LD50은 몇 rem인가?

1) 100 ± 50 2) 200 ± 50 3) 400 ± 100
4) 800 ± 100 5) 1,000 ± 100

답 3)

86 고공비행 여행이 가능한 환자는?

1) 중증의 위궤양 환자 2) 작업가능한 심장병 환자
3) 심한 빈혈 환자 4) 혈당조절이 안 되는 당뇨병 환자
5) 이상 모두

답 2)

87 백혈병 발생의 원인이 될 수 있는 직업은?

1) 판금공 2) 용광로공 3) 라듐 취급
4) 아연, 산화아연 취급 5) 인쇄공

답 3)

88 고공 저기압상태에서 일어나는 신체장애가 아닌 것은?

1) 산소중독 2) 한냉장애 3) 질식, 운동실조
4) 체액 중의 질소의 기포화 5) 항공치통

답 1)

89 잠함병이 잘 발생할 수 있는 조건은?

1) 저기압에서 고기압 환경으로 가압할 때 2) 고기압에서 저기압 환경으로 감압할 때
3) 고기압 환경에서 장시간 노출되었을 때 4) 저기압 환경에서 장시간 노출되었을 때
5) 고열 환경에서 장시간 노출되었을 때

답 2)

90 진폐증 중에서 폐결핵을 유발시키는 것은?

1) 석면폐 2) 규폐 3) 석회진폐
4) 탄폐 5) 면폐

답 2)

91 직업성 질환으로 주로 안구진탕증을 초래할 우려가 있는 직업은?

1) 잠수부 2) 광부 3) 초자공
4) 인쇄공 5) 항공정비사

답 2)

92 폐암 발생률이 가장 높은 진폐증은?

1) 면폐증
2) 석면폐증
3) 철폐증
4) 농부폐증
5) 석탄폐증

답 2)

93 Beryllium 중독이 많이 오는 작업은?

1) 광부
2) 잠수부
3) 표백작업
4) 미사일 공장
5) 고공작업

답 4)

94 방사선의 감수성이 가장 예민한 부위는?

1) 위
2) 피부
3) 뼈조직
4) 조혈기관
5) 신경조직

답 4)

95 시야협착을 일으키는 중독은?

1) 일산화탄소 중독
2) 아황산가스 중독
3) 인 중독
4) 크롬 중독
5) 납 중독

답 1)

96 공업중독 물질의 가장 빈번한 인체 침입경로는?

1) 호흡기계 침입
2) 경피침입
3) 경구침입
4) 점막침입
5) 접촉

답 1)

97 다음 중 규폐증의 직접 원인은?

1) 잔류 규소
2) 유리 규산
3) 화강암 분말
4) 철분
5) 석면

답 2)

98 진폐를 잘 일으키는 먼지의 크기는?

1) 0.5～1.0 마이크론
2) 1.0～5.0 마이크론
3) 3.0～5.0 마이크론
4) 5～10 마이크론
5) 10.0 마이크론 이상

답 1)

99 **다음 중 만성체열소모가 원인인 것은?**

1) 열쇠약 2) 열허탈 3) 열강련
4) 열사 5) 울열증

답 1)

100 **잠함병(감압증)의 예방대책과 관련이 적은 것은?**

1) 단계적 감압 2) 산소 공급
3) 검사결과 부적격자의 작업제한 4) 작업시간 단축
5) 감압 후 온도증가

답 5)

101 **다음 인체부위 중 전리방사선에 대한 감수성이 가장 높은 장기는?**

1) 근육조직 2) 골수 3) 뼈
4) 피부 5) 신경

답 2)

102 **산업보건을 관장하는 부서는?**

1) 농림부 2) 국토해양부 3) 노동부
4) 보건복지부 5) 지식경제부

답 3)

103 **다음 중 진폐증을 일으킬 수 있는 먼지의 크기는?**

1) 0.5～5μ 2) 0.1μ 이하 3) 10～50μ
4) 50～100μ 5) 100μ 이상

답 1)

104 **산업보건의 위생적 관리 내용으로 옳지 않은 것은?**

1) 공장의 입지조건 2) 공장의 지가 3) 작업환경의 관리
4) 근로자 후생복지 5) 폐기물 처리 시설

답 2)

105 **유해가스 농도가 높고 산소농도가 16% 이하의 장소에서 사용하는 보호구는?**

1) 방진마스크 2) 전면마스크 3) 방독마스크
4) 송풍마스크 5) 반면마스크

답 4)

106 다음 중 수포성 화상의 도수는?

1) 2도　2) 1도　3) 3도
4) 4도　5) 5도

답 1)

107 다음 중 백내장을 일으킬 수 있는 광선은?

1) Hg　2) 가시광선　3) Cd
4) 자외선　5) 감마선

답 4)

108 미나마타병의 원인은?

1) 납의 축적 독성　2) 유기수은의 축적 독성
3) 니켈의 축적 독성　4) DDT의 축적 독성
5) PCB의 축적 독성

답 2)

109 직접조명의 장점은?

1) 눈의 안정　2) 균등조명　3) 조도의 증가
4) 그림자가 없다.　5) 비용이 많이 든다.

답 3)

110 VDT증후군의 증상으로 옳지 않은 것은?

1) 어깨통증　2) 백내장　3) 불면증
4) 유산의 원인　5) 신경통

답 2)

111 진폐증을 유발하는 먼지 중에서 폐결핵을 동반하는 분진은?

1) 석면　2) 사료용 건초 및 퇴비　3) 활성탄
4) 유리규산　5) 섬유

답 4)

112 유해 농도가 높고 산소농도가 16% 이하의 장소에서 사용하는 보호구는?

1) 방진마스크　2) 송풍마스크　3) 방독마스크
4) 전면마스크　5) 반면마스크

답 4)

113 **인공조명이 부적당 할 때 발생하는 질환은?**

1) 안구돌출증 2) 안구진탕증 3) 고혈압
4) 전기안염 5) 설안염

답 2)

114 **수포성 동상은 몇도 동상인가?**

1) 1도 2) 2도 3) 3도
4) 4도 5) 5도

답 2)

115 **조명의 고려사항이 아닌 것은?**

1) 열발생이 적어야 한다. 2) 간접조명이어야 한다.
3) 반드시 백열등이어야 한다. 4) 유해가스가 없어야 한다.
5) 낮에는 200∼1,000Lux가 되어야 한다.

답 1)

116 **잠함병의 예방대책과 관련이 없는 것은?**

1) 단계적 감압 2) 인공산소 공급 3) 부적격자의 작업제한
4) 감압 후 온도 증가 5) 작업시간 단축

답 4)

117 **방사선에 대한 인체의 LD50은?**

1) 100±100rem/주 2) 200±100rem/주 3) 300±100rem/주
4) 400±100rem/주 5) 500±100rem/주

답 4)

118 **만성적으로 나타나는 열중증은?**

1) 열경련 2) 열쇠약증 3) 열사병
4) 열허탈증 5) 열실신

답 2)

119 **납중독의 우려가 있는 직업이 아닌 것은?**

1) 연관공 2) 활자공 3) 전기공
4) 크리스탈제조공 5) 페인트공

답 3)

120 카드뮴 중독의 3대 증상은?

1) 폐기종, 빈혈, 구강염
2) 폐기종, 폐암, 백내장
3) 폐기종, 신장애, 단백뇨
4) 빈혈, 골수암, 증기열
5) 신장애, 빈혈, 폐결핵

답 3)

121 폐포에 섬유증식을 가져올 수 있는 물질은?

1) 납
2) 카드뮴
3) 수은
4) 흑연
5) 석면

답 5)

122 투과력이 가장 작은 방사선은?

1) 알파선
2) 베타선
3) 감마선
4) 엑스선
5) 중성자

답 1)

123 벤젠 중독의 주요 증상은?

1) 구강염
2) 폐기종
3) 백혈구 증가
4) 재생불량성 빈혈
5) 백내장

답 4)

보건관리

보건행정

01 보건행정활동의 기본요소와 관계가 먼 것은?

1) 조직 2) 인사 3) 예산
4) 법 5) 교육

답 5)

02 WHO에서 정한 보건행정의 범위가 아닌 것은?

1) 보건간호 2) 보건교육 3) 보건통제
4) 환경위생 5) 환경오염 관리

답 5)

03 지방자치단체의 보건행정에 대한 보건복지부의 권한은?

1) 예산권 2) 사업지도, 감독원 3) 운영권
4) 인사권 5) 이상 모두

답 2)

04 우리나라 보건행정이 가장 폭넓게 실시된 시기는?

1) 조선 시대 2) 일제강점기 시대 3) 미군정 시대
4) 정부수립 시대 5) 과도정부 시대

답 3)

05 보건행정의 기본활동이 아닌 것은?

1) 보건통계사업 2) 환경위생사업 3) 보건교육사업
4) 환자치료사업 5) 보건검사사업

답 5)

06

보건행정계획상 문제점이라고 할 수 없는 것은?

1) 예견능력의 부족
2) 자료의 불충분
3) 비용과 시간의 과다소요
4) 행정능력의 부족
5) 담당자의 창의력 부족

답 4)

07

우리나라 보건행정의 말단기관은?

1) 도청
2) 보건소
3) 시청
4) 군청
5) 보건지소

답 2)

08

보건행정가의 역할이라고 할 수 없는 것은?

1) 전문가로서의 역할
2) 행정가로서의 역할
3) 사회지도자로서의 역할
4) 정부관리로서의 역할
5) 전문위원으로서의 역할

답 5)

09

우리나라 보건행정조직의 근본적인 단점은?

1) 인력부족
2) 다원화
3) 기능미약
4) 견제와 균형의 불일치
5) 기술 수준 저하

답 2)

10

우리나라에서 보건행정의 접근방법으로서 가장 중요하다고 평가되는 것은?

1) 보건봉사
2) 보건조직
3) 보건교육
4) 보건관계법
5) 보건행정

답 3)

11

일제강점기 시대의 보건행정은?

1) 계몽행정
2) 봉사행정
3) 경찰행정
4) 복지행정
5) 민원행정

답 3)

12

우리나라에서 보건행정의 접근방법으로서 가장 중요하다고 생각되는 것은?

1) 보건봉사
2) 보건관계법
3) 보건행정
4) 보건교육
5) 보건조직

답 4)

13 **우리나라의 보건소 소속 공무원은 행정체계상 어느 부처에 속해 있나?**

1) 재정경제원
2) 행정안전부
3) 총무청
4) 보건복지부
5) 노동부

답 2)

14 **대한민국 정부수립 후의 중앙 보건행정조직에 대한 명칭 변경 순서로 맞는 것은?**

1) 위생국 – 보건후생국 – 보건후생부 – 보건사회부 – 보건복지부
2) 위생국 – 보건후생부 – 보건후생국 – 보건사회부 – 보건복지부
3) 사회부 – 보건부 – 보건후생부 – 보건사회부 – 보건복지부
4) 사회부 – 보건부 – 보건사회부 – 보건복지부 – 보건복지부
5) 보건부 – 보건사회부 – 보건복지부 – 보건복지부

답 4)

15 **보건행정의 발전과정이 올바른 것은?**

1) 고대기 → 중세기 → 여명기 → 확립기 → 발전기
2) 여명기 → 고대기 → 중세기 → 발전기 → 확립기
3) 고대기 → 여명기 → 발전기 → 중세기 → 확립기
4) 여명기 → 고대기 → 발전기 → 중세기 → 확립기
5) 발전기 → 여명기 → 고대기 → 중세기 → 확립기

답 1)

16 **보건행정의 운영상 필요한 일반적인 과정은?**

1) 기획, 실시, 조직
2) 기획, 실시, 평가
3) 실시, 조직, 기록
4) 조직, 목적, 실시, 평가
5) 기획, 실시, 기록, 평가

답 5)

17 **우리나라에 최초로 세워진 근대 보건행정기구는?**

1) 위생국
2) 보건국
3) 위생부
4) 보건부
5) 후생부

답 1)

18 **보건행정활동의 기본요소와 거리가 먼 것은?**

1) 예산
2) 교육
3) 조직
4) 인사
5) 법

답 2)

19

우리나라 역사상 보건행정기구가 가장 방대했던 시기는?

1) 조선 시대
2) 고려 시대
3) 한일합병시대
4) 미군정 시대
5) 대한민국 정부수립 이후

답 4)

20

우리나라 보건행정의 말단기관은?

1) 도·보건연구소
2) 환경부
3) 보건청
4) 군청·시청
5) 보건소

답 5)

21

공중보건사업 수행을 위한 보건행정 접근방법으로 옳지 않은 것은?

1) 보건교육 강화
2) 보건봉사 강화
3) 보건관계법규 적용
4) 강력한 행정적 규제
5) 체계적인 보건교육 실시

답 4)

22

보건행정계획을 수립하고자 할 때 가장 먼저 생각할 사항은?

1) Budget
2) Program
3) Object
4) Schedule
5) Prospect

답 5)

23

보건사업의 일선 업무를 담당하는 기관은?

1) 국립 보건원
2) 보건환경 연구원
3) 보건소
4) 국립의료원
5) 보건복지부

답 3)

24

우리나라에서 보건사업 접근방법으로서 가장 중요한 것은?

1) 보건행정
2) 보건관계법
3) 의료사업
4) 보건교육
5) 복지행정

답 4)

25

보건소의 행정적 지도와 감독을 하는 자는?

1) 보건복지부 장관
2) 환경처 장관
3) 노동부 장관
4) 시장·군수
5) 국립보건원장

답 4)

26 보건행정 활동의 기본요소로서 관련이 가장 적은 것은?

1) 법 2) 인사 3) 교육
4) 예산 5) 조직

답 3)

27 포괄적인 지역사회 보건학이 확립 발전된 시기는?

1) 중세기 2) 여명기 3) 발전기
4) 확립기 5) 요람기

답 3)

28 우리나라 보건사업 실시에서 가장 중요한 지역사회 접근방법은?

1) 보건관계의 강제집행 2) 보건행정력 강화 3) 의료사업 강화
4) 보건교육 강화 5) 보건봉사 강화

답 4)

29 보건행정 조직상 보건소는?

1) 행정직 계층 2) 정책 수립 계층 3) 사업실시 계층
4) 사업실시 및 평가 계층 5) 이상 모두

답 3)

30 세균학 및 면역학의 기초가 확립되고 예방의학이 발전된 시기는?

1) 중세기 2) 여명기 3) 확립기
4) 발전기 5) 요람기

답 3)

31 현재 보건복지부 직제와 관련이 없는 것은?

1) 사회복지정책실 2) 보건의료정책실
3) 인구아동사회정책본부 4) 기획조정실
5) 보건산업정책국

답 3)

32 지방보건소장을 직접 지휘 감독하는 자는?

1) 군수 2) 도보건국장 3) 도지사
4) 보건복지부장관 5) 보건사회국장

답 1)

33

우리나라 보건행정의 발전 순서가 옳은 것은?

1) 조선 – 미군정 – 일제강점기 – 과도정부 – 정부수립
2) 조선 – 과도정부 – 일제강점기 – 미군정 – 정부수립
3) 조선 – 정부수립 – 미군정 – 일제강점기 – 과도정부
4) 조선 – 일제강점기 – 미군정 – 과도정부 – 정부수립
5) 조선 – 일제강점기 – 과도정부 – 미군정 – 정부수립

답 4)

34

WHO에서 정한 보건행정의 범위가 아닌 것은?

1) 보건 통계
2) 환경위생 관리
3) 감염병 관리
4) 임상의학 관리
5) 보건교육

답 4)

35

보건소의 활동을 최초로 실시한 국가는?

1) 미국
2) 영국
3) 일본
4) 독일
5) 스위스

답 2)

36

2차 세계대전 후 경제는 물론 보건상의 문제가 심각해짐에 따라 미국을 비롯하여 44개국의 모임으로 질병전파의 예방을 주로 한 국제간의 협력기구는?

1) PAHO
2) UNKRA
3) UNICEF
4) UNESCO
5) FAO

답 2)

37

WHO의 주요 기능이라고 할 수 없는 것은?

1) 국제적인 보건사업의 지휘
2) 회원국에 대한 기술지원
3) 국제적 보건사업의 조정 및 감독
4) 전문가 파견에 의한 기술 자문
5) 회원국에 자료 공급

답 3)

38

보건소의 설치 기준과 거리가 먼 것은?

1) 필요하다고 인정할 때
2) 농어촌, 도시의 지리적 조건에 따라
3) 광역시, 특별시의 구
4) 특별시, 광역시, 도
5) 시, 군

답 4)

39 세계보건기구는 몇 개 지역으로 나누어져 있는가?

1) 4개 지역 2) 5개 지역 3) 6개 지역
4) 7개 지역 5) 11개 지역

답 3)

40 WHO의 현장을 제정한 회의는?

1) 파리회의 2) 화란 만국평화회의
3) 뉴욕회의 4) 제네바 회의
5) 스톡홀름회의

답 3)

41 생명윤리안전과는 보건복지부 직제 중 속하는가?

1) 건강정책국 2) 사회복지정책실 3) 기획조정실
4) 보건의료행정실 5) 보건산업정책국

답 5)

42 우리나라가 속해 있는 WHO의 지역사무소는?

1) 동남아시아지역 2) 서태평양지역 3) 극동지역
4) 동태평양지역 5) PAHO

답 2)

43 한국은 WHO의 몇 번째 가입국인가?

1) 55번째 2) 65번째 3) 99번째
4) 138번째 5) 200번째

답 2)

44 근대에 와서 국민보건에 가장 큰 영향을 준 사회적 사건은?

1) 전쟁 2) 산업혁명 3) 감염병
4) 식량부족 5) 공해

답 2)

45 우리나라 보건소 소속 보건직공무원이 행정체계상 속해 있는 부처는?

1) 환경부 2) 행정자치부 3) 지식경제부
4) 보건복지부 5) 노동부

답 2)

46 우리나라에 처음으로 서양의학적 지식이 도입되었던 시기는?

1) 고종 시대
2) 조선 초기
3) 조선 말기
4) 미군정 시대
5) 고려 말기

답 1)

47 공공보건서비스의 대상은?

1) 전국민
2) 생활보호대상자
3) 저소득층
4) 노숙자와 노약자
5) 중상층 이하

답 1)

48 보건소법이 제정된 년도는?

1) 1948
2) 1952
3) 1962
4) 1972
5) 1955

답 4)

49 사회보험과 관련이 없는 것은?

1) 복지연금
2) 실업보험
3) 건강보험
4) 산재보험
5) 의료급여

답 5)

50 사회보장제도상 사회보험이 아닌 것은?

1) 생활보호
2) 건강보험
3) 산재보험
4) 복지연금
5) 실업보험

답 3)

51 보건복지부 직속 산하기관이 아닌 것은?

1) 국립보건연구원
2) 국립의료원
3) 국립검역소
4) 보건소
5) 국립결핵병원

답 4)

52 국민보건에 가장 큰 영향을 준 근대의 사회적 사건은?

1) 세계대전
2) 감염병만연
3) 식량부족
4) 환경공해
5) 산업혁명

답 5)

53 보건복지부에서 생명윤리를 담당하는 행정부서는?

1) 생명과학단지사업조성단
2) 보건산업육성사업단
3) 보건의료정책본부
4) 보험연금정책본부
5) 사회복지정책본부

답 2)

54 보건소제도는 언제, 그리고 어느 나라에서 출발했다고 할 수 있는가?

1) 1850년, 미국
2) 1859년, 영국
3) 1887년, 프랑스
4) 1859년, 독일
5) 1890년, 프랑스

답 2)

55 세계보건기구의 회원국에 대한 주요 기능이라고 볼 수 없는 것은?

1) 회원국에 대한 기술지원
2) 국제적인 보건사업의 지휘 및 조정
3) 회원국에 대한 보건관계 자료 공급
4) 회원국에 대한 기술자문 활동
5) 회원국의 보건사업에 대한 재정지원

답 5)

56 세계보건기구의 헌장이 제정된 해와 발효된 해가 바르게 연결된 것은?

1) 1942년, 1945년
2) 1943년, 1946년
3) 1946년, 1948년
4) 1948년, 1950년
5) 1950년, 1952년

답 3)

57 세계보건기구의 주요 기능과 관계가 먼 것은?

1) 기술지원사업
2) 교육훈련사업
3) 국제적인 보건사업의 지휘 및 조정
4) 의약품 지원사업
5) 보건정보 및 자료공급

답 4)

58 보건사업 평가의 목적이라고 볼 수 없는 것은?

1) 기존 사업의 계속 여부 판단
2) 신규사업의 유용성 판단
3) 신규사업의 문제점 파악
4) 계속사업의 관리 개선
5) 행동대안의 수립

답 5)

59 **우리나라 보건소의 설치년도는?**

1) 1950년 2) 1955년 3) 1962년
4) 1964년 5) 1972년

답 3)

60 **우리나라가 속해 있는 서태평양지역사무소의 본부는?**

1) 알렉산드리아 2) 뉴델리 3) 마닐라
4) 코펜하겐 5) 워싱턴

답 3)

61 **세계보건기구는 다음 중 어떤 성격의 단체라고 할 수 있는가?**

1) 국제적 자선단체 2) 국제적 의사단체
3) 국제적 재정지원단체 4) 국제적 질병치료단체
5) 국제적 보건분야 전문가단체

답 5)

62 **우리나라는 세계보건기구에 언제 몇 번째로 가입하였는가?**

1) 1946년, 55번째 2) 1948년, 65번째 3) 1949년, 65번째
4) 1959년, 70번째 5) 1952년, 75번째

답 3)

63 **세계보건기구(WHO)의 본부 위치는?**

1) 뉴욕 2) 제네바 3) 워싱턴
4) 런던 5) 파리

답 2)

64 **우리나라의 보건소 설치기준은?**

1) 필요하다고 인정되는 때 2) 읍·면단위에 1곳씩 설치한다.
3) 각 도·특별시·광역시에 1곳씩 설치한다. 4) 시·군·구에서 1곳씩 설치한다.
5) 인구 20만 명 당 1곳씩 설치한다.

답 4)

65 **우리나라가 속해 있는 WHO 지역사무소와 설치된 도시는?**

1) 동남아시아지역, 뉴델리 2) 서태평양지역, 마닐라 3) 극동아시아지역, 동경
4) 아시아지역, 코펜하겐 5) 서태평양지역, 동경

답 2)

66

POSDCoRB와 관련 있는 것은?

1) 기획－조직－인사－지휘－조정－보고－예산
2) 기획－조직－인사－지휘－조정－예산－보고
3) 기획－조직－인사－보고－예산－지휘－조정
4) 예산－기획－조직－인사－지휘－조정－보고
5) 조직－기획－인사－지휘－조정－보고－예산

답 1)

67

조선시대 감염병 환자를 담당했던 기관은?

1) 내의원 2) 활인서 3) 전의감
4) 혜민서 5) 전형시

답 2)

68

왕실 의료를 담당했던 조선시대 의료기관은?

1) 내의원 2) 전의감 3) 활인서
4) 전형서 5) 혜민서

답 1)

69

대한민국 정부수립 이후의 보건기관 명칭의 변경순서는?

1) 보건부－사회부－보건사회부－보건복지부
2) 사회부－보건부－보건사회부－보건복지부
3) 위생국－보건국－보건위생부－보건사회부
4) 위생부－사회부－보건위생부－보건복지부
5) 복지부－보건부－보건사회부－보건복지부

답 2)

70

의료보험 수가 고시금액에 대한 산재보험의 가산율은?

1) 10% 2) 20% 3) 30%
4) 40% 5) 50%

답 3)

71

다음 연결 중 옳지 않은 것은?

1) 학교보건 관장부서 — 교육과학기술부
2) 감염병 관장부서 — 보건복지부
3) 직업병 관장부서 — 노동부
4) 상하수 건설 주무부서 — 국토해양부
5) 환경정책 관장부서 — 보건복지부

답 5)

72 서로 관련성이 없는 것으로 연결된 것은?

1) 독일 → 1883년 → 노동자를 위한 질병예방법 제정
2) 영국 → 1919년 → 세계 최초의 보건부 설치
3) 미국 → 1886년 → 세계 최초의 사회보장법 제정
4) 영국 → 1848년 → 공중보건법 제정
5) 프랑스 → 1857년 → 공중위생협의회 조직

답 3)

73 현대적 의미의 사회보장과 관계가 깊은 것은?

1) 노동력 상실에 대한 사회보장
2) 무소득자에 대한 사회보장
3) 심신장애자에 대한 재활
4) 상대적 빈곤에 대한 소득보장
5) 어린이나 유족에 대한 소득보장

답 4)

74 산재보험에 대한 설명으로 옳지 않은 것은?

1) 5인 이상 사업장에 임의 적용한다.
2) 요양 신청은 입원요양과 재가 요양이 있다.
3) 재해 발생시 노동지방사무소의 심의를 거친다.
4) 수가는 의료보험 고시금액의 30%를 가산한다.
5) 산재 담당자는 요양, 휴업, 연기신청을 할 수 있다.

답 1)

75 사회보장제도의 창시자는?

1) Socrates
2) Hippocrates
3) Bismark
4) Snow
5) Galenus

답 1)

76 검역항에 입항하는 선박이 게양하는 깃발은?

1) 백색
2) 청색
3) 황색
4) 녹색
5) 적색

답 3)

77 어떤 일정 직위의 공무원을 유능한 사람으로 모집 충원시키는 인사관리 제도는?

1) 요원주의
2) 실적주의
3) 정예주의
4) 엽관제도
5) 경쟁고시제도

답 2)

78 의학이 사회과학의 한 분야라고 주장한 학자는?

1) Rudolf Virchow 2) Hippocrates 3) C. E. A. Winslow
4) Robert koch 5) Chadwick

답 1)

79 공적 부조에 속하는 것은?

1) 의료보험 2) 의료보호 3) 연금제
4) 산재보험 5) 생명보험

답 2)

80 '국민건강증진법'의 건강증진사업 중 보건교육에 관한 내용이 아닌 것은?

1) 공중위생 2) 금연, 절주 3) 성병예방
4) 구강건강 5) 만성퇴행성 질환

답 3)

81 다음 저서중 서의학(西醫學)이 최초로 기술된 것은?

1) 광제비급 2) 인제지 3) 성호사설
4) 마광회통 5) 세종실록지

답 3)

82 의료전달 체제의 실시 목적이 아닌 것은?

1) 의료의 균형 발전 2) 의료기관의 기능 분담
3) 전문의 자유 개업 4) 자원의 효율적 활용
5) 보건재정의 안정

답 3)

83 우리나라에 최초의 의학서적이 도입된 시기는?

1) 고구려 2) 고려 3) 조선 말기
4) 일제강점기 5) 고조선

답 1)

84 우리나라에 서양 의학적 지식이 도입된 시기는?

1) 고구려 2) 조선 초기 3) 조선 말(고종시대)
4) 일제강점기 5) 미군정 시대

답 3)

85 **UN산하 전문기관 중 보건과 직접적인 관계가 가장 적은 기관은?**

1) ILO　2) FAO　3) UNESCO
4) UNICEF　5) WHO

답 3)

86 **의료감시원의 일명권자는?**

1) 군수　2) 시장　3) 보건소장
4) 도지사　5) 보건복지부장관

답 4)

87 **PPBS와 관련이 없는 것은?**

1) 도청　2) 보건소　3) 시청
4) 군청　5) 보건지소

답 4)

88 **서로 관련성이 없는 기관은?**

1) 제위보　2) 혜민국　3) 흑창
4) 구제도감　5) 동서대비원

답 3)

89 **국민이 당면하고 있는 현대의료의 문제 중 가장 큰 문제는?**

1) 의료수요의 증가　2) 의료비의 급상승　3) 제한된 의료자원
4) 의료의 고급화　5) 의료의 전문화

답 2)

90 **우리나라 평균수명이 연장된 가장 큰 이유는?**

1) 출생률 저하　2) 영아사망률 저하　3) 신생아 사망률 저하
4) 노인사망률 저하　5) 비전염성질환 증가

답 2)

91 **아동보건과 직접적인 관계가 있는 UN산하 전문기간은?**

1) WHO　2) ILO　3) FAO
4) UNESCO　5) UNICEF

답 5)

92 여명기의 사람은?

1) Hipocrates
2) E. Jenner
3) M. V. Pettendofer
4) J. Lister
5) E. Chadwick

답 2)

93 의료보호진료기관 중 1차 진료기관이 아닌 곳은?

1) 보건지소
2) 의원
3) 병원선
4) 보건소
5) 한약방

답 5)

94 W. Rathborne이 Liverpool시에 실시한 보건사업은 무엇인가?

1) 환자발견사업
2) 방문간호사업
3) 환자치료사업
4) 감염병예방사업
5) 식품위생 개선사업

답 2)

95 L. Pasteur와 R. Koch 등이 활약한 시대는?

1) 고대기
2) 중세기
3) 여명기
4) 확립기
5) 발전기

답 4)

96 지역보건법을 근거로 각 시·군·구에 보건소가 최초로 설치된 시기와 보건소 수가 바르게 연결된 것은?

1) 1946년, 1곳
2) 1949년, 1곳
3) 1959년, 100곳
4) 1956년, 89곳
5) 1962년, 189곳

답 5)

97 공적부조의 소요자금이 되는 것은?

1) 보험료
2) 보험료와 일반재정수입
3) 재단운영수익금
4) 일반재정수입(조세)
5) 기부금

답 4)

98 보건의료서비스의 경제적 특성이 아닌 것은?

1) 수요예측이 어렵다.
2) 외부효과가 없다.
3) 공공재적 성격을 갖는다.
4) 치료결과의 불확실성
5) 산출물의 저장이 곤란

답 2)

99 **보건복지부장관이 정하는 바에 의하여 예방접종 증명서를 교부해야 하는 사람은?**

1) 시장·군수　2) 보건소장　3) 의사
4) 도지사　5) 시장·군수·구청장

답 5)

100 **공적부조에 관련된 법이 아닌 것은?**

1) 생활보호법　2) 아동복지법　3) 의료보험법
4) 재해구호법　5) 군사원호법

답 3)

101 **저소득층을 대상으로 자력으로 생활할 수 있을 때까지 예산으로 보호해 주는 제도는?**

1) 실업보험　2) 공적부조　3) 사회복지 서비스
4) 개인 보건 서비스　5) 의료보험

답 2)

102 **조선시대 의과고사를 담당했던 기구는?**

1) 전형사　2) 전의감　3) 내의원
4) 혜민서　5) 활인서

답 2)

103 **국가가 감염병관리 등을 말아야 하는 의료의 특성은?**

1) 인력서비스　2) 예측불가능　3) 국민의 무지
4) 외부효과　5) 예산부족

답 4)

104 **의료비의 지불방법 중 서비스의 증가가 가능한 방법은?**

1) 접수제(행위별수가제)　2) 인두제　3) 봉급제
4) 선불상환제　5) 총액제

답 1)

105 **포괄수가제의 장점이 아닌 것은?**

1) 병원업무의 표준화(진료의 표준화)　2) 의료의 질이 좋아진다.
3) 경제적인 진료를 행할 수 있다.　4) 항생제의 남용을 막을 수 있다.
5) 부분적으로 적용 가능하다.

답 2)

106 우리나라가 채택하고 있는 의료비 지불형태는?

1) 굴신법 2) 시술점수제 3) 인두제
4) 봉급제 5) 포괄수가제

답 2)

107 국가 보건의료 세계의 하부구조가 아닌 것은?

1) 보건자원개발 2) 보건자원의 조직화 3) 보건의료 제공
4) 경제적 지원 5) 의약분업

답 1)

108 국민의료비 증가의 원인으로 맞지 않는 것은?

1) 포괄수가제의 실시 2) 국민구득의 증가 3) 의료기술의 발달
4) 건강보험의 실시 5) 의료수요의 증가

답 1)

109 보건부와 사회부가 통합되어 보건사회부로 된 연도는?

1) 1946년 2) 1949년 3) 1950년
4) 1955년 5) 1960년

답 4)

110 의료보험을 담당하는 보건복지부의 부서는?

1) 건강보험정책관 2) 연금정책관 3) 질병정책관
4) 약정국 5) 사회복지국

답 1)

111 우리나라 의료의 민간 주도로 인한 문제점이 아닌 것은?

1) 의료 자원의 대도시 편중 2) 전문의의 자유 개업
3) 영세 소규모 의원체제의 범람 4) 가난한 사람에 유리한 제도
5) 의료기관의 기능 분담의 미비

답 4)

112 3차 의료기관으로 지정할 수 있는 최소 병상 수는?

1) 200병상 2) 300병상 3) 400병상
4) 500병상 5) 600병상

답 3)

113 우리나라가 속해 있는 세계보건기구의 지역사무소는?

1) 동남아시아 지역사무국
2) 서태평양 지역사무국
3) 극동아시아 지역사무국
4) 태평양 지역사무국
5) 환태평양 지역사무국

답 2)

114 보건복지부가족부의 직속산하기관이라고 볼 수 없는 것은?

1) 보건소
2) 국립한센병원
3) 한국인구보건연구원
4) 질병관리본부
5) 국립검역소

답 1)

115 의료보험의 일반적 특성이 아닌 것은?

1) 일시적인 사고를 보험사고로 한다.
2) 일시에 과중한 부담을 경감한다.
3) 다수인을 대상으로 한다.
4) 질병, 출산, 상해를 대상으로 한다.
5) 예측 가능한 질환을 대상으로 한다.

답 5)

116 일차보건의료에 관한 성명 중 틀린 것은?

1) 1978년 9월 알마아타선언에서 채택되었다.
2) 마을 단위의 건강보호에 주목표를 두었다.
3) 지역사회 보건의료용구의 80～90%가 일차보건의료영역이다.
4) 필수적인 보건의료이다.
5) 각 나라마다 구체적인 전략도 동일하다.

답 5)

117 의료보험의 대상이 되는 것은?

1) 급여기간 종료 후
2) 3차 진료기관을 직접 이용시
3) 성형수술
4) 치석제거
5) 두 자녀 분만

답 5)

118 일정 지역 내에 있는 사람을 대항으로 국가나 사회가 직접적인 서비스를 제공하는 것은?

1) 사회보험
2) 공적부조
3) 사보험
4) 공공서비스
5) 재해구조

답 4)

보건교육과 학교보건

★★
01 **몇 개의 소집단으로 나누어 토의한 뒤 각 집단의 대표 의견을 종합하여 토론하는 교육방법은?**

1) 워크숍(workshop)
2) 버즈세션(buzz session)
3) 심포지엄(symposium)
4) 집단토론(group discussion)
5) 패널디스커션(panel discussion)

|해설| 1) 워크숍(workshop) : 특정 직종에 있는 사람들이 서로 경험하고, 연구하고 있는 것을 발표하여 의논하는 것으로 2~3일 정도의 일정 소요
3) 심포지엄(symposium) : 같은 주제를 두고 여러 사람의 전문가가 각각의 입장에서 어떤 주제에 관하여 발표한 다음 청중과 질의 토의하는 형식
4) 집단토론(group discussion) : 10~20명으로 구성되어 각자의 의견을 말할 수 있으며, 발표 후 사회자가 전체의 의견을 종합 정리 하는 방법
5) 패널디스커션(panel discussion) : 어떤 주제에 관해 대립된 견해를 가진 몇 명의 전문가가 청중 앞 단상에서 자유롭게 토의하는 방법

답 2)

★
02 **학교의 보건계획을 수립하는 학교보건관리의 실무 책임자는?**

1) 학교장
2) 영양사
3) 보건교사
4) 학교의사
5) 담임교사

|해설| • 보건교사는 학교보건의 중심적 역할자로 학교보건관리의 실무 책임자임

답 3)

★
03 **공중보건에서 보건교육의 주된 목표는?**

1) 임상적 진단
2) 진료와 투약 안내
3) 질병의 예방 및 치료
4) 건강에 관한 지식과 태도의 변화
5) 지역사회 보건의료서비스의 제한적 이용

|해설| 1) 지역사회의 보건통계자료를 통해 진단함
2) 보건관리와 봉사를 통해 문제를 해결함
3) 불건강의 원인이 되는 사회적 요인을 제거하여 집단건강의 향상을 도모함
5) 지역사회 보건의료서비스를 적극적으로 이용함

답 4)

04 **보건교육이란?**

1) 보건에 대한 정보나 지식을 전달하는 것이다.
2) 보건지식의 전달로 잘못된 습관을 고치는 것이다.
3) 얻어진 지식을 비판할 것 없이 실천에 옮기는 것이다.
4) 보건지식을 전달하며 태도의 변화를 가져오고 마침내 실천에 옮기는 것을 말한다.
5) 보건교육 전문요원이 환자에게 실시하는 보건전문지식이다.

답 4)

05 보건교육은 누가 하는가?

1) 보건교육가만이 한다.
2) 보건교사가 한다.
3) 보건사업에 종사하는 모든 사람이 한다.
4) 보건소장과 의사가 한다.
5) 전공 교수가 한다.

답 3)

06 가장 능률적이고 효과적인 방법으로 가장 중요한 보건교육은?

1) 학교보건교육
2) 공중보건교육
3) 직장보건교육
4) 가정보건교육
5) 전문적 보건교육

답 1)

07 평상시에 지역사회에서 보건교육을 담당하는 사람은 누구여야 하는가?

1) 보건교육 전문가
2) 보건소장, 보건지소장
3) 양호교사, 교의, 개업의
4) 개업의, 약사, 의료기사
5) 보건사업에 종사하는 모든 사람

답 5)

08 지역사회 보건교육계획에서 고려되어야 할 사항이 아닌 것은?

1) 목적을 분명히 한다.
2) 피교육자의 입장에서 계획되어야 한다.
3) 보건사업의 일환으로 계획되어야 한다.
4) 보건교육 참여자가 team work을 이룰 수 있도록 계획되어야 한다.
5) 보건교육 전문가만이 담당해야 한다.

답 5)

09 학교 보건의 중요성에 대한 설명으로 옳지 않은 것은?

1) 지역사회 총인구의 60%이다.
2) 학교는 지역사회의 중심체이다.
3) 능률적 대상이며 전달효과가 크다.
4) 보건사업 추진의 유리한 여건이다.
5) 교직원은 지역사회의 지도적 입장이며 학부형과 접촉한다.

답 1)

10 Anderson이 강조한 공중보건의 수단으로서, 가장 주요한 방법은?

1) 보건봉사
2) 보건교육
3) 보건법규에 의한 규제
4) 행정적인 규제
5) 조직적인 압력

답 2)

11 **보건교육방법 중 가장 효과적인 것은?**

1) 슬라이드 2) 영화 3) 연극
4) Demonstration 5) Role playing

답 4)

12 **학교보건상 문제가 있을 경우 휴교 조치를 할 수 있는 자는?**

1) 감동청 의장 2) 보건교사 3) 담임교사
4) 학교장 5) 학부모 회장

답 4)

13 **보건교육의 목표로 타당한 것은?**

1) 비만 조절 2) 질병 치료 3) 일차의료강화
4) 건강증진과 예방사업 5) 건전한 부부관계

답 4)

14 **지역사회의 보건교육에 있어서 고려사항이 아닌 것은?**

1) 지도자와의 이해관계 2) 문화제도 및 교육수준
3) 지역사회 모든 자원 4) 생활양식 및 전통
5) 빈곤과 저소득

답 1)

15 **개별접촉 또는 면접을 통한 보건교육에서 기본자세라고 할 수 없는 것은?**

1) 피면접자의 신뢰를 얻도록 해야 한다.
2) 솔직히 진술할 수 있도록 유도해야 한다.
3) 목적한 바를 확실하게 달성할 수 있어야 한다.
4) 면접자는 피면접자의 진술을 많이 듣도록 하여야 한다.
5) 갑작스런 질문으로 즉시 답을 얻어내야 한다.

답 5)

16 **지역사회 보건교육의 계획과 추진에 관하여 WHO의 권장사항이라고 할 수 없는 것은?**

1) 보건교육계획은 전체 보건사업으로 이루어져야 한다.
2) 대상 지역사회나 대상 주민에 대한 예비조사가 필요하다.
3) 대상주민의 대표와 함께 계획을 수립한다.
4) 보건교육 후에는 반드시 평가를 해야 한다.
5) 우선순위별로 경비를 지불해야 한다.

답 1)

17

다음 중 왕래식 보건교육방법이 아닌 것은?

1) 영화　2) 면접　3) 강습회
4) 부녀회　5) 집단토론

답 1)

18

보건교육의 시각·청각 매체 중에서 교육적인 효과가 가장 큰 것은?

1) 실연　2) 프로젝트　3) 인형극
4) 영화　5) 슬라이드

답 1)

19

보건사업에서 가장 적은 투자를 통해 지속적인 효과를 얻을 수 있는 것은?

1) 성인보건　2) 환경보건　3) 산업보건
4) 모자보건　5) 학교보건

답 5)

20

저소득층이나 노인층에 가장 효과적인 보건교육 방법은?

1) 가정방문　2) 강연회　3) 집단토론
4) 실기(role playing)　5) 심포지엄

답 1)

21

학교보건사업의 중요한 이유라고 생각되는 것은?

1) 모든 보건사업의 기초가 되기 때문이다.
2) 대상인구가 많이 때문이다.
3) 보건복지부보다 교육인적자원부에서 주관하기 때문이다.
4) 최근에 각광을 받는 사업이기 때문이다.
5) 종합적인 보건사업계획 수립시 가장 우선적으로 고려되어야 하기 때문이다.

답 2)

22

학교보건이 중요시되어야 할 이유라고 볼 수 없는 것은?

1) 학교는 지역사회의 중심체의 역할을 하고 있다.
2) 학교인구는 지역사회인구의 20% 이상이라는 많은 수를 점하고 있다.
3) 학생들은 보건교육의 대상으로써 능률적이며, 학부형에게도 간접적으로 보건교육을 실시 할 수 있다.
4) 학생들은 건강하기 때문에 질병에 전염될 우려가 없다.
5) 교직원은 그 지역사회에 지도적 입장에 있고 항상 보호자와 접촉하고 있다.

답 4)

23 **보건교육방법 중 개인 접촉방법이 아닌 것은?**

1) 포스터　2) 전화　3) 가정방문
4) 진찰　5) 건강상담

답 1)

24 **국민건강증진법에 규정된 보건교육의 내용으로 옳지 않는 것은?**

1) 구강건강　2) 만성 퇴행성질환 등 질병의 예방
3) 성인병 관리 및 치료　4) 금연·절주 등 건강생활의 실천
5) 영양 및 식생활

답 3)

25 **초등학교 보건교육에 가장 영향력이 큰 사람은?**

1) 교장　2) 체육교사　3) 담임교사
4) 학생주임　5) 학부모

답 3)

26 **초등학교의 보건교육에서 가장 중요한 역할을 하는 사람은?**

1) 교장　2) 교의　3) 양호교사
4) 담임교사　5) 생활주임교사

답 4)

27 **보건교육대상자 중에서 교육효과가 가장 크다고 생각되는 집단은 다음 중 어느 것인가?**

1) 지역사회 주민　2) 초등학생　3) 농민
4) 노동자　5) 영세민

답 2)

28 **보건교육의 목표를 가장 잘 설명하고 있는 것은?**

1) 건강증진과 질병의 치료　2) 보건통계와 식품위생
3) 환경위생과 국민계몽　4) 질병의 예방과 건강증진의 생활화
5) 개개인의 복지증진

답 4)

29 **학교보건사업의 역할이 아닌 것은?**

1) 환경위생　2) 급식관리　3) 의료기술 향상
4) 보건교육　5) 보건봉사

답 3)

공중보건학

30 학교보건사업 중 최우선적으로 실시해야 할 사업은?

1) 학교보건봉사
2) 환경위생관리
3) 보건교육
4) 학교체육
5) 학교급식관리

답 3)

31 지역사회의 보건교육의 계획과 추진에 대한 WHO의 권장사항이 아닌 것은?

1) 보건교육 전문가의 지도를 받는다.
2) 보건교육을 전체 보건사업으로 한다.
3) 필요 경비는 우선순위를 결정해 사용한다.
4) 지역사회 주민을 대상으로 예비조사를 한다.
5) 대상 주민의 실정에 맞는 보건교육 이어야 한다.

답 2)

32 다음 중 보건교육은 어떤 방법을 택했을 때 가장 효과적일 수 있는가?

1) 집단교육
2) 강습회
3) 어머니회
4) 전문교육
5) 개인교육과 집단교육 병행

답 5)

33 보건교육의 궁극적 목적이라고 볼 수 있는 것은?

1) 악습의 개선
2) 지식에 의한 태도변화
3) 환자 치료능력 향상
4) 보건지식 전달
5) 보건지식 전달, 태도변화, 실천

답 5)

34 새로운 지식을 받아들이는 보건교육습득과정 중 최초 단계는?

1) 채택
2) 인지
3) 시도
4) 관심
5) 평가

답 2)

35 학교환경 중 보건학적 고려나 안전에 대한 고려가 되어 있지 않은 것은?

1) 복도의 폭은 1m 이상, 계단의 경사는 60° 이하, 조도는 100룩스 이상으로 한다.
2) 교실의 채광은 자연채광이 될 수 있도록 하고, 채광창의 면적은 교실면적의 1/5~1/7로 한다.
3) 화장실 변기의 수는 남자 100명당 대변기 2개·소변기 4개, 여자 100명당 대·소변 공용변기로 함이 좋다.
4) 작업실, 실험실, 조리실의 환기를 위해 환기횟수는 1시간당 3회 이상, 환기량은 CO_2 0.1% 이하를 표준으로 한다.
5) 교실의 온도는 하계에는 16~17℃를 유지하도록 하고, 동계에도 10℃ 이상 유지하도록 한다.

답 1)

36 보건교육 계획수립 시 주의해야 할 사항이 아닌 것은?

1) 전체 보건사업계획과 분리해서 수립할 필요가 있다.
2) 적절한 평가가 수반되어야 한다.
3) 공공기관 등 여러 기관의 협조가 필수적이다.
4) 주민과 함께 한 지역사회진단이 필요하다.
5) 시범사업부터 시작하여 점차 확대 실시한다.

답 1)

37 다음 중 보건교육을 실시하는 사람을 가장 옳게 나타낸 것은?

1) 양호교사 2) 담임교사 3) 보건소장
4) 의사·약사 5) 보건사업에 종사하는 모든 사람

답 5)

38 개별접촉 또는 면접을 통한 보건교육의 기본요소라 할 수 없는 것은?

1) 피면접자의 신뢰를 얻도록 해야 한다.
2) 솔직히 진술할 수 있도록 유도해야 한다.
3) 필요한 목적을 명확히 달성할 수 있어야 한다.
4) 면접자는 피면접자의 진술을 많이 듣도록 하여야 한다.
5) 급격한 질문으로 답을 직시 얻어내야 한다.

답 5)

39 보건교육의 목적 수행상 보건요원이 알아야 할 사항이 아닌 것은?

1) 지역사회의 모든 자원 2) 지도자의 통솔력
3) 주민의 생활방식과 문화 4) 그 지역사회의 지도자와의 이해관계
5) 주민의 학력

답 4)

40 효과가 좋은 보건교육 방법은?

1) 개별접촉 방법 2) 대중접촉 방법 3) 집단체
4) 롤 프레닝 5) 협의회

답 1)

41 보건교육은 어떤 방법을 택했을 때 가장 효과적일 수 있는가?

1) 집단교육 2) 반상회 3) 전문교육
4) 강습회 5) 개인교육과 집단교육의 병행

답 5)

42 **학교보건문제가 발생했을 경우 휴교조치를 할 수 있는 권한을 가진 자는?**

1) 학교의사 2) 교육청장 3) 보건소장
4) 양호교사 5) 교장

답 5)

43 **보건교육 방법 중에서 가장 비효율적인 방법은?**

1) 강의 2) 심포지엄 3) 시청각기자재 활용
4) 문제해결접근방법 5) 현장관찰

답 1)

44 **보건교육으로 적절한 것은?**

1) 보건에 대한 모든 내용을 지시한다.
2) 단시간에 많은 내용과 사례를 전달한다.
3) 학교 교육을 통해 전문 지식을 전달한다.
4) 보건과 건강에 대해 모든 사람에게 홍보한다.
5) 보건에 대한 지식을 전달하고 태도를 변호시켜 실천하도록 한다.

답 5)

45 **보건교육의 지도방법 중 적절하지 못한 것은?**

1) 단시간에 많은 내용을 설명해 준다.
2) 잘 들릴 수 있도록 음성을 조절한다.
3) 청중들을 두루 보면서 여유있게 말한다.
4) 간단하고 알기 쉬운 말을 사용한다.
5) 요구를 만족시키는 내용을 이야기 한다.

답 1)

46 **보건교육의 궁극적인 목적과 관계없는 것은?**

1) 건강 유지 2) 지식전달 목적 3) 생활수준 향상
4) 건강의 실천 5) 자발적 행동부여

답 2)

47 **초등학교 보건교육에 가장 중요한 역할을 담당하는 사람은?**

1) 교의 2) 교장 또는 교감 3) 담임교사
4) 체육교사 5) 보건(양호)교사

답 3)

48 **보건교육은 "알고 있는 것을 바람직한 행동으로 옮기는 것"이라고 주장한 사람은?**

1) Winslow 2) R. Grout 3) Snow
4) Pettendoffer 5) Fox

답 2)

49 보건교육을 실시 할 때 평가 시기는?

1) 계획수립 이전
2) 마무리 단계
3) 교육의 전 과정
4) 계획수립 시
5) 교육진행 중

답 3)

50 학교보건사업의 평가시 주의해야 할 사항과 거리가 먼 것은?

1) 명확한 목적에 의해서 시행하여야 하고, 측정 기준이 명시되어야 한다.
2) 자료는 사업진보와 성장의 평가이어야 한다.
3) 가능한 단점은 지적하지 않고 장점만을 지적한다.
4) 명확한 목적에 의해서 시행하여야 한다.
5) 객관성이 있어야 한다.

답 3)

51 오늘날 학교보건사업의 가장 중요한 목적은?

1) 집단검진을 통한 질병의 조기 발견
2) 감염병 발생의 예방
3) 학교급식을 통항 영양관리
4) 안전하고 쾌적한 환경제공
5) 보건교육을 통한 건강한 습관 확립

답 5)

52 다음 중 보건교육은 어떤 방법을 택했을 때 가장 효과적일 수 있는가?

1) 집단교육
2) 반상회
3) 전문교육
4) 개인교육과 집단교육을 병행
5) 강습회

답 4)

53 미개발국가에서 지역사회의 보건사업 수행의 접근방법으로서 가장 적절한 것은?

1) 지역사회 조직활동을 통한 보건봉사
2) 법의 강제집행 및 보건교육의 실시
3) 보건교육의 확대 실시
4) 보건교육 및 자발적 활동 장려
5) 지역사회 조직활동의 강화

답 2)

54 다음의 보건교육방법 중 가장 효과적인 방법은?

1) 실연(demonstration)
2) 패널디스커션(panel discussion)
3) 버즈세션(buzz session)
4) 심포지엄(symposium)
5) 팸플릿(pamphlet)

답 1)

55

보건교육의 준비에 있어서 꼭 고려해야 할 사항은?

1) 대상, 방법 또는 매체의 선택, 추진 후의 평가이다.
2) 대상, 교육내용의 결정, 추진 후의 평가이다.
3) 교육의 내용, 대상의 결정, 추진 후의 평가이다.
4) 대상의 결정, 교육내용의 결정, 방법의 선택, 추진 및 추진후의 평가이다.
5) 해당사항 없다.

답 4)

56

학교보건법이 국회를 통과한 해는?

1) 1966　2) 1967　3) 1968
4) 1970　5) 1980

답 2)

57

보건교육을 시행하려고 할 때 고려할 사항이 아닌 것은?

1) 교육받은 것에 대한 확신을 심어준다.
2) 가능한 피교육자가 실제로 연습해 보도록 한다.
3) 실생활과 결부시키도록 한다.
4) 되도록 많은 것을 교육시키고자 노력한다.
5) 피교육자가 요구하는 것이 무엇인지를 파악한다.

답 4)

58

여러 보건교육 방법 중 수개의 분단으로 나누어서 토론하고 전체 회의시 다시 종합하는 분단토의 방식을 무엇이라 하는가?

1) 분단토의　2) 패널토의　3) 심포지엄
4) 세미나　5) 포럼

답 1)

59

학교 보건의 범위가 아닌 것은?

1) 학교보건 봉사　2) 학교 환경위생　3) 간염검사
4) 가정보건 교육　5) 지역사회 보건

답 4)

60

다음 중 저소득층이나 노인층에 가장 적합한 보건교육방법은?

1) 개인접촉방법　2) 강연회　3) 집단토론
4) 심포지엄　5) 버즈세션(Buzz session)

답 1)

61 보건교육사업의 평가원칙이라고 할 수 없는 것은?

1) 평가의 명확한 목표와 기준이 명시되어야 한다.
2) 장점과 단점을 지적할 수 있어야 한다.
3) 객관적으로 이루어져야 한다.
4) 사업에 참여한 사람을 제외한 제3자에 의하여 이루어져야 한다.
5) 계획, 실시, 결과에 대한 계속적인 평가가 이루어져야 한다.

답 4)

62 학교보건교육을 추진하는 데 가장 중요한 위치에 있는 사람은?

1) 교장 2) 교의 3) 학부모
4) 양호교사 5) 담임교사

답 5)

63 대화식 교육방법이 아닌 것은?

1) 강의 2) 면접 3) 연극
4) 강습회 5) 협의회

답 1)

64 지역사회 보건교육상 필요한 사항이라고 할 수 없는 것은?

1) 지역사회의 주민의 생활습관, 양식, 전통 등을 사전에 고려한다.
2) 말을 적게 하고 되도록 청중들의 귀를 기울이게 한다.
3) 그 지역에 관한 많은 지식을 사전에 알고 충분한 계획을 수립한다.
4) 약속시간을 반드시 지킨다.
5) 지역사회 주민의 관심을 끌어 동기를 만든다.

답 2)

65 사회교육 중 보건교육에 해당하는 것은?

1) 전문보건교육 2) 성인보건교육 3) 학교보건교육
4) 가정보건교육 5) 지역사회 보건교육

답 5)

66 학교보건사업의 공중보건사업상의 의의라고 할 수 없는 것은?

1) 학생은 배우려는 의욕이 강하다. 2) 학생인구가 많다.
3) 학교는 지역사회의 중심이다. 4) 전문적 교육을 실시할 수 있다.
5) 학생을 통한 간접적 교육효과가 있다.

답 4)

67 18학급 이상의 초등학교에 배치되어야 할 학교보건 인력은?

1) 보건교사 1인
2) 학교의사 1인, 보건교사 1인
3) 학교약사 1인과 보건교사 1인
4) 학교의사 또는 학교약사 1인, 보건교사 1인
5) 학교의사 1인, 학교약사 1인, 보건교사 1인

답 5)

68 우리나라 초등학교 결핵 관리상 가장 적절한 방법은?

1) 환자 교사 및 학생의 색출과 휴교조치
2) 학교환경위생 개선
3) 집단검진과 BCG접종
4) 학부모 보건교육과 특수학교에 편입
5) 보건교육과 급식관리

답 3)

69 다음 중 집단접촉교육방법이 아닌 것은?

1) 강습회
2) 심포지엄
3) 진찰
4) 부녀회
5) 집단토론

답 3)

70 가정방문의 대상이 아닌 것은?

1) 영유아
2) 환자가 있는 가정
3) 성병환자
4) 병원 외래환자
5) 신혼부부

답 4)

71 학동 보호 관리에서 이환율이 가장 높은 질병은?

1) 기생충질환
2) 유행성 뇌염
3) 백일해
4) 우치
5) 성병

답 1)

72 학교의 아동보건을 향상시킬 수 있는 가장 좋은 방법은?

1) 환경위생 시설을 개선한다.
2) 훌륭한 양호교사를 둔다.
3) 양호교사와 교직원과의 관계를 원활히 한다.
4) 학교당국과 교직원 그리고 가족과의 관계를 긴밀히 한다.
5) 학생 서클을 이용한다.

답 4)

73 **집회의 참가자를 분임토의시키고 다시 전체회의에서 종합하는 방법은?**

1) 강연회 2) 집단토론 3) 심포지엄
4) 버즈셋숀 5) 패널 디스커션

답 4)

74 **학교급식의 본래 목적이 아닌 것은?**

1) 결식아동의 보호 2) 영양향상 3) 영향교육
4) 편식교정 5) 식생활 습관의 개선

답 1)

75 **집단접촉에 대한 설명으로 옳지 않은 것은?**

1) 내용전달이 주입식이다.
2) 피교육자의 의견이 교육내용에 반영되지 않는다.
3) 교육내용에 대한 많은 설명이 필요하다.
4) 피교육자의 수준에 따라 교육내용을 조정할 수 있다.
5) 단시간 내에 많은 교육자에게 전달할 수 있다.

답 4)

76 **학교 교실의 CO_2 허용농도는 몇 % 이하인가?**

1) 0.01% 2) 0.03% 3) 0.1%
4) 0.5% 5) 1%

답 3)

77 **어떤 주제에 관하여 여러 명의 전문가가 청중 앞에서 자유롭게 토론하는 교육방법은?**

1) 버즈 셋션(Buzz session) 2) 심포지엄(Symposium)
3) 세미나(Seminar) 4) 집단토의(Group discussion)
5) 패널 디스커션(Panel discussion)

답 5)

78 **학교보건요원으로서 일할 수 있는 직종으로 맞게 열거된 것은?**

1) 담임교사·의료기사 2) 양호교사·체육교사
3) 의사·치과의사·약사 4) 의사·치과의사·양호교사·담임교사
5) 의사·치과의사·약사·양호교사·담임교사

답 5)

79 다음 중 대중을 교육시키는데 좋은 방법은?

1) 강의 2) 강습회 3) 신문
4) 토론회 5) 면담

답 3)

80 학교 교실에서 보건학적으로 고려해야 할 점이 아닌 것은?

1) 온도, 습도관리 2) 교실의 크기 3) 채광, 환기
4) 기류, 기압 5) 흑판, 책상, 의자의 크기와 높이

답 4)

81 최근 학동기에 이환율이 가장 높을 뿐 아니라 생활수준의 향상에 비례해 높아지는 질병은?

1) 유행성 일본뇌염 2) 백일해 3) 충치
4) 기생충질환 5) 결핵

답 3)

82 다음 중 학교건강심사규칙에 규정된 건강조사의 항목이 아닌 것은?

1) 식생활 및 비만 2) 예방접종 및 병력
3) 위생관리 4) 신체의 발달상황
5) 텔레비전·인터넷 및 음란물의 이용

답 4)

83 학교 환경위생에 관한 내용으로 옳지 않은 것은?

1) 교실의 조명은 150~200Lux이어야 한다.
2) 교실의 최적 온도는 16~18℃이어야 한다.
3) 채광창은 교실 면적의 1/5 이상으로 한다.
4) 책상의 높이는 앉는 키의 1/3에 의자 높이를 더한다.
5) 운동장 배수가 잘되어야 하고 위험한 장소가 없어야 한다.

답 1)

84 학교급식의 문제점과 개선점으로 적당하지 못한 문항은?

1) 학교급식의 정의와 급식제도의 재정비문제 2) 학교급식 대상의 축소문제
3) 급식내용의 질적 개선문제 4) 학교급식의 재정문제
5) 학교급식의 운영기구의 강화문제

답 2)

85 교실의 벽색은 엷고 밝은색이 좋다고 한다. 이때 적당한 마룻바닥의 색깔은 어떤 색이 요구 되는가?

1) 연한 녹색　2) 비교적 어두운 색　3) 밝은 회백색
4) 엷은 담색　5) 진한 황색

답 2)

86 다음의 과정에서 새로운 지식을 받아들이는 최초의 단계는?

1) 채택(Adoption)　2) 시도(Trial)　3) 인지(Awareness)
4) 관심(Interest)　5) 평가(Evaluation)

답 3)

87 신체검사 결과 감염병에 감염된 교직원에 대해 등교를 중지시킬 수 있는 자는?

1) 교육부장관　2) 교육감　3) 학교장
4) 교육부차관　5) 대통령

답 3)

88 초등학교 학생의 기생충 검사 횟수는?

1) 월 1회　2) 연 1회　3) 연 2회
4) 연 3회　5) 연 4회

답 3)

89 학교의 우물물은 변소·하수·오수지로부터 몇 m 이상 떨어진 지대에 위치함이 좋은가?

1) 10m 이상 떨어진 곳　2) 100m 이상 떨어진 지형상 오염원 아래쪽
3) 20m 이상 떨어진 지형상 오염원 위쪽　4) 30m 이상 떨어진 지형상 낮은 곳
5) 20m 이상 떨어진 지형상 오염원 아래쪽

답 3)

90 학교 급식의 목적이 아닌 것은?

1) 합리적 영양 섭취　2) 결식아동의 급식　3) 질서의식 함양
4) 위생관념 확립　5) 학습효율 상승

답 2)

91 학교활동 중 신체검사의 필요성을 강조한 사람은?

1) C. E. Winslon　2) Rudolf Virchow　3) Benjamin Thompson
4) Gasylord Anderson　5) Florence Nightingale

답 2)

92 지역사회의 보건사업 수행에서 먼저 해야 할 일은?

1) 예비조사를 실시한다.
2) 예산을 확보한다.
3) 지역 주민과 유대관계를 맺는다.
4) 가정방문을 한다.
5) 의료기관의 협조를 구한다.

답 1)

93 저소득층이나 노인인구층에 가장 적절한 교육방법은?

1) 라디오, TV
2) 신문, 잡지
3) 집단교육
4) 가정방문, 개별접촉
5) 강연회

답 4)

94 학교환경위생에 절대정화구역은?

1) 학교 교문으로부터 50m 이내
2) 학교 교문으로부터 100m 이내
3) 학교 교문으로부터 200m 이내
4) 학교 경계구역으로부터 100m 이내
5) 학교 경계구역으로부터 200m 이내

답 1)

모자보건

01 우리나라 모자보건사업을 증진시키기 위해서 최우선적으로 확립해야 하는 것은?

1) 보건정보센터
2) 분만센터
3) 육아상담실
4) 신생아치료실
5) 응급환자전담병원

답 1)

02 모자보건사업의 주요내용이 아닌 것은?

1) 예방접종
2) 분만개조
3) 보건교육
4) 임산부 질병치료
5) 임산부 건강검진

답 4)

03 모자보건의 중요성에 대한 설명으로 옳지 않은 것은?

1) 질병 이환율이 높기 때문에
2) 예방이 불가능한 군이기 때문에
3) 인구 전체의 60~70%를 차지하므로
4) 어린이는 장래의 인적 자원이기 때문에
5) 질병 방치로 인한 사망률 및 기형, 후유증의 지속 가능이 있기 때문에

답 2)

04 모성사망의 4대 원인에 해당하지 않는 것은?

1) 임신중독증
2) 임신 중 감염병
3) 출산 전후의 출혈
4) 자궁외임신
5) 감염 및 산욕열

답 2)

05 모자보건에 대한 설명 중 옳지 않은 것은?

1) 대상 인구가 많다.
2) 생물학 생리학적으로 요구가 많은 집단이다.
3) 취약한 집단이다.
4) 단시간 내에 짧은 효과를 기대할 수 있다.
5) 가족이나 지역사회에 미치는 영향이 크다.

답 4)

06 모성보건사업의 3대 목적으로 옳은 것은?

1) 신체보호·체중보호·체격보호
2) 건강보호·체력보호·분만보호
3) 산후보호·분만보호·산욕보호
4) 산전보호·분만보호·산욕보호
5) 영양보호·사고보호·분만보호

답 4)

07 모자보건의 대상과 범위에 대한 설명으로 옳지 않은 것은?

1) 광의의 모성은 15~49세의 생산연령층을 말한다.
2) 광의의 모성은 생식기에서 폐경기에 이르는 모든 여성을 말한다.
3) 협의의 모성은 임신·분만·수유기의 여성만을 말한다.
4) 모성의 대상은 전체인구 중 모든 여성을 말한다.
5) 광의의 자녀는 1~14세까지의 소아인구를 말한다.

답 4)

08 모자보건의 지표가 아닌 것은?

1) 조출생률
2) 영아사망률
3) 모성 사망률
4) 알파지수
5) 주산기 사망률

답 1)

09 모자보건의 권장 사항으로 옳지 않은 것은?

1) 초산 시기는 25세 이전이다.
2) 출산 간격은 2~3이다.
3) 이유 시기는 1년이다.
4) 출산 계절은 봄, 가을이다.
5) 산욕기간은 출생부터 6~8주까지이다.

답 3)

10 임산부의 신체관리에 관한 설명이다. 틀린 것은?

1) 정기적 검진은 임신 7개월까지는 매 2개월 1회, 8~9개월까지는 매 1개월 1회, 10개월 이후는 매 2주 1회 수집한다.
2) 목욕을 자주하고 수면은 하루 8시간 이상 취하는 것이 좋다.
3) 임신 중 성생활은 임신초 7주와 8개월 후 산후 6~8주까지는 금한다.
4) 임산부의 유방관리는 임신 4개월 후부터 알코올로 닦고 크림이나 올리브유를 바른다.
5) 운동과 여행을 가볍게 하는 것이 좋다.

답 4)

11 산모사망의 3대 원인 중 그 빈발성이 높은 순서대로 나열 된 것은?

1) 출혈 – 감염 – 임신중독
2) 감염 – 임신중독 – 출혈
3) 임신중독 – 출혈 – 감염
4) 임신중독 – 감염 – 출혈
5) 감염 – 출혈 – 임신중독

답 3)

12 신생아의 사망률이 가장 높은 시기는?

1) 생후 24시간 이내
2) 생후 1주 이내
3) 생후 4주 이내
4) 생후 100일내
5) 생후 1년 이내

답 1)

13 영유아 사망률이 가장 높은 출생순위는?

1) 첫아기
2) 둘째 아기
3) 셋째 아기
4) 넷째 아기
5) 쌍둥이

답 4)

14 모성사망의 원인과 관계없는 것은?

1) 임신중절술
2) 임신중독증
3) 출산 전후 출혈
4) 자궁외임신
5) 산욕열

답 1)

15 임산부에게 특히 많이 공급해야 할 영양분은?

1) 단백질, 탄수화물
2) 단백질, 지방
3) 칼슘, 철분
4) 탄수화물, 철분
5) 비타민, 인(P)

답 3)

16 모자보건의 기본적 단위가 되는 것은?

1) 어머니 2) 학교 3) 가정
4) 사회 5) 국가

답 3)

17 영아사망률이 가장 높은 시기는?

1) 생후 1주일 2) 생후 1개월 3) 생후 3개월
4) 생후 6개월 5) 생후 12개월

답 2)

18 가장 이상적인 산욕기간은?

1) 2～4주 2) 3～5주 3) 6～8주
4) 3개월 5) 6개월

답 3)

19 5대 영양소 중 신체의 생리기능 조절에만 작용하는 것은?

1) 탄수화물 2) 단백질 3) 지방질
4) 무기질 5) 비타민

답 5)

20 우리나라 초생아의 평균 체중은?

1) 2.0kg 2) 2.5kg 3) 3.2kg
4) 3.8kg 5) 4.0kg

답 3)

21 우리나라의 모성 사망의 가장 큰 원인은?

1) 출혈 2) 패혈증 3) 임신중독증
4) 자궁외임신 5) 고혈압

답 3)

22 선진국의 산전관리율은?

1) 10～30% 2) 30～50% 3) 50～70%
4) 70～90% 5) 90～100%

답 4)

23 영유아기간 중 실시하는 기본예방접종 감염병이 아닌 것은?

1) 결핵 2) 장티푸스 3) DPT
4) 폴리오 5) 홍역

답 2)

24 임신초 3개월 내에 이환되면 선천적 기형아가 출산될 수 있는 질병은?

1) 홍역 2) 풍진 3) 볼거리
4) 파상풍 5) 결핵

답 2)

25 모성사망률과 영아사망률의 계산시 분모가 되는 것은?

1) 결혼한 여성의 수 2) 임산부의 수 3) 출산아수
4) 출생아수 5) 가임여성의 수

답 4)

26 산욕기간으로서 적당한 것은?

1) 2~4주 2) 6~8주 3) 12~14주
4) 16~17주 5) 18주 이상

답 2)

27 유산, 사산, 조산의 주요 원인은?

1) 임신중독증 2) 출혈 3) 산욕열
4) 감염 5) 자궁외임신

답 1)

28 정신질환의 원인으로 옳지 않은 것은?

1) 유전적 요소 2) 심리적 원인
3) 사회·문화적 원인 4) 뇌조직의 기질적 원인
5) 교육적 원인

답 5)

29 임신 3개월 이내의 감염으로 기형아를 분만할 위험이 있는 질병은?

1) 풍진 2) 나병 3) 콜레라
4) 장티푸스 5) 결핵

답 1)

30 임신부가 임신 20~30주에 3.5kg 이상의 체중증가가 나타날 때 의심되는 질환은?

1) 임신중독증　2) 비만증　3) 조산아
4) 태아 이상　5) 자궁외임신

답 1)

31 피임방법으로 가장 관계가 적은 것은?

1) 수태조절　2) 인공임신중절　3) 자궁내장치
4) 불임시술법　5) 피임약제

답 2)

32 임산부의 체중을 측정하는 가장 중요한 이유는?

1) 양수의 측정을 위하여　2) 모체의 영양상태를 알기 위하여
3) 임신중독증의 유무를 위하여　4) 태아의 발육상태를 위하여
5) 감염병 감염유무를 위하여

답 3)

33 영아보건관리와 거리가 먼 것은?

1) 예방접종　2) 감염병예방　3) 영양관리
4) 정기적 체중관리　5) 과잉보호

답 5)

34 생후 가장 먼저 접종해야 하는 예방접종은?

1) 폴리오　2) 홍역　3) B형간염
4) 풍진　5) DPT

답 3)

35 임신 8~9개월까지의 임산부 정기적 검진 회수는?

1) 매월 1회　2) 격주 1회　3) 매주 1회
4) 주 2회　5) 수시

답 1)

36 비위생적인 가정분만에서 문제가 될 수 있는 것은?

1) 기형아　2) 디프테리아　3) 조산아
4) 파상풍　5) 백일해

답 4)

37

임신중독증의 3대 증상으로 바르게 연결된 것은?

1) 부종 — 단백뇨 — 고혈압
2) 부종 — 단백뇨 — 체온상승
3) 근육통 — 단백뇨 — 고혈압
4) 부종 — 신경통 — 고혈압
5) 근육통 — 단백뇨 — 신경통

답 1)

38

경구피임약의 원리는?

1) 수정방지
2) 배란의 억제
3) 자궁내 착상방지
4) 정자의 멸살
5) 정자의 질내 침입방지

답 3)

39

지역사회 정신의학의 필요성으로 옳지 않은 것은?

1) 정신질환의 규모 증가
2) 입원치료의 한계성
3) Foley의 자아심리학 영향
4) 조기 발견, 조기 치료
5) 지역 주민의 냉대

답 4)

40

모유수유가 신생아에 주는 이점이 아닌 것은?

1) 소화가 잘 된다.
2) 영양이 풍부하다.
3) 터울 조절에 도움이 된다.
4) 아래턱이 발달된다.
5) 면역물질이 풍부하여 질병예방에 도움이 된다.

답 3)

41

임신부에게 산전간호가 반드시 필요한 이유는?

1) 임신도구를 방지하기 위하여
2) 태아의 성장과정을 알 수 있기 때문에
3) 순산(쉬운 분만)을 기대할 수 있기 때문에
4) 이상 상태의 조기발견과 조기치료 할 수 있기 때문에
5) 이상 모두

답 4)

42

우리나라에서 국가시책으로써 가족계획사업을 시행하게 된 때는?

1) 1960년
2) 1961년
3) 1962년
4) 1963년
5) 1964년

답 3)

43

발포성 정제란?

1) 여자가 경구적으로 투여하는 정제
2) 성병치료 약제
3) 남자가 사용하는 피임 정제
4) 질내에 삽입하는 정제
5) 남자가 사용하는 일시적인 피임법

답 4)

44

다음 중 비위생적인 분만으로 발생되는 질병은?

1) 결핵
2) 홍역
3) 페스트
4) 파상풍
5) 이질

답 4)

45

영어보건상담의 가장 중요한 목적은?

1) 영양지도
2) 체온관리
3) 예방접종
4) 질병 조기 발견
5) 질병치료

답 3)

46

모유수유의 장점으로 옳지 않은 것은?

1) 자연수동면역
2) 산욕기 단축
3) 산후비만 억제
4) 정서적 안정감
5) 배란 촉진

답 5)

47

조산아의 4대 관리원칙이 아닌 것은?

1) 체온 유지
2) 호흡 관리
3) 영양 공급
4) 감염 방지
5) 소화 유지

답 5)

48

임산부에 최대로 영양분을 공급할 시기는?

1) 전반기
2) 중반기
3) 후반기
4) 수유기
5) 모두

답 4)

49

조산과 조산아에 대한 설명으로 옳지 않은 것은?

1) 조산은 임신 28주까지의 분만이다.
2) 조산아는 체중 2.5kg 이하이다.
3) 임신중독증은 조산의 주원인이다.
4) 조산아는 독성에 대한 감수성이 높다.
5) 정기 건강진단으로 조산을 예방할 수 있다.

답 1)

50 정신병 환자 중 가장 많은 질환은?

1) 정신분열증
2) 조울증
3) 진성간질
4) 정신박약
5) 성격장애

답 1)

51 임신중독증의 원인이라고 고려되지 않는 것은?

1) 빈혈
2) Thiamin부족
3) 단백질 부족
4) 출혈
5) 단백뇨

답 5)

52 유아건강상담이 목적이라고 볼 수 없는 것은?

1) 예방접종
2) 구강보건
3) 사고방식 지도
4) 정서교육 지도
5) 이유지도

답 5)

53 다음 중 조산아(저체중아)의 관리방법이 아닌 것은?

1) 소화기보호
2) 체온관리
3) 호흡관리
4) 감염관리
5) 영양관리

답 1)

54 임신초에 이환되면 선천적 기형아의 출산 위험이 있는 질환은?

1) 파상풍
2) 백일해
3) 디프테리아
4) 볼거리
5) 홍역

답 1)

55 임산부 사망의 원인 중 최대의 원인은?

1) 자궁외임신
2) 출산 전후 출혈
3) 산욕열
4) 감염증
5) 임신중독증

답 5)

56 유산(abortion)에 관한 설명 중 틀린 것은?

1) 임신초부터 7개월까지의 분만을 말한다.
2) 체중은 1,000g 미만을 말한다.
3) 임신 28주 이후의 분만을 말한다.
4) 낳아서 살릴 수 없는 분만을 말한다.
5) 모성사망의 원인이 된다.

답 3)

57 유산과 사산의 주요 원인은?

1) 결핵 2) 매독 3) 인플루엔자
4) 콜레라 5) 풍진

답 1)

58 DPT 접종은 생후 2개월부터 몇 개월 간격으로 몇 회 실시해야 하는가?

1) 2개월 간격으로 2회 접종 2) 2개월 간격으로 3회 접종
3) 2개월 간격으로 4회 접종 4) 3개월 간격으로 2회 접종
5) 3개월 간격으로 3회 접종

답 1)

59 DPT와 MMR 접종에 해당하는 것은?

1) DPT : B형간염, 백일해, 파상풍, MMR : 폴리오, 거리, 풍진
2) DPT : 디프테리아, 백일해, 폴리오, MMR : 홍역, 일본뇌염, 풍진
3) DPT : 폴리오, 백일해, 파상풍, MMR : 홍역, 볼거리, BCG
4) DPT : 디프테리아, 일본뇌염, 파상풍, MMR : 홍역, 볼거리, 천연두
5) DPT : 디프테리아, 백일해, 파상풍, MMR : 홍역, 볼거리, 풍진

답 5)

60 DPT 예방접종 중 3차 접종시기로 옳은 것은?

1) 생후 15개월 2) 생후 12개월 3) 생후 9개월
4) 생후 6개월 5) 생후 3개월

답 4)

61 생후 가장 먼저 접종하는 예방주사는?

1) BCG 2) DPT 3) Polio
4) MMR 5) DT

답 1)

62 재생산율에 관한 설명으로 옳지 않은 것은?

1) 순재생산율이 1 이하이면 인구가 증가한다.
2) 모성사망률을 무시한 것이 총재생산율이다.
3) 재생생산율은 여자가 일생동안 낳은 여아의 평균수를 말한다.
4) 순재생산율은 모성사망률을 고려한 것이다.
5) 재생산율이 1이면 인구의 증감이 없다.

답 1)

63

넓은 의미에서의 모자보건 대상은?

1) 20～40세의 여성과 태아, 출생아
2) 임신, 분만, 수유기의 20～40세의 여성
3) 15～49세의 여성과 태아, 출생아
4) 임신, 분만, 수유기의 15～49세의 여성
5) 15세 이상의 모든 여성과 태아, 출생아

답 3)

인구 및 가족계획

★★ 01

산아제한의 방법으로 금욕을 제시한 인구론은?

1) 안정인구론
2) 말더스주의
3) 정지인구론
4) 적정인구론
5) 신말더스주의

| 해설 |
1) 안정인구론 : 인구이동이 없는 폐쇄인구상황에서 인구의 성별·연령별 사망과 가임여성의 연령별 사망과 가임여성의 연령별 출산율이 오랫동안 일정하게 지속되면 인구규모는 변하나 인구구조는 변하지않고 일정한 형태를 이룸
3) 정지인구론 : 출생률과 사망률이 같아 인구규모가 변하지 아니하고 일정한 수준을 유지하게 되는 경우
4) 적정인구론 : 신말더스주의를 더욱 발전시켜 인구의 과잉을 식량에만 국한할 것이 아니라 생활 수준에 둠으로써 주어진 여건 속에서 최고의 생활수준이 주어질 때 실질소득을 최대로 할 수 있음
5) 신말더스주의 : 만혼, 금욕 등의 도덕적 억제는 실행하기 곤란한 점을 인정하고 피임에 의한 산아조절을 주장함

답 2)

★ 02

다음에서 설명하는 블랙커(C. P. Blacker)의 인구성장 단계는?

- 산업 발달과 핵가족화 경향이 있는 국가들의 인구 형태
- 저사망률과 저출생률의 경향을 나타내는 인구성장둔화형

1) 제1단계(고위 정지기)
2) 제2단계(초기 확장기)
3) 제3단계(후기 확장기)
4) 제4단계(저위 정지기)
5) 제5단계(감퇴기)

| 해설 |
1) 고출생률과 고사망률인 인구 정지형으로 인구증가의 잠재력이 큰 후진국형 인구구조임
2) 저사망률에 고출생률인 인구 증가형으로 인구증가가 계속되는 경제개발 초기단계 국가의 인구구조임
4) 사망률과 출생률이 최저로 인구증가가 정지된 선진국형의 인구구조임
5) 출생률이 사망률보다도 낮아져서 인구 감소형 인구구조임

답 3)

03

Notestein과 Thompson의 인구성장분류에 따르면 개발도상국가는 어느 단계인가?

1) 인구정지단계
2) 고잠재성 증가단계
3) 인구의 감퇴기단계
4) 과도기적 증가단계
5) 인구의 감소기단계

답 4)

04 어느 지역의 인구구조에 영향을 미치지 않는 요소는?

1) 출생
2) 사망
3) 전입
4) 전출
5) 결혼

답 5)

05 C. P. Blacker는 인구성장을 몇 단계로 나누었는가?

1) 1단계
2) 2단계
3) 3단계
4) 4단계
5) 5단계

답 5)

06 인구동태의 대상이라 할 수 없는 것은?

1) 인구구조
2) 출생
3) 사망
4) 혼인
5) 이민

답 1)

07 한국인구의 도시 집중화의 가장 중요한 원인은 무엇인가?

1) 농촌의 교육시설 부족
2) 경제 및 문화수준의 차이
3) 도시의 근로인력 부족
4) 도시의 기술인력 부족
5) 농촌의 인구과잉

답 2)

08 재생산율 1.0의 의미는?

1) 인구 증가
2) 인구 감소
3) 인구 정체
4) 인구 감소 후 증가
5) 인구 증가 후 감소

답 3)

09 전체인구 중의 14% 이상이 노인인구인 사회를 의미하는 것은?

1) 고령화사회
2) 초 고령화사회
3) 고령사회
4) 초 고령사회
5) 초초 고령사회

답 3)

10 인구학적 이행(demographic transition)의 제 2단계는?

1) 고출산율과 고사망률
2) 저출산과 저사망률
3) 고출산율과 저사망률
4) 저출산과 고사망률
5) 출산율=사망률

답 3)

11 **인구증가율을 바르게 나타낸 것은?**

1) 연말인구 − 연초인구/인구 × 1,000
2) 연말인구 − 연말인구/인구 × 1,000
3) 자연증가 − 사회증가/인구 × 1,000
4) 자연증가 + 사회증가/인구 × 1,000
5) 연초인구 + 연말인구/인구 × 1,000

답 4)

12 **인구에 대한 개념으로 가장 적당한 것은?**

1) 어떤 특성에 의해 구별되는 인간의 집단
2) 일정한 기간에 생존하는 일정한 지역 내의 사람 집단
3) 조사가 가능한 인간의 집단
4) 한 지역사회에 사는 모든 사람
5) 이상 모두 아님

답 2)

13 **인구증가율 공식으로 옳은 것은?**

1) [(자연증가 + 사회증가) ÷ 인구] × 1,000
2) [(자연증가 × 사회증가) ÷ 인구] × 1,000
3) [(자연증가 − 사회증가) ÷ 인구] × 1,000
4) [(연말인구 − 연초인구) ÷ 인구] × 1,000
5) [(연초인구 − 연말인구) ÷ 인구] × 1,000

답 1)

14 **인구는 반드시 생존자료인 식량에 의해 규제된다는 인구원리는?**

1) 중식의 원리
2) 규제의 원리
3) 균형의 원리
4) 파동의 원리
5) 억제의 원리

답 2)

15 **인구정지형(고출생률과 고사망률)의 국가는 C. P. Blacker의 분류에 의하면 몇 단계에 해당하는가?**

1) 제1단계
2) 제2단계
3) 제3단계
4) 제4단계
5) 제5단계

답 1)

16 **국세조사를 최초로 실시한 국가는?**

1) 영국
2) 미국
3) 독일
4) 스웨덴
5) 이탈리아

답 4)

17 우리나라 평균 수명이 연장된 이유로 옳은 것은?

1) 진단의 발달 2) 노인 사망률 저하 3) 비전염성질환 증가
4) 영아사망률 저하 5) 성인병 감소

답 4)

18 인구의 정태통계에 해당하는 것은?

1) 출생률 2) 감염병 발생률 3) 영아사망률
4) 국세조사 5) 질병이환율

답 4)

19 14세 이하 인구가 65세 이상 비생산층 인구의 2배 이상인 인구구성형은?

1) 항아리형 2) 종형 3) 별형
4) 기타형 5) 피라미드형

답 5)

20 신말더스주의에서 주장하는 인구규제방법은?

1) 성순결 2) 만혼주의 3) 피임
4) 임신중절 5) 도덕적 억제

답 3)

21 부양지수가 가장 낮은 인구구조의 형태는?

1) 기타형 2) 별형 3) 호로형
4) 항아리형 5) 피라미드형

답 2)

22 인구동태와 가장 관계가 깊은 것은?

1) 인구구조 2) 가족계획 3) 출생과 사망
4) 국제조사 5) 인구밀도

답 3)

23 다음 중 생명표(life table)의 기초 함수가 아닌 것은?

1) 평균여명 2) 평균수명 3) 연령별 사망률
4) 생존수 5) 사력

답 2)

24

가장 이상적인 인구형태로 인구정지형을 나타내는 것은?

1) Pyramid form 2) Bell form 3) Pot form
4) Star form 5) Guitar form

답 2)

25

한 명의 여자가 일생 동안 낳을 수 있는 여아의 총수를 무엇이라고 하는가?

1) 순재생산율 2) 총재생산율 3) 모성생산율
4) 여성출생률 5) 표본여성생산율

답 2)

26

인구가 2배되는 데 35년 걸렸다면 그 동안의 평균인구증가율은?

1) 2% 2) 2.5% 3) 3%
4) 3.5% 5) 4%

답 1)

27

인구의 유입과 유출이 없고, 출생과 사망의 증감만이 있는 인구를 무슨 인구라고 하는가?

1) 현재인구 2) 상주인구 3) 일시 현재인구
4) 봉쇄인구 5) 정지인구

답 4)

28

Malthus가 주장한 New preventive check가 뜻하는 것은?

1) 식량부족 2) 산아제한 3) 결혼연령연기
4) 성순결 5) 유산

답 3)

29

보통출생률이 27.0, 보통사망률이 12.0이라고 할 때, 자연증가율은 얼마인가?

1) 7.0 2) 8.0 3) 10.0
4) 13.0 5) 15.0

답 5)

30

인구에 관한 등식이 올바른 것은?

1) 사회증가=인구증가+자연증가 2) 인구증가=자연증가+사회증가
3) 자연증가=사회증가−인구증가 4) 사회증가=자연증가−인구증가
5) 인구증가=자연증가−사회증가

답 2)

31 인구의 양적(量的)에 속하는 것은?

1) 교육수준 2) 인구의 크기 3) 남녀별 관계
4) 생활수준 5) 배우관계

답 2)

32 T. R. Malthus의 인구이론과 무관한 것은 어느 것인가?

1) 규제의 원리 2) 증식의 원리 3) 피임의 원리
4) 파동의 원리 5) 제한의 원리

답 3)

33 농촌 지역의 전형적인 인구구조는?

1) 호로형 2) 피라미드형 3) 종형
4) 별형 5) 단지형

답 1)

34 인구 증가로 인한 문제점이 아닌 것은?

1) 경제 발전의 둔화 2) 환경 약화, 자연 파괴 3) 도시의 공동화
4) 연령, 계층간 불균형 5) 공중보건의 악화

답 3)

35 인구가 정지상태인 인구 유형은?

1) 별형 2) 피라미드형 3) 항아리형
4) 종형 5) 기타형

답 2)

36 인구동태지수(vital index)를 구성하는 공식은?

1) 출생수 ÷ 사망수 × 100
2) 출생수 ÷ 유출수 × 100
3) 출생수 − 사망수 × 100
4) (출생수 − 사망수) + (유입수 − 유출수) × 100
5) 출산수 − 사망수 × 100

답 1)

37 인구억제를 피임으로 대체시키기 위하여 최초로 피임 대중 계몽을 실시한 사람은?

1) J. R. Malthus 2) Francis Place 3) Bernado Ramazzini
4) J. Frank 5) E-Cannan

답 2)

38 대도시지역의 전형적인 인구구조는?

1) 피라미드형
2) 별형
3) 종형
4) 기타형
5) 항아리형

답 3)

39 인구동태에 해당하지 않는 것은?

1) 출생
2) 사망
3) 전입
4) 전출
5) 국세조사

답 5)

40 인구동태지수의 산출식은?

1) (출산수 − 사망수) × 100
2) (출생수 ÷ 사망수) × 100
3) (출생수 − 사망수) × 100
4) (출생수 ÷ 유출수) × 100
5) (전입인구 ÷ 전출인구) × 100

답 2)

41 인구 증가율을 나타내는 공식은?

1) [(연초 인구 − 연말 인구)/인구] × 100
2) [(연말 인구 − 연초 인구)/인구] × 100
3) [(자연증가 − 사회증가)/인구] × 100
4) [(자연증가 + 사회증가)/인구] × 100
5) [(자연증가 ÷ 사회증가)/인구] × 100

답 4)

42 국세조사는 몇 년 간격으로 언제를 기준으로 실시하는가?

1) 매년 7월 1일
2) 매년 10월 1일
3) 5년마다 10월 1일
4) 5년마다 11월 1일
5) 10년마다 11월 1일

답 4)

43 인구의 자연증가율이란?

1) 연초 인구와 연말 인구의 차이로 계산한다.
2) 연말 인구에서 전출 인구만 뺀 값이다.
3) 연초 인구에서 사망수만 뺀 값으로부터 얻은 율이다.
4) 1년 중 전입률에서 전출률을 뺀 것이다.
5) 전입 전출이 없다는 가정하에서 조출생률에서 조사망률을 뺀 값이다.

답 1)

44

고출생률과 고사망률인 인구정지형의 국가는 C. P. Blacker의 분류로 몇 단계에 해당하는가?

1) 1단계　2) 2단계　3) 3단계
4) 4단계　5) 5단계

답 1)

45

인구동태의 내용이 아닌 것은?

1) 출생　2) 사망　3) 혼인
4) 인구구조　5) 이민

답 4)

46

개발도상국에서 인구의 도시집중화의 중요한 원인은?

1) 도시의 산업인력 부족　2) 경제·문화 수준의 차이
3) 농·어촌의 교육시설 부족　4) 농촌의 유휴 인력 증가
5) 도시의 노인 인구 증가

답 2)

47

개발도상국가에서 인구의 도시이동의 가장 큰 요인은?

1) 도시의 기술인력 부족　2) 농촌의 경제 및 문화수준의 낙후
3) 농촌의 인력과잉　4) 도시 근로인력의 부족
5) 인간의 도시선호 성향

답 2)

48

우리나라 사망 원인 중 1위인 것은?

1) 사고　2) 당뇨　3) 뇌혈관 질환
4) 만성 간질환　5) 악성 신생물

답 5)

49

우리나라 국세조사는 몇 년마다 실시하는가?

1) 3년　2) 5년　3) 7년
4) 10년　5) 20년

답 2)

50

신말더스주의(Neo-Malthusism)를 주장한 사람은?

1) Thomas R. Malthus　2) J. Goldon　3) Francis Place
4) R. Koch　5) Margaret Sanger

답 3)

51 **생명표 작성에 가장 기본이 되는 자료는?**

1) 출생률 2) 영아사망률 3) 사망률
4) 성별·연령별·사망률 5) 이환율

답 4)

52 **농촌지역의 전형적인 인구구조는 어느 것인가?**

1) 피라미드형 2) 별형 3) 종형
4) 기타형 5) 항아리형

답 4)

53 **가장 처음으로 인구론을 제창한 사람은?**

1) J. Gordon 2) F. Place 3) Thomas R. Malthus
4) Magaret sanger 5) E. Cannon

답 5)

54 **인구구성형 중 출생률과 사망률이 모두 높은 형은?**

1) 항아리형 2) 별형 3) 피라미드형
4) 기타형 5) 종형

답 3)

55 **가족계획사업이라고 할 수 없는 것은?**

1) 불임증치료 2) 불임수술 3) 결혼장려
4) 인공임신 중절수술 5) 수태조절

답 4)

56 **오늘날 인구의 양적 증가와 관련된 문제로 언급되는 3M이 바르게 짝지어진 것은?**

1) 영양결핍·이환·사망 2) 사망·질병·기아
3) 사망·이환·빈곤 4) 영양결핍·이환·기아
5) 인구·사망·질병

답 1)

57 **가족계획사업을 사회적, 경제적 상류층에만 실시한다면 이 때 오는 결과는?**

1) 경제적 향상 2) 인구의 감소 3) 국민자질 향상
4) 국민자질의 역도태 5) 이상 모두

답 4)

58 가족계획사업의 필요성을 설명한 것이다. 거리가 먼 것은?

1) 인구조절과 경제력 향상
2) 생활양식의 향상
3) 성생활의 개방화
4) 모자보건향상과 여성해방
5) 도덕윤리 입장에서

답 3)

59 가족계획방법 중 확실성이 가장 높은 것은?

1) 콘돔
2) 루프
3) 먹는 피임약
4) 다이어프램
5) 기초체온법

답 3)

60 피임방법 중 질외사정법이란?

1) 일시적 남자의 피임법이다.
2) 영구적 남자의 피임법이다.
3) 일시적 여자의 피임법이다.
4) 영구적 여자의 피임법이다.
5) 일시적 남녀 공동피임법이다.

답 1)

61 가족계획의 한 방법인 기초체온법에 관한 설명이다. 올바른 것은?

1) 가족계획방법 중 가장 편리한 방법이다.
2) 잠자기 직전에 사용하기가 편리하다.
3) 월경주기가 규칙적일 때 가능한 방법이다.
4) 체온측정은 언제라도 무방하다.
5) 수정란 착상 방지를 위한 피임법이다.

답 3)

62 정관절제수술을 받는 사람에서 수술 직후 실시해야 할 보건교육이 아닌 것은?

1) 충격적인 심한 운동을 피한다.
2) 부종 또는 출혈이 심하면 곧 의사에게 연락한다.
3) 피임이 정확하므로 부부관계를 가져도 좋다.
4) 하복부가 당기는 불쾌감은 2~3일 지나면 자연 소실된다.
5) 적당한 휴식을 취하면 좋다.

답 3)

63 모자보건법에 의한 인공임신중절의 허용 한계가 아닌 것은?

1) 피임의 실패시
2) 근친상혼
3) 강간에 의한 임신
4) 임신으로 모체의 건강이 심히 우려될 경우
5) 우생학적·유전적 정신장애나 신체질환

답 1)

64 이상적인 출산 계절은?

1) 봄, 여름
2) 봄, 가을
3) 가을, 겨울
4) 봄, 겨울
5) 여름, 겨울

답 2)

65 피임에 관한 설명 중 틀린 것은?

1) 난관절제수술은 여자가 하는 영구적 피임법이다.
2) 발포성 정제는 질내 삽입하는 정제이다.
3) 월경주기법이란 다음 월경 예정일부터 12일에서 8일간 피임하는 것이다.
4) 경구피임약은 월경 시작 3일째부터 복용한다.
5) 기초체온법은 배란시기 회피법이다.

답 4)

66 영아사망률의 산출 방법은?

1) 그 해의 0세 총 사망수/연간 출생아수 × 1,000
2) 그 해의 0세 총 사망수/연간 사망아수 × 1,000
3) 그 해의 0세 총 출생아수/연간 사망아수 × 1,000
4) 그 해의 0세 총 출생아수/연간 출생아수 × 1,000
5) 그 해의 0세 총 사망아수/연중인구 × 1,000

답 1)

67 자궁내 장치(IUD)의 피임실패로 인한 임신율은?

1) 1～5%
2) 10～15%
3) 6～10%
4) 16～20%
5) 30～40%

답 1)

68 임신 중에 인공임신중절수술을 시행할 때 그 허용한계 기간은?

1) 임신 14주
2) 임신 25주
3) 임신 28주
4) 임신 32주
5) 임신 36주

답 3)

69 영구적인 피임방법인 것은?

1) 정관수술
2) 성교중절법
3) 월경주기법
4) 경구법
5) 자궁내 장치

답 1)

70 **생리적 피임 방법인 것은?**

1) 자궁내 장치　2) 경구 피임법　3) 월경주기법
4) 화학적 방법　5) 성교중절법

답 1)

71 **가족계획의 광의의 대상은?**

1) 12～45세　2) 15～44세　3) 15～49세
4) 20～44세　5) 20～49세

답 3)

72 **Loop법에 관한 설명이다. 틀리게 설명된 것은?**

1) 성감, 성행위에 방해가 없다.　2) 한 번 장치하면 피임이 지속적이다.
3) 경제적으로 부담이 크다.　4) 임신을 원하면 언제든지 빼고 임신할 수 있다.
5) 사용이 간편하다.

답 3)

73 **피임방법 중 일시적 피임법이 아닌 것은?**

1) 난관결찰술　2) 경구피임약　3) 자궁 내 장치
4) 기초체온법　5) 콘돔

답 1)

74 **우리나라 가족계획 대상으로 하는 광의의 가임부 연령은?**

1) 15～49세　2) 16～30세　3) 18～40세
4) 20～44세　5) 15～59세

답 1)

75 **건강상태가 양호한 α-index의 수치는?**

1) 0일 때　2) 0에 가까울 때　3) 1에 멀 때
4) 1에 가까울 때　5) 2일 때

답 4)

76 **가족계획의 목적이라고 할 수 없는 것은?**

1) 모자보건을 위하여　2) 인구조절을 위하여
3) 터울을 위하여　4) 생활양식 개선을 위하여
5) 성개방을 위하여

답 5)

77 인구의 정태와 동태에 대한 설명으로 옳지 않은 것은?

1) 인구 정태는 조사 시점에 있는 인구의 상태이다.
2) 인구 동태의 사회경제적 요인은 전입, 전출의 이동이다.
3) 인구 동태는 어느 일정 기간에 있어 인구의 변동 사항이다.
4) 인구 동태의 자연 생물학적 요인은 성별, 연령별 조사이다.
5) 인구 정태는 자연적, 사회적, 경제적 구조에 관한 자료를 산출한다.

답 4)

78 부양비란?

1) 생산층인구/비생산층인구 × 100
2) 비생산층인구/생산층인구 × 100
3) (생산층인구 − 비생산층인구) × 100
4) (비생산층인구 − 생산층인구) × 100
5) (생산층인구 + 비생산층인구) × 100

답 2)

79 우리나라 가족계획 사업의 단계에 대한 설명으로 옳지 않는 것은?

1) 1단계 : 피임 보급체계 확립
2) 2단계 : 지역사회 중심의 피임 보급 기반 조성
3) 3단계 : 특수집단을 통한 선별적 사업전개
4) 4단계 : 개별적 접근 방식의 도입
5) 5단계 : 획기적 종합정책 추진

답 4)

80 성비에 대한 설명으로 옳지 않은 것은?

1) 자연적인 현상에서 출생시의 성비는 보통 105∼107이다.
2) 여자 100명에 대한 남자수로 나타낸다.
3) 1차 성비는 태아의 성비를 말한다.
4) 2차 성비는 출생시의 성비를 말한다.
5) 3차 성비는 성년층의 성비를 말한다.

답 5)

81 우리나라의 건강보험에서 일정한 법적 요건이 충족되면 본인의 의사에 관계없이 강제 적용시키는 가장 큰 이유는?

1) 보험료 산정 및 징수의 용이성
2) 공동체 의식의 함양
3) 보험재정의 안정화
4) 보험료 산정 및 징수의 용이성
5) 전 국민 가입에 대한 정책적 의지

답 3)

82 **현재 우리나라 국민건강보험의 가장 큰 문제점은?**

1) 가입자의 감소 2) 보험급여의 불충분 3) 낮은 보험수가
4) 보험재정 적자 5) 의료자원 불균형 분포

답 4)

83 **치료행위 기준이 아니라 진단명에 기초를 두고 수가를 지급하는 방법은?**

1) 포괄수가제 2) 인두제 3) 봉급제
4) 행위별수가제 5) 총액계약제

답 1)

84 **가족계획의 4요소가 아닌 것은?**

1) 책임있는 부모 2) 피임 시기 결정 3) 출산 간격 조절
4) 국민의 자발적 행위 5) 개인과 국가의 이익 도모

답 2)

85 **생산층의 인구가 전체 인구의 50% 이상인 유형은?**

1) 피라미드형 2) 종형 3) 항아리형
4) 별형 5) 기타형

답 4)

86 **사회보험과 민간보험을 비교한 것으로 연결이 옳지 않은 것은?**

사회보험	민간보험
1) 위험의 국가책임	위험의 민간책임
2) 강제가입	임의가입
3) 법적급여	계약급여
4) 최저수준의 보장	최고수준의 보장
5) 인플레이션 대책 가능	인플레이션에 약함

답 4)

87 **공공부조와 사회보험에 대한 설명으로 옳지 않은 것은?**

1) 사회보험은 필요한 재원조달을 가입자의 보험료를 통하여 마련한다.
2) 사회보험은 국민 전체를 대상으로 하는 경우가 대부분이다.
3) 공공부조는 스스로 생활유지능력이 없는 사람들을 대상으로 한다.
4) 산재보험은 공공부조의 대표적인 사례이다.
5) 공공부조에 필요한 재원조달은 일반 조세를 통하여 마련한다.

답 4)

88 **의료인들에게 그들 각자의 근무경력, 기술수준, 근무하는 의료기관의 종별 및 직책에 따라 보수수준을 결정하고 그에 따라 급료를 지급하는 제도는?**

1) 행위별수가제　2) 봉급제　3) 인두제
4) 포괄수가제　5) 총액계약제

답 2)

89 **사회보장제도상 공공부조에 해당하는 것은?**

1) 의료급여　2) 건강보험　3) 고용보험
4) 산재보험　5) 연금제도

답 1)

90 **생명표(Life table)의 기초함수가 아닌 것은?**

1) 평균여명　2) 평균수명　3) 생존수
4) 사망수　5) 사망률

답 2)

91 **우리나라 건강보험에 대한 설명으로 옳지 않은 것은?**

1) 진료보수는 행우별수가제를 적용하고 있다.
2) 진료비지불은 3자 지불방식이다.
3) 부분적으로 포괄수가제가 실시되고 있다.
4) 본인일부부담제의 경우 정액제만 실시하고 있다.
5) 한방도 보험급여에 포함된다.

답 4)

92 **DRG와 같은 포괄수가제의 특징에 대한 설명으로 옳지 않은 것은?**

1) 의료비 상승을 억제　2) 진료비 심사와 청구업무의 간소화
3) 의료의 질적인 수준의 저하가 우려　4) 진료서비스의 규격화
5) 합병증이 심한 환자의 경우에 적합

답 5)

93 **우리나라 건강보험의 특징으로 옳지 않는 것은?**

1) 보험급여의 균등한 수혜　2) 보험료 납부의 의무성
3) 장기보험　4) 부담능력에 따른 보험료의 차등부담
5) 법률에 의한 강제가입

답 3)

94 부양지수란?

1) (20세 미만 인구+60세 이상 인구) / (20~60세 사이의 인구) × 100
2) (15세 미만 인구+65세 이상 인구) / (15~65세 사이의 인구) × 100
3) (20세 미만 인구+60세 이상 인구) / (15~65세 사이의 인구) × 100
4) (10세 미만 인구+55세 이상 인구) / (10~55세 사이의 인구) × 100
5) (15세 미만 인구+65세 이상 인구) / (20~60세 사이의 인구) × 100

답 2)

95 인구 부양비에 대한 설명으로 옳지 않은 것은?

1) 선진국이 후진국에 비해 부양비가 낮다.
2) 농촌은 도시에 비해 부양비가 높다.
3) 노인인구 증가는 부양비를 높게 한다.
4) 출생률이 높은 지역은 부양비가 낮다.
5) 비생산층 인구를 생산층 인구로 나눈 것을 말한다.

답 4)

96 우리나라의 사회보험에 대한 설명으로 옳지 않은 것은?

1) 사회보험 중 산재보험이 가장 먼저 도입되었다.
2) 연금보험, 고용보험, 건강보험, 산재보험 등 4대 사회보험이 대표적이다.
3) 전 국민을 상대로 실제 시행되고 정착된 것은 건강보험뿐이다.
4) 영국의 유형과 유사하게 기능별 분리관리방식을 취하고 있다.
5) 보험별로 목표, 대상집단, 근거법령, 보험운영의 형태, 집행기관이 다원화되어 있다.

답 4)

97 1차 성비는?

1) 현재의 인구의 성비
2) 출생시 성비
3) 태아 성비
4) 성인의 성비
5) 노인의 성비

답 3)

98 국세조사에 대한 설명으로 옳지 않은 것은?

1) 아시아에서는 최초로 인도에서 실시되었다.
2) 근대적 의미의 국세 조사는 최초로 미국에서 실시되었다.
3) 우리나라는 1925년 최초로 간이 국세 조사가 실시되었다.
4) 국세 조사는 일정 간격을 두고 인구 동태를 조사한 것이다.
5) 대한민국정부 수립 후에는 1949년에 처음 국세 조사가 실시되었다.

답 4)

보건영양

01

영양사업계획수립시 우선순위 결정에 관여하는 인자들로만 조합된 것은?

가. 영양소의 종류 및 양	나. 조정의 가능여부
다. 식품의 유통·소비형태	라. 문제의 중요성과 크기

1) 가, 다, 라
2) 가, 나, 마
3) 나, 라, 마
4) 나, 다, 마
5) 다, 라, 마

답 3)

02

갑상선 기능 유지와 관련이 있는 것은?

1) 단백질
2) 비타민 B와 C
3) 요오드
4) 철
5) 칼슘

답 3)

03

무기염류 중 1일 필요량이 많은 것은?

1) 마그네슘
2) 칼슘
3) 철분
4) 식염
5) 인

답 4)

04

성인에게 필요한 1일 비타민 C 섭취권장량은?

1) 85mg
2) 55mg
3) 165mg
4) 100mg
5) 1,000mg

답 4)

05

다음 중 혈액응고작용을 돕는 비타민은?

1) 비타민 E
2) 비타민 H
3) 비타민 A
4) 비타민 K
5) 비타민 B_1

답 4)

06

무기질(mineral)의 역할이라고 할 수 없는 것은?

1) 근육의 수축작용
2) 혈액응고작용
3) 소화액 및 호르몬 생성과 그 작용
4) 체온유지작용
5) 체액조절작용

답 4)

07

비만증과 관계가 적은 것은?

1) 당뇨병
2) Vit. D
3) 고혈압
4) 뇌졸중
5) 심장질환

답 2)

08

결핍되면 악성 빈혈을 일으키는 비타민은?

1) A
2) B_6
3) B_{12}
4) C
5) E

답 3)

09

단백질의 부족현상이라고 할 수 없는 것은?

1) 신체 소모
2) 산혈증
3) 부종
4) 감염병에 대한 저항력 감소
5) 지방간 초래

답 2)

10

다음 중 갑상선 기능과 가장 관계가 큰 것은?

1) 철분
2) 요오드
3) 칼슘
4) NaCl
5) 니켈

답 2)

11

결핍이 되면 신경계 증상을 일으키는 비타민은?

1) B_1
2) B_2
3) B_6
4) K
5) E

답 1)

12

수용성 비타민에 속하는 것은?

1) A
2) B_2
3) D
4) E
5) K

답 2)

13

다음 중 단체 급식방법에 속하지 않는 것은?

1) 학교 급식
2) 병원 급식
3) 공장 급식
4) 음식점
5) 유치원 급식

답 4)

14

영양 상태 판정 방법 중 영유아에게 주로 사용되는 것은?

1) 촉진
2) Kaup 지수
3) Rohrer 지수
4) Broca 지수
5) 비만도

답 2)

15

객관적인 영양 상태 판정 방법 중 성인의 비만증 판정에 사용되는 것은?

1) Kaup 지수
2) Rohrer 지수
3) Broca 지수
4) 비만도(%)
5) 촉진

답 1)

16

과다체중의 원인과 관계없는 것은?

1) 초과열량 섭취
2) 내분비계 장애
3) 운동부족
4) 비타민 초과 섭취
5) 유전적 요인

답 4)

17

만성질환의 항생제 치료시 섭취해야 할 비타민은?

1) 비타민 B_1
2) 비타민 B_2
3) 비타민 B_6
4) 비타민 B_{12}
5) 비타민 C

답 3)

18

단백질 : 탄수화물 : 지방의 일반적인 열량비는?

1) 4 : 4 : 9
2) 4 : 9 : 4
3) 9 : 4 : 4
4) 1 : 2 : 9
5) 9 : 4 : 9

답 1)

19

성인 1일 정상생활에 필요한 물의 양은?

1) 1∼1.5L
2) 2∼2.5L
3) 3∼4.5L
4) 5∼5.5L
5) 6∼6.5L

답 2)

20

피부염(dermatitis)과 관계있는 vitamin은?

1) vitamin A
2) vitamin B_2
3) Niacin
4) vitamin C
5) vitamin E

답 3)

21 지용성(脂溶性) 비타민이 아닌 것은?

1) A
2) B
3) D
4) E
5) F

답 2)

22 체중 1kg당 1시간에 필요한 1일 기초대사량은 대략 얼마인가?

1) 1cal/kg/h
2) 2cal/kg/h
3) 3cal/kg/h
4) 4cal/kg/h
5) 5cal/kg/h

답 1)

23 주식으로 먹는 쌀의 주 영양소는?

1) 당질
2) 단백질
3) 지방
4) 무기질
5) 비타민

답 1)

24 어떤 남자의 키가 2m이고 몸무게가 110kg일 때 BMI 평가 후 예상되는 결과는?

1) 저체중
2) 정상
3) 경도 비만
4) 고도 비만
5) 고도 저체중

답 3)

25 인간이 가장 많은 양을 필요로 하는 무기염류는?

1) Ca
2) NaCl
3) P
4) Mg
5) Fe

답 2)

26 자외선 조사에 약한 vitamin은?

1) A
2) B
3) B2
4) D
5) E

답 3)

27 야채 등을 요리할 때 파괴되기 쉬운 비타민은?

1) Vit. A
2) Vit. C
3) Vit. D
4) Vit. E
5) 모든 비타민

답 2)

28 SDA(specific dynamic action)에 소요되는 열량이 가장 큰 것은?

1) 단백질　2) 탄수화물　3) 지방질
4) 식물지방질　5) 동물지방질

답 1)

29 우리나라 식품 중 가장 부족한 필수아미노산은?

1) Lysine　2) Methionine　3) Tryptophan
4) Glycine　5) Amino acid

답 2)

30 모유에 비해 우유에 구성비가 높은 것은?

1) 지방　2) 단백질　3) 비타민 A
4) 당　5) 수분

답 2)

31 다음 중 단백질 결핍증과 관계없는 것은?

1) 펠라그라　2) 신체소모　3) 부종
4) 빈혈　5) 성장장애

답 1)

32 무기질에 관한 설명 중 틀린 것은?

1) 생리기능조절　2) 인체구성작용
3) 열량공급 작용　4) 인체의 약 5% 무기질로 구성
5) 소금은 가장 많이 필요로 하는 무기질

답 3)

33 다음 중 고열에 잘 파괴되는 비타민은?

1) 비타민 F　2) 비타민 E　3) 비타민 D
4) 비타민 C　5) 비타민 A

답 4)

34 혈액응고 작용과 관계가 있는 비타민은?

1) 비타민 A　2) 비타민 B　3) 비타민 D
4) 비타민 K　5) 비타민 E

답 4)

35 영·유아에게 필요한 무기질은?

1) 철분
2) 요오드
3) 인
4) 칼슘
5) 비타민

답 1)

36 야채를 요리할 때 파괴되기 쉬운 비타민은?

1) 비타민 A
2) 비타민 B
3) 비타민 C
4) 비타민 D
5) 비타민 E

답 3)

37 비타민(vitamin)에 대한 설명으로 옳은 것은?

1) 영양소 중 열량소이다.
2) B군(B complex)은 유용성이다.
3) A는 로돕신(rhodopsin)을 생성한다.
4) C의 결핍시에는 각기병이 발생된다.
5) E는 체내에서 생성된다.

답 3)

38 다음 중 소요 열량 산출과 관계없는 것은?

1) BM
2) SDA
3) RMR
4) BOD
5) BMR

답 4)

39 한국인 성인의 1일 영양권장량은?

1) 2,600kcal
2) 3,500kcal
3) 5,000kcal
4) 3,000kcal
5) 4,000kcal

답 1)

40 다음 중 영유아기부터 학령기 전까지 이용하는 신체계측 판정법은?

1) 알파 지수
2) 비만도(%)
3) Vervada 지수
4) Kaup 지수
5) 임상증상 판정법

답 4)

41 다음 중 Kwasiorkor가 많이 발생하는 지역은?

1) 극동
2) 중동
3) 유럽
4) 아프리카
5) 아메리카

답 4)

42 영양상태 측정법 중 직접 측정법이 아닌 것은?

1) 신체계측 판정
2) 사망률
3) 이화학적 판정
4) 임상증상에 의한 판정
5) 비만도(%)

답 2)

43 저개발지역에서 많이 일어날 수 있는 영양결핍증은?

1) 단백질 결핍증
2) 탄수화물 결핍증
3) 무기질 결핍증
4) 지용성 비타민 결핍증
5) 지방 결핍증

답 1)

44 탄수화물에 대한 설명으로 옳은 것은?

1) 뼈의 석회화를 촉진한다.
2) 피로를 막고 회복시키는 효과가 있다.
3) 만복감을 준다.
4) 체온의 방산을 억제한다.
5) 예비 에너지로서 작용한다.

답 2)

45 우유에 함유되어 있는 비타민 중 함유량이 부족하여 보충할 필요가 있는 비타민류로 조합된 것은?

1) A, B, K
2) B, C, D
3) B, D, K
4) B, C, K
5) A, C, D

답 5)

46 영유아기부터 학령기 전까지 이용하는 신체계측 판정법은?

1) Rohrer 지수
2) Kaup 지수
3) Vervada 지수
4) 비만도(%)
5) 임상증상 판정법

답 2)

47 특이 동적 작용(SDA)에 가장 많이 소요되는 영양소는?

1) 단백질
2) 지방질
3) 탄수화물
4) 비타민
5) 무기질

답 1)

48 필수 아미노산이 아닌 것은?

1) Arginine
2) Histidine
3) Maltase
4) Ttytophan
5) Leucine

답 3)

49 물의 생리작용으로 옳지 않는 것은?

1) 체액 형성
2) 삼투압 조절
3) 영양분의 흡수, 운반, 배설
4) 체온조절
5) 열량 보급

답 5)

50 지질이 영양학적 특성으로 옳지 않은 것은?

1) 물질 구성의 주체이다.
2) 예비 에너지로 작용한다.
3) 지용성 비타민을 저장한다.
4) 뼈의 석회화를 촉진한다.
5) 체온을 유지한다.

답 1)

51 인체의 구성성분의 비율이 틀린 것은?

1) 단밸질 : 16% 전후
2) 지방질 : 14% 전후
3) 무기질 : 5% 전후
4) 탄수화물 : 15% 전후
5) 수분 : 65% 전후

답 4)

52 다음 중 상호관계가 없는 것으로 연결된 것은?

1) 단백질 식품 — 소고기, 콩류
2) 탄수화물 식품 — 감자, 곡류
3) 알칼리성 식품 — 쌀, 보리
4) 지방질 식품 — 기름, 돼지고기
5) 무기염류 — 소금, 칼슘, 철분

답 3)

53 비타민 결핍현상에 연결이 옳지 않은 것은?

1) A — 야맹증
2) C — 괴혈병
3) D — 구루병
4) K — 혈액응고시간 지연
5) B_2 — 각기병

답 5)

54

갑상선 기능 유지에 중요한 것은?

1) 단백질　　2) 비타민 C　　3) 철
4) 요오드　　5) 칼슘

답 4)

55

국민 영양의 목표와 관계없는 것은?

1) 식생활의 서구화
2) 노인 집단의 영양관리
3) 영양소 결핍으로 인한 질병 예방
4) 어린이, 임산부, 수유부의 영양관리
5) 영양소 과잉 및 불균형으로 인한 비만증 관리

답 1)

56

인간에게 가장 많이 필요로 하는 무기염류는?

1) NaCl　　2) Fe　　3) P
4) Ca　　5) F

답 1)

57

공중보건상 영양문제의 중요성이 가장 높게 고려되는 대상은?

1) 학교보건　　2) 성인보건　　3) 모자보건
4) 산업보건　　5) 영아보건

답 3)

58

비만이 원인이 되는 성인병이 아닌 것은?

1) 당뇨병　　2) 동맥경화증　　3) 심혈관계 질환
4) 고혈압　　5) 암

답 5)

59

비타민 A부족과 관련이 없는 증상은?

1) 야맹증　　2) 식욕부진　　3) 안구건조증
4) 가려움증　　5) 각화과다증

답 4)

보건통계

★★
01 '순재생산율이 1보다 큰 경우'의 의미는?

1) 일생 동안 출산한 아기의 수가 한 명 이상
2) 일생 동안 출산한 여아의 수가 한 명 이상
3) 일생 동안 출산한 사산아 수가 한 명 이상
4) 일생 동안 출산한 아이 중 가임연령에 도달한 수가 한 명이상
5) 일생 동안 출산한 여아 중 가임연령에 도달한 수가 한 명이상

| 해설 | **순재생산율**
- 여자가 가임연령에 도달하기 전에 사망하는 여성도 있으므로, 가임연령에 도달할 때까지의 생존율을 곱해주면 순재생산율이 산출됨
- 순재생산율≥=1.0 인구의 증가
- 순재생산율=1.0 인구의 증감없음
- 순재생산율≤1.0 인구의 감소

답 5)

★
02 비례사망지수(PMI)는 연간 총 사망자 수에 대한 어떤 연령군의 사망자 수를 백분율로 표시한 것인가?

1) 1주 미만
2) 4주 미만
3) 1～4세
4) 15～49세
5) 50세 이상

| 해설 |
- 연간 인구의 사망 수에 대한 50세 이상의 사망수를 백분율(%)로 표시한 지수임

답 5)

03 순재생산율이 1.0일 때의 인구 변동은?

1) 증가
2) 감소
3) 보통 사망률
4) 영아사망률
5) 조출생률

답 5)

04 모집단에 일련번호를 부여하고 표본추출간격을 정한 후 단순확률추출법에 의하여 최초의 표본을 뽑은 다음 추출간격을 더하여 표본을 추출하는 방법은?

1) 단순화률추출법
2) 집락추출법
3) 층화학률추출법
4) 계통추출법
5) 비례할당추출법

답 4)

05 지역사회나 국가의 보건수준을 나타내는 가장 대표적인 지표는?

1) 평균수명
2) 영아사망률
3) 모성사망률
4) 조사망률
5) 조출생률

답 2)

06 보건통계 업무의 목적이라고 할 수 없는 것은?

1) 보건사업의 우선순위 결정
2) 지역사회의 보건 수준 평가
3) 인구의 구성 상태 평가
4) 보건사업의 성패 평가
5) 보건행정 활동의 지침자료

답 3)

07 인구의 자연증가란?

1) 사회증가 − 인구증가
2) 인구증가 + 사회증가
3) 출생수 − 사망자수
4) 조출생수 + 전입률
5) 조출생률 − 이민율

답 3)

08 2000년도 조 출생률은?

1) $\frac{\text{2000년도의 영아 수}}{\text{2000년 7월 1일 현재인구}} \times 1,000$
2) $\frac{\text{2000년도의 출생 수}}{\text{2000년 가임여자 인구}} \times 1,000$
3) $\frac{\text{2000년도의 출생 수}}{\text{2000년 초기의 인구}} \times 1,000$
4) $\frac{\text{2000년도의 출생 수}}{\text{2000년 7월 1일 현재인구}} \times 1,000$
5) $\frac{\text{2000년도의 신생아 출생 수}}{\text{2000년도의 총인구}} \times 1,000$

답 4)

09 어떤 측정값들의 표준편차가 작은 경우, 측정값들이 이들의 산술평균값 둘레에 분포한 모양의 설명 중 맞는 것은 어느 것인가?

1) 살술평균의 둘레에 아주 넓게 분포되어 있다.
2) 산술평균의 둘레에 조밀하게 모여 있다.
3) 산술평균의 둘레와 관계없이 분포되어 있다.
4) 산술평균의 둘레 위쪽에 주로 분포되어 있다.
5) 산술평균의 둘레 아래쪽에 주로 분포되어 있다.

답 2)

10 보건통계에서 α-index란?

1) 출생수/사망수 × 100
2) 신생아 사망수/영아 사망수 × 100
3) 영아 사망수 − 신생아 사망수
4) 출생수 − 사망수
5) 영아 사망수/신생아 사망수

답 1)

11 **표준편차에 관한 설명 중 틀린 것은?**

1) 산포도의 대소를 비교하는 데 가장 잘 사용된다.
2) 분산의 제곱근을 표준편차라 한다.
3) 평균치로부터 편차의 절대치의 평균을 표준편차라 한다.
4) 표본 평균치들의 표준편차가 작을수록 신빙성은 높아진다.
5) 표준오차는 표준편차와 표본의 크기만을 가지고 얻을 수 있다.

답 3)

12 **주산기 사망의 대상이 되는 것은?**

1) 임신 21주 이후 사산아수와 생후 1주 이내 사망수의 합
2) 임신 21주 이후 사산아수와 생후 2주 이내 사망수의 합
3) 임신 28주 이후 사산아수와 생후 1주 이내 사망수의 합
4) 임신 28주 이후 사산아수와 생후 2주 이내 사망수의 합
5) 임신 35주 이후 사산아수와 생후 1주 이내 사망수의 합

답 3)

13 **도수분포표를 작성하고자 한다. 첫 번째 급의 하한을 정하는 가장 이상적인 방법은?**

1) 가장 작은 값보다 작은 것 중에서 임의로 정한다.
2) 가장 작은 값보다 작은 값 중에서 첫 번째 구간의 어떤 값이 되도록 정한다.
3) 가장 작은 값보다 작은 중에서 급의 폭이 1/2 되는 값을 정한다.
4) 측정값의 가장 작은 값을 그대로 사용한다.
5) 합계를 표시해야 한다.

답 3)

14 **대표값을 나타내는 가장 적절한 표현은?**

1) 어떤 집단의 산술평균치이다.
2) 하나의 객관적 값으로서 측정값들의 집단을 대표하는 값이다.
3) 하나의 객관 값으로서 측정값들의 분포를 나타내는 값이다.
4) 산술평균과 중앙값을 뜻한다.
5) 하나의 객관적인 값으로서 집단의 크기를 나타내는 통계량이다.

답 2)

15 **절대산포성이 아닌 것은?**

1) 변이계수 2) 범위 3) 표준편차
4) 분산 5) 평균편차

답 1)

16

산술평균의 표준오차(standard error)를 구하는 공식은 어느 것인가? (단, S = 표준편차, N = 관찰수)

1) $SE=\frac{S}{N}$
2) $SE=\frac{\sqrt{S}}{N}$
3) $SE=\frac{N}{\sqrt{S}}$
4) $SE=\frac{\sqrt{S}}{N-1}$
5) $SE=\sqrt{\frac{N}{S}}$

답 3)

17

표본에서 얻은 표준편차와 표본의 크기만을 가지고 얻을 수 있는 것은?

1) 대표치
2) 중앙치
3) 최빈치
4) 표준오차
5) 분산

답 4)

18

생명표(life table)의 생명함수에 해당하지 않는 것은?

1) 생존수
2) 사망수
3) 생존율
4) 평균수명
5) 사력

답 4)

19

통계자료 중 산포성을 나타내는 데 가장 많이 쓰이는 것은?

1) 중앙치
2) 범위
3) 변이계수
4) 평균편차
5) 표준편차

답 5)

20

연간 총 사망자 중에서 50세 이상의 사망자수에 대한 백분율로 나타내는 것은?

1) 조사망률
2) 표준사망률
3) 특수사망률
4) 비례사망지수
5) 총사망지수

답 4)

21

대표값을 나타내는 가장 적절한 표현은?

1) 어떤 집단의 산술평균치이다.
2) 하나의 객관적 값으로서 측정값들의 집단을 대표하는 값이다.
3) 하나의 객관적 값으로서 측정값들의 분포를 특정짓는 값이다.
4) 산술평균과 중앙값을 뜻한다.
5) 하나의 객관적 값으로서 집단의 크기를 나타내는 통계량이다.

답 2)

22

보건통계에서 5~9 인구란?

1) 4세 이상~9세 이하 인구
2) 만 4세 이상~만 9세 인구
3) 만 4세 이상~만 8세 미만 인구
4) 만 5세 이상~만 10세 미만 인구
5) 만 5세 이상~만 10세 이하 인구

답 4)

23

일정한 시점에 살고 있는 인구 중에서 특정 질환을 가진 환자의 비율에 대한 보건지표는?

1) 유병률
2) 이환율
3) 발생률
4) 치명률
5) 평균 상병률

답 2)

24

정규분포에서 평균(m)±2θ의 범위에 해당하는 것은?

1) 20%
2) 36%
3) 68%
4) 95%
5) 99%

답 4)

25

통계자료 중 산포성을 나타내는 데 가장 많이 쓰이는 것은?

1) 최빈치
2) 범위
3) 중앙치
4) 표준편차
5) 변이계수

답 4)

26

영아사망률 및 모성사망률의 분모가 되는 것은?

1) 모성수
2) 연가 출생아수
3) 영아수
4) 신생아수
5) 연간 총사망자수

답 2)

27

보건수준이 가장 높을 때의 α-Index값은?

1) 1.0 이하일 때
2) 1.0 미만일 때
3) 0.1 미만일 때
4) 1.0 이상일 때
5) 1.0에 가장 가까울 때

답 5)

28

확률값(α)은 일정한 범위 내의 실수 값만 가질 수 있는데, 그 범위는?

1) $0 \leqq \alpha \leqq 1$
2) $0 \leqq \alpha < 1$
3) $0 < \alpha \leqq 1$
4) $0 < \alpha < 1$
5) $-1 \leqq \alpha \leqq 1$

답 1)

공중보건학

29 양적인 대표값에 해당하는 것은?

1) 기하평균치 2) 중앙치 3) 산술평균치
4) 최빈치 5) 조화평균

답 4)

30 어떤 측정치의 대표치를 나타내는 데 M±SD로 표시되는데 이것은 무엇을 나타내는가?

1) 평균치와 표준편차 2) 중앙치와 표준편차
3) 평균치와 표준오차 4) 중앙치와 표준오차
5) 중앙치와 평균치

답 1)

31 산술평균에 대한 편차를 나타내는 것은?

1) 변이계수 2) 표준편차 3) 평균편차
4) 조화평균 5) 기하평균

답 2)

32 산포도 측정과 관련이 없는 것은?

1) 표준편차 2) 분산 3) 범위
4) 최빈수 5) 변이계수

답 4)

33 측정치들의 산포도를 측정하기 위한 것이 아닌 것은?

1) 평균편차 2) 표준편차 3) 분산
4) 산술평균 5) 사분위편차

답 4)

34 다음 중 백분율(%)로 표시되는 것은 어느 것인가?

1) 유병률 2) 이환율 3) 발병률
4) 치명률 5) 조출생률

답 4)

35 우리나라에서 사망신고의 수집 및 사인 분석을 담당하는 곳은?

1) 행정자치부 2) 보건복지부 3) 통계청
4) 보건소 5) 경찰청

답 3)

36 발생률과 유병률이 거의 같은 경우는 어느 때인가?

1) 치명률이 낮을 때
2) 질병이환기능이 불규칙적일 때
3) 질병이환기간이 짧을 때
4) 만성질병이 유행할 때
5) 급성질병이 유행할 때

답 3)

37 표준오차가 뜻하는 것은?

1) 보건통계에는 별다른 의미가 없다.
2) 표본의 표준편차만 알면 계산할 수 있다.
3) 분포의 평균편차를 말한다.
4) 평균치의 신뢰구간을 알기 위하여 쓰여진다.
5) 평균치와 함께 집단의 분산상태를 알 수 있다.

답 5)

38 어느 가족의 2차 발병률 계산에서 이론적인 분모는?

1) 초발환자를 제외한 전 가족
2) 가족 전원
3) 초발환자와 면역자를 제외한 전 가족
4) 전 가족과 방문자
5) 환자를 제외한 전 가족

답 3)

39 출생사망비(동태지수)의 계산식은?

1) (연간 출생수 ÷ 인구) × 100
2) (연간 사망수 ÷ 인구) × 1,000
3) (연간 출생수 ÷ 연간 사망수) × 100
4) (여자 출생수 ÷ 인구) × 100
5) (남자 출생수 ÷ 인구) × 100

답 3)

40 가족계획사업 실시 정도를 평가할 때 가장 많이 사용되는 통계는?

1) 인구증가율
2) 영아사망률
3) 모성사망률
4) 조출생률
5) α − index

답 4)

41 다음 설명이 틀린 것은?

1) 부양비 = [비생산인구/생산인구] × 100
2) 노령(노령화)지수 = [노년인구/성인인구] × 100
3) 노령인구지수 = [노년인구/성인인구] × 100
4) 유아인구지수 = [유아인구/성인인구] × 100
5) 종족인구지수 = [(유아인구 + 노년인구)/경제활동인구] × 100

답 2)

42 α-index가 1에 가까울 때 보건 지표의 의미는?

1) 보건 수준이 낮다.
2) 보건 수준이 높다.
3) 영아사망률이 높다.
4) 신생아 사망률이 높다.
5) 가임 여성수가 적다.

답 2)

43 보건통계의 목적이 아닌 것은?

1) 보건수준 및 보건상태 평가
2) 보건사업에 대한 공공지원촉구
3) 보건사업에 대한 행정활동의 지침
4) 보건사업의 우선순위 결정
5) 인구의 구성상태 평가

답 5)

44 보건통계에서 위치적 대표값에 해당하는 것은?

1) 산술평균치
2) 최빈치
3) 유행치
4) 기하평균치
5) 중앙치

답 5)

45 보건통계에서 1세 인구란?

1) 12개월 미만의 인구
2) 12개월 이상의 인구
3) 13개월 이상~24개월 미만의 인구
4) 24개월 미만의 인구
5) 24개월 이상~36개월 미민의 인구

답 3)

46 질병관련 지표에 대한 설명으로 옳지 않은 것은?

1) 이환율은 연간 인구에 대한 연간 환자수의 비율이다.
2) 발병률은 위험에 폭로된 인구에 대한 발병자수의 백분율이다.
3) 치명률은 전체 사망자수에 대한 50세 이상 사망자수의 백분율이다.
4) 유병률은 전체 인구에 대한 어느 기간 동안의 총환자수의 비율이다.
5) 발생률은 위험에 폭로된 전체 인구에 대한 그 기간의 새로운 환자 발생수의 비율이다.

답 3)

47 보건통계의 목적과 거리가 먼 것은?

1) 지역사회 보건상태 평가
2) 지역사회 보건수준 평가
3) 보건사업의 우선순위 결정
4) 질병의 치료방법 선정
5) 보건사업의 성패 평가

답 4)

48 산표성을 계산하는 통계량이 아닌 것은?

1) 표준편차 2) 중앙값 3) 분산
4) 범위 5) 표준오차

답 2)

49 보건통계에서 1세 인구란?

1) 12개월 미만 인구
2) 12개월이 된 인구
3) 13개월 이상~만 24개월 미만 인구
4) 24개월~36개월 미만 인구
5) 24개월 미만 인구

답 3)

50 세계보건기구에서 국민들의 건강수준을 나타내는데 권장하는 3대 지표인 것은?

1) 평균수명 · 사인별 사망률 · 비례사망지수
2) 평균수명 · 조사망률 · 비례사망지수
3) 질병이환율 · 사인별사망률 · 국세조사
4) 질병이환율 · 보통사망률 · 국세조사
5) 영아사망률 · 모성사망률 · 보통출생률

답 2)

51 어떤 집단에서 변량이 분산정도를 나타내는 산포도는?

1) 조화평균 2) 산술평균 3) 표준편차
4) 중앙치 5) 최빈치

답 3)

52 두 지역사회의 보건상태 비교에 사용되는 통계가 아닌 것은?

1) 영아사망률 2) 보통사망률 3) 평균수명
4) 인구증감률 5) 비례사망지수

답 4)

53 영아사망률과 모성 사망률의 분모는?

1) 신생아수 2) 사망아수 3) 영아수
4) 출생아수 5) 전체인구

답 4)

54 어느 지역의 보건사업을 계획함에 있어서 가장 우선적으로 해야 할 사항은?

1) 환경위생관리 2) 보건통계 자료수집 3) 위생상태 파악
4) 생활수준 파악 5) 지방병 이환율 조사

답 2)

55

상관분석에서 완전 역상관 관계를 의미하는 것은?

1) r=1
2) r=0.5
3) r=0
4) r=−0.5
5) r=−1

답 5)

56

α-index 값이 1에 가까울 때 보건수준은?

1) 높다.
2) 낮다.
3) 감염병에 의한 사망이 많다.
4) 영아사망률이 높아진다.
5) 인구증가가 감소한다.

답 1)

57

정규분포의 설명 중에서 틀린 것은 어느 것인가?

1) t-분포보다 낮다.
2) 산술평균과 중앙값이 같다.
3) 좌우가 대칭이다.
4) 모든 정규분포는 표준정규분포로 고칠 수 있다.
5) 정규분포의 면적은 1이다.

답 1)

58

"어느 질병의 치명률이 높다"고 할 때 의미하는 내용이 아닌 것은?

1) 병원체의 독성이 높다.
2) 균체의 침입량이 많다.
3) 주민의 면역력이 낮다.
4) 주민의 건강도가 높다.
5) 주민의 건강도가 낮다.

답 4)

59

인구통계에 관한 설명으로 옳지 않는 것은?

1) 인구증가는 자연증가와 사회증가의 합이 된다.
2) 순재생산율이 1.0이면 인구의 감소를 나타낸다.
3) 동태지수는 출생수와 사망수의 비이다.
4) 총재생산율은 여자가 일생동안 낳는 여자아이의 평균수이다.
5) 인구증가율은 자연증가와 사회증가를 고려하여 산출한다.

답 2)

60

부양비의 산출식으로 옳은 것은?

1) 비생산층 인구 ÷ 생산층 인구 × 100
2) 생산층 인구 ÷ 비생산층 인구 × 100
3) 노년인구 ÷ 유년인구 × 100
4) 유년인구 ÷ 경제활동인구 × 100
5) 노년인구 ÷ 경제활동인구 × 100

답 1)

61

Rate의 개념과 관계가 없는 것은?

1) 성비
2) 조사망률
3) 초출생률
4) 영아사망률
5) 이혼율

답 1)

62

국세조사는 어느 나라에서 최초로 실시되었는가?

1) 영국
2) 독일
3) 미국
4) 스웨덴
5) 스위스

답 4)

63

인구통태지수의 산출식은?

1) 출생수 − 사망수 × 100
2) 출생수 + 사망수 × 100
3) 사망수 ÷ 출생수 × 100
4) 출생수 ÷ 사망수 × 100
5) 출생수 ÷ 유출수 × 100

답 4)

64

인구의 증가가 없음을 의미할 때 순재생산율(NRR)은?

1) 1.0 이하
2) 1.0
3) 1.0 이상
4) 2.0 이상
5) 0.0

답 2)

65

조출생률(crude birth rate)을 계산할 때는?

1) 연초인구에 대하여 계산한다.
2) 연중인구에 대하여 계산한다.
3) 연중 임의의 인구에 대하여 계산한다.
4) 연말인구에 대하여 계산한다.
5) 연초인구 + 연말인구에 대하여 계산한다.

답 2)

66

어떤 마을에서 1년 동안 보건소를 방문한 가구 수를 조사하였더니 다음과 같았다. 가구당 방문횟수는 몇 회인가?

방문 횟수	가구 수	방문 횟수	가구 수	방문 횟수	가구 수
0회	8가구	2회	6가구	4회	2가구
1회	10가구	3회	4가구	5회	0가구
합계	30가구				

1) 1.2회
2) 1.4회
3) 2.8회
4) 5.0회
5) 6.2회

답 2)

P H Y S I C A L T H E R A P Y
MEDICINE LAWS / PUBLIC HEALTH

2021
퍼시픽 물리치료학

의료관계법규 / 공중보건학

2021년 10월 22일 발행

저 자 퍼시픽북스 학술편찬국
발행인 이 웅 현
발행처 **퍼시픽북스**
서울시 중구 충무로 29 아시아미디어타워 501호
TEL. 02-2272-7766(代) / FAX. 02-2272-7166
E-mail : papu77@daum.net

ISBN 979-11-6375-301-8

정가 **28,000원**